Genetics and Genomics in Nursing and Health Care

유전간호학

GENETICS and GENOMICS in NURSING and HEALTH CARE
by Theresa A. Beery and M. Linda Workman

The original English language work
has been published by:
The F.A. Davis Company, Philadelphia, Pennsylvania

유전간호학

GENETICS and GENOMICS in NURSING and HEALTH CARE

2016년 3월 28일 1판 1쇄 발행
2016년 3월 30일 1판 1쇄 발행

지은이 | Theresa A. Beery, M. Linda Workman
옮긴이 | 최경숙 외
펴낸이 | 김진환
펴낸곳 | **정담미디어·(주)학지사**
04031 서울특별시 마포구 양화로 15길 20 마인드월드빌딩
대표전화_ 02-330-5188　　팩스_ 02-326-0338
등　록 | 2010년 2월 8일 제313-2010-36호
메　일 | jdmpub@jdmpub.com
홈페이지 | http://www.jdmpub.com

ISBN 978-89-6069-477-4 93510

가　격 | 30,000원

※ 정담미디어는 학지사의 자매회사입니다.

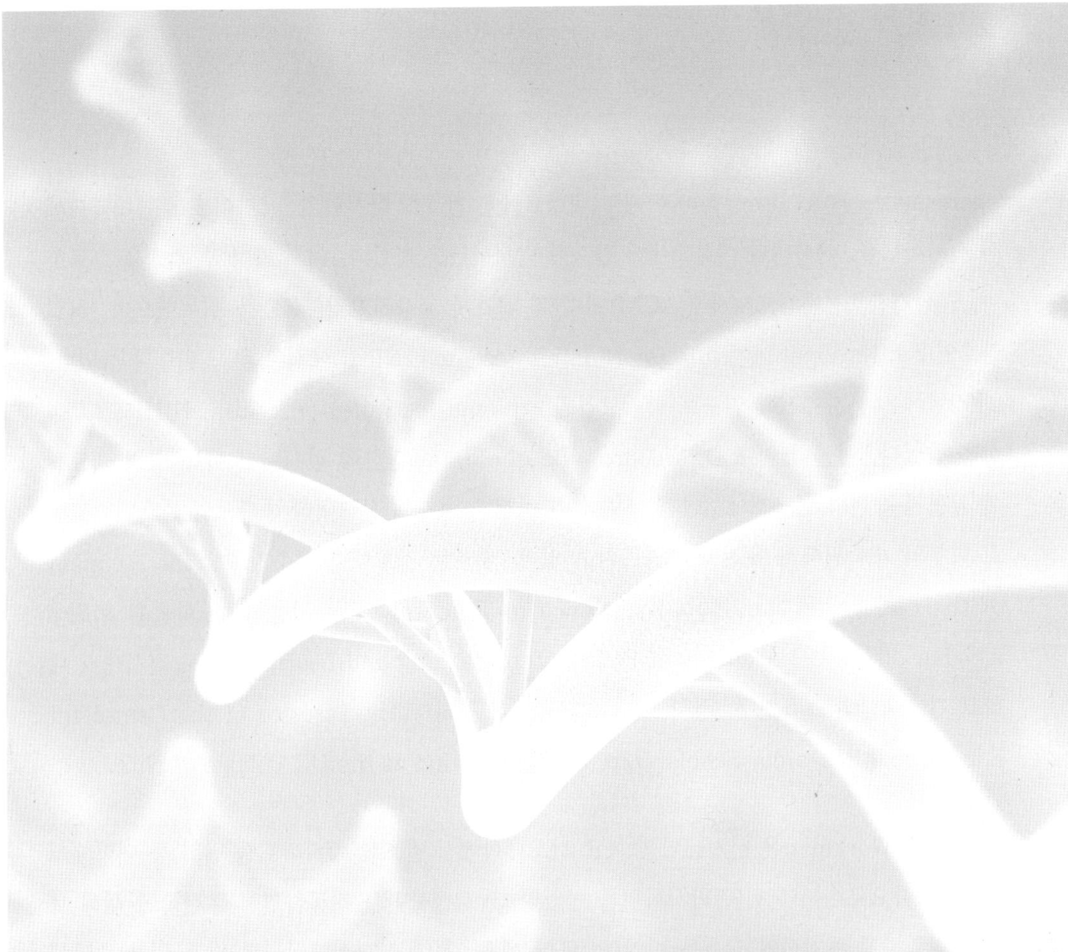

Genetics and Genomics in Nursing and Health Care

유전간호학

Theresa A. Beery, M. Linda Workman 공저

최경숙, 강정희, 권은경, 김미영, 류은정, 박연우, 박정애, 서혜연, 신계영, 안영미, 이소영, 전명희, 전상은 공역

정담미디어

저자 소개

Theresa(Terry) A. Beery는 마이애미 대학교에서 간호학 학사학위를, 라이트 주립대학교에서 석사학위를, 신시내티 대학교에서 간호학 박사학위를 받았다. 이후 박사 후 과정을 수료하여, 급성기간호전문간호사자격(ACNP-BC)과 간호사 교육자자격(CNE)을 취득했으며, 국립간호연구소(National Institute for Nursing Research, NINR)에서 유전학 연수를 하였다. 2002년에는 분자유전학 연구로 국립보건원(National Institutes of Health, NIH)으로부터 상을 받았다. 이를 계기로 D. Woodrow Benson의 가르침하에 신시내티 아동 병원 의료원의 심혈관 유전학 연구소에 3년간 근무하였다. 현재 저자는 신시내티 대학교의 간호대학교수로 학부와 대학원에서 유전학을 가르치고 있다. 저자는 간호대학 우수지도상(the recipient of the College of Nursing's Excellence in Teaching Award)을 받은 학술원 회원(a member of the UC Academy of Fellows for Teaching and Learning)으로 신시내티 대학교 간호대학의 교육연구, 장학, 혁신센터장이기도 하다(The Director of the Center for Educational Research, Scholarship, and Innovation at the UC College of Nursing).

M. Linda Workman은 신시내티 대학교 간호대학에서 간호학 학사학위를 받고 동 대학에서 발생생물학으로 석사학위와 박사학위를 받았다. 발생생물학을 전공하면서 유전학에 대해 보다 광범위하고 체계적인 교육을 받았다. 또한 세포유전학 실험실에서 5년 넘게 인간 종양에 대한 기초 연구를 수행하였다. 간호학을 전공하는 학부생과 대학원생들, 실무간호사와 전문간호사, 그리고 의사들에게도 유전학을 가르쳐왔다.
유전학과 유전체학 및 다른 복잡한 생리학적 개념들을 학생들의 암기능력을 향상시키는 방식으로 지도함에 따라 미국 내에서 그 지도 능력을 인정받고 있으며, Raymond Walters College, the UC와 Case Western Reserve University에서 최우수 교육상을 받았다. 지난 30년간 유전학에 관하여 수많은 연구 결과를 발표하였고, 많은 연구논문과 저서들을 발간하였다. 현재 신시내티 대학교의 간호대학에서 원로 자원 교수(Senior Volunteer Faculty)로 활약하고 있다.

역자 소개

대표역자

최경숙 중앙대학교

역자

강정희 전북대학교

권은경 삼성서울병원

김미영 이화여자대학교

류은정 중앙대학교

박연우 중앙대학교

박정애 두원공과대학교

서혜연 삼성서울병원

신계영 신한대학교

안영미 백석대학교

이소영 중앙대학교

전명희 전) 대전대학교

전상은 계명대학교

저자 서문

『유전학과 유전체학(*Genetics and Genomics in Nursing and Health Care*)』은 기초과학 전공자가 아닌 간호사와 그 외 보건 분야 전문가에 초점을 맞춘 책이다. 이 책은 간호사이자 교육자인 저자들이, 학생들이 유전학을 공부함으로써 유전 정보를 환자, 가족, 그리고 일반 대중과의 상호작용에 통합하여 실무 영역에 직접적인 도움이 되고자 하는 바람으로 만들게 되었다. 유전 정보의 접근 용이성을 위한 노력의 일환으로 '학문적인' 3인칭 어법보다는 2인칭 어법(당신)을 사용하고 있다. 명확하고 확실한 이해를 도모하기 위해 우리는 6개의 영역에 초점을 맞춘 독특한 포맷을 개발하였다.

1. 분자유전학의 기본개념

2. 유전자 발현

이 두 초점 분야는 환경적인 요소들이 발달장애를 일으키는 데 실제적인 위험성과 저항에 어떤 영향을 미치는지 뿐만 아니라 유전자 계승에 대한 생물학적 기초지식을 바탕으로 한 기본 정보를 제시하였다. 비록 유전학 용어가 이 부문 전체에 걸쳐 쓰이고 있지만, 학생들이 이러한 개념적 정보를 배우고 익혀 사용하는 데 도움이 되도록 일상적인 단어를 조합하였다. 복잡한 개념들은 기본적인 구성요소들로 정리하였으며 그것을 학생들에게 논리적인 형식으로 제시하였다. 이러한 과정에서 필수적인 것은 전문용어와 학문적인 권위로부터 자유로운 명확하고도 간결한 표현 사용이다. 유전적 위험성과 정상과 다른 변이를 가진 개인과 가족의 사정에 중요한 정보는 일반적인 사정기법과 데이터 관리에 의해 통합 가능한 방식으로 제시되었다.

3. 일생을 통해 겪는 유전적 건강문제

이 부문은 3개의 장에 걸쳐 희귀 질병보다는 흔한 건강 문제에 영향을 끼치는 유전적 요인을 설명하였다. 이 장에서는 유년기에 규명된 유전적 장애에 덧붙여, 성인기나 노년기까지 분명히 드러나지 않을 수도 있는 유전적 장애에 대해서도 논하였다. 풍부한 임상 치료의 사례와 그 사례들을 연구한 결과는 유전 정보를 실무에 적용하는 데 많은 도움이 될 것이다. 또한 모든 간호사와 타 보건 전문가들이 환자와 가족을 돌보며 유전적 정보를 적용할 때 필수적으로 알아야 하는 것들을 제시하였다.

4. 일부 건강문제에 미치는 유전체 영향

이 부문에서 3개의 장에 걸쳐 제시된 이슈들은 질병의 발현에 대한 강력한 환경적 영향과 더불어 강한 유전적 영향까지 받은 장애들을 포함하였다. 이 부문은 한 개 이상의 유전자가 삽입되면서 일어난 결과이며 문제의 심각성을 바꾸는 개인 변화에 반응하는 일반적인 장애를 이슈화하였다. 다시 말해, 풍부한 임상 치료의 사례와 사례연구는 정보를 개인에게 적용하는 데 도움이 될 것이다.

5. 유전체학과 질병관리

이 부문에서 3개의 장은 유전자검사의 혜택과 위험성 그리고 유전 상담 과정의 여러 전문가의 역할에 대해 흥미를 불러일으키는 이슈들을 포함하였다. 또한 개인 맞춤형 건강관리, 특히 약물 치료에 대한 반응의 다양성을 논의하고 설명하였다.

6. 글로벌 유전체학 이슈

이 부문에서 2개의 장은 "어떻게 해서 우리가 여기까지 이르게 되었는가?" 그리고 "우리는 어디로 가고 있는가?" 와 같은 질문에 대한 장이다. 이 장은 특정한 유전 장애의 성향과 발현이 타 인종 집단보다는 특정한 인종에 왜 더 두드러지는가를 설명하였다. 또한 사람들이 유전체학적 건강관리 시대에 들어서면서 마주하게 될 이슈들과 잠재적 문제들을 제시하였다.

이 교과서의 내용을 위한 형식적 표현은 직접적이고 능동적이며 명확하다. 건강관리 용어와 관련 생리학적 기전은 학생들이 보다 쉽게 이해하고 책의 내용을 지속적으로 적용하도록 하기 위해 흔히 쓰이는 일상적인 언어로 설명하였다. 그림과 표들은 세포 활동, 유전적 성질의 패턴, 유전적 위험성을 학생들이 보다 잘 이해되도록 선별하고 개발하였다.

우리는 각 장마다 주된 특징을 포함시켰다. 각 장은 기대되는 학습목표로 시작하며 핵심 용어 목록이 이어지도록 구성하였다. 주요 용어들은 책의 마지막 부분에 정의와 함께 가나다 순서로 용어 풀이를 하였다. 각 장의 끝 부분에는 학생들이 필수적으로 취해야 하는 주요 핵심정리 목록이 있다. 또한 각 장에는 학습목표에 초점을 맞춘 자가평가 문제가 있으며 각 장의 끝에는 이에 대한 정답이 있다.

마지막으로, 사례연구가 각 임상 관련 장의 끝에 있으며 이 실제 사례들은 건강 문제에서 증가하는 유전적 위험성과 관련해 개인 환자와 가족들로 하여금 임상적 의사결정을 하게 하는 이슈와 문제들을 다루고 있다.

감사의 글

어떠한 책이든지 성공적으로 만들기 위해서는 역량 있는 많은 사람들의 노력이 필요하다. 본 저자들은 이 책을 쓰기까지 대단히 중요한 역할을 했던 Julie Scardiglia, Elizabeth Hart, 그리고 Joanne DaCunha와 같은 분들의 지도와 헌신, 노력, 건설적인 비판, 그리고 창의적인 사고 제공 기여에 깊은 감사를 드린다.

T. Beery
M. Workman

역자 서문

이 책은 유전자와 유전체학「GENETICS and GENOMICS in NURSING and HEALTH CARE」을 완역한 것입니다. 유전학이 간호에 접목되기 시작한 것은 1980년대부터였지만 생물학적 기초 지식으로서 유전학을 이해하는 것은 간호현장에서 임상실무를 수행하는 데 필수적인 역량이 되고 있습니다.

유전자와 유전체를 이해함으로써 우리는 건강과 질병의 사정, 질병의 위험도와 치료 방법에 대한 이해도를 높이고 간호진단 및 간호를 수행함에 있어 중요한 정보를 얻을 수 있습니다. 유전자와 유전체학은 질병의 위험도를 인지하고, 자녀에게 나타난 질병의 위험도를 확인하고, 정량의 약물을 정확하게 사용하는 데 도움을 줄 수 있으므로 간호실무의 기초가 됩니다.

이 책은 기초과학 전공자를 위한 교재가 아닌 간호사와 그 외 보건 전문가를 대상으로 하여 실무와 직접적인 연관성에 초점을 맞추고 있습니다.

각 장은 맨 앞부분에는 학습목표와 핵심 용어를 소개하고, 서론으로 시작하여 유전자와 유전체학에 대한 중심 내용을 다루고 있습니다. 뒷부분에서는 복습이 용이하도록 요약 외에 핵심정리, 자가평가 문제 등을 배치하여 이해도를 높이고 있습니다.

유전 지식에 대한 높은 이해도를 바탕으로 간호실무에서 보다 전문가적인 업무 수행을 할 수 있도록 구성된 이 책은 앞으로 유전간호학 발전에 많은 기여를 할 것으로 생각됩니다.

2016년 3월

대표 역자 최경숙

차례

UNIT 1
분자유전학의 기본개념

UNIT 2
유전자 발현

UNIT 4

일부 건강문제에 미치는 유전체 영향

UNIT 5
유전체학과 질병관리

UNIT 6
글로벌 유전체학 이슈

UNIT 1

분자유전학의 기본개념

Basic Concepts From Molecular Genetics

CHAPTER 1

DNA 구조와 기능

DNA Structure and Function

학습목표

1. DNA 구조와 기능과 관련된 유전용어를 사용한다.
2. DNA의 구성요소, 구조, 형태를 비교한다.
3. DNA의 이중가닥이 어떻게 상보성 가닥을 갖게 되고, 왜 그러한지 설명한다.
4. DNA 복제와 관련된 반응과 과정에 대해 묘사한다.
5. 염색체의 목적과 그 구조에 대해 설명한다.
6. 인간의 성별과 배수성은 그들의 핵형에 기반하고 있다는 점에 대해 알아본다.
7. 유전형과 표현형을 구별한다.
8. 우성대립유전자와 열성대립유전자가 어떻게 단일유전자형질의 표현을 결정하는지 설명한다.

핵심 용어

대립유전자 Allele

이수체 Aneuploid

상염색체 Autosomes

염기쌍 Base pairs

염기 Bases

동원체 Centromere

염색분체 Chromatid

염색체 Chromosome

상호우성형질 Codominant trait

상보적 쌍 Complementary pairs

디옥시리보핵산 Deoxyribonucleic acid (DNA)

2배체 염색체수 Diploid chromosome number

DNA 복제 DNA replication

우성형질 Dominant trait

정배수체 Euploid

유전자 Gene

유전자 자리 Gene locus

유전학 Genetics

유전체(지놈, 게놈) Genome

유전체학 Genomics

유전자형 Genotype

반수체 염색체수 Haploid chromosome number

이형접합 Heterozygous

히스톤 Histones

동형접합 Homozygous

핵형 Karyotype

유사분열 Mitosis

뉴클레오시드 Nucleoside

뉴클레오티드 Nucleotide

짧은 팔 P arm

표현형 Phenotype

배수성 Ploidy

다배수성 Polyploidy

단백질체 Proteome

단백질체학 Proteomics

긴팔 q arm

열성형질 Recessive trait

성염색체 Sex chromosomes

단일유전자형질 Single-gene trait

서론

최근 유전적 요인이 건강문제에 어떠한 영향을 미치는지에 대한 정보가 크게 증가함에 따라 많은 전문기관에서 건강관리전문가는 유전학 및 유전체학에 대한 기본적인 이해를 갖추어야 한다는 인식을 갖게 되었다. 과학자들과 건강전문가들도 현재의 유전학적 이해 수준으로 한 사람에 대해 모든 걸 알 수 있다고 잘못 믿고 있을 수도 있다. 이것이 사실은 아니지만, 유전학과 유전체학의 이용은 개개인의 유전적 차이점을 고려한 건강문제 예방 계획과 치료법의 개발에 도움이 될 수 있다. 이 장의 목적은 유전학에 대한 기본 지식이 어떻게 환자와 가족의 건강에 영향을 주는지를 이해하는 데 도움을 주는 것이다. 모든 건강관리전문가는 기본 유전학 용어를 이해하여야 하며, 환자나 환자의 가족에게 유전학적 건강문제가 생길 위험을 인식할 수 있어야 한다.

많은 사람이 유전학(genetics)과 유전체학(genomics)의 용어를 번갈아가며 쓴다. 두 용어는 비슷하지만 차이가 있다. 유전학(genetics)은 유전의 일반적인 메커니즘과 다양한 유전형질에 대한 학문이다. 유전체학(genomics)은 DNA 암호 부분과 DNA 비암호 부분의 유전자를 포함하여 종의 전체 유전체 내에 존재하는 뉴클레오티드 서열의 기능을 연구하는 학문이다. DNA 암호 부분과 DNA 비암호 부분에 대한 내용은 2장에서 논의할 것이다. 이 정의는 유전체학이 유전학을 포함하고 있는 더 넓은 영역이라는 것을 보여준다.

발생 생물학

박테리아나 다른 더 작은 생물체까지, 살아있는 모든 세포에는 유전자가 있다. 유전자는 특정 단백질을 만드는 데 사용되는 특정한 명령코드의 집합이다. 모든 호르몬, 효소, 그리고 신체를 구성하고 있는 다른 단백질을 생각해보자. 그것은 모두 개별적으로 식별 가능한 물질로 존재하며, 더 큰 구성요소의 한 부분이다. 어떤 유전자는 각 세포가 어떤 단백질을 만들어야 하는지, 또 어떻게 만들어야 하는지에 대해 알려준다. 반면 다른 유전자는 세포의 단백질을 만드는 활동 중 언제 특정한 단백질을 만들고 얼마나 많이 만들어야 하는지에 대해 알려줌으로써 그 과정을 제어하기도 한다. 따라서 유전자는 단백질을 만드는 데 필요한 특별한 '레시피'와 같은 역할을 한다고 할 수 있다.

대부분의 유전자는 체세포의 핵에 존재하는 DNA의 한 부분을 이루고 있다. 그림 1-1은 염색체의 형태를 갖춘 DNA가 있는 세포의 핵을 보여준다. 그림 1-2는 한 염색체를 확대한 모습인데, 염색체는 DNA로 구성되어 있고 유전자가 있는 세그먼트를 지니고 있다는 것을 보여주고 있다.

핵을 갖고 있는 인간의 모든 세포에는 2쌍의 유전자가 있다. 이를 인간 유전체(게놈)라고 하며, 이 유전자쌍에는 20,000~25,000개의 개별적인 유전자가 포함되어 있다(정자와 난자 같은 성숙생식세포들은 오직 인간 유전자의 절반(1쌍)만을 가지고 있다). 모든 유핵세포에 인간의 모든 유전자가 들어 있다는 사실은 다소 혼란스러운 개념일 수 있다. 왜냐하면 그 어

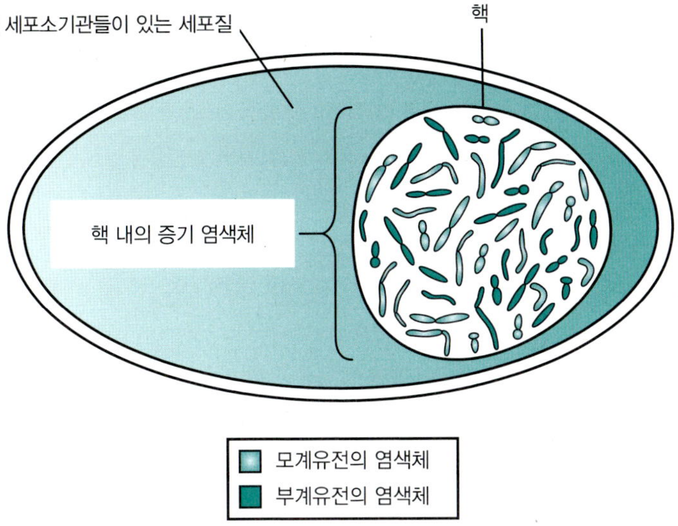

그림 1-1 ■ 중기 단계에 해당하는 염색체가 보이는 인간의 체세포와 핵

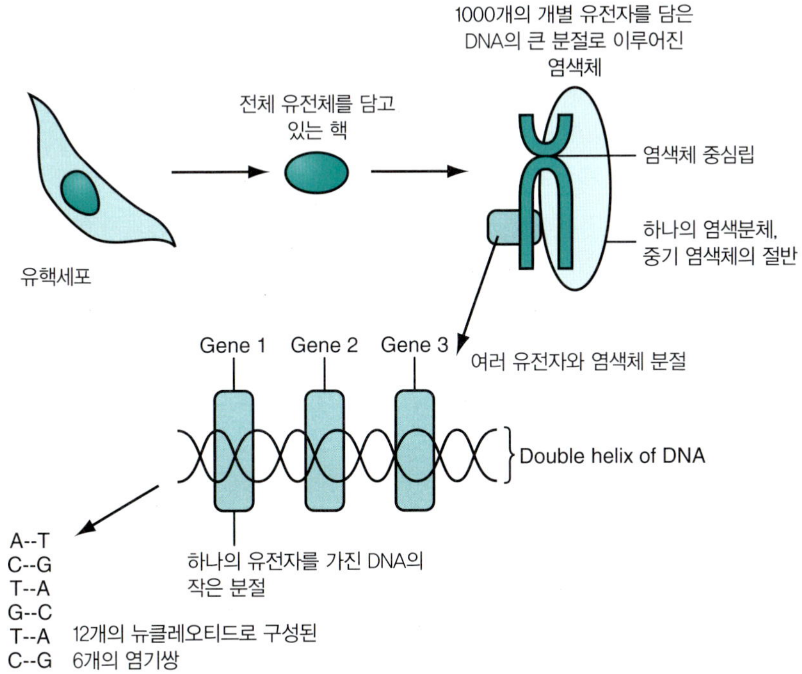

그림 1-2 ■ 다양한 형태의 세포(핵) DNA

떤 세포도 이 유전자들에 의해 암호화(부호화)된 모든 단백질을 생산하지는 않기 때문이다. 예를 들어 일반적으로 에스트로겐은 주로 난소와 부신에서 생산되지만, 그럼에도 불구하고

모든 세포는 에스트로겐을 생성하는 유전자를 갖고 있다. 에스트로겐의 구조유전자가 모든 세포 내에 존재함에도 불구하고, 오직 난소와 부신의 유전자만이 선택적으로 활성화되어 에스트로겐을 생산하는 것이다. 특정 세포가 특정 생성물을 만들도록 하는 유전자의 활성화를 '유전자 발현'이라고 부른다. 그 밖의 모든 세포 유형에서, 조절유전자는 에스트로겐을 생성하는 구성유전자의 발현을 막는다.

특정 조건하의 한 시점에서 만들 수 있는 모든 단백질의 총 집합체인 DNA를 단백질체(proteome)라고 한다. 이 용어는 단백질(protein)과 유전체(genome)의 합성어로, 각 단백질의 구조가 프로그래밍되어 있는 중요한 유전자 서열을 나타낸다. 단백질 유전자들이 어떻게 선택적으로 발현되는지, 발현 후에 수정이 되는지, 그리고 어떻게 서로 상호작용하는지에 대한 학문을 단백질체학(proteomics)이라고 한다. 단백질체학을 통해 한 유기체 전체 혹은 한 세포 유형을 살펴볼 수 있다. 에스트로겐 단백질은 난소세포 단백질체 중 한 가지이지만 심근세포 내 단백질체 중 하나가 되지는 않는다. 인간의 단백질 유전정보 전체를 고려해볼 때, 각 단백질은 모든 개별적인 세포의 유전정보에 의해서 생산된다는 사실을 알 수 있다. 단백질체에 대한 내용은 2장에서 논의할 것이다.

어떤 사람은 DNA가 유전자, 염색체와 어떻게 다른지 혼란스러워할 수도 있다. DNA는 기본적인 유전적 화학구조로서, 내부에 염색체 형태를 압축할 수 있는 암호 부분(exon)과 비암호 부분(intron)이 있다(**그림 1-2**). 염색체는 세포 분열 과정중에서만 일시적으로 관찰되지만 세포 분열을 위해 형성된 응축된 DNA 구조물로 일관성 있는 상태이다. 염색체의 구조 및 본질에 대해서는 이 장의 후반부에서 다룰 예정이다. 유전자와 염색체는 모두 DNA의 일부분이다. 염색체를 스웨터라고 하면 스웨터의 각 부분(오른쪽 팔, 왼쪽 팔, 주머니, 칼라, 앞부분, 뒷부분 등)은 유전자라고 할 수 있다. 이제 스웨터 전체(염색체)와 각 부분(유전자)이 DNA라는 실로 구성되어 있다고 생각해보자. 그러나 스웨터 하나가 한 사람이 갖고 있는 옷의 전부가 아니듯이 한 염색체와 그것이 포함하고 있는 모든 유전자가 전체의 유전체는 아니다. 유전체를 신발, 양말, 속옷 상하의, 바지, 셔츠, 스웨터, 코트, 모자, 장갑, 스카프와 같은 한 사람의 모든 옷가지라고 생각해보자. 각 염색체에는 그 안에 많은 유전자가 있다. 더 큰 염색체에는 1,000여 개의 유전자가 있으며, 작은 염색체에는 100개 안팎의 적은 유전자가 있다.

DNA와 유전자, 염색체가 어떻게 연결되어 있는지 이해하기 위한 또다른 방법으로는, 유전체의 DNA를 인체가 만들 수 있는 모든 단백질을 만들기 위해 필요한 모든 레시피가 들어있는 큰 레시피 책이라고 생각하는 것이 있다. 각 염색체는 각 장으로 나뉘어 있으며, 유전자는 각각 개별적인 레시피에 해당한다. 각 유전자는 염색체의 특정 위치에 존재하고 있는데, 이를 유전자 자리(gene locus)라고 부른다. 유전자 자리는 각 레시피가 존재하는 장의 '쪽번호'라고 생각하면 된다. 예를 들어 인슐린 유전자 자리는 11q13인데, 이는 11번 염색체의 긴팔 부분의 13구역에 위치한다는 것을 의미한다(**그림 1-3**). 인슐린을 더 만들어야 할 때가 오면, 11q13이 그 특정 레시피가 존재하는 '쪽번호'가 되는 것이다. 모든 세포는 11번 염색체에 인슐린을 위한 레시피를 갖고 있음에도 불구하고, 췌장의 β-세포만이 이를 찾아 읽

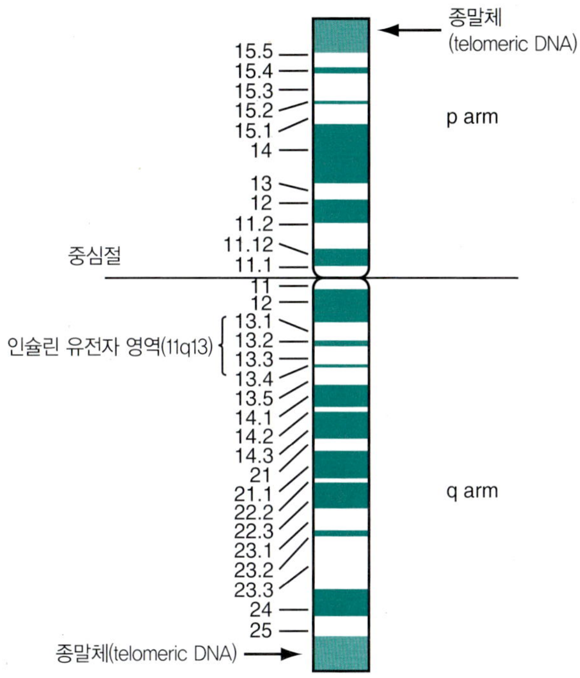

그림 1-3 줄무늬 방향으로 구분되어 있는 11번 염색체 위의 인슐린 유전자의 자리(11q13)와 염색체의 상단에 위치한 종말체의 모습

을 수 있다. 다른 세포는 일반적으로 인슐린 레시피를 읽을 수 없으며 만들 수도 없다. 단백질을 실제 만드는 단백질 합성을 2장에서 논의할 것이다.

DNA

인간을 구성하는 DNA의 약 99%는 핵에 존재한다. 이 DNA를 핵 DNA라고 부른다. 세포 내 미토콘드리아에도 적은 양의 DNA가 있는데, 이를 미토콘드리아 DNA라고 부른다. 이에 대한 내용은 5장에서 다룰 것이다.

구조

DNA의 기본 구조는 4가지 핵산의 집합체이다. 이 핵산들은 우리가 섭취한 단백질에서 파생된 개별적인 아미노산으로 만들어진 질소화합물이다. 이 요소들이 DNA의 기본 구조이기 때문에 염기라고 부른다. 이 네 종류의 염기는 아데닌(adenin, A), 시토신(cytosin, C), 구아닌(guanine, G), 티민(thymine, T)이다(**그림 1-4**). 티민과 시토신은 피리미딘이라는 고리 구조 1개로 되어 있다(쉽게 기억하는 방법: 티민과 시토신 단어는 피리미딘과 마찬가지로 철자에 y가 포함되어 있다). 아데닌과 구아닌은 퓨린이라는 각 고리 구조 2개로 되어 있다(쉽게 기억하는 방법: 아데닌과 구아닌, 그리고 퓨린의 단어 철자에는 y가 포함되어 있지

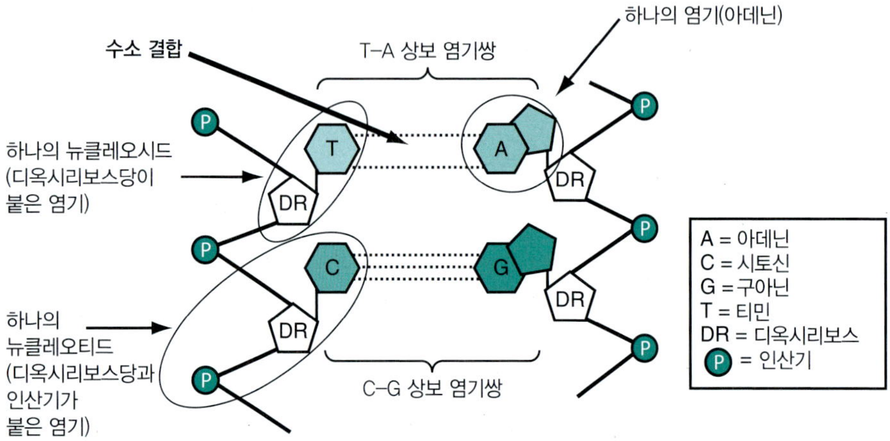

그림 1–4 4가지 염기로 이루어진 뉴클레오티드의 상보적 염기쌍

않다). 이 4가지 염기는 사람이나 다른 포유류, 식물, 박테리아나 바이러스 등 모든 유형의 DNA에 존재한다.

각 염기는 디옥시리보오스라고 하는 5탄당과 결합하여 뉴클레오시드(nucleoside)가 된다(그림 1–4). 각 뉴클레오시드는 인산염 그룹과 결합하여 완전한 뉴클레오티드(nucleotide)가 된다. 뉴클레오티드는 DNA 가닥이 자리하고 있는 염기의 마지막 형태이다. 결합된 인산염 그룹으로 인하여 위치하게 된 각 가닥의 뉴클레오티드는 실로 엮은 구슬 목걸이와 같은 형태로 연결되어 있다.

염기쌍은 DNA 2개의 상반된 가닥으로 존재하며 상보적이다. 이 DNA 가닥들은 서로 완벽하게 평행구조여야 하며, 뉴클레오티드 쌍으로 이루어져야 한다. 두 가닥의 DNA가 평행하기 위해서는, DNA의 전체 길이가 각각 같은 거리만큼 떨어져서 존재해야 한다. 한 개의 고리 구조로 이루어진 피리미딘은 적절한 거리를 유지하기 위해 항상 2개의 고리 구조로 이루어진 퓨린과 쌍을 이룬다(그림 1–4). 퓨린은 항상 피리미딘과 쌍을 이루어야 하며 염기들은 항상 특정한 형태의 상보적인 쌍을 이루어야 한다.

일반적으로, 아데닌은 항상 티민과 쌍을 이루며, 시토신은 항상 구아닌과 쌍을 이룬다(그림 1–5). 이러한 상보적인 염기쌍의 배열 이유는 DNA 두 가닥이 서로 연결되어 있는 힘과 관련이 있다. 두 줄로 이루어진 DNA 가닥은 대부분 수소결합에 의해 약하게 연결되어 있다. 수소결합의 결합력이 약해서 좋은 점이 있다. 바로 세포분열시기에는 DNA가 자가복제를 해야 하기 때문에 2개의 DNA 가닥이 분리되어야 하는데, 이때 적은 양의 에너지로 쉽게 분리될 수 있다는 점이다. 하나의 염기쌍에서 아데닌과 티민은 이중 수소결합이 이루어지는 반면, 시토신과 구아닌은 삼중 수소결합 구조를 갖고 있다(그림 1–4). 퓨린은 항상 피리미딘과 쌍을 이루어야 하고, 오직 같은 개수의 수소결합 형태를 이룰 수 있는 염기들로 쌍을 이룰 수 있다. 따라서 아데닌은 오직 티민과 쌍을 이룰 수 있으며, 시토신은 오직 구아닌과 쌍을 이룰 수 있다.

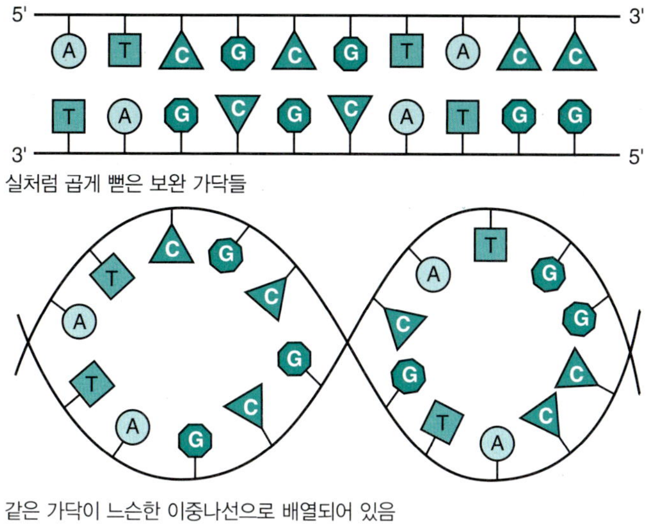

그림 1-5 ■ 느슨한 이중나선 구조와 직선 구조로 되어 있는 상보적인 DNA 이중가닥

인간과 포유류의 DNA는 가닥의 중추가 되는 인산기를 매개로 하여 결합된 뉴클레오티드 이중가닥이 실 같은 연결 구조로 이루어져 있다(그림 1-5). 이 두 가닥은 수소결합으로 느슨하게 연결되어 있다. 따라서 이중가닥 구조의 DNA는 마치 긴 철로와 같다. 긴 철로의 레일은 인산기 중추이자, 각각의 철로 묶음의 절반에 해당하는 뉴클레오티드의 염기들과 같다(그림 1-6).

아데닌은 일반적으로 항상 티민과 시토신은 구아닌과 쌍을 이루기 때문에 DNA의 상보적 염기쌍은 특이하다. 이는 DNA 한 가닥의 염기배열을 알고 있다면 반대쪽 가닥의 염기 배열도 정확하게 예측 가능하다는 것을 의미한다. 예

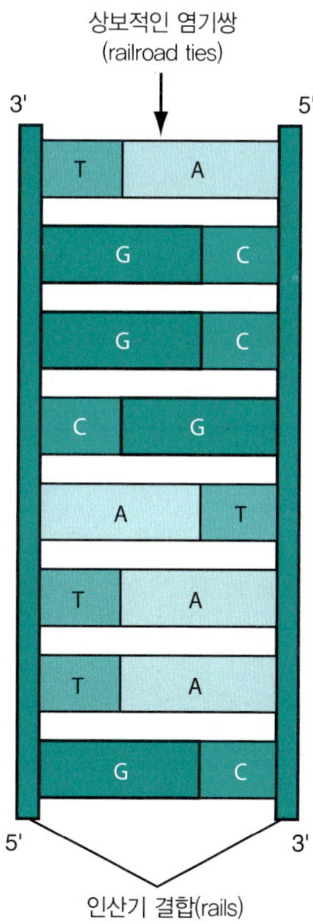

그림 1-6 ■ 철로의 섹션과 비슷한 모습의 DNA 이중가닥 8개 염기쌍 분절

를 들어 그림 1-6에서와 같이 DNA의 왼쪽 가닥 배열이 위에서 아랫방향으로 T-G-G-C-A-T-T-G라면, 상보적 염기쌍인 반대편 가닥의 배열은 A-C-C-G-T-A-A-C가 된다. 대부분 평행을 이루고 있는 두 DNA 가닥은 느슨한 나선형 구조로 꼬여 있다(그림 1-2, 그림 1-5). DNA가 응축된 형태는 오직 유사분열 중인 세포에서만(표준 광학현미경으로 관찰 가능한) 염색체 형태로 단단히 감겨있다.

단 하나의 세포에도 10억 개 정도로 어마어마한 양의 염기들로 이루어진 DNA가 존재한다. 이는 DNA의 일반적인 형태로, 오직 전자현미경으로만 관찰할 수 있다. 그러나 만약 한 세포의 DNA가 가지런히 쭉 펼쳐져 있다면 그 길이는 대략 6피트가 된다. 만약 한 세포에서 나온 이 DNA의 같은 조각을 약 0.5인치 너비로 만들 수 있다면 1000피트 이상의 길이로 펼칠 수 있다. 이러한 DNA 양은 각 핵에서 20,000~25,000개의 유전자에 필요한 것보다 훨씬 많다. DNA의 유전자 부분은 각 핵의 전체 DNA양에서 오직 약 5% 정도에 지나지 않는다.

DNA 복제

세포분열

세포분열(cell division)을 할 때마다 DNA는 스스로 유전자를 복사하거나 재생하는 복제(replication)과정을 거치는데 이를 통해 2개의 동일한 DNA 세트를 만들어 낸다. 이는 반드시 필요한 과정이다. 왜냐하면 유사분열(mitosis) 과정을 겪는 세포는 유전자 중복의 분열로 인해 생긴 동일한 형태의 새 세포를 만들어 내며, 모세포(patent cell)가 유사분열을 시작하면 각 세포는 완벽한 유전체를 갖게 된다. 유사분열 결과 만들어진 새로운 두 세포는 모세포와 동일하며, 모세포의 DNA는 정확하게 복제되어야 한다. 유사분열은 세포주기(cell cycle)라고 알려진 규칙적인 과정을 거친다. 그림 1-7은 하나의 세포로 시작하여 2개의 새로운 세포가 되는 세포주기를 간단히 보여주고 있다. 유사분열이 정상적으로 진행되고 모세포가 정확하게 분열되면 각각의 새로운 세포는 서로 정확하게 동일한 DNA와 유전자를 갖게 된다.

휴지기라고 알려진 G_0기에는 세포증식 및 분열이 일어나지 않고 정해진 기능만을 수행하되 분열하지는 않는다. 예를 들어 G_0기의 세포 대부분은 이 시기에 머무르고 있다가 많은 세포의 생성이 필요할 때 재생산을 위해 변화한다. 유사분열을 통해 세포는 처음으로 세포분열을 할 수 있는 상태가 된다. 어떤 세포는 한 차례 기관이 완전하게 성장하고 나면 더 이상 분열하지 않는다. 이러한 세포로는 뼈대근육(골격근)세포와 심장근육(심근)세포, 신경세포가 있다. 필요할 때마다 세포분열을 할 수 있는 능력을 갖춘 세포(예: 피부세포, 골수세포, 간세포, 폐, 소화기관, 방광, 자궁 등의 상피세포)는 G_0기가 끝나고 세포주기가 시작되는 신호에 반응을 한다. 4단계로 구성되어 있는 세포주기는 각 단계를 거치면서 새로운 세포가 요구하는 유전자를 선택적으로 입력하여 성공적인 세대를 만들어 낸다. 이러한 전유사분열 단계는 3장에서 다룰 것이다. 각 세포주기 단계에서 일어나는 변화(활동)는 표 1-1에 정리되어 있다.

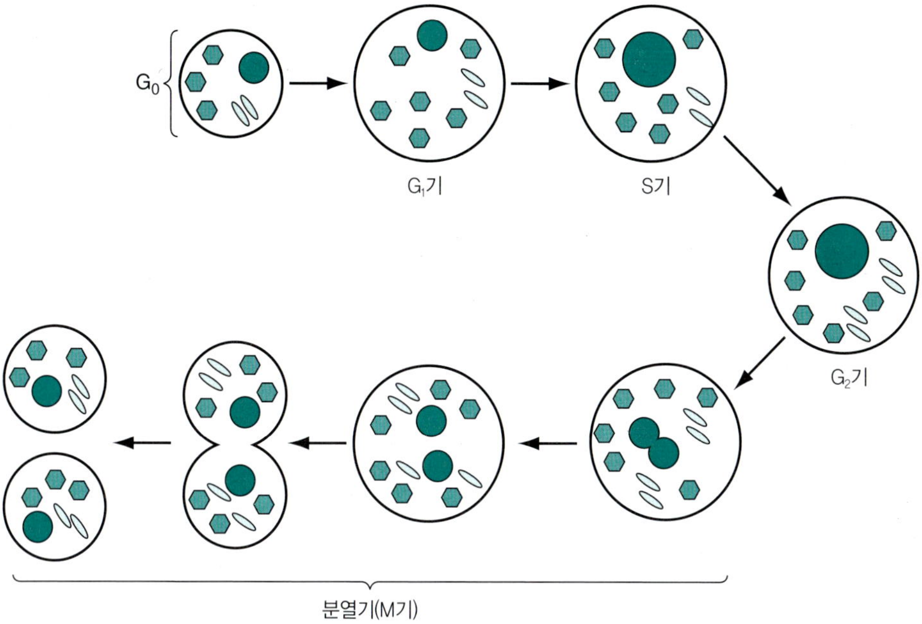

그림 1-7 ■ 유사분열 과정의 세포주기

DNA 합성

일반적으로 하나의 모세포에서 2개의 딸세포를 생성하려면 원래 모세포에 존재한 DNA양의 2배에 해당하는 DNA가 필요하다. **그림 1-7**을 보면 S기 동안의 핵은 G_1기보다 2배 더 큰 것을 볼 수 있는데, 왜냐하면 이 시기에 DNA양이 2배가 되기 때문이다. 이러한 DNA 합성과정을 통해 유사분열의 결과인 딸세포 2개가 각각 모세포와 같은 양의 DNA를 가지게 될 것이다. S단계에서 DNA가 복제되는 DNA 합성과정을 통해 모세포는 자신의 DNA양을 2배로 만든다[쉽게 기억하는 법: S기는 DNA 합성(synthesis)을 나타낸다]. DNA 복제와 DNA 합성은 어떻게 다를까? DNA가 만들어질 때마다, 이 과정을 DNA 합성이라고 부른다. 새로 만들어진 DNA가 모세포의 본래 DNA와 동일할 때, 이를 DNA 복제라고 부른다.

표 1-1 각 세포주기에서의 변화(활동)

세포주기 단계	활동 및 목적
G_1	세포분열을 준비하기 위해 여분의 영양분을 보유하고, 에너지와 세돌막을 생성한다. 세포질(cytoplasm) 역시 증가한다.
S	DNA 복제와 합성
G_2	단백질의 생산은 세포분열과 유사분열이 완전히 끝난 후 정상적인 생리 기능을 위해 중요하다.
M	핵 DNA가 분리되어 2개의 핵을 생성하는 유사분열에 이어 1개의 핵을 가진 각각의 세포 2개로 분리된다(cytokinesis, 세포질분열).

인간 세포의 DNA에서 기억할 점은 DNA가 세포 내에서 46개의 염색체에 해당하는 46개의 각각 분리된 덩어리로 표현된다는 점이다. 그 어떤 세포의 완전한 유전체도 아주 긴 DNA 이중가닥으로 표현되지 않는다(그림 1-1). DNA는 46개의 염색체 형태로 표현되며, 이러한 형태는 오직 유사분열의 중기 단계에서만 관찰할 수 있다. 이 형태는 46개의 느슨한 이중 나선 코일로 되어 있으며, 그 구조는 표준 광학현미경으로만 볼 수 있다.

DNA 복제는 두 가닥의 이중나선 구조를 연결하고 있는 수소결합이 풀리면서 DNA 이중가닥이 분리될 때 시작된다(그림 1-8). 일단 DNA 가닥이 분리되면, 각 가닥의 끝부분에서 효소들이 본래 가닥의 배열을 읽고 새로운 상보적인 배열의 가닥 2개를 만든다. DNA는 DNA 합성이 이루어지고 있는 동안 무조건 새로운 뉴클레오티드가 위치한 방향으로 정확하게 읽혀야 한다. 이는 마치 글로 쓰인 언어가 오직 한 방향으로만 읽혀야 그 의미가 통하는 것과 같다. 이 가닥들은 DNA 끝부분인 5′에서 시작하여 3′에서 끝난다(이 번호는 인 분자와 연결되는 당 분자에서의 특정 탄소를 나타낸다). DNA 복제가 끝나면 46개 염색체 각각을 대신하는 새로운 이중가닥 DNA 두 세트가 세포내에 존재하게 된다. 새로운 이중가닥 DNA는 원래 가닥 1개와 새로 합성된 가닥 1개로 이루어져 있다(그림 1-9). 왜냐하면 새로운 이중가닥 DNA에는 원래 가닥 1개가 포함되기 때문인데, 이러한 DNA 합성은 DNA 복제의 반보존적 형태로 알려져 있다.

따라서 새로운 상보적 가닥은 원래의 가닥을 모델이나 템플릿으로 두고, 각각의 새로운 상보적 염기들이 적절한 명령에 따라 위치하도록 합성된다. 일반적으로 새로운 가닥이 하나

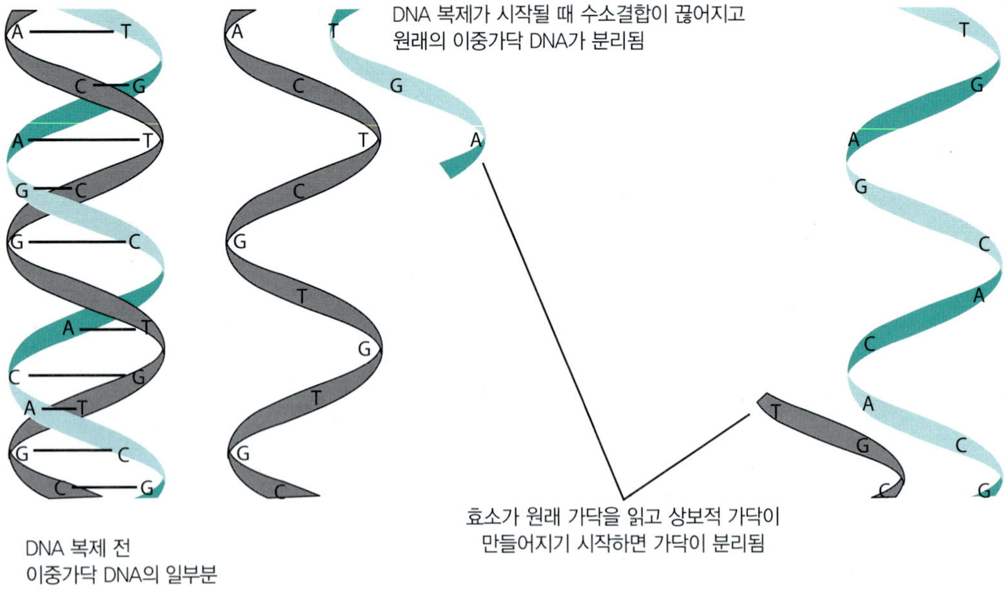

그림 1-8 ■ 수소결합이 풀어지고 이중가닥 DNA가 분리되는 과정에서 DNA 복제가 이루어지기 직전의 이중가닥 DNA의 한 부분. DNA 복제가 시작될 때 새로운 상보적 가닥들이 만들어지기 시작하고 있다.

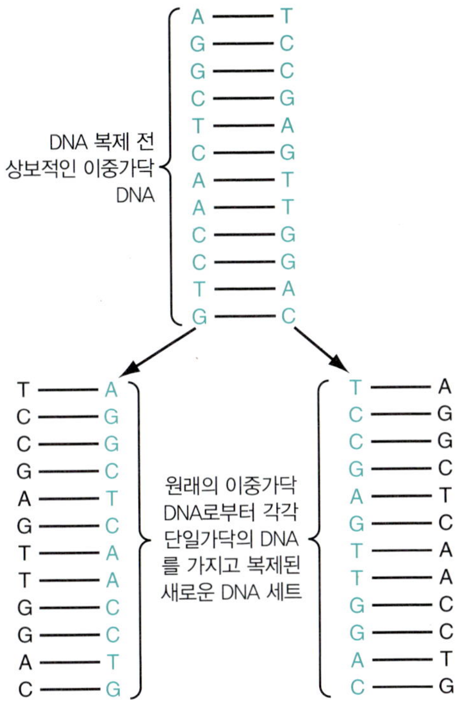

그림 1-9 새로운 이중가닥 DNA에 각각 기존의 가닥이 포함되어 있는 반보존적 존재 형태

의 끝에서 시작하여 다른 것으로 거쳐가는 지속적인 방식을 통해 만들어진다고 생각하는 경향이 있다. 그러나 복제 과정은 분리된 각 DNA 가닥을 이용하여 효율적이고 빠르게 이루어져서 DNA 합성이 여러 지점에서 동시에 이루어질 수 있다. 복제가 완성되었을 때, 각 개별적인 새 합성 조각들은 지속적인 가닥처럼 연결된다.

DNA 합성 과정에는 여러 종류의 효소들이 DNA 복제가 정확하게 이루어지도록 하는 중요한 각각의 역할을 한다. 이 효소들의 기능은 다음과 같다.

- DNA 나선을 이완시키고 풀어준다.
- 이중가닥 DNA의 수소결합을 풀고, 이중가닥이 각각의 가닥으로 분리되게 한다.
- 이중나선의 분리상태를 지속시켜준다.
- 원래의 DNA 가닥을 읽어내고, 새로운 가닥의 염기배열을 결정한다.
- 특정 템플릿 가닥의 배열에 맞게 뉴클레오티드를 배열한다.
- 새로운 DNA 가닥에 각 염기들이 원래 가닥과 함께 상보적으로 쌍을 이룰 수 있게 배열되었는지 새 가닥을 확인한다.

표 1-2에서는 DNA 복제 과정에 관여하는 DNA의 다양한 효소와 효소의 역할을 나열해 두었다.

표 1-2 DNA 복제에 관여하는 효소

효소	활동/목적
DNA 헬리케이스 (DNA helicase)	꼬여있는 이중나선 DNA를 분리시킨다.
DNA 연결효소 (DNA ligase)	복제 과정 동안 새로 합성된 DNA 분절들을 모아서 연결해준다.
DNA 중합효소 (DNA polymerase) (다양한 하부 유형이 존재함)	DNA 체인을 연장하고, 합성하는 동안 새 가닥에 새 뉴클레오티드를 추가한다. 기존 가닥의 템플릿과 비교하여 새로 합성된 가닥의 오류를 교정한다. exonuclease 작용을 통해 위치가 잘못된 뉴클레오티드를 바로잡는 등의 방식으로 DNA를 수리한다.
DNA 토포이소머레이스 (DNA topoisomerases)	이중가닥 DNA의 supercoil에 새김눈(nick)을 만들어, 단단히 감겨있던 supercoil이 느슨하게 풀릴 수 있게 해준다. 이후 두 가닥은 분리될 수 있게 된다. 이 효소는 새김눈(nick) 보수작업도 하는데 결과적으로 DNA가 다시 나선구조의 supercoil이 될 수 있게 해준다.
프리메이스(Primase)	단일가닥이 복제되면서 DNA 합성이 여러 곳에서 이루어질 수 있도록 반응한다.
외가닥 결합 단백질 (single-strand binding protein: SSB protein)	DNA 복제가 이루어질 수 있을 만큼 충분한 시간 동안 두 개의 가닥이 분리되어 있게 도와준다.

염색체

염색체는 세포주기에서 유사분열의 M단계에서 볼 수 있다. M단계가 진행되는 동안 복제된 염색체 중 하나의 완벽한 DNA 결합은 유사분열 중 만들어진 2개의 세포 중 하나의 안으로 이동한다. 다른 DNA 결합도 다른 딸세포 안으로 이동한다. 그 결과, 2개의 딸세포는 응축된 형태의 DNA 덩어리 46개를 표준 광학현미경으로 관찰할 수 있다. 염색체(chromosome)는 2개의 딸세포에게 DNA를 정확하게 전달해야 하는 중요한 임무를 맡은 일시적인 구조이다. 이 과정은 2개의 딸세포가 정상적으로 기능할 수 있게 재생산되는 매우 중요한 과정이다.

원래의 DNA가 완벽하게 복제된 후 유사분열을 하는 동안 각 46개의 DNA 덩어리가 염색체 구조를 갖게 된다. 2개의 딸세포에게 DNA를 정확하게 전달해야 하므로 이 구조는 하나의 딸세포가 정확한 양의 DNA를 갖고, 유전자를 분배받게 한다.

염색체의 형성

그림 1-10은 DNA 복제 이후의 나선 형태 염색체의 모습을 보여주고 있다. 이는 현재 관찰 가능한 상태인 염색체가 2배의 DNA를 갖고 있으며, 유사분열 중에 반으로 나눠질 것이라는 것을 의미한다. 또한 하나의 딸세포가 염색체 왼쪽 부분의 절반을 받고, 다른 딸세포가 나머지 오른쪽 부분의 절반을 받는다는 것을 의미한다. 유사분열 과정에서 염색체가 반으로 갈라지는 동안 두 딸세포는 완전한 세포분열을 통해 만들어진 인간 염색체 전체를 각각 받게 된다.

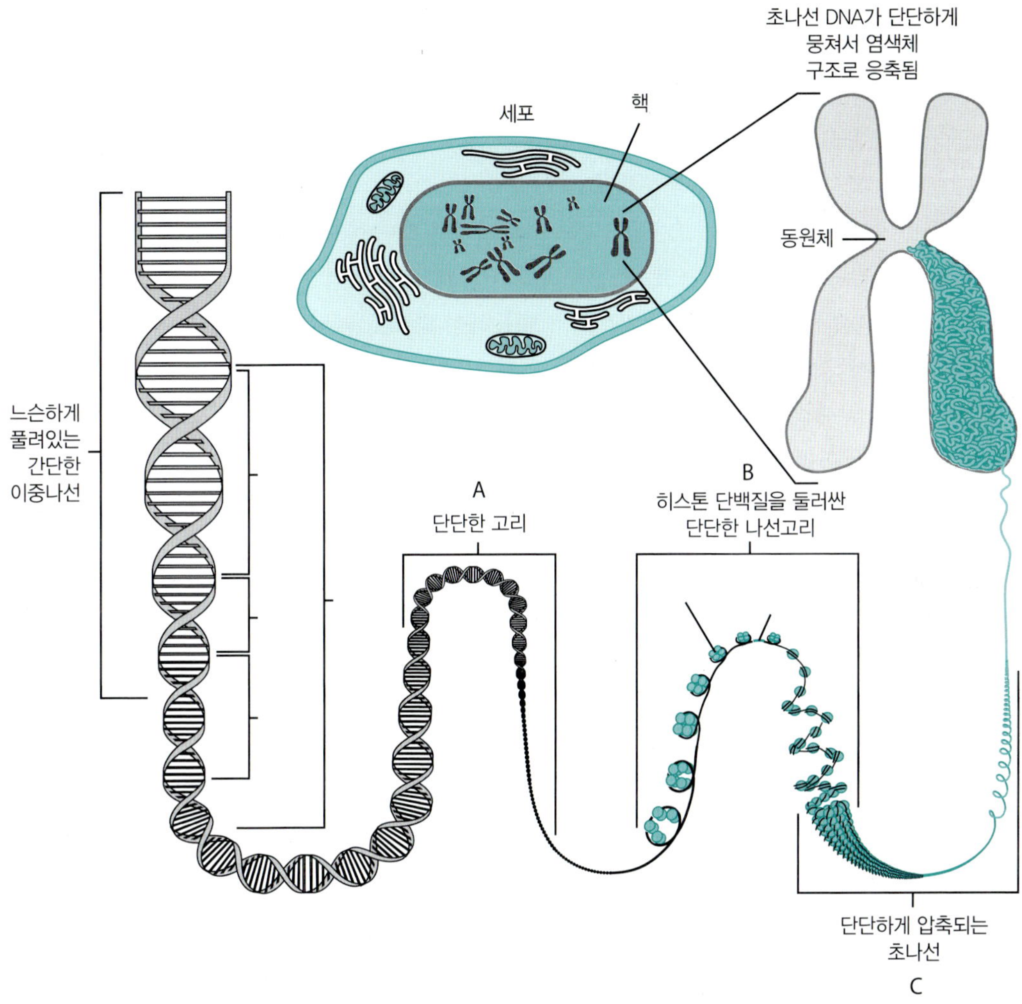

그림 1-10 염색체 안에서 초나선 형태로 느슨하게 꼬이고 있는 이중가닥의 DNA 덩어리 모습

염색체 형성은 복제 후 초나선(supercoil) 형태로 꼬여있는 DNA 덩어리들과 함께 시작되는데, 길이는 좀 더 짧아지고 밀도는 훨씬 높은 구조가 된다. 이 모습은 마치 옛날 전화기의 돌돌 꼬여있는 전화선 모습과 비슷하며 길이는 약 366cm 정도이다. 시간이 지나면 길이가 긴 선들이 점점 더 짧아지고 두꺼워지며(아마도 겨우 발 하나 사이즈 정도의 길이까지) 스스로 꼬인다. DNA가 이중으로 꼬이는 과정은 무작위가 아닌 체계적인 단계를 거쳐 마무리된다. 그림 1-10 A를 보면, 이중가닥의 DNA가 좀 더 빽빽하게 꼬이기 시작하는 것을 볼 수 있다. 이후 더 빽빽해진 이 구조는 히스톤이라고 불리는 공 모양의 단백질을 감기 시작한다. 그리고는 그림 1-10 B와 같은 'bead' 구조의 DNA 가닥이 된다. 히스톤은 다양한 종류가 있는데, 그중 히스톤에 대해 기억해야 할 가장 중요한 내용은 꼬여있는 DNA가 주변을 감는다는 것이다. 이때, DNA는 꼬임이나 자신의 기본구조가 망가지는 일 없이 압축된다. 각각

의 DNA가 둘러 감아 싼 히스톤은 감기는 과정을 계속 진행하여, 더 큰 형태의 bead가 되고 서로 가까워지는 집합체가 된다(그림 1-10 C). 이렇게 더 빽빽하게 뭉쳐진 bead 그룹은 계속해서 정교하게 꼬여가며 염색체의 기본구조를 이루게 된다. 이 과정을 거쳐 백만 개의 염기쌍이 더 작은 공간에 모이게 된다. 염색체는 매우 높은 밀도로 뭉쳐져 있기 때문에 염색이 가능하고, 표준 광학현미경을 통해 관찰할 수 있다.

그림 1-10에서 염색체는 이미 DNA 복제과정을 거치고 백만 개의 염기와 수백 혹은 수천 개의 유전자를 갖고 있는, 특정하고 큰 덩어리의 이중가닥 DNA의 모습인 것을 보여준다. M단계에서 각 염색체 구조는 세포의 가운데로 이동하여 막으로 나뉘기 직전의 모습을 이룬다. 세포질분열이 일어나기 직전에 각 염색체는 핵분열이 먼저 일어나고 반으로 갈라진 염색체들은 2개의 딸세포에 각각 나뉘어 들어가게 된다. 이 과정은 그림 1-11에서 묘사되어 있으며, 46개에 해당하는 염색체 중 2개만 그려서 나타내었다.

염색체의 구조

배수성(ploidy)은 유사분열 과정에서 각 하나의 세포핵에 존재하는 염색체의 실제 양이다. 인간은 46개, 즉 23쌍의 염색체를 가지고 있다. 23쌍의 염색체 중 한 세트를 홑배수체(반수체, haploid chromosome number: 1N)라고 하며 23개의 개별 염색체로 표현한다. 핵이 완전한 세트의 염색체를 지니고 있을 때를 이배수체(diploid chromosome number: 2N)라고 한다. 염색체 전체의 세트가 늘어날 때의 상태를 다배수체(polyploid)라고 부르는데, 69개의 염색체 세트는 3배수체(triploidy, 3N), 92개의 염색체 세트는 4배수체(tetraploidy, 4N)라고 한다. 인간의 유핵 체세포는 이배수체의 염색체를 갖고 있으며, 23쌍이다. 성숙된 생식세포에는 각각 반수체에 해당하는 염색체가 있고, 이는 23쌍의 절반이다. 생식세포는 반수체이기 때문에 수정을 통해 정상 배수체가 될 수 있는 것이다. 세포의 핵에 정상적인 배수체의 염색체가 있는 상태의 세포를 정배수체(euploid)라고 한다. 이배수체보다 적거나 많은 양의 염색체를 갖고 있는 세포는 이수체(aneulploid)라고 한다.

그림 1-2는 DNA 복제가 끝나고 세포분열이 일어나기 직전의 염색체 모습이고, 그림 1-3은 염색체가 반으로 분리된 이후에 김자액으로 염색된 상태의 모습이다. 염색체의 끝부분을 종말체(telomere)라고 하는데, DNA 가닥을 같이 잡고 있는 염색체의 머리부분이다. 그 모습은 마치 신발끈의 끝부분의 풀려있는 부분을 작은 플라스틱 튜브로 싸고 있는 방법과 비슷하다(종말체의 구조와 기능에 대한 내용은 3장에서 다룰 것이다). 그림 1-2와 그림 1-3에서 보여주듯이, 양쪽에서 염색체를 연결하고 있는 가운데 부분을 동원체(중심절, centromere)라고 한다. 동원체는 염색체 세그먼트의 위와 아래를 연결하고 있다. 왼쪽 절반과 오른쪽 절반의 긴 부분을 염색분체(chromatid)라고 한다. 동원체에서 윗부분으로 뻗은 염색체의 세그먼트를 짧은팔 혹은 p-arm이라 한다(petite의 p에서 따왔다). 동원체에서 아랫부분으로 뻗은 염색체의 세그먼트를 긴팔 혹은 q-arm이라고 한다(왜냐하면 알파벳 p 다음이 q이기 때문이다). 염색체의 유전자 자리는 이러한 이름을 사용하여 표현한다(그림 1-3). 유전자 자리를 어떻게 확인하는지와 용어에 대한 내용은 4장에서 다룬다.

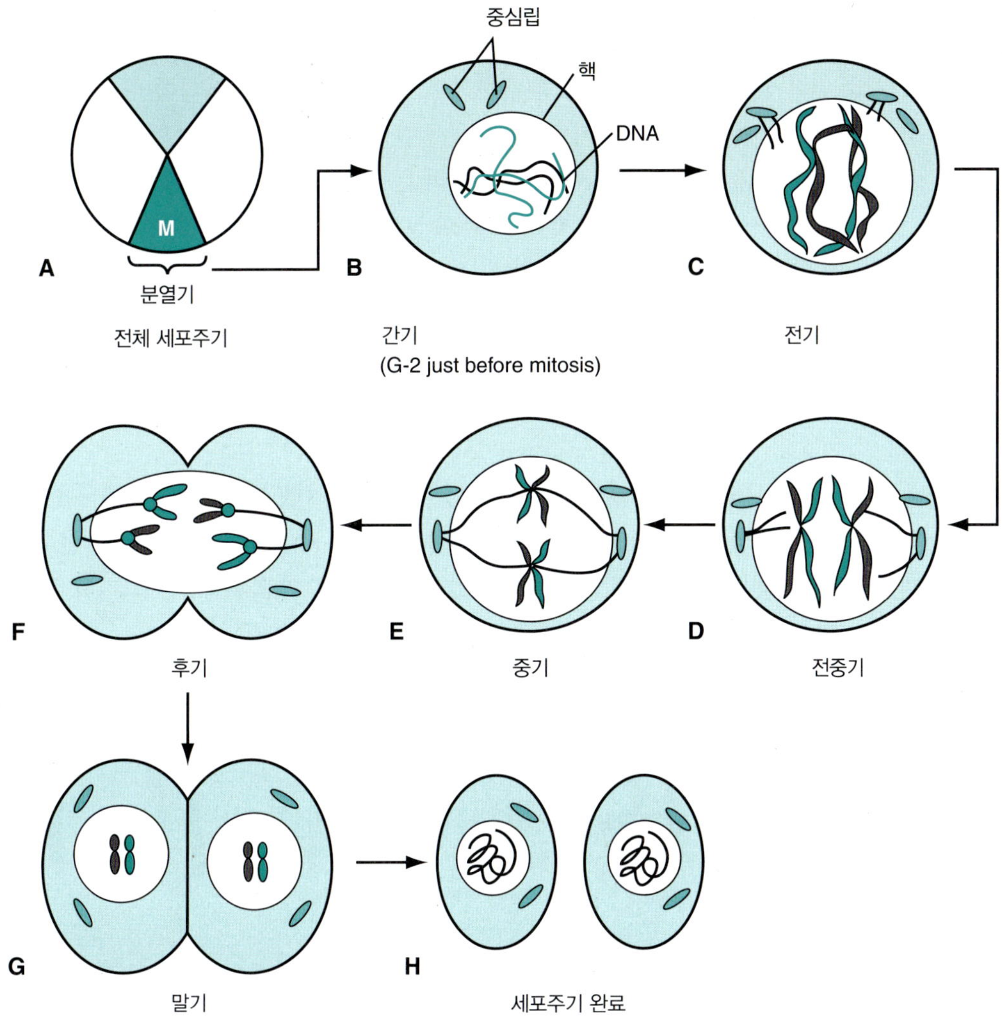

그림 1–11 ■ 세포주기의 M단계에서 염색체 형성과 핵분열

염색체 분석

한정된 유전적인 정보의 양은 인간의 염색체 조사를 통해 밝힐 수 있는데, 이러한 과정을 염색체 분석이라고 한다. 그러나 이 정보는 제한적이다. 왜냐하면 각 염색체는 DNA의 큰 덩어리로 이루어져 있기 때문이다. 따라서 DNA 1,000여 개의 염기쌍 중 10여 개의 전위, 결손, 혹은 삽입 등과 같은 수준의 큰 변화 정도만 관찰된다. 그림 1–1 핵의 모습에서 볼 수 있듯이, 세포분열 직전 각 염색체들은 듬성듬성 위치해 있다. 이 시기의 염색체 사진은 현미경을 통해서 세밀하게 관찰하고 분석할 수 있다.

염색체 분석의 첫 단계는 M단계에서 몇 개의 염색체가 존재하는지를 알기 위해 한 세포 내의 염색체 수를 세는 것이다(정상 세포는 46개의 염색체가 23쌍으로 이루어져 있어야만 한다). 세포당 염색체 개수를 확인하고 나면 염색체의 핵형을 분석하는 추가 분석이 필요하다. 핵형(karyotype)은 M단계에서 세포 하나에 있는 염색체 전체의 조직적인 배열을 말한다. 첫 번째로 전문가는 염색체를 쌍으로 분류하고 각 크기와 동원체의 위치에 따라서 번호를 붙인다(그림 1-12). 가장 큰 염색체쌍에 번호 1번을 붙이는데, 이 염색체의 동원체는 염색체의 정중앙에 존재한다. 그래서 p-arm과 q-arm의 길이가 거의 같다. 동원체가 염색체의 중심에 가까우면 이를 중앙중심절 염색체(metacentric chromosome)라고 부른다. 그 다음으로 크기가 큰 염색체 쌍에 번호 2번을 붙인다. 그 염색체의 동원체는 중심에 있지 않기 때문에 p-arm이 q-arm보다 확연히 짧다. 이 동원체 위치 유형을 부경심(submetacentric)이라 한다. 염색체쌍이 크기에 따라 계속 배열되면 1번부터 22번까지 붙게 된다. 크기가 비슷한 염색체쌍들은 좀 더 중앙중심의 동원체인 염색체가 부경심 동원체보다 더 낮은 번호가 붙게 된다.

어떤 염색체는 q-arm의 윗부분에 동원체가 있고 아주 작거나 거의 없는 p-arm을 갖고 있다. 이 염색체를 끝결매듭(acrocentric)이라 한다. 그림 1-12에서 보면 13번, 14번, 15번, 21번, 22번 염색체쌍이 끝결매듭 염색체이다. 성염색체는 X 염색체가 중간 크기의 염색

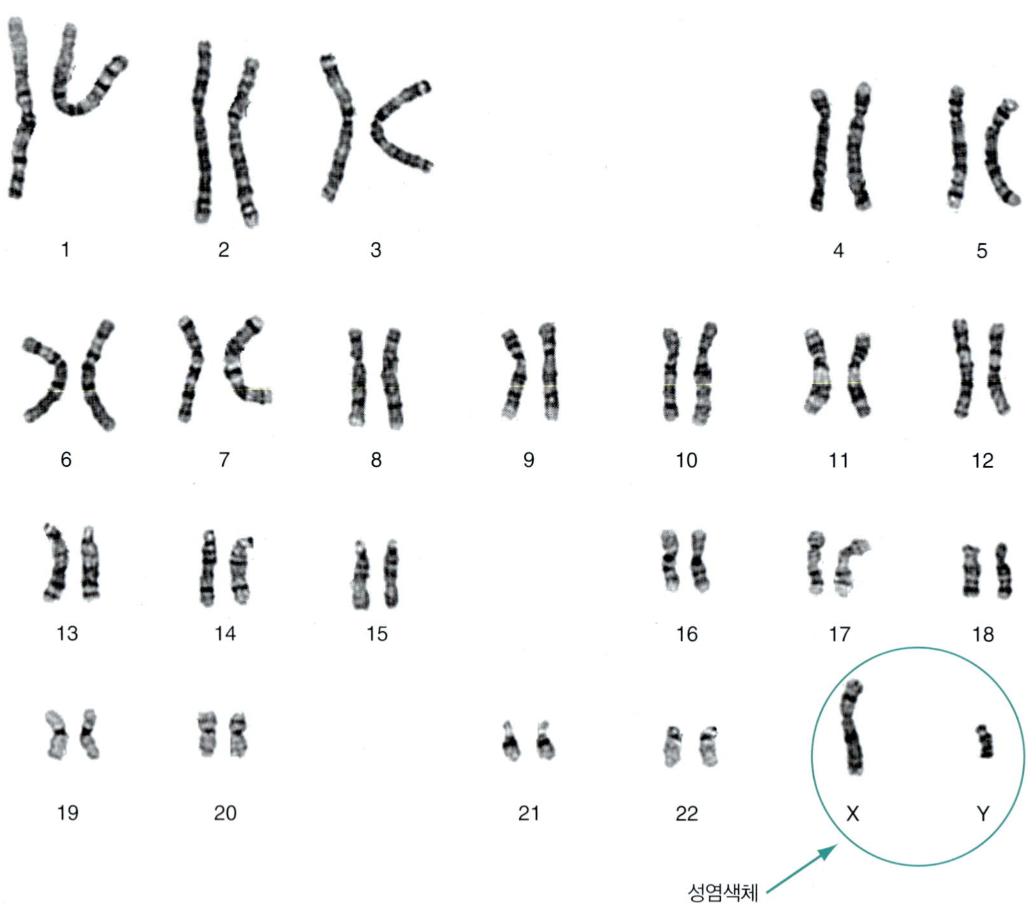

그림 1-12 M단계에서 염색체의 G밴드 핵형

체임에도 불구하고 핵형의 가장 끝에 위치한다. 23쌍의 염색체 중에서 22쌍의 염색체(1~22번)를 상염색체(autosome)라 하는데, 이는 인간의 성별과 관련이 없다. 이 염색체에는 정상적인 신체 기능을 위해 필요한 일반적인 단백질 구성을 위한 유전자가 포함되어 있다. 성염색체(그림 1-12의 핵형에서 동그라미로 표현된 부분)는 성별 차이의 유전자가 포함되어 있는 쌍이다. 일반적으로 남성은 X와 Y 성염색체를, 여성은 X 성염색체 2개를 갖고 있다.

그림 1-12을 보면 염색체들은 각 염색체의 구별을 명확히 하는 과정을 거친다. 염색체 분석의 정확도를 올릴 수 있는 한 방법은 특별한 효소로 특정하고 고정적인 줄무늬 패턴을 갖고 있는 각각의 염색체쌍을 염색하는 것이다. 염색체의 표현을 강화할 수 있는 가장 일반적인 방법은 G밴드 과정을 활용한 것이다. 같은 크기와 모양인 4번과 5번 쌍의 묶음 패턴이 어떻게 다른지, 같은 사이즈와 끝결매듭 형태의 13번, 14번, 15번 쌍이 어떻게 다른 밴딩 패턴을 갖고 있는지를 확인해보자. 핵형의 G밴드를 강조하면 유전전문가가 13번 쌍과 14번 쌍의 염색체가 정확히 어떻게 다른지를 구별할 수 있다. 그림 1-12에서의 핵형을 갖고 있는 사람에 대해 어떤 점을 알 수 있을까? 이 사람은 인간이며 남성이고, 이배수체이며, 일반적인 구조와 양의 염색체를 갖고 있다. 하지만 이 핵형은 그 어떤 유전자가 변형이나 기능을 제대로 하지 못하는지에 대해서는 알 수 없다.

단일유전자형질

이전에 공부했듯이, 유전자는 특정 단백질을 위한(레시피라고 부를 수 있는) 특정 코드를 포함하고 있는 DNA의 세그먼트이다. 따라서 유전자는 DNA의 가장 작은 기능적 구성 단위이다. 유전자의 크기가 각양각색임에도 불구하고 백만 개의 염기를 갖고 있는 크기가 큰 유전자들은 심지어 매우 작은 DNA 세그먼트이다.

현재 특정 유전자에 대해 가장 대중적으로 알려진 사실은 유전자가 특정 구조 단백질, 기능의 발현에 관련되어 이를 제어한다는 것이다. 이러한 조건을 단일유전자형질이라 한다. 예를 들어, 단일유전자는 한 사람이 헤모글로빈의 정상적인 β-사슬 구조를 합성할 수 있는지 혹은 겸상적혈구 질병에 대한 위험도가 높은지에 대한 문제를 결정한다. 또 다른 단일유전자는 그가 V자형 머리선(widow's peak hair line)인지 아닌지에 대한 여부를 결정한다. 혈액형의 표현 역시 단일유전자형질이다. 표 1-3에 몇 가지의 단일유전자형질과 그에 따라 결정되는 대표적인 건강문제에 대해 정리해 두었다.

한 여성의 혈액형과 관련된 단일유전자형질을 조사해 보았을 때, 혈액형 유전자는 9번 염색체에 위치해 있었다(9q34). 이 여성은 이 단일유전자의 복제형 2개를 갖고 있었는데, 하나는 어머니에게서 받은 9번 염색체를 복제한 것이며, 다른 하나는 아버지에게서 유전된 9번 염색체였다. 혈액형과 관련되어 있는 이 단일유전자의 2가지 복제형을 대립유전자(gene allele)라 부른다. 대립유전자는 유전자가 위치한 특정 부분에 따른 선택적인 형태나 다양성이다. 염색체의 특정 위치에 존재하는 각각의 단일유전자는 유전자가 어떻게 발현되는지를 2개의 대립유전자를 제어하여 관리한다. 전 세계적으로 혈액형에는 A, B, O라는 3가지 대립유전자가 존재한다. 그러나 한 사람당 오직 2가지 대립유전자만 가질 수 있다(9번

표 1-3 단일유전자형질과 관련된 일반적인 장애의 예

정상 형질	장애
ABO 혈액형	연골무형성증(Achondroplasia)
혈액응고인자	낭성섬유증(Cystic fibrosis
적록색맹	혈우병[Hemophilia (classic)]
보조개	유전성 혈색소침착증 (Hereditary hemochromatosis)
귓불 위치	헌팅턴병(Huntington disease)
모질	후를러증후군(Hurler syndrome)
남성 대머리	마르팡증후군(Marfan syndrome)
RH 혈액형	근이영양증(Muscular dystrophy)
맛 식별	페닐케톤뇨증(Phenylketonuria)
혀말림	겸상적혈구병(Sickle cell disease)
V자형 머리선(Widow's peak)	겸상적혈구형질(Sickle cell trait) 합지증(Syndactyly) 테이-삭스병(Tay-Sachs disease)

염색체 3개를 갖는 3염색체성일 경우는 비정상에 해당한다). 어떤 단일유전자형질은 3개 이상의 대립유전자를 갖기도 한다. 그러나 다양한 대립유전자가 많다고 하더라도 인간에게는 오직 2개만 존재한다. 왜냐하면 인간은 각 염색체에 하나의 대립유전자가 존재하는 단 2개의 염색체로 이루어진 한 쌍을 갖고 있기 때문이다. 사람의 혈액형은 부모님에게서 유전된 대립유전자에 의해 결정된다.

우성형질과 열성형질

한 사람이 한쪽 부모님께 A혈액형의 대립유전자를 유전 받았고 다른 쪽에서 B혈액형을 물려받았을 때, 그 사람의 혈액형은 AB형으로 표현된다. 서로 다른 대립유전자 사이에서 혈액형이 어떻게 표현될지에 대한 또 다른 요인은 바로 그 대립유전자가 우성인지 열성인지의 여부이다. A와 B 대립유전자는 모두 우성이다. 우성형질(dominant trait)은 존재하기만 한다면 항상 그 형질로 표현된다. A형의 대립유전자와 B형의 대립유전자를 모두 갖고 있는 사람의 혈액형이 AB형으로 표현되는 것도 바로 그 이유 때문이다. A형의 대립유전자를 2개씩 갖고 있다면 그 사람의 혈액형은 A형이고, B형의 대립유전자를 2개씩 갖고 있다면 그 사람의 혈액형은 역시 B형이다. 우성형질은 심지어 그 2개의 대립유전자가 갖고 있는 형질이 서로 달라도 표현된다. 즉, 각 대립유전자가 서로 다른데 모두 우성일 때는 둘 다 표현된다. 이렇게 둘 다 표현되는 것을 공우성(codominant)이라 하는데, 두 가지 형질이 똑같이 표현되기 때문이다.

혈액형 O형은 열성이어서 오직 O형 대립유전자가 2개일 때만 그 형질이 표현된다. 어떤 사람이 B형 대립유전자와 O형 대립유전자를 각각 하나씩 갖고 있다면 그 사람의 혈액형은 OB가 아닌 B형으로 표현된다. 이렇게 열성형질(recessive trait)은 오직 단일유전자형질이 그 대립유전자 2개로만 존재할 때만 표현된다. 열성 대립유전자와 우성 대립유전자가 한 쌍을 이루면 열성 대립유전자는 표현되지 않고(silent) 우성형질만 표현된다.

유전형과 표현형

정확한 대립유전자의 구성요소는 한 사람의 유전형을 결정하는 특정 단일유전자형질을 갖고 있다. 표현형은 갖고 있는 단일유전자형질 중 표현되어 관찰 가능한 형질이다. 따라서 AO형의 유전형(genotype)을 갖고 있는 사람과 AA형의 유전형을 갖고 있는 사람 모두 그들의 유전형이 다름에도 불구하고 표현형(phenotype)은 A형으로 나타난다. 한 사람이 한 단일유전자형질에 대해 동일한 2개의 대립유전자를 갖고 있다면 그 대립유전자를 동형접합성이라 한다. 동형접합성인 대립유전자는 유전형과 표현형이 동일하다. 반면 한 단일유전자형질에 대해 서로 다른 대립유전자를 갖고 있다면 이형접합이라 한다. 이형접합일 때는 실제 유전형과 표현형이 다르다.

일반적으로 열성 단일유전자형질은 오직 동형접합일 때만 표현된다. 따라서 열성형질일 때의 유전형과 표현형은 같다. 우성 단일유전자형질은 동형접합이든 이형접합이든 상관없이 항상 표현된다. 따라서 우성형질일 때의 유전형과 표현형은 같을 수도 다를 수도 있다. 단일유전자형질의 표현의 우성, 열성, 공우성과 관련된 건강문제에 대한 더 많은 정보는 4장의 유전양상에서 알 수 있다.

핵심정리

- 유전학과 유전체학은 개념은 비슷하나 유전체학이 더 넓은 범주이다.
- 모든 인간의 유핵 체세포들은 두 세트의 인간 유전체를 갖고 있다.
- 생식세포와 유성생식과 관련된 세포들은 오직 한 세트의 인간 유전체를 갖고 있다.
- 크기가 큰 염색체들은 천여 개의 유전자를 갖고 있으며, 작은 염색체들은 100개보다 약간 적은 양의 유전자를 갖고 있다.
- 인간 DNA의 99% 이상은 핵 안에 존재하며, 나머지 적은 양은 미토콘드리아 안에 존재한다.
- 티민과 시토신은 피리미딘염기에, 아데닌과 구아닌은 퓨린염기에 속한다.
- 아데닌과 티민은 서로 상보적이며 항상 쌍을 이룬다. 시토신과 구아닌 역시 상보적인 쌍을 이룬다.
- 이중가닥 DNA의 한 가닥의 염기 배열을 알고 있다면 반대편 염기배열을 정확히 예측할 수 있다.
- 모세포의 세포분열이 정확하게 이루어지고 정상적인 유사분열을 할 때, 각 딸세포는 정확히 같은 양의 DNA와 유전자를 갖고 있으며 모세포와 일치한다.
- 한 세포의 완벽한 유전체는 하나의 아주 긴 이중가닥 DNA가 아닌 46개의 분리된 이중가닥 DNA 세트로 되어 있다.
- DNA 복제의 반보존적 존재는 2개의 완전한 이중가닥 DNA 세트와 관련이 있다. 한 가닥은 부모에게서 받은 것이고 다른 가닥은 새로 합성된 가닥이다.
- DNA 합성의 시작은 모세포 쪽 가닥에서 동시다발적으로 시작된다.
- 유사분열에서 가장 중요한 특징은 각 딸세포에 정확한 양의 DNA를 전달하는 것이다.
- 염색체는 오직 유사분열에서 M단계에서만 표준광학현미경을 통해서만 관찰이 가능하다.
- 핵형에서 M단계의 세포의 염색체 쌍은 제일 크기가 큰 것부터 작은 것으로부터, 그리고 동원체의 위치로부터 배열된다.
- 특정 줄무늬 패턴이 있는 염색체 쌍의 밴드를 강조하는 기술을 통해 염색체 분석을 한다.
- 각 단일유전자는 특정 염색체의 위치에 존재하는데, 2개의 대립유전자는 그 유전자가 어떻게 표현되는지에 대해 같이 관여한다.
- 어떤 단일유전자형질은 3개 이상의 대립유전자를 갖는다. 그러나 전 세계 인류에 매우 다양한 대립유전자가 있음에도 불구하고 한 사람은 오직 2개를 갖는다. 그 이유는 한 쌍을 이루고 있는 2개의 염색체는 각각 하나씩의 대립유전자를 갖고 있기 때문이다.
- 단일유전자형질의 동형접합 대립유전자가 표현될 때는 그 유전형과 표현형이 같다.
- 열성형질은 유전형과 표현형이 같다.
- 우성형질은 유전형과 표현형이 같을 수도 다를 수도 있다.

자가평가 문제

1. 인간의 상염색체의 정상 개수는?
   a. 42
   b. 44
   c. 46
   d. 48

2. 뉴클레오시드에는 없고, 뉴클레오티드에만 있는 구성물질은?
   a. 우라실
   b. 질소
   c. 인
   d. 리보오스 당(오탄당)

3. 다음 중 ACCTGAACGTCGCTA의 염기배열을 갖고 있는 DNA 가닥의 상보적인 가닥의 염기배열에 해당하는 것은?
   a. TGGACTTGCAGCGAT
   b. ACCTGAACGTCGCTA
   c. ATCGCTGCAAGTCCA
   d. TAGCGACGTTCAGGA

4. 인간 DNA의 두 가닥 사이에서 수소결합이 공유결합보다 더 이로운 이유는?
   a. 수소결합은 단백질과 함께 존재할 수 없기 때문이다.
   b. 수소결합이 전사와 번역의 정확도를 올려주기 때문이다.
   c. 공유결합은 수소결합보다 돌연변이 위험성을 더 갖고 있기 때문이다.
   d. 공유결합이 수소결합보다 더 강하고 영구적이기 때문이다.

5. 만약 염색체 구조를 구성하지 않는다면 지장이 생기는 유전과정은?
   a. DNA 복제
   b. 유도된 유전자 단백질의 합성
   c. 딸세포로의 유전정보 전달
   d. 뉴클레오시드에서 뉴클레오티드가 되는 전환

6. 44개의 상염색체와 하나의 X 염색체를 갖는 핵형을 갖는 사람이 있다면, 이 핵형에 대하여 가장 적절한 해석은?
   a. 핵형은 이수체이며, X 염색체에 대해 각각 하나의 대립유전자를 갖는다.
   b. 핵형은 이수체이며, 개별적으로 홑배수체의 병리적 상태를 갖고 있다.
   c. 핵형은 정배수체이며, 여성의 유전형과 남성의 표현형을 구성하고 있다.
   d. 핵형은 정배수체이며, 여성의 유전형과 표현형을 구성하고 있다.

7. 유전형과 표현형에 관한 내용으로 옳은 것은?
   a. 상염색체의 열성형질은 표현형과 유전형질이 같다.
   b. 생리학적 성별만이 오직 항상 표현형과 유전형이 같다.
   c. 표현형의 침투성이 높을 때, 이형접합의 형질로 표현된다.
   d. 유전형은 사람의 나이에 따라 변한다. 반면에 표현형은 노화에 영향을 받지 않는다.

8. 어머니에게 AO 유형의 혈액형을, 아버지에게 OO 유형의 혈액형을 물려받은 아이의 혈액형은?
   a. 모두 A형이다.
   b. 모두 B형이다.
   c. 50%는 A형, 50%는 O형일 확률을 갖고 있다.
   d. 25%는 A형, 75%는 O형일 확률을 갖고 있다.

참고문헌

National Cancer Institute. Dictionary of Cancer Terms. Retrieved March 2011 from www.cancer.gov/dictionary?cdrid=446543.

National Human Genome Research Institute. A Brief Guide to Genomics. Retrieved March 2011 from www.genome.gov/18016863.

National Human Genome Research Institute. Educators. Retrieved from www.genome.gov/Educators/.

자가평가 정답

1. b 2. c 3. a 4. d 5. c 6. a 7. a 8. c

CHAPTER 2

단백질 합성
Protein Synthesis

학습목표

1. 단백질 합성과 관련된 유전학 용어를 사용한다.
2. 위치와 과정, 전사와 번역의 목적, 번역 후의 단백질 변형에 대해 비교한다.
3. DNA 삼중염기와 RNA 코돈, tRNA 안티코돈의 차이점과 기능, 상호작용에 대해 설명한다.
4. 유전자의 전사가 언제, 어떻게 일어나는지와 그 요인과 영향은 무엇인지 분석한다.
5. 인트론과 엑손의 기능과 구조에 대해 설명한다.
6. 1차, 2차, 3차, 4차 단백질 구조들의 관계에 대해 안다.
7. 단백질 합성에서의 다양한 돌연변이 형태와 단백질의 기능에 대한 영향을 비교한다.
8. 모든 돌연변이 과정에서 유해한 결과는 어떻게 나타나며 왜 그러한지를 설명한다.

핵심 용어

대응유전자코돈 Anticodon

코돈 Codon

DNA 안티센스가닥 DNA antisense strand

DNA 암호영역 DNA coding region

DNA 비암호영역 DNA noncoding region

DNA 센스가닥 DNA sense strand

DNA 3염기 DNA triplet

엑손 Exons

틀이동 돌연변이 Frameshift mutations

유전자 발현 Gene expression

생식계통 돌연변이 Germline mutation

인트론 Introns

마이크로 RNA MicroRNA

돌연변이 유발원 Mutagen

돌연변이 Mutation

점돌연변이 Point mutation

전사 후 변형 Post-transcriptional modification

번역 후 변형 Post-translational modification

단백질 합성 Protein synthesis

리보핵산 Ribonucleic acid(RNA)

리보솜 Ribosome

단일염기다형성 Single nucleotide polymorphism(SNP)

체세포 돌연변이 Somatic mutation

전사 Transcription

전달 RNA Transfer RNA(tRNA)

번역 Translation

우라실 Uracil

서론

유전자는 세포, 조직, 기관, 심지어 우리 몸 전체에 사용되는 특정 단백질을 만드는 데 필요한 유전 암호를 제공한다. 1장에서 공부했듯이, 인슐린 호르몬은 췌장의 β-세포에서 만들어지며 혈당을 정상범위로 유지하는 역할을 하는 단백질이다. 혈당이 정상범위보다 높아지면, 췌장의 β-세포는 급격하게 인슐린 합성을 하며, 세포막에 있는 인슐린 수용체가 세포의 당 투과성을 높여준다. 이 과정은 혈액과 세포외액의 포도당이 세포막을 통과해 세포 내로 이동하도록 하여 혈당치를 낮아지게 한다. 당뇨병이 없는 사람은 혈당이 올라갈 때마다 정상범위로 돌아오는 데 필요한 인슐린이 충분하게 합성된다. 중요한 점은 이 인슐린 단백질은 그렇게 많은 양이 저장되지 않는다는 것이다. 따라서 혈당을 조절할 때마다 인슐린이 매번 필요하며, 그때마다 새로 합성되어야 한다. 많은 단백질이 특정 양 이상 저장되기보다 필요할 때마다 합성되는 편이다. 단백질 합성은 적절한 단백질 생산을 위한 전사와 번역의 결과로, 유전자의 선택적 활성화 과정이다. 이러한 이유로, 단백질은 유전자산물이라고도 한다. 그림 2-1은 단백질 합성을 포함한 일련의 과정을 보여준다.

유전자산물이 합성될 때 유전자는 발현된다. 유전자발현은 특정 단백질의 전사, 번역, 합성을 유도하는 유전자의 활성화이다. 인간이 생리적 기능을 하는 데 필요한 모든 호르몬, 효소, 성장인자, 다른 단백질 기반 화학물질은 단백질 유전자산물이다. 이것은 정확한 유전자가 활성화될 때 표현된다. 유전자산물에는 인슐린, 헤모글로빈, 에리스로포이에틴, 안지오텐신, 갑상샘 호르몬, 항체, 콜라겐, 피브리노겐, 그 밖의 다양한 세포내 단백질이 있다.

단백질의 기본구조는 아미노산의 배열로 이루어진다. 아미노산은 20가지 종류가 있는데, 생명의 기본요소라고도 불린다. 활성화된 모든 단백질은 특정한 양의 아미노산을 가지고 있으며, 그 배열도 특별하다. 정확한 배열은 단백질 기능을 하는 데 있어 매우 중요하다.

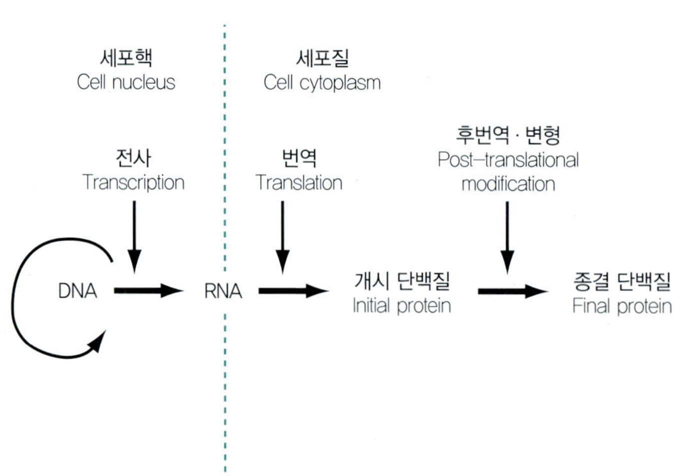

그림 2-1 단백질 합성을 포함한 일련의 과정

이는 2개로 분리된 단백질들이 같은 양의 아미노산을 보유하는 것을 가능하게 한다. 심지어 같은 양의 개별적인 아미노산을 갖게 할 수도 있다. 그러나 아미노산의 배열 명령은 한 단백질이 다른 단백질과 다른 기능과 구조를 갖게 한다. 만약 한 아미노산이 정상 배열을 벗어났거나 배열에서 완전히 결손됐다면, 단백질에 영향을 줄 것이며 기능이 잘 활성화되지 않을 수도 있다. 예를 들어, 헤모글로빈의 β-체인은 각 헤모글로빈의 원자에서 형성된 단백질 4개의 일부분이다. β-글로불린은 특정 명령에 따라 연결되어 있는 146개의 아미노산을 갖고 있다. 배열에서 6번째 아미노산이 바뀌게 되면 헤모글로빈이 그 모양을 유지하고 산소를 운반하는 것을 잘 이행해나가지 못하게 한다. 이는 겸상적혈구병의 원인이 된다. 겸상적혈구 세포의 헤모글로빈은 겸상형(낫모양)을 띠는 적혈구 세포 때문에 부적절하게 구부러진다. 이러한 모양의 헤모글로빈을 갖고 있는 적혈구 세포는, 정상 헤모글로빈의 적혈구 수명인 120일보다 짧은 겨우 20일 정도의 수명을 갖게 된다. 따라서 아미노산의 배열 명령은 단백질의 결정적인 기능에 매우 중요하다. 심지어 단 하나의 아미노산의 변화만으로도 그 단백질의 기능이 달라진다. 그림 2-2는 오직 8개의 아미노산만으로 만들어지는 작은 단백질의 예를 보여준다.

그렇다면 정상적으로 활성화된 단백질을 얻기 위해 유전자는 어떻게 아미노산의 정확한 배열을 지시하게 되는가? 각 아미노산은 적어도 하나의 DNA가 있는 특정 코드를 갖는다(표 2-1). 이 코드는 각각 DNA 삼중염기라고 부르는 3개의 긴 뉴클레오티드 염기가 된다. 1장에서 공부한 내용처럼, 유전자는 특정 단백질을 만들기 위한 방법이 포함된 특정 DNA 세그먼트이다(그림 1-2, 그림 1-10 참조). 그것은 정확한 명령에 따른 모든 아미노산 코드의 DNA 삼중염기를 갖고 있다. 예를 들어, β-글로빈의 최종 활성화 형태에는 146개의 아미노산이 있다. 따라서 유전자에서 β-글로빈을 만들기 위해 필요한 최소 염기의 양은 438개이다(146개의 아미노산에 하나당 3개의 염기를 곱하였다).

β-글로빈의 유전자(*HBB* 유전자)는 11번 염색체의 짧은팔에 있다. β-글로빈의 합성은 β-글로빈 유전자가 모든 세포의 핵 내부에 존재함에도 불구하고 오직 미성숙 적혈구내에서만 일어난다. 이는 β-글로빈 유전자가 적혈구의 세포 프로테옴(단백질체)의 한 부분이라는 것을 의미한다. 다른 단백질과 마찬가지로 β-글로빈의 합성은 전사, 번역, 단백질 변형의 과정을 거친다.

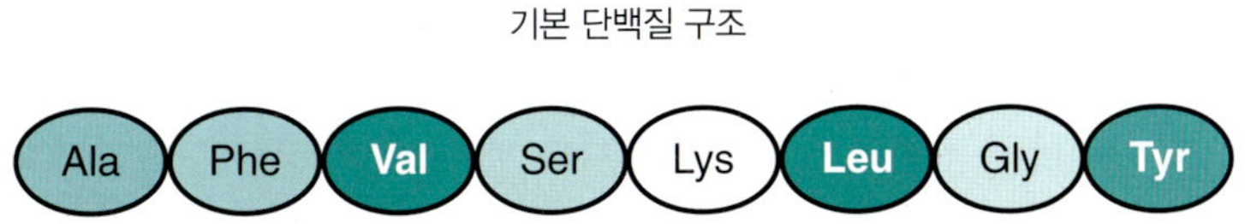

그림 2-2 매우 짧은 단백질 내 아미노산의 배열

표 2-1 20개의 아미노산에 해당하는 DNA 삼중염기와 RNA 코돈

아미노산	축약형	삼중염기	코돈
Alanine	ala (A)	CGA, CGG, CGT, CGC	GCU, GCC, GCA, GCG
Arginine	arg (R)	TCT, TCC, GCA, GCG, GCT, GCC	AGA, AGG, CGU, CGC, CGA, CGG
Asparagine	asn (N)	TTA, TTG	AAU, AAC
Aspartic acid	asp (D)	CTA, CTG	GAU, GAC
Cysteine	cys (C)	ACA, ACG	UGU, UGC
Glutamic acid	glu (E)	CTT, CTC	GAA, GAG
Glutamine	gln (Q)	GTT, GTC	CAA, CAG
Glycine	gly (G)	CCA, CCG, CCT, CCC	GGU, GGC, GGA, GGG
Histidine	his (H)	GTA, GTG	CUA, CAC
Isoleucine	ile (I)	TAA, TAG, TAT	AUU, AUC, AUA
Leucine	leu (L)	GAA, GAG, GAT, GAC, AAT, AAC	CUU, CUC, CUA, CUG, UUA, UUG
Lysine	lys (L)	TTT, TTC	AAA, AAG
Methionine	met (M)	TAC	AUG
Phenylalanine	phe (F)	AAA, AAG	UUU, UUC
Proline	pro (P)	GGA, GGG, GGT, GGC	CCU, CCC, CCA, CCG
Serine	ser (S)	AGA, AGG, AGT, AGC, TCA, TCG	UCU, UCC, UCA, UCG, AGU, AGC
Threonine	thr (T)	TGA, TGG, TGT, TGC	ACU, ACC, ACA, ACG
Tryptophan	trp (W)	ACC	UGG
Tyrosine	tyr (Y)	ATA, ATG	UAU, UAC
Valine	val (V)	CAA, CAG, CAT, CAC	GUU, GUC, GUA, GUG
Start			AUG
Stop			UAA, UAG, UGA

전사

개요

전사(transcription)는 단백질 합성을 위해 필요로 하는 유전자를 포함하고 있는 DNA의 배열에 상보적인 RNA 가닥을 만드는 과정이다. 단백질 합성에서 이 단계는 모두 핵 안에서 진행된다. DNA를 전사하는 과정에서 DNA 암호 영역은 비암호 영역에 의해서 분리된다. DNA 암호 영역은 많은 유전자가 있고, 모든 사람들이 같은 유전자 배열을 갖고 있다. DNA 비암호 영역은 반복되는 배열을 다수 포함하고 있는 DNA 구역이다. 이것은 특정 단백질에 해당하는 코드도 아니며 유전자의 일부분도 아니다. 이 비암호 영역은 DNA 핵의 약 95%를 형성하며 잉여 DNA(redundant DNA), 불모의 DNA(desert DNA)와 관련이 있다. 이 부분은 사람마다 모두 다르며 각 DNA를 확인하기 위해 사용되고는 한다. DNA 비암호 영역은

단백질 합성에 영향을 미치나 그 기능은 아직 모두 밝혀지지 않았다.

단백질 합성의 일부 단계는 DNA 복제 과정 중 DNA 합성과 비슷한 과정을 거친다. 그러나 약간의 차이점도 존재한다. 가장 큰 차이점은 과정의 크기이다. DNA 복제 과정 중에는 한 세포 내의 두 가닥의 DNA가 전부 복제된다. 그리고 각 핵의 DNA 덩어리의 완전히 새로운 두 가닥의 합성을 이뤄낸다. 단백질 합성 과정 동안에는 전체 유전체가 아닌 오직 단백질 합성에 필요한 실제 유전자를 포함하고 있는 DNA 세그먼트만이 복제된다. 이는 오직 DNA 가닥 중 하나의 세그먼트만이 읽히며 RNA 안에서 전사된다는 것을 의미한다.

과정

전체 유전체를 위한 모든 유전자를 포함하고 있는 요리책에 비유하자면, 각 염색체는 도서관에 있는 아주 두꺼운 책을 구성하는 각 장의 레시피에 해당한다고 할 수 있다. 특별한 음식을 만들기 위해서 요리사는 반드시 정확한 레시피(유전자)를 따라야 한다. 예를 들어 만약 요리사가 초콜릿칩 쿠키를 만들고 싶다면 야채 요리 레시피보다는 쿠키만들기 레시피가 실린 장을 펼쳐야 한다. 그러고 나서 요리사는 초콜릿칩 쿠키 레시피가 위치한 페이지(염색체에서의 유전자 위치)가 어디인지 알아내야 한다. 정확한 레시피를 찾은 이후에 요리사는 레시피를 옮겨 적은 다음(전사) 진짜 쿠키를 만들기 위한 재료가 있는 주방에 레시피를 가져간다.

단백질 합성 과정에서 오직 단백질을 위한 실제 레시피를 포함하고 있는 DNA 부분만이 읽히며(전사), RNA의 상보적 가닥이 합성된다. RNA는 전사과정에서 특정 단백질을 위한 유전자를 포함하고 있는 DNA 세그먼트에서 나온(질산염으로 구성된) 단일가닥의 리보핵산(ribonucleic acid)이다. RNA는 다양한 형태가 있는데, 모든 형태의 궁극적 목적은 인간이 정상적으로 기능을 하는 데 필요한 단백질의 형태가 존재하는 모든 세포의 유전자에 대한 정보를 확실하게 하기 위함이다. 이런 의미에서 RNA는 유전자에 저장된 DNA 정보의 분자 통역사인 셈이다.

새로 전사된 RNA는 단백질 합성의 초기 템플릿으로 기능한다. RNA는 아주 약간의 차이점을 제외하고는 DNA와 유사하다. 첫째로, 기능적 RNA는 이중가닥보다 단일가닥의 형태를 띤다. RNA의 당 구성 성분은 디옥시리보오스보다는 리보오스 형태로 존재한다. 이는 DNA에서의 당보다 산소 분자를 하나 더 갖고 있다는 것을 의미한다. 또 다른 차이점으로 RNA는 피리미딘 염기인 티민을 포함하고 있지 않다는 점이다. 우라실 염기가 티민의 자리를 대신한다. 우라실은 티민과 거의 동일한 구조의 피리미딘 염기이다. 차이점은 티민이 갖고 있는 메틸기(CH_3)가 우라실에는 없다는 것 하나이다. 그러나 이 차이점은 매우 중요하다. 왜냐하면 핵 안에 메틸기를 갖고 있는 분자는 핵 내부에 남게 되기 때문이다. 단백질 합성과정에서 남아있는 단계는 핵 밖에서 진행되는데, 새로 전사된 RNA가 반드시 핵에 존재하여야 한다.

센스 대 안티센스

β-글로빈을 합성하기 위해서는 염색체 11번이 적합하다. β-글로빈의 유전자를 포함하고 있는 많은 유전자는 염색체 11번의 코딩 한 부분에 위치하고 있다. 더 많은 β-글로빈이 필요할 때는 β-글로빈 유전자 부분을 포함하고 있는 11번 염색체의 코딩 부분이 느슨해진다(그림 2-3). 이때 DNA 합성에 관여하는 효소 중 일부가 DNA 암호화 부분이 느슨하게 풀리는 것을 돕는다. 일단 이 DNA가 느슨하게 풀리면 두 가닥은 센스 가닥과 안티센스 가닥으로 분리된다(그림 2-4). DNA 센스 가닥은 센스 DNA로도 알려져 있으며, β-글로빈의 경우 단백질 합성을 위한 실제 유전자 암호 배열을 포함한다. DNA 안티센스 가닥은 안티센스 DNA라고

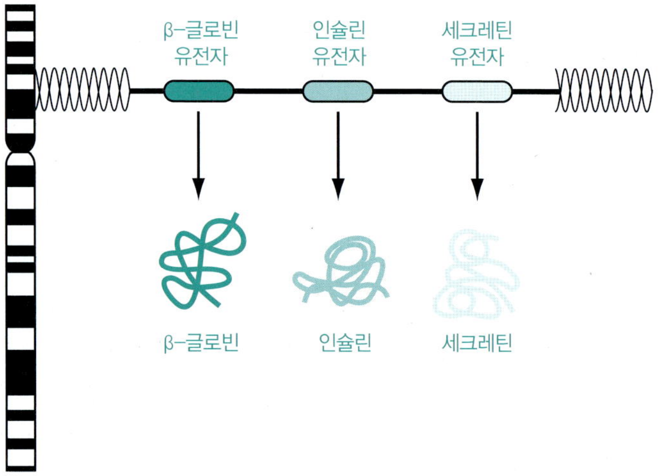

그림 2-3 β-글로빈, 인슐린, 세크레틴에 해당하는 유전자의 암호 영역

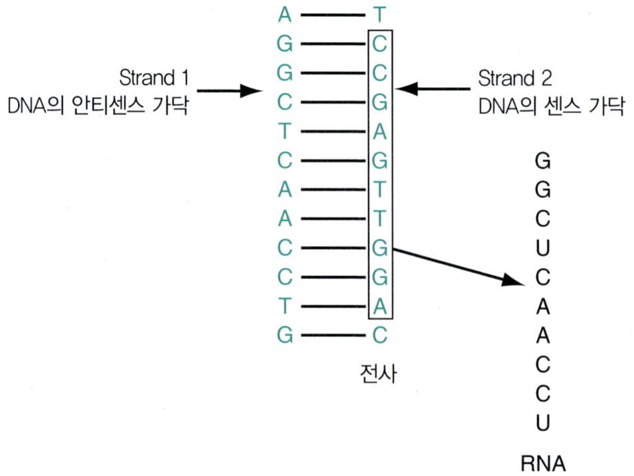

그림 2-4 DNA 센스 가닥이 RNA로 전사되는 과정

도 하며, 유전자 자체가 아니라 그에 대한 상보적 염기 배열로 이루어져 있다. 가닥들이 분리된 이후에 RNA 중합효소는 센스 DNA 가닥의 염기 배열을 읽고 전사한다. 단일 RNA 가닥 안에 있는 우라실, 아데닌, 구아닌, 시토신 염기를 이용하여 전사된 DNA 정보는 이제 상보적 성질을 갖게 된다(그림 2-4). 왜냐하면 RNA는 유전자에 의해 코딩된 단백질을 정확하게 만들어내기 위한 레시피로 사용되는데, 이때의 RNA는 메신저 RNA라고 알려져 있는 mRNA이다. DNA 삼중염기는 이제 전사과정을 거쳐서 RNA 코돈으로 전환되었다(그림 2-5).

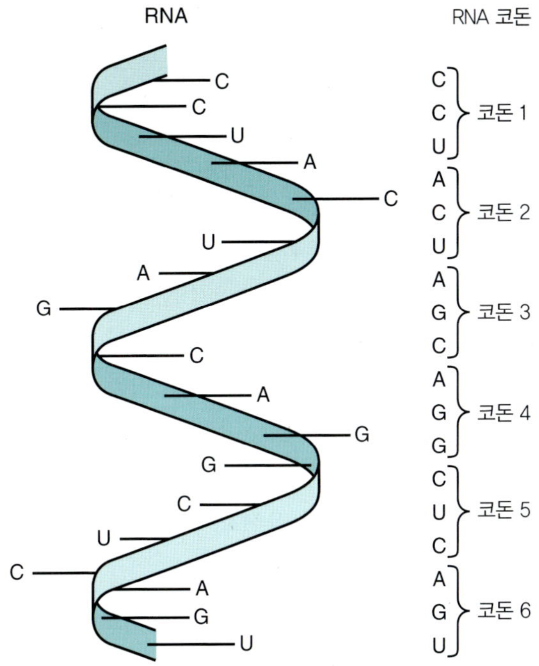

그림 2-5 RNA의 특정 세그먼트에 존재하는 코돈의 설명 도식

개시 및 정지

이제 효소는 어떻게 RNA 합성이 시작되는 위치를 알 수 있을까? β-글로빈의 주변 DNA에는 RNA 합성의 시작과 끝이 암호화되어 있다. 개시신호는 삼중염기의 상단에 위치하고, 이는 단백질 내 특정 아미노산에 암호화되어 있다. 개시신호는 해당 유전자의 상단에 있는 100개 이상의 염기쌍이 해당될 수 있다. RNA가 합성되기 위한 개시신호 부분을 촉진자(promoter)영역이라 부른다(promoter라는 용어는 암의 진행에서는 다른 의미로 쓰인다. 관련 내용은 12장에서 논의할 것이다). 가장 대표적인 촉진자 배열은 TATA boxes라고 불리는데 티민과 아데닌 염기를 많이 포함하고 있다. DNA에서 유전자의 하단부분은 전사의 정지신호이다. 정지신호는 삼중염기가 RNA가 되는 추후 전사와 새로 전사된 RNA로의 poly A tail(폴리 A 꼬리)의 삽입을 억제한다. Poly A tail의 발달이 바로 아데닐중합반응(polyadenlyation)이 된다. 이 RNA 세그먼트에는 대부분 아데닌이 포함되어 있고 단백질의 일부로 번역되지 않는다.

코돈은 각 아미노산의 DNA 삼중염기에 상보적인 코드를 포함한 특정 RNA 염기배열이다. 예를 들어 메티오닌이라는 아미노산의 DNA 삼중염기는 TAC(티민, 아데닌, 시토신)이다(표 2-1). RNA에는 티민 대신 우라실이 포함되어 있다는 점을 기억해야 한다. 아데닌은 DNA의 모든 곳에 존재하고, 우라실은 RNA의 상보적 가닥에 존재하게 된다. 이러한 사실이 메티오닌의 RNA 코돈 AUC(아데닌, 우라실, 구아닌)를 만든다.

그렇다면 DNA 안티센스 가닥의 목적은 무엇이며, 항상 같은 가닥으로 존재하게 될까? 그 질문에 대한 답은 다소 복잡하다. 특정 유전자의 DNA 안티센스 가닥은 그 유전자에 대한 목적이 없다. 그러나 한 유전자의 DNA 안티센스 가닥은 일반적으로 다른 유전자의 센스 가닥이 된다. 따라서 유전자 암호화 영역에서 이중가닥 DNA를 살펴볼 때 A단백질에 해당하는 유전자는 1번 가닥에 존재하며 그에 따라 A단백질의 DNA 센스 가닥이 되는 것이다. 2번 가닥인 DNA 안티센스 가닥은 B단백질의 DNA 센스 가닥이 된다. 따라서 두 번째 질문에 대한 답은 "아니오"이다. 각 DNA 가닥은 어떤 단백질의 센스 가닥이며, 또 다른 단백질의 안티센스 가닥이다. 모두 유전자에 따라 다르다.

결과

흥미로운 사실은 DNA에서 단일 유전자 배열이 연속적이지 않다는 점이다. 대신, 한 유전자의 배열은 다른 유전자의 배열에 의해 분리된다. 따라서 한 조각에 존재하는 유전자와 여러 유전자의 조각들은 하나의 유전 암호영역으로 통합된다. 이것은 유전자가 RNA로 처음 전사될 때 첫 RNA에는 다른 유전자에 속해 있는 여분의 배열들이 포함되어 있다는 것을 의미한다. 따라서 이것은 마치 초콜릿칩 쿠키를 만들기 위해 필요한 모든 재료를 포함하고 있는 레시피를 보는 것과 같다(밀가루, 설탕, 달걀, 버터, 소금, 베이킹소다, 물, 바닐라, 초콜릿칩). 또한 땅콩버터쿠키와 당밀쿠키를 만들기 위한 재료도 포함하고 있다. 유전자 내 특정 기준에 따라 나뉜 유전자분절을 엑손(exon)이라 부른다. 그리고 발현되지 않는 부분의 추가 배열을 인트론(intron)이라 한다. 예를 들어 β-글로빈 유전자 부분에는 3개의 엑손과 다수의 인트론이 있다. 초기 mRNA가 전사될 때는, 필요한 엑손과 추가 인트론이 모두 있다. 만약 인트론이 남아서 번역된다면, 만들어진 단백질은 제 기능을 못할 수도 있다.

전사 후 변형

일단 유전자가 초반에 mRNA로 전사되면, RNA는 전사 후 변형(post-transcriptional modification) 과정을 통해 더 성숙된 형태가 되어야 한다. 이 과정은 mRNA가 번역되어 정확한 단백질 합성을 암호화하기 전에 인트론을 제거하는 과정이다(그림 2-6). 인트론을 제거하고 엑손을 연결하는 것을 RNA 이어맞추기(RNA splicing)라 한다. 초기 mRNA 전사 과정이 일어나고 인트론이 제거된 이후에는 성숙된 mRNA가 세포 내 핵에서 나와 단백질의 실제 번역 장소인 세포질로 이동한다.

번역

개요

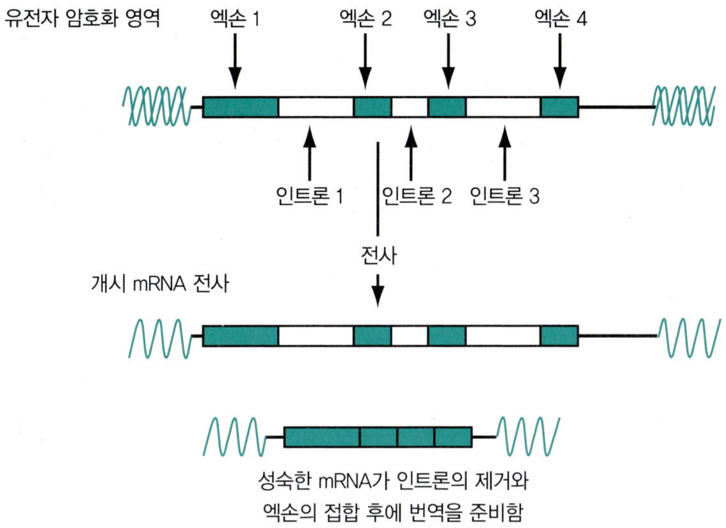

그림 2-6 번역을 위해 mRNA가 성숙된 전사를 준비하는 과정

번역(translation)은 성숙한 mRNA 분자를 단백질 합성을 위해 아미노산을 정확하게 배열하도록 전환하는 과정이다. 이 과정을 위해 에너지가 필요하며 아미노산과 두 종류의 mRNA의 상호작용이 있다. 전달RNA(tRNA)와 리보솜RNA(rRNA)가 그 두 가지에 해당한다. 번역은 세포질 내에서 일어난다. 세포질은 초콜릿칩 쿠키를 만들기 위한 재료와 도구와 레시피 등이 모두 존재하며 만드는 과정이 가능한 주방이라고 생각하면 되겠다.

전달RNA는 단백질 합성 중에 펩티드 체인에 아미노산이 이동하여 위치할 수 있게 하는 최적의 분자구조를 갖고 있다. 각 세포 내 소포체에는 분리된 형태의 tRNA 20개가 존재한다. 이는 각각 다른 tRNA 유전자에서 전사되어 만들어진 것이다. 각 형태의 tRNA는 오직 한 종류의 아미노산만 운반할 수 있다. 예를 들어 알라닌 tRNA는 오직 알라닌 아미노산에만 붙어서 운반될 수 있으며, 발린 tRNA는 오직 발린 아미노산에만 붙어서 운반될 수 있다. tRNA는 단백질 합성에 중요한 부분(아미노산 부착 부위와 안티코돈)을 포함하며, 뒤집어진 세잎클로버 형태를 하고 있다(그림 2-7).

아미노산 부착 부위는 특정 아미노산이 다른 tRNA에 의해 부착되어 운반될 수 있는 부분이다. 어떤 아미노산이 붙을지는 tRNA의 안티코돈에 달렸다. 안티코돈은 아미노산 코돈의 tRNA 상보적 코드이다. 예를 들어 메티오닌 아미노산은 AUG RNA 코돈을 갖는다. 이에 상응하는 tRNA의 안티코돈은 메티오닌에 붙어 운반할 수 있으며 UAC이다. 안티코돈은 메티오닌 RNA 코돈에 상보적이기 때문에 이 tRNA는 오직 메티오닌과 묶여 운반될 수 있으며, 다른 아미노산에 붙거나 인식되지 않는다. 이는 각 아미노산은 각자의 특정 tRNA를 갖고 있다는 것을 의미한다(어떤 아미노산은 하나 이상의 코돈과 안티코돈을 갖고 있다는 사실도 기억해야 한다).

리보솜(ribosome)은 단백질 복합체와 RNA를 포함하고 있는 세포질의 연결 분자이다.

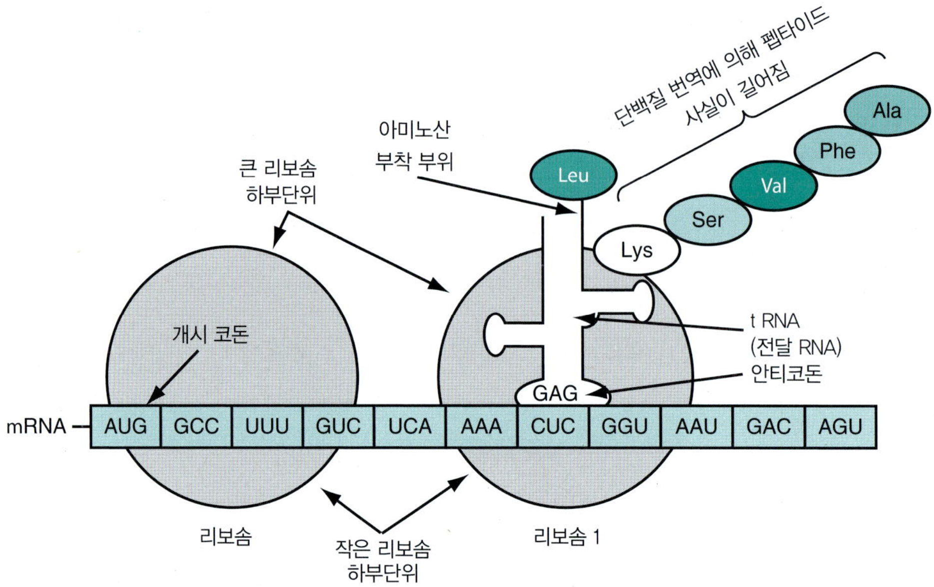

그림 2-7 6개의 mRNA 코돈이 리보솜에 의해 단백질 합성을 개시 · 지속하고 있는 모습

이것은 효과적으로 mRNA의 암호를 해독하고, 단백질 합성 과정에서 펩티드 체인 내로 적절하게 각각의 아미노산이 위치할 수 있게 한다. 리보솜은 적은 양의 RNA가 포함되어 있는 2개의 하부단위를 갖고 있다. 이 두 하부단위는 분리된 상태로 mRNA 주변에 번역과 단백질 합성을 하기 위해 같이 존재한다. 리보솜은 특이성이 없기 때문에 세포질 내에 존재하는 그 어떤 mRNA도 mRNA가 존재하는 한 지속적으로 단백질로 번역이 가능하다.

과정

단백질 합성이 이루어지는 건강한 세포에 존재하는 모든 구성요소는 적절한 양의 ATP 같은 인체의 에너지를 필요로 한다. 각 아미노산의 양이 적절하지 않다면, 단백질 합성은 일어나지 않는다. 여러 가지 이유로 세포 아미노산은 개별 아미노산으로서 세포질 내에 오랜 시간 동안 존재하지 않는다. 첫 번째 이유로는 아미노산은 매우 작은 분자이기 때문에 세포 밖으로 나갈 수도 있어 농도가 묽어질 수 있다. 또 다른 이유로는 아미노산은 세포의 삼투압에 기여하기 때문에 혈장이나 다른 곳의 농도와 비교했을 때 세포질의 삼투압이 올라가게 만든다. 고농도 삼투압은 세포내액의 항상성을 방해한다. 따라서 단백질 합성이 가능한 세포 내 아미노산은 함께 존재하며 세포질 내 저장 단백질 같은 특별한 명령을 따르지 않는다. mRNA가 세포질 내에 도달했을 때, 저장단백질은 스스로 파괴되라는 신호를 받는다. 그리고 번역 준비가 시작되고 이러한 그룹들은 개별 아미노산이 든 들통이라고 생각하면 된다.

개시

성숙된 mRNA가 세포질에 도달했을 때, 저장 단백질들은 각각 개별 아미노산으로 나뉘며 tRNA와 아미노산이 서로 부착된다. 그리고 리보솜의 하부단위들이 활성화된다. 하나의 큰 리보솜 하부단위와 작은 리보솜 하부단위는 복합체를 형성하며 결합하고 번역 개시 신호(AUG)가 위치한 mRNA의 5′ 끝부분 주변에 존재하게 된다(그림 2-7). 개시 신호는 리보솜 복합물이 mRNA의 5′ 끝에서 3′ 끝으로 이동하면서 각 코돈을 해석하라고 명령한다. 첫 mRNA 코돈이 해독되면 각 tRNA는 접합부를 열고 특정 아미노산을 내려놓는다. 예를 들어 그림 2-7에서와 같이 알라닌(GCC)의 암호 해독이 시작된 후 mRNA의 첫 번째 코돈은 특정 단백질 내 첫 아미노산은 반드시 알라닌이어야 하는 것을 의미한다. 모든 tRNA가 단백질 내 첫 아미노산으로 그들의 특정 아미노산을 내놓으려 시도한다 하더라도 오직 알라닌을 운반하는 tRNA만이 리보솜 내부로 작용할 수 있다. 이 tRNA는 알라닌 mRNA 코돈인 CGG의 상보적 성질을 갖고 있는 안티코돈이다. CGG 안티코돈을 갖고 있는 tRNA는 일시적으로 알라닌 코돈(GCC)에 연결되고, 그것의 알라닌을 제거한다. 이 tRNA는 이후에 리보솜 복합물에서 나오고 알라닌 버킷으로부터 선발된 새로운 알라닌 분자로부터 재활용된다. 이때, 리보솜 복합물은 mRNA 아래로 이동하여 다음 코돈(그림 2-7, 페닐알라닌, UUU)을 해석한다. 반복적으로 모든 tRNA가 들어오지만 오직 AAA 안티코돈을 갖고 있는 것만이 일시적으로 코돈과 연결되고 페닐알라닌 아미노산을 리보솜 복합물 안으로 운반한다. 이후 리보솜 복합물은 펩티드 본드로 페닐알라닌과 첫 번째 아미노산인 알라닌을 연결한다. 이제 우리는 알라닌과 페닐알라닌으로 배열된 2개의 짧은 아미노산 펩티드를 갖게 되었다. 첫 번째와 두 번째 아미노산이 연결된 이후에 리보솜은 지속적으로 mRNA의 아래 방향으로 내려가며 코돈을 해석하고, 코돈 배열에 따라 적절한 아미노산끼리 연결한다. 이로써 매우 긴 펩티드 체인을 형성하게 된다(그림 2-7).

정지

리보솜 복합물은 한 아미노산이 정확한 명령에 따라 정지 신호에 도달할 때까지 계속해서 단백질을 생산한다. 정지 신호는 리보솜 복합물이 mRNA에서 분리되어 2개의 본래 하부단위로 바뀌고 단백질이 완벽하게 번역되어 풀리게 되면 발생한다. 단백질 합성은 효과적인 과정이다. 좀 더 구체적으로 설명하자면, 하나의 mRNA 분자가 하나 이상으로 번역이 가능하다는 이야기이다. 이렇게 100,000개의 인슐린 단백질 분자가 필요하다면 우리는 인슐린 mRNA 형태 100,000개까지 필요하지 않게 된다. 각 mRNA가 하나 이상으로 번역될 뿐 아니라 동시에 여러 리보솜 복합물이 달라붙어 번역을 시작하자마자 첫 리보솜 복합물이 개시 신호로부터 mRNA 아랫 부분으로 내려간다.

결과

특정 단백질의 합성은 단백질이 존재하는 한 mRNA 암호화가 지속되는데 이때 적절한 양의 모든 구성요소와 에너지가 있어야 한다. 이러한 이유로 mRNA 전사는 빠르게 일어나고 mRNA가 파괴된다. 예를 들어 한 사람의 혈당이 급격하게 200mg/dL 수준으로 올라갔다면, 췌장의 β-세포가 반응하여, 신속하게 전사된 인슐린 유전자가 인슐린 mRNA로 유입되게 함으로써 혈당을 낮추게 된다(이후에 췌장은 혈당이 그 수준으로까지 올라가기 위해 얼마나 많은 사탕을 먹었는지 모른다. 그리고 만약 그 사람이 사탕을 먹는 것을 멈추더라도 그 사실을 모른다). 성숙 인슐린 mRNA 분자는 모두 신속하게 세포질 내로 이동하여 인슐린으로 번역된다.

일단 세포질 내에 있는 mRNA는 리보핵산 분해효소로 알려진 효소 때문에 몇 초 안에 분해될 정도로 수명이 짧다. 이러한 mRNA의 빠른 분해는 인슐린의 과다생산 때문에 위험한 수준의 저혈당이 되는 것을 예방하는 데 매우 중요하다. 저혈당에 빠지지 않을 상태에서, 활성화된 인슐린을 충분히 만들고 혈당을 정상 범위로 낮추기 위해서는 췌장의 β세포로부터 지속적으로 혈당 수준에 대한 피드백을 받아야 한다. 새로 생산된 인슐린이 혈당을 낮추는 역할을 다하고 나면, 새로운 mRNA 인슐린 전사는 동시에 느려지고 초기 전사된 mRNA 다발이 분해된다. 그 결과 인슐린 합성은 감소하고 저혈당이 일어나지 않게 된다. 혈당이 정상 수준에 도달하면 인슐린 mRNA의 추후 전사가 멈춰지고 존재하던 것들은 분해된다. 그래서 인슐린은 더 이상 생산되지 않는다.

특정 유전자의 전사가 micro RNA 활성화를 통해 끝나면 다른 유전자 표현은 통제된다. micro RNA는 RNA 수준에서 유전자 표현을 통제하는 작은 크기의 RNA 비암호 영역이다. 이 RNA의 20~25개 염기는 번역되지 못한 부분적인 이중가닥을 만드는 특정 mRNA의 부분을 묶음으로써 번역을 지시할 수 있다. 그리고 mRNA의 분해 비율을 높여준다. 그 결과 어떤 mRNA 유전자 전사가 과잉되더라도 micro RNA의 존재가 최종 단백질의 과잉생산을 예방할 수 있다. 이러한 통제는 세포주기를 관리하는 것, 특정 성숙세포에 다양한 생식세포가 유입되는 것, 바이러스성 반응의 조절, 병리적 돌연변이의 변형 등에 매우 중요하다. 4장에서는 micro RNA의 기능이 돌연변이에 어떻게 긍정적으로 영향을 주는지에 대해 공부할 것이다.

모든 단백질 합성은 심지어 어떤 단백질이 인슐린보다 더 확장되어 저장된다 하더라도 비슷한 방식으로 나타난다. 예를 들어 갑상샘 호르몬은 많은 양이 저장되지만 각 단백질은 특정 단백질 이상으로 필요하다는 적절한 신호를 받아야만 생산된다.

번역 후 변형

1, 2, 3, 4차 단백질 구조

적절한 아미노산으로 적합한 명령에 따라 번역이 진행되면 단백질의 1차 구조가 만들어 진다. 그러나 대부분의 단백질 기능이 활성화되는 최종 형태는 처음 합성된 모습과 다르기 때문에 번역 후 변형(post-translational modification) 과정이 필요하다. 새로 1차 단백질 구조가 전사되는 과정 이후에 진행되고, 단백질의 2차 그리고 3차 구조(심지어 어떤 경우엔 4차 구조까지)가 되어야 정상적인 기능을 할 수 있게 된다. 추후 과정이 이러한 구성을 유도하지만, 정확한 2차, 3차, 4차 단백질 구조는 모두 정확한 1차 구조의 영향을 받는다.

2차 단백질 구조는 각자 근처에 있는 아미노산 상호작용의 결과로 1차 선형 구조가 꼬이는 과정을 거친다. 따라서 아미노산의 배열은 변하지 않지만 3차원의 구조를 갖게 된다. 이러한 3차원 구조는 처음 구조에 따라 매우 달라진다. 3차 구조는 선형 구조가 접힌 모습이며, 서로 멀리 떨어진 아미노산이 상호작용하여 생긴 결과이다. 이 상호작용으로 선형 구조의 일부가 서로 끌어당겨 어느 부분은 매우 가까워지고 어느 부분은 서로 멀어지게 된다. 종종 접히면서 단백질이 담기는 주머니 모양을 만들기도 하는데 이 부분이 활성화 부분이 되기도 하며, 다른 구조 혹은 물질과 상호작용할 수 있게 해준다. 접힌 몇몇 단백질은 아미노산을 연결해주는 다리 구조로 더 강화된다. 가장 일반적인 다리 구조는 2개의 황화물 분자로 연결된 형태이다(대표적인 것은 이황화물 다리). 어떤 단백질은 3차 구조가 되어 적절히 접힌 이후에 활성화되며, 어떤 단백질은 다른 단백질과 추가적인 결합이 생겨야만 활성화되기도 한다. 예를 들어 하나의 3차 구조를 이루고 있는 β-글로빈은 산소를 운반하지 못한다. 이는 반드시 2개의 α-글로빈과 산소를 운반하는 복합체인 헴, 그리고 적절한 다른 β-글로빈과의 결합을 만들어야 한다. 따라서 단백질의 4차 구조는 하나에서 그 이상의 특정 단백질과의 결합이 필요하다.

추가 변형

단백질 활성화를 위해 번역 후 변형의 또 다른 유형이 필요할 수 있다. 어떤 아미노산은 단백질의 활성화를 위해 제거되어야 할 수도 있다. 예를 들어 인슐린 단백질은 처음에는 프리프로호르몬(preprohormone)으로 번역되는데, 이는 51개 이상의 인슐린을 활성화시키는 아미노산 구성물로 이루어져 있다. 프리프로호르몬의 앞부분은 신호 펩티드인데, 인슐린이 번역된 후 곧바로 소포체에서 제거된다. 그리고 프로호르몬이 84개의 아미노산을 포함하도록 전환된다(그중 33개 프로호르몬의 pro-부분은 인슐린이 발현되고 세포막의 수용체와 묶이기 바로 직전에 간에서 제거된다).

또 다른 유형의 번역 후 변형은 단백질에 다른 성분을 추가하여 활성화시키는 것이다. 여기서의 다른 성분은 다양한 유형의 당, 지방, 혹은 추가 펩티드 등이 포함될 수 있다. 일단 반복되면 아미노산의 적절한 명령은 이러한 추가 성분이 정확하게 부착되고 그 결과 단백질의 구조가 기능화되는지에 대해 매우 중요하다.

게다가 많은 단백질은 기능적 효과를 내기 위해 합성되는 그 세포를 떠나야만 한다. 예를 들어 만약 인슐린이 췌장의 β세포에 남는다면, 당의 세포벽 투과성을 변화시키지 못하고, 혈당을 낮추지 못할 것이다. 또 다른 신체 영역에 사용하기 위해 하나의 세포에서 합성된 단백질을 처리하는 일반적인 방법 중 하나는 세포의 골지체에서 분비주머니 내의 새로운 단백질을 포장하는 것이다. 이 과정은 주머니가 세포막에 융합될 수 있도록 새로운 단백질을 둘러싸는 것이다. 이 분비기관들은 세포의 겉부분을 열고, 새로 합성된 단백질과 함께 순환계와 관련 있는 과정에 관여한다. 일단 혈액에서 단백질은 최종 기능을 하기 위해 신체 내 다른 부분으로 이동할 수 있다.

돌연변이

개요

돌연변이(mutation)는 DNA 혹은 RNA의 염기 배열의 변화이다. 돌연변이가 DNA 혹은 RNA 모두에서 발생할 수 있지만, 유전 암호 영역에서 발생할 때 가장 주목받는다. 돌연변이가 한 세포 내 DNA의 영구적인 부분이 되었을 때에는, 다음 세대에 유전이 될 수도 있다. 어떤 돌연변이는 오직 특정 소수의 세포나 조직에서 매일 일어나도 문제를 발생시키지 않는다. 어떤 돌연변이는 일반적으로 체세포 생성 이후에 발생하는데, 이를 체세포 돌연변이라 한다. 왜냐하면 이 돌연변이들은 오직 인간의 체세포(somatic cells)에만 존재하며, 체세포 돌연변이(somatic mutation)는 유전되지 않는다. 그러나 체세포 돌연변이의 문제점 중 하나는 돌연변이를 동반한 세포가 암의 위험도를 높인다는 점이다.

생식계통 돌연변이(germline mutation)는 생식세포(성세포, 정자 또는 난자)에서 발생하며 다음 세대로 유전될 수 있다. 자녀에게 생식계통 돌연변이가 유전되었을 때, 자녀의 각 세포는 성세포를 포함하여 모두 돌연변이 DNA를 갖고 있다. 이는 돌연변이가 여러 세대에 걸쳐 유전될 수 있으며, 수정을 막을수 없다는 것을 의미한다.

일반적으로 유전자 돌연변이는 심각한 건강문제를 유발한다고 알려져 있다. 그러나 어떤 유전자 돌연변이는 오히려 도움이 되는 결과를 낳기도 한다. 그 대표적인 예로, helper/inducer T lymphocyte(CD4-positive cell)라고 알려진 백혈구의 특정 수용체 생산 방지를 들 수 있다. 이 수용체가 없으면 백혈구가 HIV에 의해 파괴되지 않는다. 따라서 HIV에 감염된 적이 있지만 이 돌연변이를 갖고 있는 사람은 HIV 질병과 AIDS와 관련된 면역 억제 과정이 일어나지 않는다. 그렇기 때문에 유전자 다양성과 관련된 돌연변이는 한 사람에게 질병에 대한 위험도를 높일 수도 있지만, 어떤 돌연변이는 같은 질병에 대해 위험도를 낮출 수도 있다. 건강에 영향을 주는 특정 돌연변이는 이 책의 15장에서 다룰 것이다.

점돌연변이

점돌연변이(point mutations)는 DNA나 RNA에서 하나의 염기가 다른 염기로 대체되는 것이다. 이러한 변화는 염기가 추가되거나 결손되지는 않고 그저 대체된다. 따라서 DNA 삼중 염기가 온전히 남아있다고 하더라도 정확하지 않을 수 있다. 이러한 변화는 어디서 발생하느냐에 따라 아미노산의 위치나 단백질 합성을 바꿀 수도 있고 아닐 수도 있다. DNA 암호 영역이나 성숙된 RNA의 한 지점에서 돌연변이가 일어날 때, 결과는 단백질의 1차 구조와 관련된 한 아미노산의 변화로 단백질의 기능이 바뀔 수 있다. 그러나 아주 약간의 변화이거나 효과가 없을 수도 있다. 점돌연변이가 단백질의 기능에 약하게 혹은 전혀 영향을 주지 않을 때는 양성 돌연변이 혹은 정상 변형이라고 한다.

아래의 문장으로 점돌연변이를 이해해보자. 윗줄 문장은 특정 유전자의 정확한 염기 배열을 읽는 것을 의미한다.

THE RED BUG BIT THE **D**OG

THE RED BUG BIT THE **H**OG

아랫줄 문장을 봤을 때 점돌연변이는 DOG의 D가 H로 대체된 것이다. 암호 메시지는 비슷하지만 정확히 일치하지는 않는다.

점돌연변이가 단백질의 기능이나 단백질 합성을 바꿀 수 있을까? 아니다. 하지만 가끔은 맞다. 일단 점돌연변이는 DNA의 암호 영역보다는 비암호 영역에서 좀 더 자주 발생한다. 왜냐하면 비암호 영역은 전체 핵 DNA의 95%를 차지하기 때문이다. 이는 비암호 영역이 돌연변이가 일어나기에 더 큰 타깃이 되게끔 한다. 이러한 비암호 영역에서 발생하는 점돌연변이와 다른 종류의 돌연변이는 실제로 한 사람의 DNA 내 다른 점에서 만들어질 수도 있다. 심지어 일란성 쌍둥이도 같은 시간에 태어났음에도 완전히 똑같은 DNA를 갖지 않는다. 그들이 배아가 처음으로 나뉠 때 만들어졌을지라도 말이다. 같은 시각에 태어난 일란성 쌍둥이를 볼 때, 그들은 일반적으로 비암호 영역에서 최소 100개의 염기쌍에 차이를 보인다. 그들이 삶을 살면서 각 쌍둥이는 지속적으로 다른 돌연변이를 축적할 것이다. 따라서 일란성 쌍둥이도 나이를 먹을수록 DNA 일치도는 낮아지게 된다.

침묵 점돌연변이

점돌연변이가 암호화부분의 한 부분일 때는 단백질 합성의 암호화에 효과가 없거나, 약하거나, 큰 영향을 끼치거나 할 수 있다. 가끔은 점돌연변이가 단백질의 마지막 아미노산 배열을 바꾸지 못한다. 왜냐하면 3중염기의 세 번째 염기에서 발생하면 RNA 코돈이 여전히 같은 아미노산을 암호화하게 하는 결과를 만들기 때문이다. 이런 유형의 점돌연변이가 침묵 점돌연변이(silent point mutations)이다(그림 2-8).

오류 점돌연변이

아미노산 배열을 바꿀 수 있는 점돌연변이는 오류 점돌연변이(missense point mutations)이고 단백질의 기능에 영향을 미친다(그림 2-8). 어떤 오류 점돌연변이는 단백질 기능을 약간 감소시키고, 어떤 것들은 단백질 기능에 매우 큰 변화를 일으키기도 한다. 예를 들어 정상 성인의 β-글로빈은 6번째가 글루타민이다. 이것은 헤모글로빈 A의 적합한 배열이고, 접힌 β-글로빈이 적절하면 헤모글로빈이 그 모양을 유지하고 산소와 잘 결합하게 만들어준다. 겸상적혈구병을 갖고 있는 사람의 경우 DNA에서 6번째 아미노산이 글루타민에서 발린으로 대체되어 헤모글로빈 S를 만든다. β-글로빈의 이 형태는 산소를 운반할 수 있는 반면에 다른 모양으로 접혔기 때문에 HbA보다 기능이 떨어진다. 게다가 저산소증 환경에서 점차 더 비정상적으로 접히고 겸상형이 된다. 이렇게 오류 점돌연변이에 의해 만들어진 단백질은 기능이 확연하게 떨어진다.

정상 배열				
DNA code	ACA	GAC	CCC	CAC
Amino acid	Cys	Leu	Gly	Val

침묵 점돌연변이 (DNA 내에서 하나의 염기가 변했지만 아미노산 배열에는 이상이 없음)				
DNA code	ACA	GAC	CCG	CAC
Amino acid	Cys	Leu	Gly	Val

오류 돌연변이 (하나의 염기가 변이되어 단백질내에서 다른 아미노산으로 대치됨)				
DNA code	ACC	GAC	CCC	CAC
Amino acid	Trp	Leu	Gly	Val

무의미 돌연변이 (하나의 염기가 변이된 결과 '정지 신호'가 되어 단백질 합성을 중단시킴)				
DNA code	ACT	GAC	CCC	CAC
Amino acid	Stop	Leu	Gly	Val

그림 2-8 ■ 단백질 합성에서 침묵 점돌연변이, 오류 점돌연변이, 무의미 점돌연변이의 영향 비교

무의미 점돌연변이

정지신호의 부적절한 위치를 이끌어내는 점돌연변이를 무의미 점돌연변이(nonsense point mutations)라 하는데 이는 단백질 기능에 부정적인 영향을 끼친다. 그림 2-8에서 보면 이 돌연변이 역시 단백질의 완성을 방해한다. 배열을 읽는 과정에서 정지 신호가 빨리 나타나면 아마도 단백질은 합성되지 않을 것이다. 만약 배열 이후에 정지 신호가 나타난다면 단백질 합성은 미성숙하게 끝날 것이며, 길이가 줄어드는 결과를 초래한다. 그리고 단백질은 대부분 기능이 약해진다.

단일 뉴클레오티드 다형성

모든 유전자의 정확한 배열이 다 밝혀진 것은 아니다. 그중 인간은 대부분의 유전자가 DNA 배열이 같다. 그러나 어떤 사람들은 일반적인 배열과 다른 점이 있다(인류의 가장 많이 알려진 대표적인 배열을 wild type이라 한다). 일반적으로 이 변화는 침묵 점돌연변이의 결과를 이끌어내고 다양한 단백질 기능에 영향을 미칠 수 있다. 이러한 변화 혹은 차이점을 단일 뉴클레오티드 다형성(single nucleotide polymorphisms)이라고 부른다. 시토크롬 p450 효소시스템의 변화를 예로 들 수 있다.

시토크롬 p450시스템은 10 유전자 가족에 의해 암호화되는 데 100개 정도의 유전자 부분집합을 가질 수 있다. 이 가족 유전자의 이름은 모두 CYP로 시작한다. 이 유전자들은 크고 많은 변화를 갖고 있다. 이러한 점이 더 활성화시키거나 덜 활성화시키거나 한다. 이 유

전자들에 의해 만들어진 단백질의 기능은 약물 대사과정에서 매우 중요하다. 15장에서는 SNPs와 관련된 심화내용을 공부할 것이다.

틀이동 돌연변이

틀이동 돌연변이(frameshift mutations)는 DNA의 판독이 붕괴되어 하나 혹은 여러 개의 염기가 결손되거나 추가된다(틀이동 돌연변이에는 한 곳에서 하나의 염기가 변하는 것도 포함된다). 이 돌연변이는 돌연변이 시작부터 유전자 끝까지 판독을 방해한다. 그 결과 아미노산의 위치가 완전히 변하고 기능적 단백질의 합성이 방해된다. 정상 단백질은 이 돌연변이가 있으면 만들어질 수 없다.

아래 문장으로 틀이동 돌연변이에 대해 생각해보자. 첫 문장은 특정 유전자의 정확한 배열이다.

THE RED BUG BIT THE DOG
THR EDB UGB ITT HED OG
THE RED GBU GBI TTH EDO G

염기가 결손된 돌연변이는 가운데 문장인데, 첫 번째 THE에서 E가 결손되었고 나머지 염기들이 왼쪽으로 이동하였기에 판독이 방해된다. 염기가 추가되는 돌연변이는 맨 아래 문장인데, BUG의 G가 추가되어 3개 염기가 옮겨져 역시 판독이 방해된다. 추가되거나 결손되거나 그로부터 나온 코드 메시지는 완전히 망가져서 기능적 단백질이 나타나지 못하게 된다.

간혹 돌연변이는 여러 염기의 추가 또는 결손가 함께 이루어지기도 한다. 이러한 돌연변이가 암호 영역에서 일어날 때 실제 판독틀은 방해받지 않고, 다른 아미노산도 최종 단백질 합성과정에서 나타나지 않을 것이다. 혹은 필요하지 않은 아미노산이 최종단백질에서 나타날 것이다. 따라서 판독틀이 옮겨지지 않는다고 하더라도 최종단백질의 합성은 정상적으로 이루어지지 않을 수도 있다.

이러한 돌연변이에 대한 예로는 *BRCA1* 유전자에서의 발견을 말할 수 있다. 이것은 세포가 자라고 암이 발달하지 않게 보호해주는 단백질을 위한 매우 중요한 유전자 암호이며 특히 유방암과 난소암에 해당한다. 이 유전자의 기능을 제거해버리는 돌연변이는 많은 아미노산의 손실로 인해 넓은 범위의 염기 결손를 유발한다. 다른 모든 아미노산이 남아 합성에 관여함에도 불구하고 말이다. 돌연변이가 존재하는 대립유전자가 유전되고 기능을 제대로 하지 못하는 단백질을 만들어낼 때, 암에 대한 위험도는 급격하게 증가한다. 왜냐하면 단백질로 인한 보호가 더 이상 일어나지 않기 때문이다. 이 특정 유전 돌연변이에 관한 정보는 12장에 있다.

돌연변이 사건

돌연변이는 그 어떤 유전적 정도나 과정에서도 일어날 수 있다. 따라서 돌연변이는 개별 뉴클레오티드, DNA 세그먼트, 유전자, RNA, 염색체, 유전체 외에 DNA 복제, 세포분열, 단백질 합성과 관련된 그 어떤 것과도 다 관련이 있다. 돌연변이의 원인이 되는 것들이 무작위하게 나타나는 반면 위치는 덜 무작위적으로 나타난다. 이는 어느 특정 부위나 과정이 돌연변이가 생기는 데 좀 더 민감하다는 것을 의미한다. 민감도가 높은 돌연변이의 발달과 보유는 각각의 변화를 일으킨다. 게다가 내외적 모두의 환경 조건은 돌연변이의 민감도와 연속성에 영향을 준다. 돌연변이의 원인으로 알려진 것은 다음과 같다.

- 연속적인 DNA 복제오류
- DNA 재건 기능의 약함
- 환경적 요인에 대한 노출(생물학적, 화학적, 물리적, 바이러스)

돌연변이 메커니즘과 복구

돌연변이의 원인과 메커니즘은 이렇게 다양하다. 가장 많이 연구된 메커니즘은 연속된 DNA 복제 오류이다. 모든 세포분열 단계에서 세포 내 모든 유전체는 반드시 복제된다는 1장의 내용을 다시 떠올려보자. 사람들은 매일 평균적으로는 1조 개의 새로운 세포를 유사분열로 생산해낸다. 그때마다 연속적인 돌연변이 기회는 굉장히 많다. DNA 합성이 매우 정확하게 이루어짐에도 불구하고 오류들의 연관도는 비교적 낮다. 왜냐하면 새 가닥의 복제는 템플릿 가닥에 정확하게 상보적으로 일어나는 것을 기본으로 하기 때문이다. 만약 적절하지 않은 염기들이 1,000개마다 하나씩 새로운 DNA 가닥에 위치한다면, 종합적으로 1조 개의 돌연변이를 매일 만들어낼 수 있다. 이 비율은 건강과 함께 언급될 수 없다. 반면에 antimutation이 존재하는 메커니즘이라면 모든 백만 개의 염기 쌍당 하나의 돌연변이가 예측된다. 그리고 최종 일일 평균의 연속적인 돌연변이(spontaneous mutation) 비율이 될 것이다. 이 기본적 비율은 환경과 사람의 조건에 따라 달라진다.

세포분열 과정 중의 DNA 합성으로서, 다양한 DNA 복구 과정은 오류를 찾고 교정하는 것을 도와준다. 어느 정도는 효소와 함께 실제 템플릿 DNA의 배열과 새로 합성된 가닥을 비교하는 수정과 맞춤법 교정 같은 기능이 일어나게 된다. 새로 합성된 가닥은 반드시 템플릿 가닥과 상보적이어야 한다는 사실을 기억해야 한다. 따라서 ACTC의 배열은 새 가닥에서는 반드시 TCAG가 되어야 한다. 만약 G 대신 T가 새로 배치되어 TCAT가 된다면 어떻게 될까? 효소의 DNA 복구 시스템은 T가 부적합하다는 것을 인지하고 집어내 원래 배열인 G를 넣어야만 한다. 돌연변이가 교정되었다 하더라도 모든 수만 가지 염기 오류가 남아 다음 세대로 유전되는 까닭에 여전히 이 과정은 완벽한 것이 아니다. 이러한 돌연변이가 DNA 비암호화영역의 광대한 부위에서 발생하였을 때, 전반적인 신체기능에는 거의 영향이 없지만 한 세대에서 다른 세대를 넘어가면서 DNA 변이가 증가하는 원인이 될 수 있다.

DNA 복구 메커니즘의 유효성 또한 유전형질에 달려있다. 대부분의 사람들은 일상적으로 자연발생하는 복제 오류 돌연변이, 환경적 돌연변이에서 경도와 중증도의 돌연변이에 대해서는 복구기능을 가지고 있다. 돌연변이원은 DNA 배열에 일시적으로도 영구적으로도 변화를 가할 수 있는 모든 물질이다. 평균 이상의 기능을 하는 복구 메커니즘을 유전받은 사람들은 과도한 돌연변이로부터 자신을 보호할 수 있다. 반면 취약한 메커니즘을 물려받은 사람들은 DNA 돌연변이를 인식하지 못하거나 추후에 복구 과정에서 실수가 생길 수도 있다. 예를 들어 새로운 상보적 가닥의 AGTC에서 T 대신에 G로 오류를 바꾸는 과정에서 적절하지 못한 R이 적절하지 못한 C로 바뀔 수도 있다.

만약 돌연변이원의 환경적 노출이 과도하다면 가장 두드러지는 복구 메커니즘은 압도될 수 있다. 매일 4갑의 담배를 피우고, 매일 1L의 위스키를 마시고, 광산에서 석면을 캐는 일을 하며, 매일 몇 시간 동안 무방비로 자외선에 노출되는 등의 강력한 돌연변이원에 노출되는 사람을 생각해보자. 이것은 라돈가스 농도가 높은 곳에서 집을 짓고 사는 것과 비슷하다. 연속적인 오류가 보다 높은 비율로 바뀔 뿐만 아니라, 추가 결합이 생기거나 합성 과정에서 분리될 수 없게 두 가닥이 꼬여버리는 등, DNA에 직접적인 영향도 준다. 이러한 손상은 매일 생산되는 세포의 넓은 부위에 DNA 결손을 유발한다. 이런 식으로 선천적 장애나 여러 종류의 암과 같은 건강문제가 유전되기도 한다.

돌연변이 위치

돌연변이가 오직 DNA에서만 일어나며 완전히 무작위라고 여겨졌던 적이 있었다. 이제는 돌연변이가 DNA뿐만 아니라 많은 곳에서 발생하며 그 과정은 비교적 덜 무작위라는 것이 확실해졌다. 돌연변이가 많이 일어나는 곳이 존재한다. 이곳은 정상 기능을 위해 필요한 과정이나 추가 사건이 존재하는 넓은 영역이다. 예를 들어 DNA 복제는 세포분열에서 연속적인 과정이 아니라는 사실을 다시 떠올려보자. 대신 새 DNA 가닥의 합성은 기존 가닥과 상보적으로 만들어지며 긴 템플릿의 많은 부분에서 일어난다. 이렇게 각각 새 DNA 조각들이 합성되고 나면 서로 이어져야 한다. 이 이어지는 부분은 돌연변이의 발생과 유지에 더 민감한 부위이다. mRNA 돌연변이 과정에도 마찬가지이다. 인트론에 존재하는 연결 부위는 제거되고 엑손들은 서로 이어지는데, 이곳이 돌연변이가 많이 일어나는 곳이 된다. 또한 잘못된 판독으로 반드시 제거되어야 하는 인트론이 남거나 남아야 할 엑손이 제거될 수도 있다. 개시와 정지 신호가 잘못 위치하거나 결손될 수 있다. tRNA 역시 부적절하게 합성되어 적절한 아미노산과 묶이지 않을 수도 있다. 이러한 그 어떤 돌연변이 사건도 단백질 합성을 방해한다. 그러나 이것이 한 사람에게 넓게 퍼지지 않는 이상 큰 문제는 일어나지 않을 것이다.

요약

단백질 합성은 모든 삶의 형태에서 핵심적인 과정이다. 이것은 복합적이며 전 과정에서 올바른 결과를 위한 정밀함이 필요하다. 단백질 합성의 변화는 많은 건강문제의 일반적인 요인이 된다. 이 변화는 체세포 돌연변이 등에 의해 일어난다. 단백질 합성 변화 또한 생식계의 돌연변이에 의해 유전될 수도 있다. 이 변화와 관련된 특정 건강문제는 이 교재의 임상적 관점의 기초가 된다.

핵심정리

- 정상적 생리 기능에 필요한 모든 호르몬, 효소, 성장요인, 기타 단백질 기반 화학물질은 정확한 유전자가 활성화되고 표현되어 생산된 단백질 유전 산물이다.
- 아미노산의 배열 명령은 한 단백질의 구조나 기능을 다른 것과 다르게 만든다.
- 오직 5%의 핵 DNA만이 암호 영역을 가지고 있고, 이 점에서 사람들은 대부분 동일하다.
- DNA 비암호 영역은 사람마다 다르며 심지어 쌍둥이도 다르다.
- DNA 배열은 5′에서 3′ 방향으로 판독된다.
- 단백질 합성의 전사 과정은 모두 핵 안에서 진행된다.
- DNA 센스 가닥은 특정 단백질로부터 코딩된 실제 3중염기를 포함하고 있고, 상보적 염기가 DNA 안티센스 가닥이 된다.
- 한 단백질의 DNA 안티센스 가닥은 다른 단백질의 센스 가닥이 된다.
- 암호 영역이 있는 한 유전자 DNA배열 조각은 유전자 부분이 아닌 DNA로 분리된다.
- RNA는 단일가닥이며 DNA 유전자를 포함하고 있는 정보의 통역사와 같은 역할을 한다.
- RNA는 티민 대신 우라실이라는 염기를 갖고 있다.
- mRNA가 처음 만들어질 때, 그 당시에는 표현되지 않는 엑손과 인트론을 갖고 있다.
- 단백질 합성이 적절히 일어나기 전에 인트론은 mRNA로부터 제거되어야 한다.
- 단백질 합성의 번역 과정은 세포질 내, 특히 소포체에서 진행된다.
- 번역은 충분한 아미노산, 리보솜, mRNA, tRNA가 필요하다.
- 각 tRNA는 한 아미노산에게만 기질 특이성을 갖지 않고 한 번 이상 사용 가능하다.
- mRNA는 존재하는 한 여러 번 번역된다.
- micro RNA는 번역이 더 이상 일어나지 않게 묶거나 mRNA가 분해되는 비율을 높임으로써 mRNA의 번역을 조절한다.
- 정확한 명령에 따른 모든 아미노산이 존재하는 펩티드를 생산하는 초기 번역은 단백질의 1차 구조가 된다.
- 적절하게 기능하기 위해서는 1차 구조 변형 이후의 변형이 필요하다.
- DNA 합성이 매우 민감함에도 불구하고 오류는 발생한다.
- 돌연변이는 개별 뉴클레오티드, DNA 세그먼트, 유전자, RNA, 염색체, 유전체 등을 포함하여 DNA 복제, 세포분열, 단백질 합성의 어느 과정에서도 나타날 수 있다.
- 모든 돌연변이가 유해한 것은 아니다.
- 새로운 체세포 돌연변이는 유전되지 않는다.
- 생식계열 세포의 돌연변이는 유전된다.
- 침묵 점돌연변이는 단백질 기능을 변화시키지 않으나, 오류 점돌연변이는 일반적으로 단백질 기능을 감소시키며 무의미 돌연변이는 단백질 기능을 없애버리기도 한다.
- 정상 단백질은 틀이동 돌연변이가 있는 유전자로부터는 만들어질 수 없다.
- 많은 세포의 복구 메커니즘은 돌연변이가 되거나 그 돌연변이가 영구적이 되는 것을 막기 위해 존재한다.

자가평가 문제

1. 유전자 표현에 대해 가장 정확하게 표현한 것은?
   a. 특정 상염색체 위에 특정 대립유전자가 존재하는 곳
   b. 단일 유전자로부터 암호화된 특정 형질이나 단백질이 실제로 표현되는 것
   c. 하나의 형질이나 특성을 코드화하는 단일 유전자의 능력
   d. 한 세대에서 다음 세대로 넘어갈 때 소실되는 형질이나 특성

2. 핵 밖에서 진행되는 과정은?
   a. DNA 전사
   b. RNA 전사
   c. RNA 이어맞추기(splicing)
   d. mRNA의 번역

3. 다음 중 ACCTGAACGTCGCTA에 해당하는 단일가닥 DNA의 상보적 RNA 배열로 옳은 것은?
   a. TGGACTTGCAGCGAT
   b. ACCTGAACGTCGCTA
   c. UGGACUUGCAGCGAU
   d. ACCUGAACGUCGCUA

4. β-글로빈 유전자의 전사에서 방아쇠 역할을 하는 사건, 구조 또는 과정은?
   a. β-글로빈으로부터 빈혈과 TATA boxes의 상부
   b. β-글로빈으로부터 빈혈과 아데닐산중합반응의 하부
   c. β-글로빈으로부터 적혈구 증가증과 TATA boxes의 상부
   d. β-글로빈으로부터 적혈구 증가증과 아데닐산중합반응의 하부

5. DNA 센스 가닥으로부터 전사된 성숙된 mRNA의 배열을 표시하여 보시오(밑줄 친 문자는 엑손을 가리키며 밑줄이 없는 것은 인트론이다).

   $\underline{\text{ATCGG}}$TACCGCG$\underline{\text{CAC}}$A$\underline{\text{TTC}}$GCT$\underline{\text{ATGCCAAAA}}$

6. 단백질 3차 구조를 만드는 데 가장 영향력 있는 요인은?
   a. poly A tail의 존재
   b. 서로 가깝게 위치한 특정 아미노산
   c. 가까운 아미노산 간의 연결 형태
   d. 복합구조를 이루기 위해 필요한 여분의 단백질 개수와 위치

7. 다음 중 가장 정확한 오류 점돌연변이의 결과는?
   a. 유전자 판독틀의 전체가 방해되고 단백질이 생성되지 않는다.
   b. 최후 유전산물에서 하나의 아미노산이 다른 것으로 대체된다.
   c. 하나의 아미노산 코돈이 정지 코돈으로 대체되어, 작아진 단백질 산물의 결과
   d. 아미노산의 배열과 단백질 구성 물질 모두 변화 없다.

8. 잭과 질이 높은 수준의 감마 방사선에 노출되었다. 잭에게는 비암호 영역에 10군데의 돌연변이가, 질에게는 오직 췌장 β세포에 있는 인슐린 암호 영역 하나에 틀이동 돌연변이가 발생했다. 두 사람 모두에게 예상되는 결과는?
   a. 잭은 10개의 단백질 생산에 큰 결함을 갖게 될 것이고, 질은 인슐린 활성화가 줄어들 것이다.
   b. 잭은 단백질 기능이 저하되고 암의 위험도가 올라가며, 질은 제2형 당뇨병에 걸릴 것이다.
   c. 잭은 단백질 합성에 약간의 영향을 받을 수는 있으나 개인 DNA marker를 갖게 되고, 질은 기능을 하는 인슐린을 생성하지 못하며 제1형 당뇨병에 걸릴 것이다.
   d. 잭은 단백질 합성이나 기능에 그 어떤 변화도 없고, 질은 제1형 당뇨병에 걸릴 확률이 올라갈 것이며 이는 유전될 것이다.

자가평가 정답

1. b 2. d 3. c 4. a 5. UAGCCGGUGAAGUACGGUUUU 6. c 7. b 8. c

CHAPTER 3

세포성장, 세포분화, 생식세포 발생의 유전적 영향

Genetic Influences on Cell Division, Cell Differentiation, and Gametogenesis

학습목표

1. 세포분열, 세포분화, 생식세포 발생과 관련된 유전 용어를 활용한다.
2. 정상 세포와 초기 배아세포의 특성과 성장 조절을 비교한다.
3. 세포막 수용체, 신호전달경로, 전사인자가 세포분열 조절에 미치는 영향을 분석한다.
4. 정상 세포 기능 중 세포자멸사의 역할을 설명한다.
5. 세포분화 시 유전자 표현의 영향을 기술한다.
6. 유사분열과 감수분열의 과정, 시기, 결과를 비교한다.
7. 일차감수분열과 이차감수분열에 의한 정자 발생과 난자 발생의 과정과 결과를 비교한다.

핵심 용어

역형성 Anaplastic

세포자멸사 Apoptosis

세포유착분자 Cell adhesion molecules(CAMs)

유사분열의 접촉성 억제 Contact inhibition of mitosis

사이클린 Cyclines

세포질분열 Cytokinesis

분화 Differentiation

수정 Fertilization

생식세포 Gametes

생식세포 발생 Gametogenesis

증식 Hyperplasia

비대 Hypertrophy

감수분열 Meiosis

감수분열성 세포분열 Meiotic cell division

핵분열 Nucleokinesis

종양유전자 Oncogenes

난자 발생, 난자 형성 Oogenesis

인산화 Phosphorylation

만능성 세포 Pluripotent cell

신호전달 Signal transduction

정자 발생 Spermatogenesis

억제유전자 Suppressor genes

전사인자 Transcription factors

티로신인산화효소 Tyrosine kinases(TKs)

수정란 Zygote

서론

건강은 모든 조직과 기관의 정상 세포가 효율적이고 정확하게 기능함에 달려있다. 세포가 적절하게 기능하고, 분열하고, 죽고, 교체되는 것이 제대로 조절되는 것이 완전하게 이루어져야만 건강을 유지할 수 있다. 세포분열 과정은 인간의 생을 통틀어 매분 수백만 번씩 일어나는 복잡하고도 흔한 과정이다. 유전자 조절은 그러한 과정이 적절한 시기에 적절한 속도로 일어나게 한다. 세포분열 과정의 유전자 조절 장애는 해부학적 발달장애와 기능발달장애를 일으킬 뿐만 아니라 암을 유발하는 주요 요인이 된다.

정상 세포 생물학

개요

인간의 기관 중 일부는 발달이 끝난 후에도 지속적으로 성장하면서 크기가 커진다. 이는 증식(hyperplasia), 즉 세포 수의 증가로 조직이나 기관의 크기가 커지는 유사분열성 세포 성장(mitotic cell growth) 때문이다(그림 3-1). (1장에서 언급한 바와 같이, 유사분열은 세포복제 분열로서 2개의 새로운 세포가 생겨나며, 두 세포는 서로 동일하고 세포복제 분열을 시작했던 부모세포와도 동일하다.) 유사분열(mitosis)과 증식으로 평생 지속적으로 성장하고 새롭게 교체되는 조직과 기관에는 피부, 간, 뼈송질(골수), 위장관 속막, 혈관이 있다. 인간의 세포 중에는 조직이나 기관이 태생기나 유아기에 성숙한 이후에는 유사분열 성장을 하지 않는 것이 있는데 여기에는 심장근육세포, 골격근육세포 그리고 신경세포가 있다. 대신 이러한 조직은 유아기 크기에서 성인 크기로 크기가 비대해진다. 즉 새로운 세포를 만들어서 세포 수를 늘리는 것이 아니라 각 세포의 크기를 확장시키는 것이다(그림 3-1). 비대(hypertrophy)라는 방식으로 최종 크기에 도달하는 기관의 단점은 이러한 비분열세포가 죽게 되면 동일한 형태의 세포로 대치되는 것이 아니라 상처 조직세포로 대치된다는 것이다. 예를 들면, 심근경색증 환자가 허혈로 심실근육세포의 30%를 잃었다면 죽은 세포는 떨어져

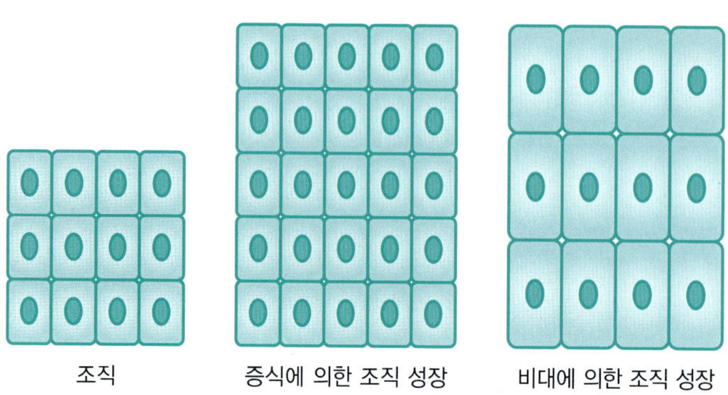

그림 3-1 증식과 비대에 의한 조직 성장

나온다. 그러나 죽은 심근세포가 심실에서 떨어져 나오면서 구멍이 생기는 것이 아니라 콜라겐과 섬유성 교원조직이 죽은 심근세포를 대체하면서 상처 또는 땜질 반점이 형성된다. 상처 조직은 심장근육조직이 아니므로 심장 박출에 기여하지 않는다. 단지 심장에서 혈액이 새지 않게만 할 뿐이다. 정상 세포가 상처 조직으로 대체되는 경우에는 언제나 조직이나 기관의 기능이 저하된다. 기능 상실 정도는 상처 조직의 양에 비례한다.

많은 조직과 기관이 일생 동안 지속적으로 유사분열에 의한 세포분열로 세포를 대체해 나간다. 물론 세포분열 속도는 나이가 들면서 감소한다. 손상이 거듭되거나 닳게 되는 부위에 위치한 조직과 기관은 지속적인 세포분열이 필요하다. 유사분열 능력을 갖고 있는 조직과 기관의 주요 장점은 죽거나 낡거나 손상 받은 세포를 새로운 세포로 교체할 수 있기 때문에 교체 과정에 많은 에너지가 쓰이기는 하지만 조직과 기관이 적정 기능을 유지할 수 있다는 것이다. 유사분열 능력이 있는 조직과 기관들은 새로운 세포의 성장을 잘 조절하여 최대의 기능을 적절하게 유지한다. 예를 들면, 간은 심장과 달리 유사분열 능력이 있는 세포로 구성되어 있다. 90세의 건강한 사람의 간세포는 모두 90년보다 훨씬 어리다. 각각의 간세포는 생리적 기능을 수행하다가 노화되고 결국 죽는다. 유사분열 능력이 있는 조직에서의 세포 노화는 비연속적 유사분열 또는 미리 프로그램되어 있던 세포분열 횟수에 의해 결정된다. 간세포가 노화되거나 닳거나 손상되거나 어떤 방식으로든 기능이 저하되면 그 세포에는 세포자멸사(apoptosis)라고 알려진 예정된 세포 죽음 또는 세포 자살이 일어난다. 기능이 떨어진 세포는 간에서 제거되고 유사분열로 형성된 새로운 간세포가 들어올 공간이 만들어지면서 간은 일생 동안 최적의 기능을 지닌 세포로만 채워진다. 만약 세포자멸사가 일어나지 않는다면 간 기능을 효과적이고 효율적으로 수행할 기능이 있는 세포가 거의 없어질 것이다. 최적의 기능을 유지하기 위해 유사분열은 세포자멸사와 균형을 이루어야 한다. 정상 세포의 기능은 이러한 두 과정에 대한 엄격한 유전자 조절이 필요하다.

정상 세포의 특성

외형

모든 정상 세포는 크기와 모양이 독특하거나 분화된 외형(appearance)을 지니고 있다. 정상 세포의 구조적 외형은 기능을 반영한다. 정상 세포 내부의 핵은 그 세포의 나머지 부분의 크기에 비해 매우 작은 공간만을 차지하므로 핵 대 세포질의 비율이 매우 작다.

기능

모든 정상 세포는 최소 한 가지의 분화된 기능(differentiated function)을 수행하면서 신체 전체의 기능을 돕는다. 예를 들면, 피부세포는 케라틴을 합성하고, 고환세포는 테스토스테론을 분비하고, 골격근 세포는 수축하고, 신경세포는 활동전위를 발생시키고, 부신피질세포는 코티솔을 분비한다. 간세포와 같은 일부 세포는 한 가지 이상의 기능을 수행한다.

유착

정상 세포는 동종의 정상 세포끼리 서로 단단히 유착(adherence)할 수 있게 하는 몇 가지의 단백질을 세포 표면에 가지고 있다. 이러한 단백질을 세포유착분자(cell adhesion molecules, CAMs)라고 한다. 잘 알려진 CAMs로는 섬유결합소(fibronectin)와 카드헤린(cadherins)이 있고 다양한 인테그린(integrins)들이 있다. 각각의 CAM은 약간씩 다른 방식으로 작용한다. 한 조직이나 기관 내에 정상 세포가 서로 단단히 붙어있어야만 세포가 이동하는 일이 없다. 하지만 적혈구와 백혈구는, 정상 세포이지만, 서로 단단히 유착하지 않고 신체 내를 이동할 수 있다. 이들 세포는 섬유결합소나 다른 유형의 CAMs를 생산하지 않는다.

배수성

인간의 정상 체세포는 핵이 있고, 핵 안에 23쌍의 염색체(총 46개의 염색체)가 있는 이배수체(diploid)이다. 이는 정배수성(euploidy)이라고 한다. 성숙한 정상적인 인간의 세포 중 이배수체가 아닌 유일한 세포가 적혈구와 성숙한 성세포(sex cells)이다. 적혈구는 핵이 없고 염색체를 지니고 있지 않다. 성세포(난자와 정자)는 반수체(haploid)로서 염색체 쌍 중 절반만을 가지고 있어서 총 23개의 염색체를 지닌다.

세포성장

유사분열 능력을 지닌 정상 세포는 세포막 전체가 다른 세포의 막과 완벽하게 접촉하고 있을 때는 유사분열이 억제된다. 이를 유사분열의 접촉성 억제(contact inhibition of mitosis)라 한다. 유사분열이 필요하다는 신호 중 한 가지는 세포 표면의 막이 다른 세포의 막과 접촉하지 않는 것이다. 일단 정상 세포가 다른 세포들로 완벽하게 둘러싸이고 세포막 표면 전체가 다른 세포들의 막과 접촉하게 되면 더 이상 유사분열은 진행되지 않는다. 이러한 성질은 세포성장의 밀도 의존성 억제(density-dependent inhibition of cell growth)라 한다. 이러한 특성의 목적은 조직이 부적절하게 과성장하는 것을 막는 것이다. 무릎의 피부가 벗겨졌는데 남아있는 정상 세포들에서 접촉성 억제가 없다면 어떻게 될지 생각해보자. 세포는 상처가 아문 이후에도 분열을 계속해서 피부가 심하게 늘어지거나 주름이 생길 것이다(켈로이드 형성은 일종의 비정상적인 세포 성장이다).

유사분열 능력을 지닌 세포는 연령, 신체 상태, 신체 요구에 따라 분열하거나, 분화된 기능(differentiated functions)을 수행하거나, 또는 세포자멸사 등의 반응을 한다.

정상 세포는 세포분열 요구에 반응하여 안정된 유사분열을 한다. 유사분열 능력이 있는 모든 세포의 유사분열은 세포주기로 설명되는 패턴을 따라 일어난다. 세포주기의 길이는 조직과 인간의 연령에 따라 다르나 과정과 조절 방식은 동일하다. 세포주기의 각 단계와 정상 조절은 4장, '유사분열 통제(controlled mitosis)'에 자세히 기술되어 있다.

유사분열 능력이 있는 세포조차도 성장과 발달을 위해 새로운 세포가 필요하거나 손상되거나 죽은 세포를 대체해야 할 때가 아니면 세포주기 진입에 제한을 받는다. 이러한 제한은 세포성장에 관한 유전적 조절의 일부이다. 특정 유전자 산물이 있어야 세포분열이 유발되고 어떤 유전자 산물은 세포분열을 억제한다. 정상 세포는 이러한 유전자 산물이 있을 때 적절하게 반응할 수 있다. 정상 세포 수는 종양유전자(oncogene)가 만들어낸 산물(세포주기의 시작과 완료를 증진)과 억제유전자(suppressor genes)가 만들어낸 산물(세포주기의 진입과 진행을 억제) 사이의 균형에 의해 조절된다. 종양유전자의 산물은 친유사분열성(promitotic)이어서 세포분열을 유도한다. 억제유전자의 산물은 유사분열의 모든 단계를 억제하고 세포자멸사도 조장한다.

세포분열 통제를 자동차 움직임의 통제와 동일하다고 가정하자. 통제자는 자동차를 운전하는 사람이다(억제유전자). 자동차를 움직이게 하려면 자동차의 엑셀(종양유전자)을 밟아야 하고, 충분한 연료를 엔진에 공급해야 한다. 자동차를 멈추게 하려면 운전자는 가속 페달 밟기를 멈추고 브레이크를 밟아서 브레이크 디스크나 드럼이 자동차 바퀴를 느려지게 하다가 멈추게 한다. 운전자는 자동차가 움직일 필요가 없을 때 자동차를 멈추고, 움직여야할 때 자동차가 움직이도록 하고, 주행 상태에서는 적정 속도를 유지할 책임이 있다. 운전자나 브레이크 없이 움직이는 자동차는 재앙(암)이다.

유사분열 통제

앞부분과 1장에서 논의한 바와 같이 활발하게 재생산(유사분열)을 하지 않는 세포는 세포주기 바깥에 위치한 G_0기에 있고, 재생산에 관한 한 휴지기이고, 분화된 세포의 일반적인 기능을 지속적으로 수행한다. 유사분열 능력을 보유한 세포가 세포주기에 들어가려면 G_0 시기를 벗어나야만 한다.

유사분열 능력이 있는 모든 정상 세포에게 G_0기를 벗어나 세포주기의 첫 단계인 G_1기에 진입하는 것은 엄격하게 제한되어 있다. 이러한 제한은 내부와 외부에서 들어오는 신호에 달려 있는데, 신호의 대부분은 유전자 산물이다. 세포가 일단 세포주기에 진입한 후에는 내부 신호에만 반응한다. 세포주기에 들어간 세포는 세포주기 전체를 돌거나 세포주기의 어느 시점에서 정지된다. 정지된 세포는 기능을 하지 않고 대개는 죽는다.

1장에서 다룬 내용을 기억해 보면, 유사분열은 세포 하나가 2개의 새로운 세포로 나누어지고, 새로 생긴 세포는 서로 동일하며 유사분열을 시작한 모세포와도 동일하다(그림 1-7 참조, 그림 3-2). 세포주기로의 진입과 완료는 억제유전자의 산물에 의해 엄격히 통제된다. 억제유전자는 체크포인트(check points)에 의해 활성화되어 종양유전자가 어느 정도로 표현되어야 정상적인 상처 치유와 같은 사건에 맞게 세포분열이 충분히 일어나고 너무 많은 세포분열은 일어나지 않도록 한다.

다음은 세포가 세포주기에 진입할 수 있도록 하는 제한점 통제(restriction point controls) 사항이다.

- 세포가 유사분열을 할 수 있다.
- 세포가 위치한 조직에 세포분열이 필요하다. 그 조직에서 세포가 더 필요한 이유가 기

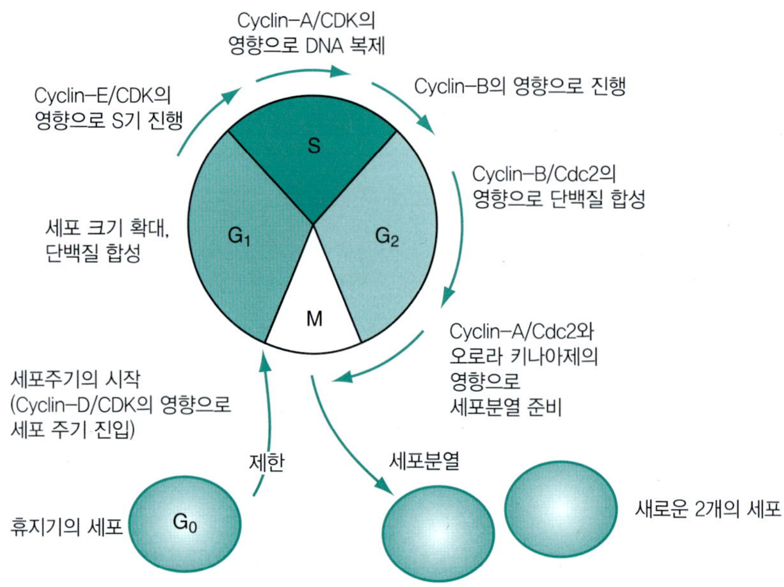

그림 3-2 세포주기 진행 동안 발생하는 사건들

존 세포가 손상받거나 소실되어서인가? 아니면 크기를 키우기 위해서인가(정상 발달에서와 같이)?

- 세포는 적절한 영양 저장고가 있어서(특히 단백질, 포도당, 산소) 기존 세포와 새로 생성되는 세포에게 영양을 공급할 수 있다.
- 세포는 세포분열 동안 세포막, 단백질, 소포체를 합성하기에 충분한 에너지 공급이 있거나 충분한 에너지를 생산할 수 있다.

세포에게 세포분열 요구를 알리는 외부 사건의 존재는 신호전달(signal transduction) 과정을 통해 세포의 핵에 전달된다. 이러한 의사소통 체계는 세포 외부에 발생한 사건, 조건, 물질에 관한 정보를 세포 핵에 도달하게 하여 세포분열, 세포자멸사 또는 다른 기능을 수행할지에 영향을 끼친다. 유사분열 능력을 가진 세포 내에는 많은 신호전달 경로(signal transduction pathways)가 있다. 이러한 경로는 흔히 다양한 피드백 통로가 있어서 서로 연결되어 있다. 일부 경로는 친유사분열성이고, 다른 경로는 세포분열을 억제하기 위한 신호를 전달한다. 친유사분열성으로 알려진 외부로부터의 신호에는 성장인자(예: 표피성장인자[epidermal growth factor, EGF]와 혈관내피성장인자[vascular endothelial growth factor, VEGF]), CAMs, 스테로이드 호르몬, 세포와 세포 간 직접 접촉, 화학물질의 전달(chemical transmission), 그리고 전기적인 상호작용(electrical interactions)이 있다. 대부분의 경로는 세포막 수용체의 활성화와 관련된다. 많은 세포가 다수의 수용체와 복잡하게 서로 연결되어 있는 신호전달경로를 가지고 있다. 모든 경로가 완벽하게 파악된 것은 아니지만, 서로 다른 세포 유형은 서로 다른 경로를 표현시키고 활성화시킨다. 그러므로 세포분열의 일반적인 통제는 매우 복잡하다.

그림 3-3에서 보여지는 세포 내 친유사분열성 신호전달경로는 외부 조건에 의해 활성화되면 종양유전자가 활성화되고 세포분열 촉진이 이루어지는 과정을 나타내고 있다. 이 경로를 활성화시킬 수 있는 것은 다양하다. 예를 들어, 수용체에 결합하는 성장인자, 약물과 세포 원형질 막과의 상호작용, 접착 단백질의 존재, 이온 이동의 변화(특히 나트륨과 칼슘), 리간드 결합(ligand binding), 그리고 세포와 세포 간 상호작용 등이다. 경로가 활성화되면, 처음 일어나는 반응 중 한 가지는 다양한 티로신인산화효소의 세포 내 농도를 증가시키는 효소의 활성화이다. 친유사분열성 신호전달 경로 활성화의 마지막 결과물은 전사인자(transcription factors)의 생산 증가이다. 전사인자는 친유사분열성 물질로서 세포 핵으로 들어간 후 유사분열을 위한 특정 유전자 전사가 필요하다고 세포에게 신호를 보낸다. 친유사분열성 물질 중에는 단백질과 전해질이 있다(이러한 전사인자는 운전자에게 해야 할 모든 일들을 상기시키고 일의 우선순위를 정한다).

세포주기 통제에 관한 나머지 논의는 복잡해 보일 수 있는데, 많은 서로 다른 유전자 생산물이 상호작용하면서 통제하기 때문이다. 간호사와 타 의료전문가들 대부분에게 이러한

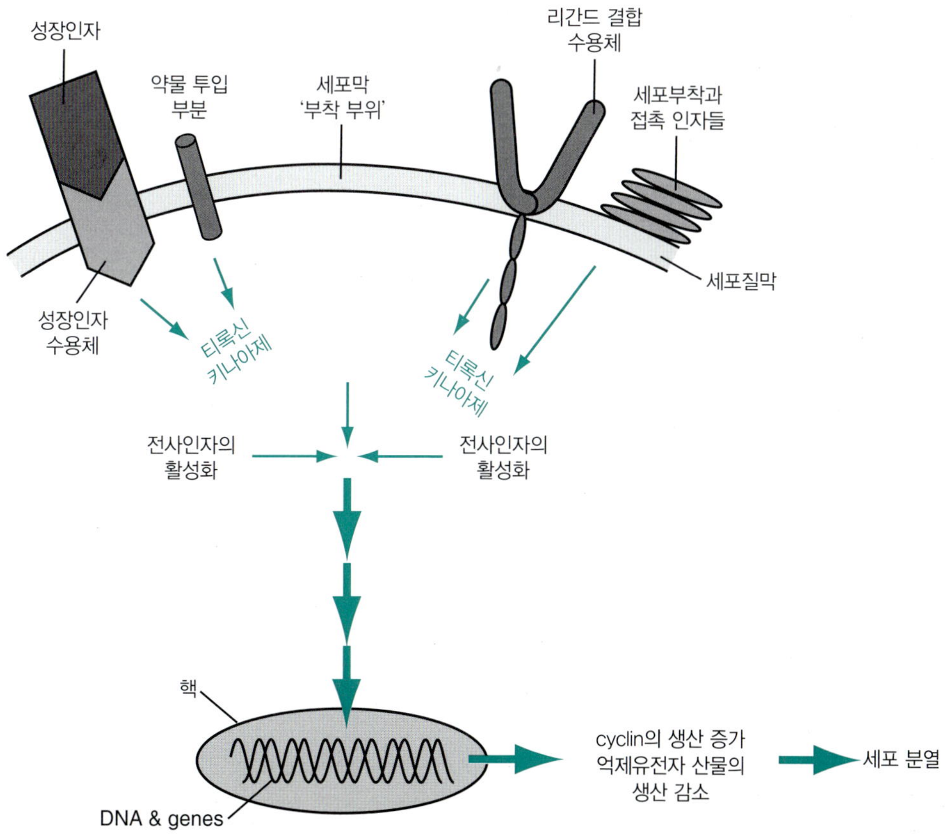

그림 3-3 ■ 외부인자나 상태에 의해 활성화되는 친유사분열성 신호전달 경로

여러 유전자 생산물의 활동을 암기하는 것보다 다음의 개념을 이해하는 것이 더 중요할 것이다:

- 억제유전자의 생산물은 종양유전자의 생산물의 표현을 통제한다.
- 종양유전자의 생산물은 항상 친유사분열성이다.
- 통제는 세포주기의 모든 시기마다 기능한다.
- 대부분의 친유사분열성유전자 산물이 활성화되려면 그 구조에 인산염군(phosphate group)이 첨가되어야 한다.
- 친유사분열성 산물은 그 구조에서 인산염군(phosphate group)이 제거되어야 불활성화될 수 있다.

세포분열에서의 정상 유전적 통제에 관한 '큰 그림'의 이해를 돕기 위해 다음에 세포주기의 각 시기마다 일어나는 활동을 기술해 놓았다.

G_1기

외부로부터의 친유사분열성 신호가 세포 핵에 도달하고 체크포인트 정보가 자원이 적절하다고 알려주면, 세포는 G_0기를 벗어나 세포주기의 첫 단계인 G_1기로 들어간다. 그 다음 단계로의 진행은 사이클린의 존재에 따라 결정된다. 사이클린은 특정 종양유전자가 생산하는 친유사분열성 단백질 그룹으로서, 활성화되면 세포가 재생산주기의 모든 단계를 통과하게끔 추진시킨다(가속페달을 밟아서 엔진에 들여보내는, 그래서 자동차를 움직이게 하는 가솔린이라고 생각하자). 보통 종양유전자의 사이클린 발현은 억제유전자 산물에 의해 정교하게 조절된다. 사이클린이 활성화되려면 인 분자가 사이클린 구조물과 결합하는 인산화(phosphorylation) 과정이 필요하다. 인산화는 다양한 티로신인산화효소(tyrosine kinase, TKs)에 의해 수행된다. TKs는 신호전달 경로의 여러 단계에서 많은 전사인자를 활성화시키고, 세포주기에서 사이클린을 활성화시킨다. TKs의 종류는 상당히 많은데, 대부분이 종양유전자의 산물이다. 세포 유형에 따라 독특한 것도 있고, 특정 종양유전자변이를 발현시키는 암세포에서만 생산되는 것도 있다.

사이클린은 사이클린 의존형 키나아제(cyclin-dependent kinases, CDKs)에 의해 활성화된다. CDKs는 사이클린과 결합하여 복합물을 형성해서 세포의 재생산을 시작시킨다. 정상 세포에서는 사이클린과 CDKs는 억제유전자(운전자)에 의해 세심하게 조절되므로 세포분열이 꼭 필요할 때에만 일어나고 필요한 정도로만 일어난다(운전자가 움직여야 할 때 정확한 속도로 자동차를 굴리는 것과 같다).

유사분열 동안 세포에 존재하는 사이클린의 종류는 세포주기의 어느 단계인가에 따라 다르다. 사이클린 종류의 차이가 세포로 하여금 세포주기의 어느 단계를 통과해야 할지, 주기를 마쳐서 두 개의 새로운 세포가 형성되었는지를 판단하도록 한다. 현재까지 20가지 이상의 사이클린군이 발견되었는데(A~T), 그 중에서 A, B, D 사이클린군의 특성이 가장 잘 파악되어 있다. G_0기를 벗어나 G_1기에 들어갈 때 가장 많이 사용되는 신호는 cyclin-D/CDK

복합물의 형성이다. 이 복합물은 cyclin-D와 특정 CDK가 결합해서 형성된다. 다른 사이클린과 그에 해당하는 특정 CDKs의 결합에 의한 복합물은 세포주기의 다른 시기를 지나가게 도와준다. 사이클린과 CDKs는 모두 특정 종양유전자의 활성에 의한 반응으로 세포에서 만들어진다. 그림 3-2는 다양한 사이클린 복합물의 세포주기에서의 활동을 보여준다.

G_1기 후반에는 다른 cyclin-CDK 복합물이 형성되어 세포를 S기로 움직이게 한다. 이러한 복합물들은 DNA 전사와 단백질 합성을 촉진시킨다. 그 결과 종양유전자에 의한 친유사분열성 사이클린이 더 강하게 표현되고 세포분열을 억제하는 억제유전자 산물의 표현은 감소한다. S기로 진행하려면 조절 단백질이 인산화(phosphorylated)되어서 전사인자와 일할 수 있게 되어야 한다. 이 모든 과정이 유전자에 의해 통제된다. 다양한 정상 세포들의 세포주기를 조절하는 주요 물질은 *Tp53* 억제유전자의 산물이다. 이것은 '유전체의 수호자(guardian of the genome)'라고 알려져 있는데, 활성화되면 세포가 G_1기에서 S기로 진행하는 것을 억제한다. *Tp53* 유전자가 손상을 받으면 세포주기 진행이 초래된다.

S기

DNA 복제는 S기의 주요 활동이다. 결과적으로 두 세트의 완벽한 DNA가 만들어진다. Cyclin-E/CDK2 복합물이 뉴클레오티드(nucleotides) 생산에 필요한 효소를 활성화시켜서 DNA 복제를 주관한다. Cyclin-A/CDK 복합물은 DNA 복제에 필요한 다른 모든 물질의 합성을 주관한다. DNA가 복제되고 나면, Cyclin-B가 S기를 마치는 데 필요한 여러 키나아제(kinases)를 활성화시키고 G_2기로 들어가게 한다.

G_2기

세포주기에서 G_2기는 M기에 필요한 단백질과 평소의 세포 유지에 공급할 단백질을 집중적으로 합성하는 것이 특징이다. Cyclin-B/Cdc2 복합물이 단백질 합성을 추진하고 그 다음에는 핵으로 이동하여 다른 복합물과 단백질과 M기에 필요한 세포 구조에 들어갈 단백질을 생산하기 위한 유전자 발현을 시작시킨다(예: 중심소체와 방추사).

M기

M기는 진정한 유사분열이 일어나는 시기로서 두 개의 새로운 딸세포가 만들어진다. DNA가 염색체로 응축되는 것도 이 시기이다. 1장에서 논의했듯이, M기에는 전기(prophase), 전중기(prometaphase), 중기(metaphase), 후기(anaphase), 말기(telophase) 등의 하위단계가 있다(그림 1-11 참조). 사이클린과 키나아제(오로라 키나아제라고 함)의 상호작용 결과로 중심소체에서 미세소관(microtubular)의 방추사가 형성된다. 각 염색체는 형성되면서 세포 중앙으로 이동하고 각 염색분체에는 방추사의 한쪽 끝이 부착되는데 오로라 키나아제와 단백질 서바이빈(surviving)의 영향에 의해서이다. 바로 이때, 핵분열이 일어나면서 각 염색체가 중심소체 쪽으로 당겨져 2세트의 염색체가 한 개의 큰 세포 안에서 분리된다. 이러한 과정 이후에는 세포질분열(cytokinesis)이 바로 일어나는데, 이는 세포를 새로운 2개의 세포로 분리하는 것이다. 분리된 세포 각각에는 완전한 세트의 염색체가 존재한다.

세포자멸사

앞에서 논의했듯이, 일부 세포는 조직과 신체의 최상의 기능을 위해 죽어야 하고, 그러한 과정을 세포자멸사(apoptosis) 또는 예정된 세포사(programmed cell death)라 한다. 세포는 일정 분량의 세포분열을 한 후에는 이러한 세포 "자살"을 하도록 계획되어 있다. 세포가 손상되면 세포 나이가 어려도 세포자멸사가 시작될 수 있다(때로 새 자동차가 수리가 불가능할 정도로 망가져서 폐차해야 할 때와 같다).

정상적인 세포자멸사를 일으키는 주요 신호는 세포의 염색체 끝에 있는 말단소체 DNA(telomeric DNA)가 짧아지는 것이다. 말단소체 DNA는 세포분열 때마다 조금씩 짧아진다(**그림 1-3** 참조). 세포가 건강할 때는 말단소체 DNA가 태생기 세포에서 생산된 말단소체복원효소(telomerase)의 관리를 받는다. 세포가 이미 예정되어 있던 수만큼의 세포분열을 했을 때는 말단소체복원효소가 바닥나고 말단소체 DNA가 완전히 사라졌을 때이다. 말단소체가 소실되면 염색체가 풀어지면서 조각난다. 이러한 반응은 자기파괴(self-destruction)가 일어나게 하는 다양한 유전적 신호와 다양한 세포 내 신호를 유발시킨다.

세포자멸사 관련 주요 단백질은 *Tp53* 종양 억제유전자의 생산물이다. 이 유전자는 세포가 예정되어 있던 나이에 도달하거나 손상받았을 때 발현된다. 이 단백질에 대한 반응은 세포자멸사이거나 세포가 세포주기의 G_1이나 G_2기에서 멈추어버리는 것이다. *Tp53* 유전자 산물에 대한 반응으로 합성되고 분비되는 물질은 시토크롬 c(cytochrome c)와 p21 단백질로서, 둘 다 세포자멸사에 필요한 것들이다.

세포자멸사 신호가 정상 세포에 도달하기까지의 일련의 사건들은 시토크롬 c를 분비하는 세포내 미토콘드리아와 DNA를 파괴하는 엔도뉴클레아제 효소와 함께 일어난다. 이 효소는 세포자멸성 단백질 분해효소 활성인자(apoptotic protease activation factor: *Apaf-1*)를 활성화시키고, *Apaf-1*은 효소 caspase 9을 활성화시킨다. Caspase 9의 활성화는 전체 caspases군을 모두 활성화시켜서 단계적인 연쇄반응을 일으키고, 그 결과 세포 내부의 구조물이 퇴화되고 세포막이 파괴된다. 세포는 작은 조각으로 부서지고 세포자멸사한 조각들은 백혈구가 제거한다. 다시 말해서, 유전적으로 통제되는 세포자멸사 과정은 세포성장에 대한 엄격한 통제와 균형을 이루어서 기관이 최상의 기능을 유지하게 한다.

세포분열이 필요하지 않을 때는 외부 신호(예를 들어, 성장인자억제와 세포형질막이 다른 세포에 둘러싸여 있는 것)가 보내져서 친유사분열성 세포분열 신호전달 경로를 억제한다(**그림 3-4**). 이러한 억제는 TKs 수준이 낮아지게 하고 친유사분열성 전사인자 수준을 감소시킨다. 억제유전자 활동은 증가하여 더 많은 억제유전자 산물이 생산되어 종양유전자에 의한 사이클린과 CDKs의 합성을 억제한다.

불량한 세포 영양과 에너지 저장 감소 등과 같은 세포 내부의 상태는 억제유전자 활성화를 자극할 수 있는데, 외부 상태가 세포분열 요구를 알리더라도 친유사분열성 신호전달 경로를 방해한다(**그림 3-5**). 그러므로, 건강하고 활발한 억제유전자는 세포분열이 신체가 가장 원하는 것이 아닐 때 세포분열에 대항하여 행동한다.

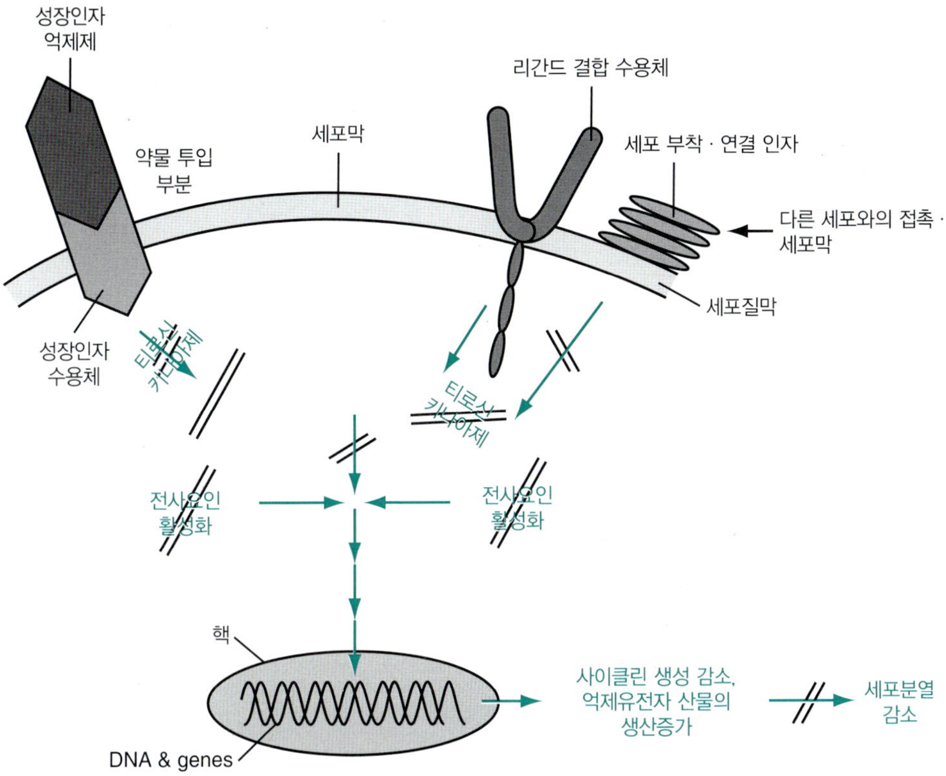

그림 3-4 신호전달 경로 억제로 세포분열을 감소시킨 외부 신호

그림에 보이듯이, 세포자멸사는 여러 유전자 산물, 특히 억제유전자의 산물에 의해 조절된다. 억제유전자는 많은 종류가 있다. 모든 세포에 모든 억제유전자가 모두 있지만 조직에 따라 좀 더 활동적인 억제유전자가 다르다. 예를 들어, *BRCA1* 억제유전자는 유방, 난소, 비뇨생식기계 조직에서의 세포분열이 과하지 않도록 억제한다.

초기 배아세포의 생물학

초기 배아세포는 정상 세포이다. 그러나 임신 후 첫 8일 동안의 배아세포성장 패턴은 암 세포와 매우 비슷하다. 암의 유전적 기원에 대해 알려진 내용 중 일부는 초기 배아세포 연구에서 나왔다.

초기 배아세포의 특성

외형

초기 배아세포의 외형(appearance)은 역형성(anaplastic)이다. 역형성(anaplastic)은 특정 모양(morphology)이나 분화(differentiation)가 없다는 의미이다. 발달 단계에서 이 시기

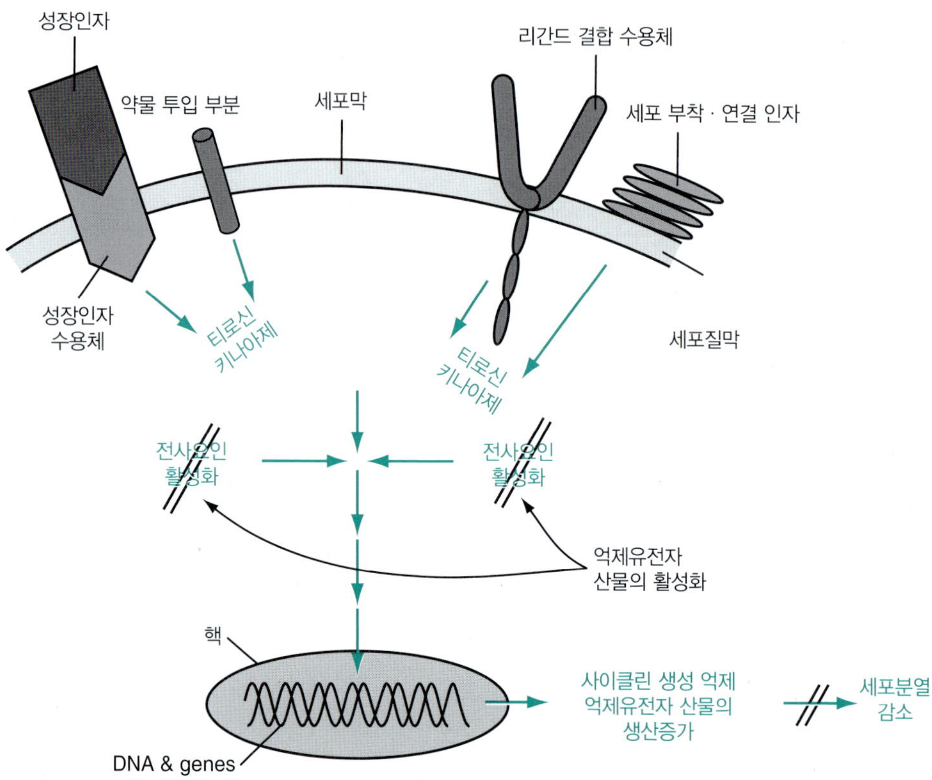

그림 3-5 신호전달 경로 억제로 세포분열을 상당히 감소시킨 억제유전자 활동

의 배아는 한 뭉치의 세포 덩어리로서, 나중에 도달하게 될 성숙한 세포와는 달리 세포가 서로 비슷해 보인다. 세포가 모두 작고 둥글며 핵–세포질 비율이 크다. 핵의 크기가 큰 것은 지속적인 DNA 복제 때문이다.

기능

초기 배아세포는 분화 기능을 수행하지 않는데, 아직 그 어느 성숙한 세포로도 분화되지 않았기 때문이다. 발달상 이 시기(인간의 경우 임신 8일까지)의 배아세포는 무한한 분화 가능성을 가지고 있으며, 이를 만능성(pluripotency)이라 한다. 만능성 세포(pluripotent cell)는 적절한 상황에서 인간 신체 내 어떤 종류의 세포로도 분화될 수 있다. 이들이 바로 진정한 '줄기(stem)' 세포인 것이다(분화는 세포 하나가 만능성 시기를 벗어나 특정 세포로 성숙하면서 특징과 기능을 획득하는 과정이다).

유착

세포 유착 분자(cell adhesion molecules)는 초기 배아세포에 의해서는 생산되지 않는다. 배아세포는 서로 아주 느슨하게 유착되어 있다. 그 결과, 초기 배아세포는 초기 배아 내에서 이동한다.

배수성

초기 배아세포가 정상 생식세포(한 개의 성숙한 난자와 한 개의 성숙한 정자)에서 형성되면 이배수체이다. 이배수체는 초기 배아세포가 정상적으로 분화된 인간의 세포와 공통으로 소유하는 유일한 특징이다.

세포성장

초기 배아세포는 세포성장의 접촉성 억제를 보이지 않는다. 심지어 배아세포의 모든 측면이 다른 세포와 지속적으로 접촉하고 있을 때조차도 접촉성 억제는 일어나지 않는다. 배아세포는 G_0 시기에는 최소한의 시간으로 빠르고도 연속적으로 세포분열을 수행한다. 배아세포는 세포주기를 마치자마자 바로 다시 세포주기로 재진입하고 세포자멸사 신호에는 반응하지 않는다. 이들 세포는 세포분열에도 짧아지지 않는 긴 말단소체를 가지고 있고, 비교적 많은 양의 말단소체복원효소(telomerase)를 가지고 있다(이후 태생기에는 세포자멸사가 정상 발달에 필요해진다. 그러나 초기 배아세포에서는 세포자멸사가 없는 것이 특징이다). 임신 이후 첫 주에 배아가 할 유일한 일은 세포수를 늘리는 일이다.

결정과 분화

분명한 것은, 초기 배아세포가 어떻게든 변해야 어떤 식으로든 변해야만 인간이 커다란 미분화 세포 덩어리로 자라지 않게 된다. 그 변화를 결정(commitment)이라고 하며, 친유사분열성 종양유전자의 활동과 분화를 조절하는 유전자를 조정한다. 임신 후 8일쯤에 초기 배아세포 각각은 하나씩의 분화 경로를 취하게 되면서 더 이상 만능성(pluripotent)을 가지지 않게 된다. 아직 이 시기에는 세포가 어떤 분화 기능을 하지는 않는다. 그러나 배아 내에서 이후에 자라게 될 기관이나 조직의 위치에 자리를 잡기 시작한다. 억제유전자 활동이 증가하여 종양유전자에 강력한 통제와 억제를 함으로써 세포분열이 어느 정도 느려진다. 게다가 특정 기관의 구조와 기능에 중요한 유전자가 선택적으로 발현된다. 그러므로 이자(췌장)의 구조와 기능에 필요한 유전자가 이자 세포가 될 예정인 세포 내부에서는 발현되지만 심장근육세포가 될 세포에서는 발현되지 않는다. 이러한 선택적인 유전자 발현은 정상적인 성장과 특정 신체 조직과 기관으로의 분화로 이끈다.

결정이 세포분열에 대한 엄격한 조절과 함께 일어남에 주목해야 한다. 배아기와 태생기에 세포분열을 통제하는 유전자는 유사분열 능력을 보유한 정상적인 분화세포의 세포분열을 통제하는 것과 동일하다. 차이점은 시기와 발현 정도이다.

초기 배아기

임신 이후 14일간은 태어나지 않은 아기를 초기 배아(early embryo)라 한다. 초기 배아에 있는 세포는 특정 기관이나 조직으로의 분화를 아직 시작하지 않은 상태이다. 태반이 아직

완전히 형성된 것이 아니므로, 엄마가 손상을 받지 않는 한 이 시기의 아기에게 영향을 줄 수 있는 약물은 거의 없다. 그러나 독소와 감염성 균은 이 시기의 초기 배아를 손상시킬 수 있고, 자연 유산(miscarriage)을 일으킬 수도 있다. 좀 더 흔하게는 결정과 분화를 방해하는 유전문제가 이 시기의 유산에 큰 영향을 미친다.

배아기

임신 3주째부터 8주째까지의(15일부터 60일) 태아를 배아(embryo)라고 부른다. 이 시기에는 주요 기관의 대부분이 분화되고 형성되기 시작하며 심장을 포함한 일부는 기능을 시작한다. 임부가 약물을 복용한다거나 독소와 감염원에 노출될 경우 출생 시 결손이 발생할 가능성이 가장 높은 민감한 시기이다. 그런 것들에의 노출이 기관의 발달을 방해한다. 출생 시 결손이 일어날 수 있는 가장 위험한 시기가 임신 3주부터 8주까지의 배아기(embryonic stage)이다.

임신 동안 배아기로부터 태아기로의 진행은 여러 유전문제로 인해 실패하는 경우가 많다. 특히 적정 양의 유전 물질보다 적거나 많게 물려받는 경우에 그렇다. 사실, 자연 유산 횟수가 높은 것은 부부 중 한 사람에게 유전적 또는 염색체 이상이 있어서 생식세포에 영향을 준다는 것을 알리는 첫 번째 암시일 수 있다.

태아기

임신 9주부터 출생까지의 아직 태어나지 않은 아기를 태아(fetus)라 한다. 구조를 담당하는 유전자의 선택적인 표현에 의해서 이 시기에는 기관의 구조를 거의 갖추게 된다. 이 구조들은 대부분의 경우 지속적으로 성장하고 비대해진다. 그러나 종양유전자의 발현에 대한 억제 유전자 산물의 엄격한 조절이 필요한데, 이는 기관 발달이 과성장하지 않고 적절히 이루어지도록 지켜주어야 하기 때문이다. 이들 기관은 임신 중반이나 후반에는 거의 손상받지 않지만, 약물과 독소에 의해 유전자 활동과 발달이 방해받을 가능성이 여전히 존재한다. 출생 시의 결손(birth defects)은 유전문제보다는 환경적 노출에 더 많이 기인한다. 그렇지만 유전자 배열과 발현에의 변화가 배아나 태아에게 환경적 노출에 의한 손상에 더 예민하게 할 수는 있다(증가 또는 감소).

모든 유전자의 상호작용이 발달의 핵심이다. 발현과 억제의 시기가 정상적인 발달 과정에 매우 중요하다. 이상하게 들릴 수 있지만, 세포자멸사(예정된 세포사)조차도 정상적인 발달에 필수적이다. 다만 아주 짧은 시간 동안에 발생해야 한다. 예를 들어, 얼굴과 머리가 형성되기 시작할 때, 처음에는 오른쪽 반과 왼쪽 반이 분리되어 발달한다. 그러므로 구개열(cleft palate)은 발달 초기에 누구나 가지고 있다(정확히는 cleft face가 맞다). 입천장(palate)이 처음에는 반쪽씩 머리에서 수평 방향이 아닌 수직 방향으로 자란다. 입천장이 하나의 닫혀진 구조물로 발달하기 위해서는 2개의 반쪽 짜리가 회전하여 수평 방향이 되어야 한다. 이후 2개의 반쪽의 한가운데 부분 경계에 있는 세포가 제한적인 세포자멸사에 의해 매우 '끈적끈적(sticky)' 해진다. 경계 부분의 끈적거림에 의해 두 조각이 붙게 된다. 이때 시간이 매우 중요하다. 경계가 끈적끈적한 상태는 딱 24시간 동안만이다. 그러므로 입천장 두 조각이 하루 늦게 회전한다면 서로 붙지 못한다. 그 결과로 서로 붙어있는 하나의 입천장이 아니라 입천장에 틈이 남게된다. 유전자 발현은 입천장 반쪽이 어느 날 회전할지, 그리고 경계가 끈적끈적해지도록 세포자멸사는 언제 할지를 결정한다.

정상 발달에서 세포자멸사가 필요한 다른 예로는 손가락 발가락의 성장이다. 손가락 발가락이 처음 형성될 때 손과 발은 실제로 넓적하다. 손가락 발가락 사이에는 단단한 조직이 있다. 이 단단한 조직에 세포자멸사가 있어야 손가락, 발가락이 분리되고 기능하게 된다. 세포자멸사가 너무 일찍 일어나면 손가락, 발가락 형성이 부진할 것이다. 너무 늦게 일어나면 손가락이나 발가락 한두 개 이상이 서로 붙어있을 수 있다. 산전 발달의 모든 과정을 수천 명이 참여하여 각자가 독립된 스텝과 동작을 동시에 수행하고 전체적으로는 연결되어 있는 매우 복잡한 춤이라고 생각하자. 모든 행동의 안무와 시간이 정확해야만 통합된 퍼포먼스로 보이는 결과가 나올 것이다. 무용가 한 명이 발코니에서 뛰어내렸지만 정확히 그 시간에 나타나서 그 사람을 받아주는 사람이 아무도 없다면 얼마나 불행한 일일지 생각해 보자. 다양한 유전자가 발달과 관련된 모든 사건들의 발현과 시기를 통제한다. 외부 상태가 발달에 잘 진행되는 것에 영향을 미칠 수는 있지만, 유전적 영향이 발달의 진행 여부를 결정한다.

생식세포 발생

개요

생식세포 발생(gametogenesis)은 이배수체의 생식세포(germ cell)가 반수체의 생식세포(gamete)로 전환되는 것이고, 생식세포(gamete)는 새로운 인간의 출발인 임신 시 서로 결합하는 능력이 있다. 생식세포 발생은 특수 유형의 세포분화이고 성숙이다. 전구체인 이배수체의 germ cell이 반수체의 gametes로 전환하기 위해서는 감수분열 과정이 필요하다. 감수분열(meiosis), 또는 감수분열성 세포분열(meiotic cell division)은 특수 유형의 세포분열로서 세포당 들어있는 염색체 수가 절반으로 감소한다. 이러한 유형의 세포분열은 germ cell에서만 발생한다. 감수분열 과정으로 gametes가 형성되기까지는 단 한번의 DNA 합성과 두 번의 감수분열성 세포분열만 일어난다. 이러한 과정은 시간이 걸리고 정자와 난자에서의 진행 속도가 다르다. 최종 결과물의 개수도 정자와 난자 사이에 차이가 있다. 정자는 한 개의 전구체인 이배수체의 germ cell이 감수분열하여 반수체의 성숙한 정자 4개를 형성하고, 형성된 정자는 각각 수정 능력을 지닌다. 난자는 한 개의 전구체인 이배수체의 생식세포가 감수분열을 마친 후, 수정 능력이 있는 반수체의 성숙한 난자와 반수체의 작은 세포 3개가 만들어진다. 이러한 3개의 세포는 극체(polar bodies)라고 하며, 세포질을 거의 포함하고 있지 않다. 표 3-1은 감수분열 시 정자 발생과 난자 발생 사이의 주요 차이점을 보여 준다.

표 3-1 정자 발생과 난자 발생 비교

정자 발생	난자 발생
이배수체의 전구 생식세포가 성숙한 반수체의 정자로 전환	이배수체의 전구 생식세포가 성숙한 반수체의 난자로 전환
감수분열 과정 필요	감수분열 과정 필요
사춘기에 시작하고 일생 동안 지속	태생기에 시작하고 생리가 멈추면 정지
계속적인 과정	주기가 있는 과정
일차감수분열과 이차감수분열의 완성에 며칠 또는 몇 주 걸림	일차감수분열과 이차감수분열의 완성에 수 년이 걸리고 수정까지는 완성되지 않음
제1전기는 몇 시간에서 며칠 걸림	제1전기는 수 년이 걸림
1개의 이배수체 전구 세포가 궁극적으로 성숙한 난자와의 수정 능력이 있는 4개의 반수체 정자가 된다.	1개의 이배수체 전구 세포가 성숙한 정자와의 수정 능력이 있는 1개의 반수체 난자와 3개의 반수체 극체가 된다.

생식세포 발생 과정에서 반수체(haploid)라는 용어는 염색체 수와 DNA 내용물(chromosome number and DNA content)을 모두 지칭한다. 이러한 구분은 일차감수분열과 이차감수분열을 모두 거친 후에 어떻게 반수체를 얻는지 이해하는데 중요하다. 일차감수분열로 얻는 세포 2개는 염색체 수가 반수체(23)이다. 그러나 이때의 염색체 각각은 아직 분리되지 않은 2개의 염색분체(chromatids)를 가지고 있기 때문에 DNA양은 여전히 이배수체이다. 이차감수분열에서는 23개의 염색체 각각에서 염색분체가 분리된다. 그러므로 이차감수분열 과정을 거치는 2개의 세포는 염색체나 DNA를 복제하지 않고, 염색체 수와 DNA 양이 반수체인 2개의 세포를 각각 만든다.

정자 발생

남성의 미성숙한 germ cell은 정조세포(spermatogonia)라고도 하며, 태아 발달 후기 고환의 정세관(seminiferous tubules)에서 생산된다. 이때의 세포는 임신 후반기와 아동기 동안 비기능(휴면) 상태이다. 이배수체의 정조세포가 성숙한 정자로 전환되는 것, 즉 정자 발생(spermatogenesis)은 사춘기가 돼서야 시작된다. 사춘기에는 정조세포가 다양한 호르몬의 영향으로 휴면기(dormancy)를 벗어나 더욱 발달하기 시작한다. 또한 감수분열도 활발해지면서 수를 급격하게 늘린다. 사춘기 이후에는 항상 정세관에 수백만의 정조세포가 다양한 발달 상태에서 존재한다. 감수분열 과정 직전의 최종 발달 단계는, 여전히 이배수체인 일차정모세포(primary spermatocyte)이다.

일차감수분열

염색체를 46개(23쌍) 가지고 있는 일차정모세포가 일차감수분열에 들어간다. 일차감수분열(Meiosis I)은 염색체 수를 감소시키는, 다단계로 구성된 세포분열이다. 다단계 일부는 유사분열에서와 비슷하고 다른 일부는 감수분열에서 독특하다(유사분열성 세포분열 단계를 재검토하려면 1장 참조). 그림 3–6은 감수분열 과정에 있는 단계를 보여준다(이차감수분열에도 속하는 단계를 표기할 때, 일차감수분열 동안 발생하는 단계에는 로마 숫자 I로 표기하고, 이차감수분열 동안에 발생하는 단계에는 로마 숫자 II로 표기하였다). 일차정모세포는 세포주기에 들어가서 유사분열 때와 동일한 방식으로 G_1기와 S기를 지나는데, S기 동안 DNA 복제를 한다. 그러나 G_2기는 감수분열에는 존재하지 않는다. S기 바로 직후에 감수분열의 M기가 시작되는데, 유사분열의 M기에 비해 추가적인 단계가 있다.

제1전기

M기에 들어설 때 정모세포(spermatocyte)는 유사분열에서처럼 S기에 DNA복제를 해서 DNA와 염색체 내용물을 2배 가지고 있다. 각 염색체에는 염색분체가 2개씩 있으므로, 유사분열에서처럼 지금은 4배수체(4N)이다. 제1전기(prophase I) 동안에는 복제된 염색체 내 DNA가 계속 응축된다. 유사분열의 중기(metaphase)가 비교적 빠른 과정이었던 것과 달리 감수분열에서는 이 과정이 더 오래 걸린다. 정모세포의 경우 유사분열의 전기는 며칠이 걸린다(난모세포의 경우에는 전기가 수년 걸린다).

세사기. 제1전기의 세사기(leptotene stage, 가는 섬유기)는 유사분열 초기의 전기와 유사하다. 이 시기에는 한 쌍의 염색체에 있는 4개의 염색분체가 길고 가는 실 같다. 이들 실은 느슨해지면 점차 풀린다.

접합기. 접합기(zygotene stage)에는 염색체가 이동한다. 염색체 쌍은 총 4개의 염색분체가 있으며, 나란히 줄을 지어서고 심지어는 서로 겹쳐지기도 한다. 예를 들어, 염색체 3번 쌍은 서로 아주 가까워지고 축을 따라 4개 염색분체의 전체 길이가 줄을 맞추는데, 이 과정을 연접(*synapsis*)이라 한다.

비사기. 비사기(pachytene stage)에는 각 염색체쌍에 있는 4개 염색분체가 줄을 맞춘 상태로 서로 닿아 있기 때문에, 부러지거나 재배열되면서 염색체 물질의 교환이 일어난다. 교환을 교차(*crossing over*)라고도 한다. 교차는 부모 한쪽으로부터 받은 염색분체 내에서만 일어나는 것이 아니라 양쪽 부모에게서 온 염색체쌍인 4개의 염색분체 안에서도 일어난다. 그 결과로 유전 물질의 많은 양이 동등하게 섞인다. 그러므로 비사기 말에는, 2개의 염색체(각각의 염색체에는 2개의 염색분체가 있음)는 이제 어머니의 유전자와 아버지의 유전자의 복합체이다. 염색체 1개는 어머니에게서, 염색체의 나머지 1개는 아버지에게서 오는 방식이 아니다. 이러한 과정이 한 명의 개인에게 무엇을 의미하는지, 그 사람이 여러 세대를 거치는 동안 유전 물질 조각이나 단위를 어떻게 물려받았을지를 생각해보자(그림 3–7).

겹섬유기. 정자 발생의 겹섬유기(diplotene stage)에는 재결합되었던 염색체쌍이 다시 분리된다. 그러나 각 염색체 내의 염색분체는 아직 연결되어 있다. 교차를 멈추고 두 팔(bivalent)의 염색체가 꼬이고 응축되면서 분리될 준비를 한다.

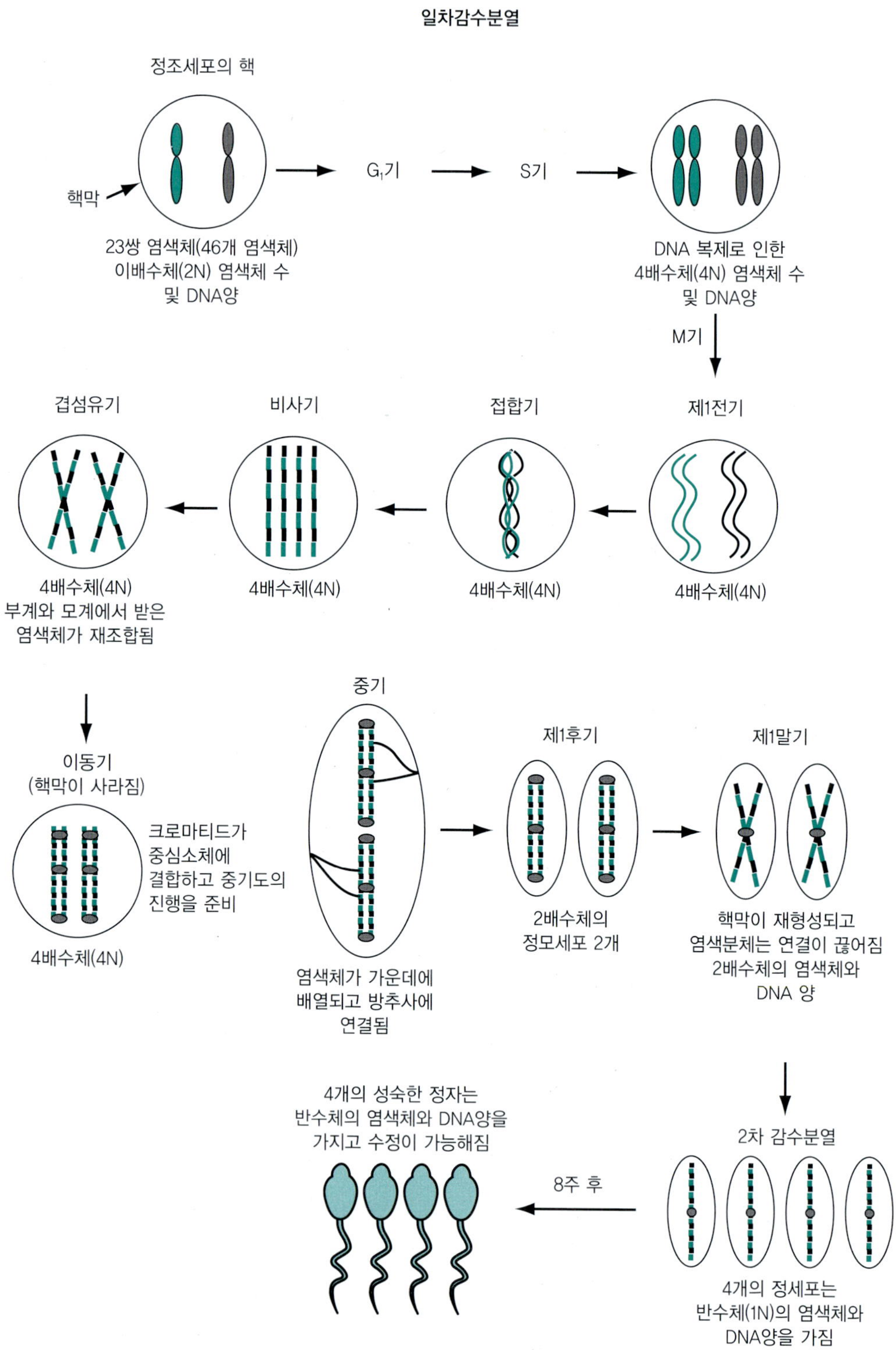

그림 3-6 한 쌍의 3번 염색체를 이용한 일차정모세포로부터 정자 성숙까지의 과정 개요

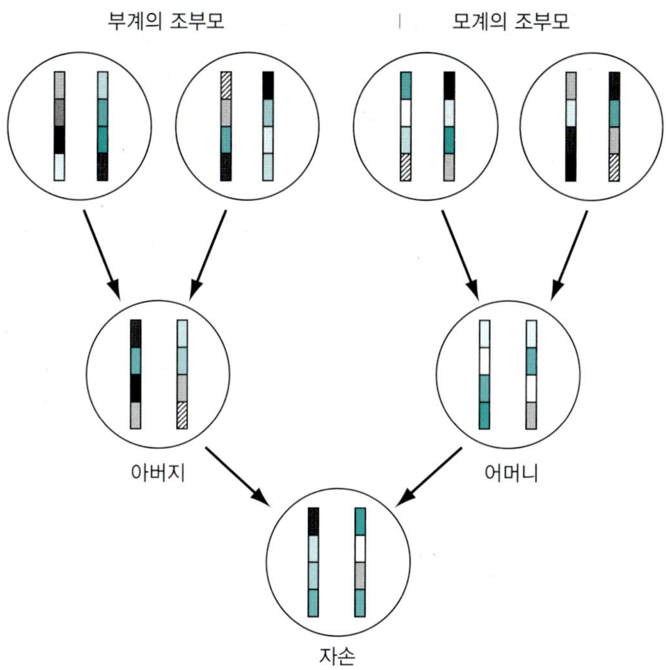

그림 3-7 두 세대에 걸친 정자 발생 동안 하나의 염색체에서 일어난 교차의 결과

이동기

이동기(diakinesis)에는 46개의 염색체가 상당히 밀집된 구조물로 꼬인다. 한 개의 염색체를 구성하는 두 줄의 염색분체는 중심과 말단에서 단단히 부착되어 있다. 핵막은 흩어지고 이들 염색체는 세포질로 이동한다.

제1중기

제1중기(metaphase I)에는 상동의 염색체쌍이 세포의 방추체(spindle area) 중심으로 움직이는 데, 유사분열 때와 유사하다. 방추사(spindle fibers)가 형성되고 각 염색체에 부착된다.

제1후기

제1후기(anaphase I)에는 염색체쌍(염색분체가 아님)이 완전히 분리되는 때이다. 그 결과로 2개의 이차정모세포(secondary spermatocytes)가 형성되는 데, 이번에는 염색체 수는 반수체이고(23개의 염색체) DNA 내용물은 이배수체이다. 아버지와 어머니의 유전자가 무작위로 배열되면서 재조합된 염색체가 2개의 이차 정모세포가 되는 것이다.

제1말기

일차감수분열에서 제1말기(telophase I)는 유사분열에서의 간기(interphase)와 유사하다.

각각의 이차정모세포에 들어 있는 나선형의 염색체 1개(염색분체는 2개)가 어느 정도 이완된다. 이들 2개의 이차정모세포는 염색체 수, 세포질, 세포 내 소기관 등에서 구조적으로 동일하다. 그러나 유전 물질 면에서는 매우 상이하여 어느 대립유전자가 어느 부모에게서 왔는지가 다르다. 정상적으로는 이들 2개의 이차정모세포는 더 이상의 DNA 합성이나 복제 없이 이차감수분열에 들어간다.

이차감수분열

난자와 정자 둘 다, 이차감수분열(meiosis II)은 비교적 빠르게 일어난다. 이차감수분열을 종종 균등분열(equational division)이라 하는데, 염색체 수(23)는 동일하게 유지하기 때문이다. 많은 면에서 이차감수분열은 유사분열과 닮았다. 2개의 이차정모세포 각각에서 각 염색체는 중심에서 줄을 맞추고 방추사가 동원체(kinetochores)에 부착되어 염색분체를 당겨서 분리시킨다. 각 염색분체는 따로 따로 응축되어서 각 이차정모세포는 2개의 염색분체를 만드는데, 이 염색분체의 염색체 수와 DNA 내용물은 모두 반수체이다.

정자 성숙

이차감수분열 말기에 만들어진 정자세포(spermatids)는 유전적으로는 문제가 없지만, 아직은 난자와 수정(fertilization) 할 만큼 성숙한 생식세포는 아니다(수정은 성숙한 반수체 정자 1개와 성숙한 반수체 난자 1개가 결합하여 이배수체 수정란 1개를 형성하는 것이다). 약 2개월에 걸쳐서 이들 정자세포는 지속적으로 발달하고 변화한다. 변화는 대부분의 세포질 소실, 핵 응축, 기능을 지닌 편모(flagellum) 발달, 그리고 첨단체물질과 첨단체모자(acrosomal material and cap)의 획득을 포함한다. 이들 성숙 정자는 고환 바로 외부에 있는 관 모양의 기관(부고환이라고 함)에 남성의 생식기계를 빠져나가기 전까지는 저장된다.

사춘기 이후 남성은 일생 동안 지속적으로 성숙한 정자를 생산한다. 정자 생산은 연령과 함께 감소하기는 하나 멈추지는 않는다. 남성의 성염색체가 완전한 상동염색체는 아니지만, 일차감수분열과 이차감수분열 동안에 쌍으로 줄을 맞춘다. 한 개의 정조세포(spermatogonium)가 정상적인 완전한 정자 발생을 하고 난 최종 산물은 4개의 반수체 정모세포(spermatocytes)이다. 이들 중 2개에는 상염색체 22개와 X염색체 1개의 있고, 나머지 2개에는 상염색체 22개와 Y염색체 1개가 있다.

난자 발생

난자 발생(oogenesis)은 전구 생식세포(precursor germ cells)로부터 난모세포(oocytes)를 형성하는 과정이다. 난자 발생은 정자 발생에서처럼 감수분열 과정에 의해 이배수체의 세포를 반수체의 세포로 전환하는 것이기는 하지만 시간과 결과물은 상당히 다르다.

여성의 미성숙한 이배수체(germ cells)는 난조세포(oogonia)라고도 하는데, 배아기와 태생기 모두에서 상당히 많은 세포분열을 한다. 임신 9주에 초기 난소는 난조세포를 적어도 50만 개는 보유한다. 5개월째에는 수백만의 이배수체 난조세포가 난소 각각에 존재한다. 그러나 이들 이배수체 세포의 상당수가 더 이상 성숙되지 않고 퇴화한다. 성숙한 난자의 과정은 태생기에 일차감수분열로 진입하면서 진행을 시작한다.

일차감수분열

일차감수분열(meiosis I) 초기에 난조세포는 정조세포와 동일한 속도로 동일한 과정을 밟는다. 먼저 세포주기에 들어가고 S기로 진행하여 DNA복제를 시작한다. 정조세포처럼 난조세포도 G_2는 건너뛰고 제1중기의 전기로 들어간다. 세사기, 접합기, 비사기가 연달아 일어나고 이들 시기마다 발생하는 사건들이 정자 발생 시 제1전기에서 발생하는 것들과 매우 유사하다.

반면 난자 발생의 겹섬유기에 발생하는 사건은 정자 발생 때 발생하는 것들과는 다르다. 염색체쌍에 있는 4개의 염색분체가 단축되기보다는 길어지고 핵이 상당히 커진다. 염색분체가 매우 느슨해지고 솔 모양(brushlike appearance)이 된다. DNA 가닥의 여러 부위가 풀어지면서 상동 염색분체 사이에 많은 교차가 일어난다. 근접한 DNA 사이에 교차가 많이 일어날 뿐만 아니라 이 과정은 최소한 사춘기까지 지속된다. 그러므로 일차감수분열의 제1전기는 난자 발생 도중 상당히 긴 시간 동안 멈추어 있다. 출생 시 대부분의 여아는 양쪽 난소에 일차감수분열 시기에 머물러 있으면서 더 이상 증식하지도 않는 일차난모세포를 약 백만 개씩 가지고 있다. 그러나 일차난모세포의 대다수는 퇴화하고 여아가 사춘기에 들어설 즈음이면 약 4만 개의 난모세포만 남는다.

겹섬유기에는 핵 이외에 난모세포의 필수적인 성장이 일어나는데, 예를 들면 단백질, 지방, 발달 정보, 세포질 내 소기관들이다(이것들은 수정 후 적절한 발달에 필수적이다). 그러므로 감수분열 과정은 정지 상태이지만 긴 기간의 겹섬유기가 진정한 의미의 휴면기는 아니다.

사춘기 이후에 일차난모세포 일부는 일차감수분열을 계속하는데, 이는 호르몬의 영향에 의해서이다. 이들 세포에서는 이동기가 정자 발생에서 일어난 것들과 유사하게 발생한다. 그러나 제1후기에서의 결과물은 다르다. 염색체쌍의(염색분체가 아니라) 완전한 분리가 이 시기에 일어나서 한 개의 이차난모세포와 첫 극체가 생긴다(그림 3-8). 이들 새로운 두 세포의 염색체 수는 반수체(23개의 개별 염색체)이고 DNA 내용물은 이배수체이다. 아버지 유전자와 어머니 유전자가 무작위로 배열되면서 염색체가 재배열되어 2개의 새로운 세포로 나뉜다. 그러나 이들은 세포질과 크기에서 동등하지 않다. 이차난모세포(secondary oocyte)가 아주 중요한 세포질 모두를 독차지하고, 첫 극체는 최소한의 세포질만 가진다. 이 시기의 또 다른 차이점은 극체가 이차난모세포와 완벽하게 분리되지 않고, 여전히 원형질막(plasma membrane)에 의해 연결되어 있는 점이다.

일차난모세포(primary oocyte)가 한 개의 이차난모세포(secondary oocyte)와 한 개의 극체(polar body)로 진행되는 일차감수분열의 완성은 배란이 시작될 때 일어난다. 다시 말해서 여아가 10세에 생리를 시작하고 첫 배란 주기가 그 해에 있다면, 그때 배란되는 난자는 일차감수분열의 전기 상태에 10년간 갇혀있었던 것이다. 생리를 계속 하고 50세까지 배란이 된다면 마지막 난자는 일차감수분열 전기에 그 전체 기간 동안 갇혀있었다. 그 긴 기간 동

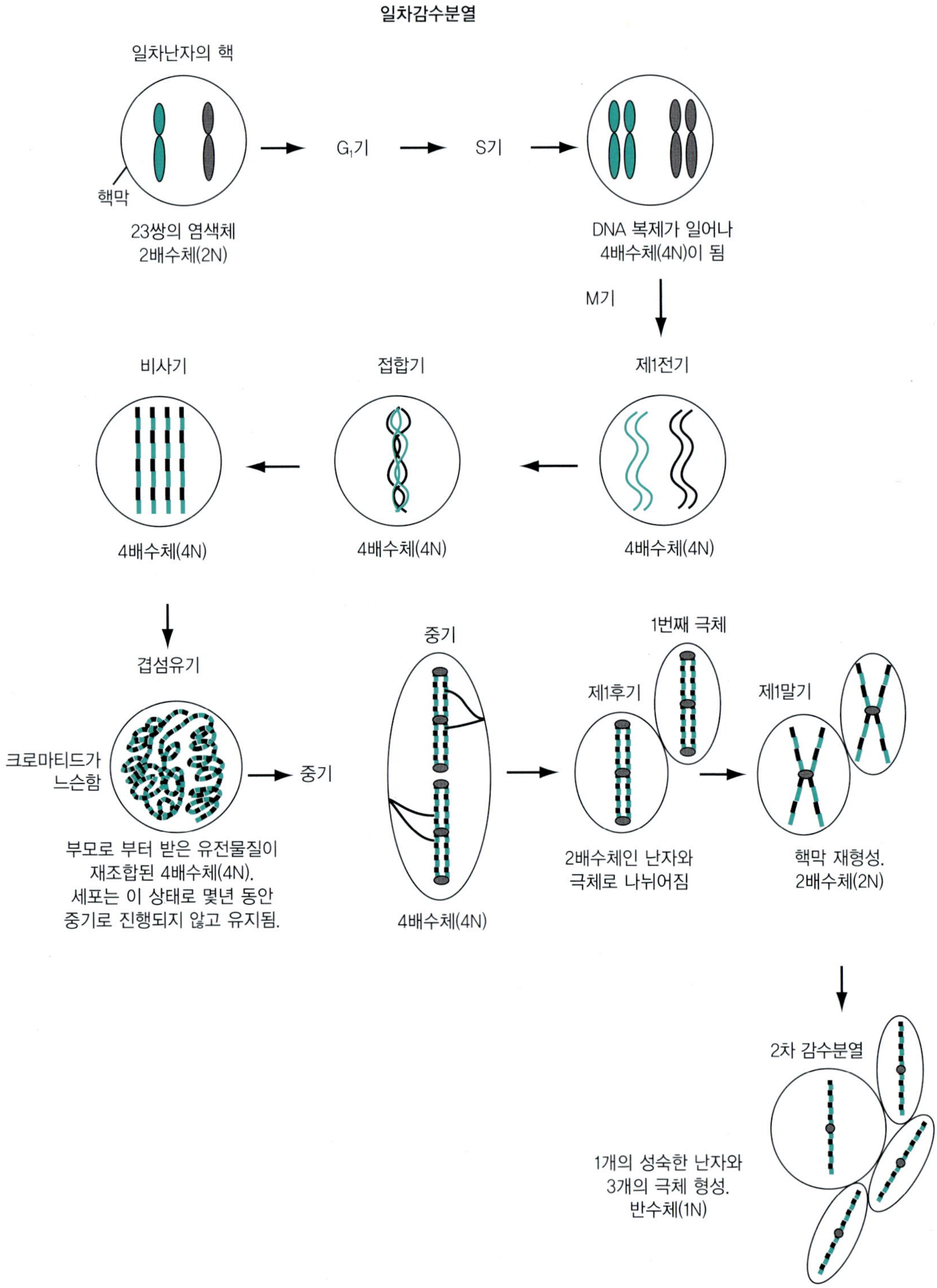

그림 3-8 일차난모세포가 한 개의 성숙한 난자로 성숙하기까지를 한 쌍의 3번 염색체를 이용하여 단계별로 보여주는 난자 발생 그림

안 염색체가 깨지거나 재배열될 가능성은 아주 많다. 그러므로 여성의 난자 발생은 생리가 있는 기간 동안에만 주기적으로 발생하는 제한적인 과정이다. 여성의 생리가 멈출 때쯤이면 그 여성의 양쪽 난소에 남은 일차난모세포는 1,000개도 되지 않는다. 여성 한 명은 일생 동안 약 400개의 이차난모세포를 만든다.

이차감수분열

이론적으로 이차감수분열(meiosis II)은 이차난모세포와 첫 극체 모두에서 발생한다. 첫 극체는 이차감수분열을 하지 않을 것으로 짐작된다(반드시 필요하지 않다).

이차난모세포에서의 이차감수분열은 수정이 된 경우에만 일어난다. 이차난모세포에 이차감수분열이 일어난 결과는 염색체 수(23)의 유지와 DNA 감소이다. 그러므로 이때의 난자는 염색체 수와 DNA 내용물이 모두 반수체이다. 다른 극체도 형성되는데, 역시 염색체 수와 DNA 내용물이 모두 반수체이다. 만약 첫 극체가 이차감수분열을 거친다면 난조세포 1개의 감수분열 최종 산물은 수정 능력이 있는 성숙한 반수체의 난자 1개와 수정 능력이 없는 극체 3개이다(그림 3-8).

수정

매달 보통 난자 1개가 몇 가지 호르몬의 영향으로 성숙하고 커진다. 이렇게 성숙해진 난자는 원형질막(plasma membrane)을 가지고 있는데, 그 막은 젤라틴성의 액체를 함유한 껍질 내에 더 두꺼운 막(zona pellucida)과 난포세포층(a layer of follicle cells)에 의해 둘러싸여 있다. 배란 시 이렇게 완전히 성숙해진 난자와 껍질(shell)이 난소에서 방출된다. 껍질은 난자로부터 분리되고, 난포세포 일부는 남아서 난자를 원형으로 둘러싸는 방사관(corona radiata)을 형성한다. 수정 시 정자는 난자의 원형질막을 통과하기 전에 이들 세포층의 방사관, 액체, 투명대(zona pellucida)를 뚫어야 한다. 정자 머리에 있는 첨단부(acrosomal area)에는 효소가 들어있어서 방사관(corona radiata) 안으로 침투할 수 있다(이후 첨단체는 정자에서 떨어져 나간다). 정자가 난자의 원형질막에 결합해서 원형질막을 뚫을 때 몇 가지 과정이 발생한다. 난자의 원형질막은 전위(electrical charge)를 바꿔서 다른 정자는 들어오지 못하게 막는다. 정자의 꼬리와 중간 부분은 떨어져 나가 난자에 들어오지 않는다. 정자의 반수체 핵은 난자의 반수체 핵과 결합해 수정란(zygote)이 된다(수정으로 형성된 한 개의 이배수체 세포로서 다세포의 배아로 발달할 수 있다). 이와 동시에 극체는 난모세포로부터 완전히 분리된다.

요약

인간의 일생 동안, 임신에서부터 사망까지, 최상의 생리적 기능 유지를 위해 세포분열에 대한 엄격한 유전적 통제가 필요하다. 유전적 통제 기능의 상실은 많은 해부학적 · 생리적 문제의 근간이기도 하며 모든 종류의 비정상적인 세포성장(예, 암)의 원인이 되기도 한다.

핵심정리

- 정상 세포가 상처 조직으로 대체되면 언제나 조직이나 기관의 기능 일부는 감소한다.
- 건강한 조직과 기관의 유지는 세포분열과 세포자멸사의 적절한 균형에 달려있다.
- 억제유전자의 생산물은 종양유전자의 발현을 통제하여 세포분열을 제한한다. 그래서 유사분열은 필요한 경우에만, 그리고 필요한 정도로만 발생한다.
- 종양유전자는 정상 유전자이고, 종양유전자의 생산물은 친유사분열성이다. 종양유전자의 발현을 통제하는 것이 정상 세포분열에 필요하다.
- 종양유전자는 초기 배아 발달 때 아주 많이 발현된다.
- 분화된 세포의 세포자멸은 최적으로 기능하는 세포 수가 유사분열 기능을 보유한 조직이나 기관에 많이 존재하게 한다.
- 결정(commitment)은 태아로 분화될 가능성을 지닌 배아의 발달에 없어서는 안 될 요소이다.
- 세포성장에의 정확한 유전적 조절은 산전 발달에만 필수적인 것이 아니라 일생동안 건강을 유지하기 위해 필수적이다.
- 성숙한 난자는 인간의 신체에서 가장 큰 단일세포이고 성숙한 정자는 인간의 신체에서 가장 작은 단일세포이다.
- 생식세포 형성을 위한 감수분열 과정은 단 한 번의 DNA 합성과 두 번의 감수분열성 세포분열을 포함한다.
- 일차감수분열의 최종 결과물은 2개의 pregamete로서 각각은 염색체 수가 반수체(23)이고 DNA 내용물은 이배수체이다.
- 이차감수분열은 추가적으로 DNA나 염색체를 복제하지 않는다.
- 이차감수분열의 최종 결과물은 세포 4개의 형성으로 생성된 세포는 모두 염색체 수와 DNA 내용물이 반수체이다.
- 정자 발생을 위한 감수분열 전체 과정은 사춘기 이후에 일어나는데 며칠 걸리며, 일생동안 지속된다.
- 난자 발생을 위한 감수분열 전체 과정은 태생기에 시작해서, 수정 이전까지는 완료되지 않으며, 생리가 멈출 때 함께 멈춘다.

자가평가 문제

1. 생식세포(gametes)와 수정란(zygotes)의 차이점은?
   a. 수정란은 흔히 반수체인 반면, 생식세포는 흔히 이배수체이다.
   b. 수정란은 수정으로 만들어진 세포이고, 생식세포는 양쪽 성에서 나온 성숙한 성세포이다.
   c. 수정란은 46, XX 핵형의 수정된 난자이고, 생식세포는 46, XY 핵형의 수정된 난자이다.
   d. 수정란은 46, XY 핵형의 수전된 난자이고, 생식세포는 46, XX 핵형의 수정된 난자이다.

2. 인간의 정상적으로 분화된 세포와 초기 배아세포의 공통점은?
   a. 비대에 의한 성장(growth by hypertrophy)
   b. 접촉성 억제(contact inhibition)
   c. 단단한 유착(tight adhesion)
   d. 정배수성(euploidy)

3. 전사인자는 세포분열에 어떤 영향을 주는가?
   a. 전사인자는 외부 신호를 세포 핵에 직접 전달한다.
   b. 전사인자가 존재하면 세포분열을 위한 유전자 발현은 향상된다.
   c. 전사인자의 소실이나 불활성화는 억제유전자의 세포분열 조절을 방해하거나 어렵게 한다.
   d. 전사인자는 화학구조에 인산을 더해서 친유사분열성을 활성화시키는 효소이다.

4. 세포자멸사는 건강한 기관과 신체 전체의 기능에 어떻게 기여하는가?
   a. 말단소체 DNA를 유지한다.
   b. 세포가 유사분열 하게 하기보다는 분화를 하도록 한다.
   c. 기관에서 오래되었거나 손상된 세포를 제거한다.
   d. 세포가 손상되거나 괴사되었을 때 종양유전자를 활성화시킨다.

5. 세포분화(cell differentiation)가 일어나게 하는 기전은?
   a. 종양유전자의 표현의 증가
   b. 억제유전자의 표현의 감소
   c. 각 구조별 유전자의 선택적 표현
   d. 친유사분열성 전사인자의 표현의 향상

6. 정자 발생에 독특한 과정은?
   a. 접합기 동안의 연접(synapsis)
   b. 일차감수분열 동안 세포질의 동등한 배분
   c. 겹섬유기 동안 염색분체의 연장
   d. 태생기와 사춘기 시작 사이에 생식세포의 퇴화

7. 교차가 정자 발생 시보다 난자 발생 시 더욱 증대되는 이유는?
   a. 난자 발생의 최종 결과물은 성숙한 난자 1개이고, 정자 발생의 최종 결과물은 성숙한 정자 4개이다.
   b. 정자 발생 시 제1전기는 수 시간에서 수 일이 걸리고 난자 발생 시에는 수 년이 걸린다.
   c. 여성은 남성에 비해 일생동안 감수분열 과정을 더 적게 한다.
   d. 이차감수분열은 수정 이후에 완성된다.

자가평가 정답

1. b 2. d 3. b 4. c 5. c 6. b 7. b

UNIT 2

유전자 발현

Gene Expression

CHAPTER 4

유전양상

Patterns of Inheritance

학습목표

1. 유전양상(pattern of inheritance)과 연관지어 유전용어를 사용한다.
2. 상염색체 우성, 상염색체 열성, 성염색체 연관 열성 및 성염색체 연관 우성 유전양상에 따라 단일유전형질이 어떻게 유전되는지 이해한다.
3. 침투성과 표현성에 따라서 일부 상염색체 우성 유전질환이나 형질 표현이 어떻게 달라지는지 설명한다.
4. X-연관 열성질환이 여성보다 남성에서 더 높게 표현되는 이유를 설명한다.
5. 단일유전형질이 자녀에게 전달될 확률을 예측하기 위하여 퓨넷 바둑판법(Punnett square)을 사용한다.
6. 멘델 법칙(패턴)에 의해 전달된 질환과 복합질환의 차이를 설명한다.
7. 수정(자) 유전자가 유전형질 표현에 미치는 영향을 기술한다.
8. 부채 모델(liability model)을 적용하여 유전 위험성을 기술한다.
9. 후성 유전체(에피유전체)와 유전체(게놈)의 관계를 기술한다.

핵심 용어

보인자 Carrier

공(동)우성 표현 Codominat expression

후성 유전체/에피유전체 Epigenome

표현도 Expressivity

F 세대 F generation

유전적 저항성 Genetic resistance

유전적 감수성 Genetic susceptibility

단가 유전자 접합성 Hemizygosity

혈연 Kindered

부채 모형 Liability model

멘델 유전 Mendelian inheritance

수정(자) 유전자 Modifier gene

단일유전형질 Monogenic trait

침투도 Penetrance

모체 세대 P_1 generation

다중유전자 형질 Polygenic trait

재발 위험 Recurrence risk

평균으로의 회귀 Regression to the mean

위험 대립유전자 Risk allele

문턱값(역치) Threshold

전달 Transmission

쌍둥이 일치 Twin concordance

서론

1장에서 논의하였듯이, 형질은 부모로부터 직접 전달되고, 부모 이전 세대로부터 간접 전달된다. 멘델 유전은 19세기 그레고르 멘델(Gregor Mendel)이 처음 발견한 단일유전형질의 유전 법칙으로서 다소 엄격한 측면이 있다. 단일유전형질은 1개의 유전자를 구성하는 2개의 대립유전자 구성에 따라 표현되는 것을 말한다. 이러한 법칙 또는 패턴은 다중유전형질(polygenic trait)로 알려진 여러 개의 유전자가 관련된 형질이나 구조에는 적용되지 않는다. 멘델 유전양상을 파악하기 위해서는 가계도 작성에 필요한 가족력 정보가 반드시 필요하다. 6장에서 가계도 작성 및 해석에 필요한 정보를 제시할 예정이지만, 특정 유전양상을 예시하기 위하여 이 장에서도 가계도를 사용할 예정이다.

멘델 유전

개요

멘델은 단일유전형질로 알려진 유전양상(patterns of inheritance)을 19세기에 최초로 연구하였다. 이후 이 유전양상은 인간 모델보다는 동물 모델에 적용되었다. 초기 연구는 이러한 방식을 택할 수밖에 없었는데, 이는 식물의 경우 한 해 동안 여러 세대에 걸쳐 특정 특성이 유전되는 것을 관찰할 수 있었기 때문이었다. 인간을 대상으로, 한 세대에서 다음 세대로 유전되는 것을 관찰하려면 몇 년이 걸리기 때문에 결론을 내리기가 어려웠을 것이다. 멘델이 DNA의 염색체를 본 적이 없다는 점을 고려할 때, 단일유전형질의 유전양상에 관한 멘델의 결론 중 일부는 매우 주목받을 만하였고 정확하였다.

우성과 열성 표현

멘델은 우성형질과 열성형질의 개념을 설명하였다. 그는 10년에 걸쳐 여러 가지 유형의 완두콩을 관찰한 결과 몇 가지 완두콩이 특정한 형질을 보유하고 있음을 파악하였다. 예를 들어 어떤 완두콩은 동일한 유형의 완두콩 꽃가루로 수정시켰을 때 언제나 주름진 완두콩이 열렸다. 반면에 다른 유형의 완두콩은 같은 종류의 완두콩 꽃가루로 수정시켰을 때 언제나 주름 없는 완두콩이 열렸다.

멘델은 이러한 정보를 이론화하여 표 4-1과 같은 유전양상을 작성하였다. 이때 모체 세대(P_1 generation)는 특정 형질을 관찰한 집단(여기서는 완두콩)의 최초 조상을 의미한다. F 세대(F generation)는 부모 세대가 낳은 후손을 의미한다. 각각의 후손 세대는 아래첨자의 숫자로 표시하였다(F_1, F_2, F_3 등). 즉, F_1은 부모세대의 1세대 후손 혹은 가계도를 의미하며, F_2는 제2세대 후손 혹은 가계도를 의미하고, F_3은 제3세대 후손 혹은 가계도를 의미한다. 이후 숫자가 늘어나면서 같은 식으로 표기할 수 있다. 그러므로 한 환자의 가계도를 그릴 때 증조부모를 P_1로 표기하였다면 조부모는 F_1, 부모는 F_2로 표기하게 되고, 그 환자와 형제들

표 4-1 멘델의 완두콩 관찰: 자가 수정 후 유전

세대	완두콩 표피의 특징	완두콩 표피의 특징
P_1(부모세대)	주름 없는 콩을 주름 없는 콩 꽃가루로 수정	주름진 콩을 주름진 콩 꽃가루로 수정
F_1(제1세대)	모두 주름 없는 콩이 열림 F_1의 완두콩으로 자가 수정	모두 주름진 콩이 열림 F_1의 완두콩으로 자가 수정
F_2(제2세대)	모두 주름 없는 콩이 열림 F_2의 완두콩으로 자가 수정	모두 주름진 콩이 열림 F_2의 완두콩으로 자가 수정
F_3(제3세대)	모두 주름 없는 콩이 열림 F_3의 완두콩으로 자가 수정	모두 주름진 콩이 열림 F_3의 완두콩으로 자가 수정
F_4(제4세대)	모두 주름 없는 콩이 열림	모두 주름진 콩이 열림

표 4-2 멘델의 완두콩 관찰: 꽃가루 교차 수정 후 유전

세대	완두콩 표피의 특징
P_1(부모세대)	주름 없는 콩을 주름진 콩의 꽃가루로 수정
F_1(제1세대)	모두 주름 없는 콩이 열림 F_1의 완두콩으로 자가 수정
F_2(제2세대)	주름 없는 콩과 주름진 콩이 3:1의 비율로 열림

은 F_3이 된다. 그리고 이 환자의 자녀는 F_4가 된다. 멘델의 유명한 완두콩 실험에서는 부모세대 이후 가계도의 각 세대는 같은 세대의 꽃가루로 수정시켰다.

두 가지 유형의 꽃가루로 교차 수정을 시킨 멘델 실험 시 주름 없는 콩 50%, 주름진 콩 50%가 열릴 것으로 예상하였다. 그러나 예상과 다르게 완두콩 유전이 일어났다. 표 4-2는 주름 없는 완두콩에 주름진 완두콩 꽃가루를 수정시킨 멘델 실험 결과이다. 이때 주목할 것은 부모 세대의 절반은 주름진 콩으로 수정되었음에도 불구하고 F_1 세대에서 주름 없는 완두콩만 열렸다는 점이다. 제2세대까지 내려갔을 때 주름진 콩이 열렸는데, 이것도 50%가 아니었다.

이 실험 외에도 다른 실험을 통하여 멘델은 다음과 같이 결론지었다. 각 부모로부터 물려받은 특정 형질(여기서는 완두콩 표피)의 유전은 2가지 성분에 의해 결정된다. 그리고 이 성분의 영향력이 항상 일정하지는 않다고 보았다. 오늘날 우리에게 알려진 2가지 유전성분은 단일유전자를 구성하는 2개의 대립유전자를 말한다. 1장에서 이미 기술하였듯이 대립유전자의 영향력에 따라 한 쌍의 대립유전자가 서로 다를 때(이형접합), 단일유전자의 형질은 다양하게 표현된다. 양쪽 부모세대의 완두콩이 동일한 유전성분을 지니고 있다면(동형접합), 이후 모든 후손은 모두 동일하게 형질이 표현될 것이다. 똑같은 대립유전자쌍을 지닌 경우, 표현형과 유전형이 일치한다. 만일 부모세대에서 서로 다른 완두콩 표피 대립유전자쌍을 지녔

다면, 제1세대에 두 대립유전자가 모두 전달되었음에도 불구하고, 우성 대립유전자만 표현될 것이다. 이때 유전형과 표현형은 일치하지 않게 된다(F_1세대의 완두콩 표피는 주름이 없었다. 그러나 완두콩 표피 대립유전자쌍은 주름이 없는 것과 주름이 있는 것으로 이루어져 있다).

멘델은 자가 수정한 F_2세대의 완두콩 표피를 관찰하여 주름 없는 표피를 담당하는 성분(대립유전자)이 우성이고 주름진 표피를 결정짓는 성분은 열성임을 파악하게 되었다. 또한, 우성형질은 대립유전자쌍이 동형접합 또는 이형접합 유전형일 때 모두 표현되지만, 열성형질은 해당 형질을 결정짓는 유전자의 대립유전자쌍이 동형접합일 때만 표현될 수 있다고 예측하였다.

공(동)우성 표현

멘델은 유채색 분꽃을 교차 수정하여 불완전 우성 또는 공(동)우성 유전을 밝혔다. 멘델은 부모세대에서 붉은색 꽃에 흰색 꽃을 교차 수정한 뒤, F_1 세대에는 우성만 표현될 것이고 F_2 세대에서는 3:1의 비율로 두 가지 색의 꽃이 필 것이라고 예측하였다. 붉은색이 좀 더 강렬하기 때문에 교차 수정 후 F_1세대의 꽃은 모두 붉은색일 것이라고 예상하였다. 그런데 **표 4-3**에 제시된 것처럼, 제1세대 가계도의 꽃은 모두 분홍색이었다. 이는 분꽃의 색(형질)을 담당하는 단일유전자의 붉은색 대립유전자와 흰색 대립유전자가 동일하게 표현되었음을 의미한다. 이를 공(동)우성 표현이라고 한다. 교차수정의 제2세대에서는 붉은색:분홍색:흰색이 1:2:1의 비율로 나타났다. 그 결과 공(동)우성 유전 시 표현형은 정확하게 유전형과 일치하였다. 붉은색 분꽃은 2개 모두 붉은색 대립유전자로 구성되어 있고(동형접합), 분홍색 분꽃의 대립유전자는 붉은색과 흰색 대립유전자로 이루어져 있으며(이형접합), 흰색 분꽃은 2개 모두 흰색 대립유전자로 이루어져 있다(동형접합).

단일유전양상의 전달

단일유전형질(monogenic trait)의 표현은 우성 또는 열성 대립유전자의 유전에 따라 달라지며, 유전자가 상염색체나 성염색체 중 어디에 위치하느냐에 따라서도 달라진다. 단일유전형질의 특수 유전양상은 가족력에 근거한 개인 유전형을 모르고도 사정할 수 있다. 전달(transmission)은 어떤 형질이 부모 세대로부터 다음 세대로 전달되는 것을 의미하는 용어

표 4-3 멘델의 분꽃 색 관찰: 꽃가루 교차 수정 후 공(동)우성 표현

세대	꽃 색
P_1(부모세대)	흰색 꽃에 붉은색 꽃을 교차 수정
F_1(제1세대)	모두 분홍색 꽃이 핌 F_1의 분홍색 꽃으로 자가 수정
F_2(제2세대)	흰색, 분홍색, 붉은색 꽃이 1:2:1의 비율로 핌

이다. 전달양상은 한 가지 형질이 한 가족의 여러 세대를 걸쳐 표현된 방식을 조사하여 알아낼 수 있다. 현재 전달양상 조사방법 중 가장 흔한 것은 혈연을 대상으로 한 가계도 분석이다. 혈연(kindred)은 친지(kinship)라고도 하는데, 이는 몇 세대에 걸친 대가족 관계를 말한다.

6장에서도 언급할 예정이지만, 가계도(pedigree)는 가족구성원의 가족 내 위치를 그림으로 제시한 것이다. 여기에 여러 세대에 걸쳐 나타난 특정 형질이나 건강문제도 표시한다. 단일유전형질의 유전양상은 형질이 여러 세대에 걸쳐 전달되고 표현된 것을 조사하여 확인할 수 있다. 형질 전달에 대한 결정을 내리려면 적어도 3세대 이상의 가계도를 조사해야 한다(멘델은 특정 유전양상의 법칙을 고안하기 위하여 수백 세대의 식물을 관찰하였다).

상염색체-우성

상염색체-우성(autosomal-dominant, AD) 단일유전형질은 상염색체에 위치한 대립유전자를 조절한다. 이 형질은 우성 대립유전자가 동형접합이든 이형접합이든 관계없이 표현된다. AD 유전양상의 기준은 다음과 같다.

- 여성과 남성 가족구성원에게 거의 동일한 비율로 발견된다.
- 해당 형질에 대해서 보인자 상태는 없다(우성 대립유전자를 하나만 지닌 사람이라도 해당 형질이 표현된다).
- 해당 형질이 부모로부터 자녀에게 명백하게 전달되어 모든 세대에 걸쳐 나타난다.
- 우성 대립유전자쌍이 이형접합인 환자가 자녀에게 해당 형질을 전달할 위험은 임신 시마다 50%이다.
- 우성 대립유전자쌍이 동형접합인 환자의 자녀에게 해당 형질이 전달될 위험은 임신 시마다 100%이다.
- 대립유전자를 보유하지 않은 건강한 사람이 해당 형질을 자녀에게 전달할 위험은 제로이다.

그림 4-1은 AD 형질이 전달된 전형적인 가계도를 나타낸다. 표 4-4에는 AD 전달에 해당하는 신체 상태와 질병을 나열하였다. AD 형질의 주요 특징은 양쪽 대립유전자가 우성이거나 하나의 대립유전자만 우성일 때 해당 형질이 표현된다는 점이다. 그러므로 한 개의 우성 대립유전자와 한 개의 열성 대립유전자를 지닌 경우에는 오직 우성 대립유전자만 표현된다.

AD로 전달되는 정상적인 형질과 질병 사이에 한 가지 중요한 차이점을 이해할 필요가 있다. 어떤 사람은 AD 전달양상을 보이는 형질(예: 미각 감수성이나 V자형 이마 머리선)에 대하여 동형접합 우성 대립유전자를 지닐 수 있다. 그러나 AD 전달양상을 지닌 많은 건강문제는 동형접합 유전형을 보이지 않는다. 이러한 질병의 경우 동형접합 AD 유전형은 치명적이어서 임신 중 배아기 또는 태아기 때 유산되거나 생후 12개월 이내에 사망한다. 예를 들면 헌팅턴병과 연골무형성증이 이에 해당한다. 이러한 질병이 있는데 살아 있는 사람은 돌연변이를 지닌 우성 대립유전자가 한 개이고, 나머지 하나는 정상 대립유전자, 즉 이형접합(heterozygous)이다.

표 4-4 가장 흔한 3가지 멘델 유전양상과 단일유전형질 및 질병

유전양상	
상염색체-우성	**형질** • 혈액형 A • 혈액형 B • 귓불이 얼굴에서 분리되어 있음(free earlobe) • 페닐치오카바마이드의 쓴맛 감수성(PTC) • 앞이마의 V자형 머리선(widow's peak) **질병** • 연골무형성증 • 제2형 당뇨병* • 엘러스-단로스증후군(Ehlers-Danlos syndrome) • 가족성 샘종 폴립증 • 가족성 흑색종 • 가족성 고콜레스테롤혈증 • 유전성 비용종증 대장암(HNCC) • 헌팅턴병 • 긴QT증후군: 돌연 심장사** • 악성 고열 • 마르팡증후군 • 근육긴장퇴행위축(myotonic dystrophy) • 신경섬유종증(제1형과 제2형) • 다낭성 콩팥병**(제1형과 제2형) • 다지증 • 포르피린증 • 망막색소병증** • 합지증 • 폰빌레브란트병
상염색체-열성	**형질** • 귓불이 얼굴에 붙어있음 • 가운데 손가락이 둘째와 넷째 손가락보다 짧음 • 페닐치오카바마이드의 쓴맛 감수성 결여(PTC) **질병** • 백색증(albinism) • α-1 항트립신 결핍 • 모세혈관확장성 조화운동불능(ataxia telangiectasia) • β-지중해 빈혈증 • 블룸증후군(Bloom syndrome) • 낭성섬유증 • 고셰병 • 유전성 혈색소침착증 • 헐러증후군(Hurler syndrome) • 레쉬-나한증후군(Lesch-Nyhan syndrome) • 페닐케톤뇨증 • 겸상적혈구병 • 테이-삭스병(Tay-Sachs disease) • 색소성 피부건조증(xeroderma pigmentosum)

표 4-4 가장 흔한 3가지 멘델 유전양상과 단일유전형질 및 질병(계속)

유전양상	
성-연관 열성	**질병** • 듀센형 근디스트로피증(Duchenne muscular dystrophy) • 취약X증후군 • 6-인산 포도당 탈수소효소결핍증 • 혈우병 • 헌터증후군(Hunter syndrome) • 적록색맹 • 중증복합면역결핍병(severe combined immuno-deficiency disease, SCID)**

*일부 질병은 유전성과 비유전성 형태를 모두 지닌다.
**일부 질병은 한 개 이상의 유전 형태를 지니고, 상염색체 열성 유전일 수도 있다.

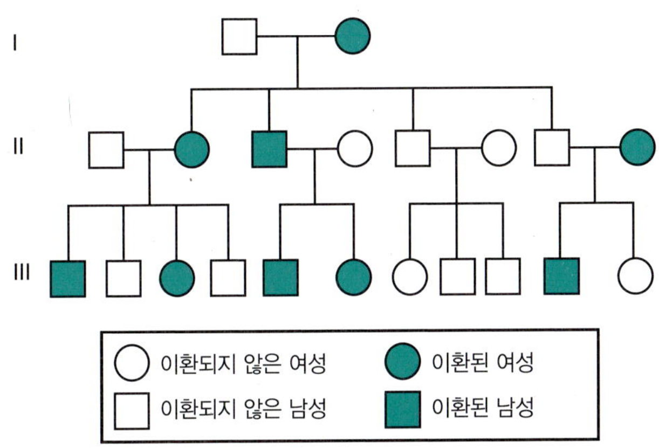

그림 4-1 단일유전형질의 상염색체-우성 유전양상을 보이는 가계도

AD 단일유전형질에 의해 유전되는 일부 건강문제는 출생 시에는 나타나지 않지만, 나이가 들면서 발생한다. 헌팅턴병과 노인에게 나타나는 일부 유형의 청력소실이 이에 해당한다. 단일유전형질이 출생 시 나타나지 않더라도, 개인마다 다양하게 표현될 수 있다. 일부 AD 단일유전형질의 표현에 영향을 주는 2가지 요인으로 침투도와 표현도를 고려할 수 있다.

침투도

침투도(penetrance)는 특정 유전자가 존재할 때, 이 유전자가 특정 인구집단에서 어느 정도로 표현되는지를 나타낸 지표이다. 침투도는 유전자 돌연변이가 있는 것으로 알려진 인구집단을 조사하고 이 중 해당 돌연변이에 의하여 건강문제가 표현된 인구비율을 사정하여 산출한다. 일부 AD 유전자는 다른 유전자에 비하여 침투도가 높을 수 있다. 침투도가 높은 AD 유전질환인 경우, 1개의 대립유전자를 지닌 100명 중 거의 모두에게 해당 질병이 발생할 수도 있다. 예를 들어 퇴행성 신경질환으로 알려진 헌팅턴병은 침투도가 매우 높은 AD 유전양상을 보인다. 그러므로 헌팅턴 대립유전자 1개를 지닌 사람에게 이 병이 진행될 위험은 거의 100%에 가깝다. 물론 성별과 다른 요인에 의하여 헌팅턴병이 나타나는 연령이나 신경계 증상의 심각도는 달라질 수 있다.

일부 우성 대립유전자의 침투율은 '낮다'. 이러한 유전자 돌연변이를 지닌 사람에게 해당 유전자가 표현될 가능성은 100% 이하라고 할 수 있다. AD 대립유전자의 한 예로 손가락이나 발가락이 5개보다 하나 이상 더 많은 다지증(polydactyly)이 있다. 돌연변이 유전자를 지닌 100명 중 약 80%에서만 다지증이 나타난다. 유전자 돌연변이가 있는데 표현되지 않은 경우에는 다음 세대의 자녀에게 돌연변이 유전자가 전달되어 자녀에게 다지증이 나타날 수 있다. 그러므로 돌연변이 유전자를 지녔다고 하여 반드시 건강문제가 나타날 것이라고 예측할 수는 없지만, 돌연변이 유전자가 없는 사람에 비하면 위험률이 더 높다.

표현도

표현도(expressivity)는 인구집단보다는 개인과 관련된 문제이다. 왜냐하면 특정 건강문제에 관여하는 우성유전자를 가지고 있는 사람마다 유전자가 표현되는 정도가 달라지기 때문이다. 유전자는 언제나 표현되지만, 어떤 사람은 다른 사람에 비하여 증상이 더 심하게 나타날 수 있다. 예를 들어 신경섬유종의 한 유형(NF1)에 관여하는 유전자 돌연변이는 우성이다. 이 유전자 돌연변이가 있는 사람 중 일부에게는 얼룩소 반점(cafe au lait spot)으로 알려진 증상인 피부색이 약한 갈색으로 변하는 정도로 가볍게 나타난다. 그러나 어떤 사람은 동일한 유전자 돌연변이를 지닌 같은 가족임에도 불구하고 수백 개의 종양이 피부를 통과하여 돌출하는 신경섬유종으로 진행한다. 이러한 문제가 낮게 표현되는 경우에서는 유전자가 자녀에게 전달된 뒤, 그 자녀는 더 심한 증상을 보일 수 있다. 혹은 정반대 현상이 나타날 수도 있다. 즉, 표현도가 높은 사람의 유전자가 자녀에게 전달된 뒤, 그 자녀의 증상 정도는 부모보다 더 낮게 표현될 수도 있다.

상염색체-열성

상염색체-열성(autosomal-recessive, AR) 형질은 상염색체 위에 위치하는 대립유전자에 의하여 조절된다. 이러한 형질은 대립유전자 2개가 모두 존재할 때만 표현된다. 표 4-4에 AR 양상을 보이는 일부 형질과 질병을 나열하였다. 그림 4-2는 AR 질병이 전달되는 전형적인 가계도를 보여주고 있다. 이때 형질은 열성 대립유전자가 동형접합일 때 표현된다. AR 유전양상의 기준은 다음과 같다.

- 여성과 남성 가족구성원에게 거의 동일한 비율로 발견된다.
- 이환된 자녀의 부모보다는 형제 중 첫째에게 AR 형질이 흔히 나타난다.
- 한 가족의 어떤 분지(branch)에서도 모든 세대에 걸쳐 AR 형질이 나타나지는 않는다.
- 부모 모두가 이환된 경우, 그 자녀에게 해당 형질이 전달될 위험은 거의 100%에 가깝다.

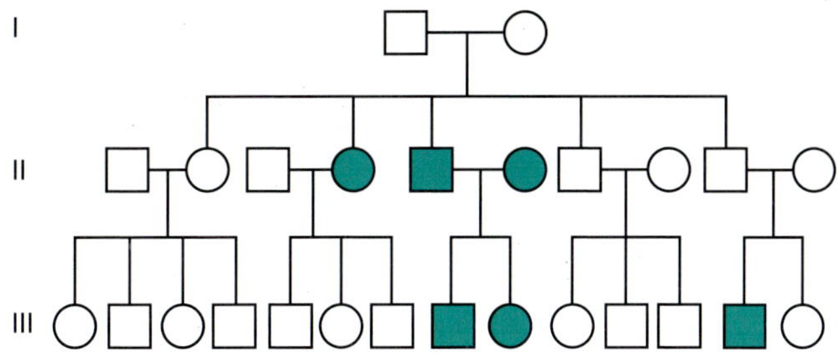

그림 4-2 단일유전형질의 전형적인 상염색체-열성 유전양상을 보이는 가계도

- AR 형질을 지닌 가족 중 약 25%에서 해당 형질이나 질병이 표현될 것이다.
- AR 형질에는 보인자 상태가 있다. 이 경우 오직 1개의 대립유전자를 지닌 사람은 해당 형질이 전혀 표현되지 않는다.
- AR 형질에 이환되지 않은 AR 보인자는 배우자가 그 형질의 보인자이거나 이환된 상태라면, 자녀에게 그 형질을 전달할 수 있다.
- AR 대립유전자는 여러 세대에 걸쳐 외형적으로 표현되지 않은 채 한 가족 내에 존재할 수 있다.

AR 형질의 한 예로 O형 혈액형이 있다. 이때 양쪽 대립유전자가 O형(동형접합)인 사람의 혈액형은 O형으로 표현된다. 그러나 1개의 대립유전자만 O형이고 나머지 1개가 A형이거나 B형이면 O형 대립유전자는 표현되지 않고 우성 대립유전자가 표현되며, 일반 혈액형 검사 시 O형 대립유전자는 확인되지 않는다. AR 형질이나 질병이 나타난 경우, 그 형질의 표현형과 유전형은 동일하다.

보인자 상태

열성 유전질환의 돌연변이 대립유전자를 하나만 지닌 사람을 보인자(carrier)라고 한다. 보인자는 돌연변이 대립유전자를 가지고 있어도 해당 질환의 특징을 보이지 않는다. 그러나 자녀에게 돌연변이 대립유전자를 전달할 수 있다. 어떤 AR 질병의 경우에는 AR 보인자가 경미한 증상을 보이기도 한다. 그 예로 겸상적혈구 형질(sickle cell trait)이 있다. 헤모글로빈의 β-사슬(β-글로빈)에 대한 2개의 겸상적혈구 대립유전자를 지닌 사람은 겸상적혈구병과 연관된 모든 건강문제가 나타난다. 그러나 헤모글로빈의 β-사슬에 대한 대립유전자 중 오직 하나만이 겸상적혈구 대립유전자이고 나머지 하나가 정상인 사람은 헤모글로빈의 50%가 정상이며 겸상적혈구와 관련된 건강문제가 거의 나타나지 않는다. 이러한 보인자는 겸상적혈구 형질을 지니고 돌연변이 대립유전자를 자녀에게 전달할 수 있다(9장에서 겸상적혈구병에 대해 자세히 기술하였다). 그림 4-3은 AR 단일유전형질에 이환된 자와 이환되지 않은 자 및 보인자가 포함된 AR 가계도를 보여주고 있다. AR 형질이 나타난 사람의 자녀는 적어도 1개 또는 2개의 AR 대립유전자를 물려받게 된다. 이러한 사람은 비록 해당 형질이 표현

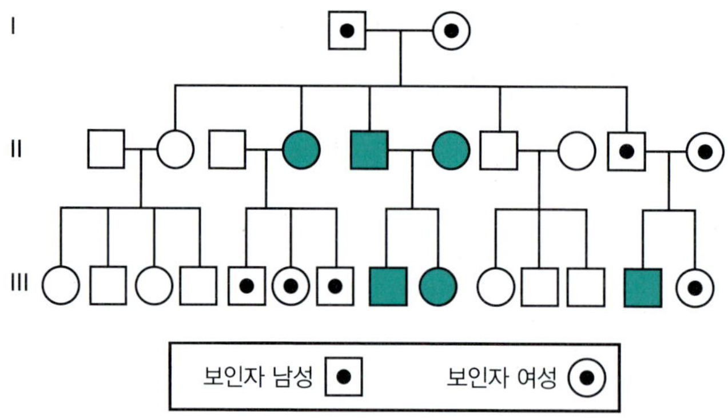

그림 4-3 단일유전형질의 상염색체-열성 유전양상을 보이는 가계도

되지 않더라도 '절대 보인자(obligate carrier)'라고 부른다.

유전자 생존

열성 대립유전자가 이형접합 상태에서는 표현되지 않음에도 불구하고 수천 년의 세월을 거쳐 여전히 생존해온 것에 대하여 사람들은 의문을 제기한다. 대립유전자의 생존에 대해 가장 설득력 있는 설명은 열성 대립유전자는 우성 대립유전자와 짝을 이루었을 때 표현되지 않는다는 점이다. 그런 점에서 표현 결핍으로 인하여 열성 대립유전자는 수많은 세대에 걸쳐 표현되지 않고 '감추어져 있었다(hide)'라고 할 수 있다. 그렇다면 이는 실제로 인간에게는 어떤 의미일까?

인간은 사고하고 주위를 평가하고 선택할 수 있다. 수많은 문화 안에서 인간은 자녀를 가질 것인지 선택하고, 일반적으로 다른 가계에서 배우자를 선택한다. A가계의 시나리오에서 각 세대마다 발달지연 환자가 2명 이상 있었다면, 이는 AD 전달을 보이는 유전적 원인을 의심할 수 있다. 사람들은 이러한 발달지연 자녀를 원하지 않으므로 A가계와 결혼하여 자녀를 낳지 않으려고 할 것이다. 그런데 B가계에게는 중증 발달지연에 대한 열성 대립유전자의 보인자가 많았다. 그러나 이형접합이므로 중증 발달지연이 표현되지 않았고 아무도 이 사실을 알 수 없었다. 거의 10세대에 걸쳐 발달지연을 보인 자녀가 하나도 나타나지 않았다. 그러므로 현재 가족구성원을 포함하여 다른 가족들은 이러한 문제가 일어날 것을 전혀 상상하지 못하였다. 그런데 B가계의 보인자와 동일한 문제를 지닌 C가계의 보인자가 결혼한 후 중증 발달지연 자녀를 출산하였다. 오직 한 자녀에게만 이 문제가 나타났다면, 가족력과 연관된 것이 아니라 우연히 발생하였다고 생각하게 될 것이다. 그러므로 이와 같은 유전적 건강문제는 유전될 가능성이 있는 것으로 인식되지 않고 그냥 무심코 넘어갈 가능성이 있다. 이와 같이 AR 돌연변이는 '숨겨진(hiding)' 혹은 표현빈도가 낮은 현상에 의하여 사라지지 않고 계속 이어져 내려간다. 하지만 이제는 유전검사를 활용할 수 있게 되었고 유전적 건강문제의 AR 전달 빈도도 바뀔 것이다.

성–연관 유전

성염색체(X와 Y)는 다른 염색체 위에는 존재하지 않는 일부 유전자를 가지고 있다. Y 염색체는 크기가 작고, 총 300개 이하의 단백질-코드용 유전자가 위치하고 있다. 이들 유전자의 대부분은 남성의 성적 발달에 중요하며, 오직 아버지로부터 아들에게만 전달된다. Y 염색체 끝에 위치하는 소수의 대립유전자만이 X 염색체 위의 동형접합 대립유전자와 쌍을 맺는다. X 염색체는 Y 염색체보다 훨씬 크고(그림 4-4), 약 1,500개의 단일 대립유전자가 위치하며, 이들 대부분은 Y 염색체나 다른 상염색체에서는 볼 수 없는 대립유전자이다. 이 중 일부는 여성의 성적 발달에 관여하지만 X 염색체에 위치한 수백 개의 대립유전자는 성과 무관한 기능의 코드를 포함하고 있다.

정상 남성은 X 염색체 1개와 Y 염색체 1개를 가지고 있다. 성숙한 정자 세포는 홑배수 염색체로서, 성염색체를 포함하여 염색체쌍이 홑배수로 이루어져 있다. 그러므로 각 정자는 성염색체 중 X 아니면 Y 염색체 모두가 아니라 이 중 하나만을 가지게 된다. 정상 여성 난자도 역시 성염색체쌍 중 한쪽만 가지며 Y가 아닌 X 하나만을 가진다. 정자와 난자가 수정되면, 비로소 수정란은 성염색체쌍을 포함하여 46개의 염색체(23쌍)를 이루게 된다. 난자와 수정한 정자에 Y 염색체가 포함되어 있으면, 어머니의 X 염색체와 아버지의 Y 염색체가 결합하여 새로운 세포는 남아가 될 것이다. 난자가 X 염색체를 포함한 정자와 수정하게 되면 어머니의 X 염색체와 아버지의 X 염색체가 결합하여 새로운 세포는 여아가 될 것이다.

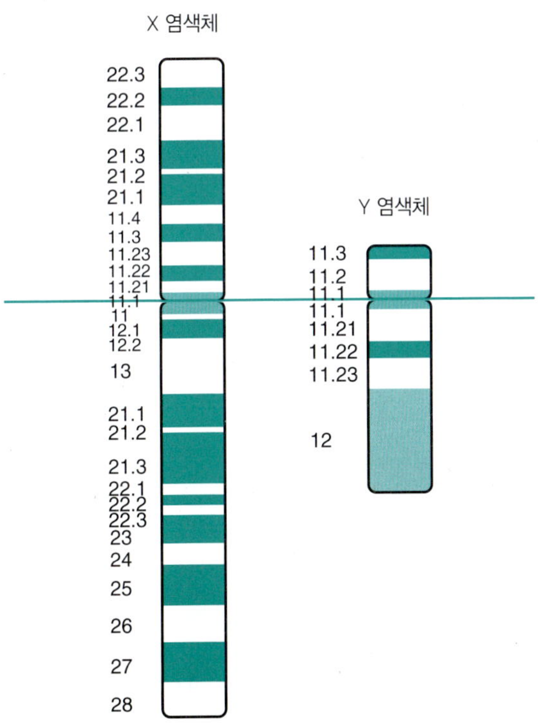

그림 4-4 X 염색체와 Y 염색체: 크기와 유전자 자리 비교

Y-연관 전달(Y-linked transmission)

Y 염색체 위의 유전자들은 Y-연관 유전자라고 부른다. 모든 남성은 아버지로부터 Y 염색체를 물려받는다(어머니는 Y가 없기 때문이다). 그러므로 Y 염색체에서만 볼 수 있는 유전자는 아버지 쪽에서 받은 것이고 오직 남성에게만 표현된다. 이와 같은 유전자의 대부분은 남성의 해부, 성적 발달에 중요하다. 여기에는 음경의 크기 및 상대적 수정 능력(다양한 유형의 테스토스테론 능력이나 수정능력을 지닌 성숙한 정자의 생산 능력)이 포함된다. 남성의 사춘기 시작 시기도 Y-연관 유전과 상관이 있어 보인다.

X-연관 전달(X-linked transmission)

남성과 여성의 X 염색체 수가 같지 않고, 여성이 남성보다 2배 더 많으므로 남성과 여성은 X-연관 염색체 대립유전자의 수도 같지 않다. 남성은 오직 1개의 X-염색체를 가지고 있으므로, X-염색체 위의 모든 유전자에 대하여 오직 1개의 대립유전자만을 가지고 있다. 그러므로 여성이 가지고 있는 X-연관 대립유전자의 절반만 지니게 된다. 이러한 대립유전자는 Y 염색체 위의 대립유전자와 일치하지 않기 때문에 남성의 X-연관 대립유전자는 우성 대립유전자라 하여도 표현될 수 없다. 이러한 상태를 '단가 유전자 접합성(hemizygosity)'이라고 한다. 결과적으로 X-연관 열성유전자는 남성에서 우성으로 표현되며, 여성에서는 열성으로 표현된다. 이와 같이 성별에 따라 다르게 표현되는 이유는 남성은 X 염색체 상의 열성 대립유전자와 균형을 맞출 2번째 X 염색체 상의 대립유전자를 가지고 있지 않기 때문이다.

X-연관 열성(X-linked recessive). X-연관 열성형질과 질병은 비교적 흔하며, 경우에 따라서는 성-연관 열성이라고도 한다. 그 이유는 실제로 Y-연관 열성 문제가 없기 때문이다. 남성의 X-연관 열성 단일유전형질 표현은 여성과 다르다. 여성에게 이러한 질환이 표현되려면 양쪽 X 염색체 모두에 대립유전자가 있어야 하지만(여성은 해당 형질에 대하여 동형접합을 이루고 있어야 한다), 남성은 1개의 X 염색체에만 대립유전자가 있어도 X-연관 열성 대립유전자가 표현된다. 표 4-4에 X-연관 열성 전달양상을 보이는 형질과 질병을 나열하였다. 그림 4-5는 보인자 상태를 포함한 X-연관 열성형질 혹은 질병의 전형적인 가계도를 보여주고 있다. X-연관 열성 유전양상의 특징은 다음과 같다.

- 해당 형질의 발생빈도는 가족 중 여성보다는 남성에게 더 높다(남성에게만 나타날 수도 있다).
- 해당 형질은 아버지로부터 아들에게 전달되지 않는다.
- 이환된 아버지로부터 모든 딸에게 전달되며(절대 보인자가 된다), 보인자 어머니로부터 아들과 딸 모두에게 전달된다.
- 여성 보인자가 임신 시 자녀에게 유전자를 전달할 위험은 50%이다.
- 보인자 어머니가 아들을 출산하지 않으면, 그 형질은 여러 세대에 걸쳐 외형적으로 표현되지 않을 수 있다.

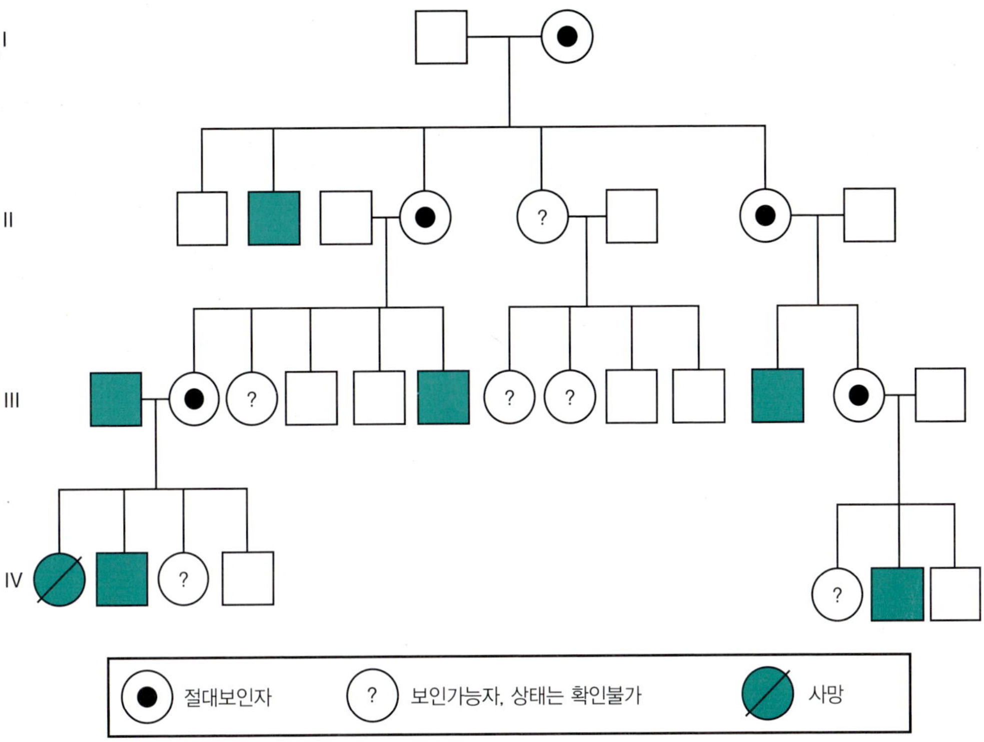

그림 4-5 X-연관 열성 단일 유전 전달양상을 보여주는 전형적인 가계도

- 이환된 아버지가 열성유전자를 보유하지 않은 아내와 결혼하여 딸을 낳지 않으면 더 이상 그 형질은 후손에게 전달되지 않는다.
- 질병에 따라 동형접합을 지닌 여성은 임신할 때까지 생존하지 못하거나 좀 더 중증 질환을 갖게 될 수도 있다.

X-연관 우성(X-linked dominant). X-연관 우성 질병은 드물다. 2가지 예를 들면 저인산혈증 구루병(남성과 여성)과 레트증후군(Rett syndrome)(여성에게만 나타남)이 있다. 여성은 이형접합일 때 질병이 표현되고, 매 임신 시 딸이든 아들이든 자녀에게 전달할 확률은 50%이다. 단가 유전자 접합성인 남성은 이형접합 여성보다 좀 더 심각하게 질병에 이환된다. 일부 질병의 경우, 남성에게 좀 더 심각하게 나타나 치명적이며, 태어나기 전에 자궁 내에서 사망하거나 출생 후 오래 살지 못한다. X-연관 우성 질병의 가장 두드러진 특징은 이환된 아버지가 모든 딸에게 이 질병을 전달하고(또한 질병이 표현됨), 아들에게는 전달하지 않는다는 점이다. 이 질병에 이환된 여성은 일반적으로 이환되지 않은 딸, 이환된 딸, 이환되지 않은 아들, 이환된 아들을 동일한 비율로 출산하게 된다. 상염색체 열성 유전과 가장 크게 다른 점은 아버지로부터 아들에게 전달되지 않는다는 점이다.

X 염색체 불활성화(X-chromosome inactivation). X 염색체에는 약 1,500개의 유전자가 있다. 여성은 이 유전자에 대한 대립유전자의 수가 동일하지 않아서 여성의 체세포는 독특한 유전적 특성을 지닌다. 체세포에 대한 X 염색체 부호와 관련된 대부분의 유전자는 남성과 여성 모두에게 중요한 기능을 담당하며, 이 중 비교적 아주 적은 유전자 부호가 여성의 성적 분화를 담당한다. XX 여성에게 체세포 기능을 담당하는 X 염색체 유전자 부호의 '용량(dose)'이 과다해지는 것을 방지하기 위하여 모든 체세포는 무작위적으로 불활성화된다. 이와 같은 무작위 불활성화란 일부 세포에서 X 염색체 중 아버지 쪽에서 온 X 염색체가 불활성화되는 것으로, Barr body로만 존재하고 이 안에 어머니로부터 온 유전자만 발현된다. 다른 세포에서는 어머니쪽 X염색체가 불활성화되어 Barr body로 존재하고 이 안에서 아버지로부터 온 유

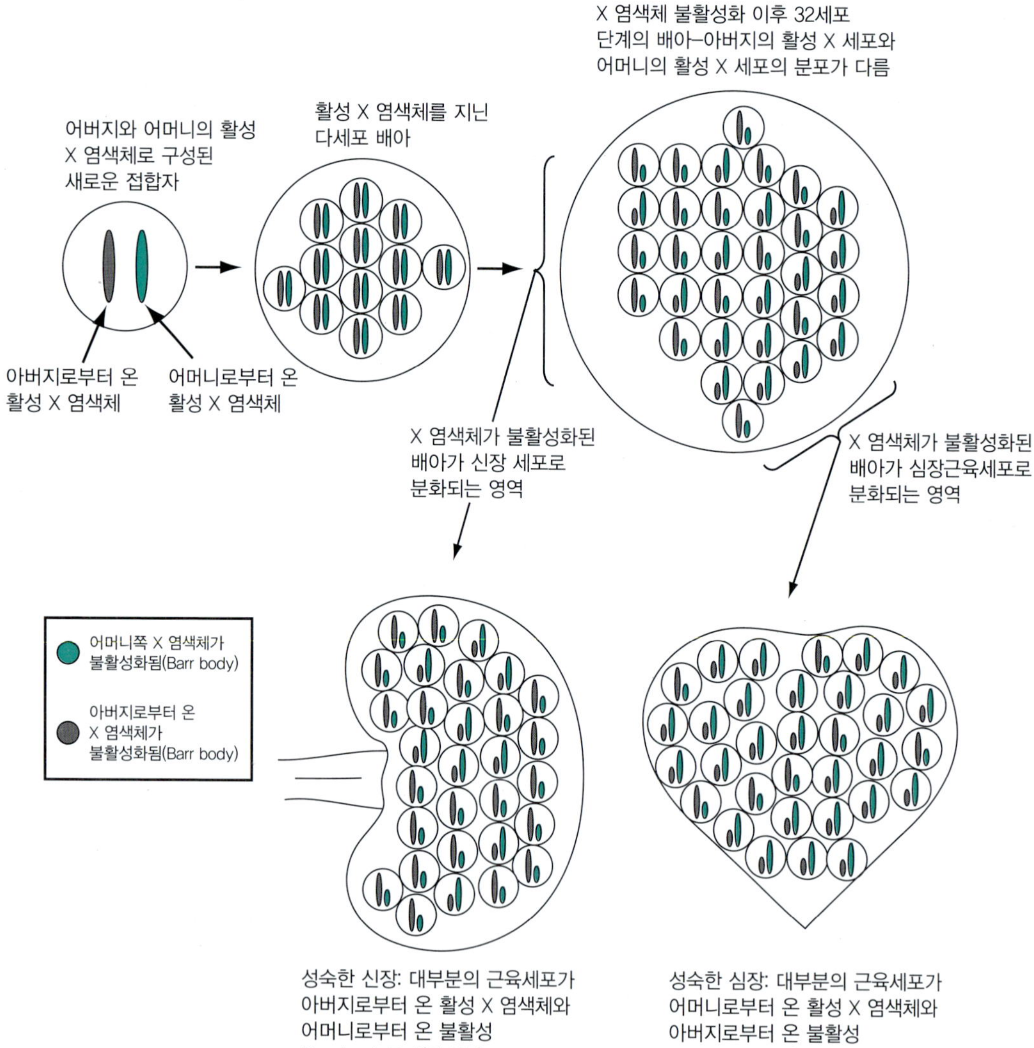

그림 4-6 배아기 무작위 X 염색체 불활성화로 인하여 분화 조직마다 X 염색체의 분포가 다르다.

전자만 발현되는 것이다(그림 4-6).

무작위 X 불활성화의 흥미로운 현상은 특정 장기에 따라 대부분의 세포가 부모 중 한 사람의 X 염색체가 좀 더 많이 표현되어 그 장기의 기능에 영향을 미칠 수 있다는 점이다. 예를 들어 근육 단백질 디스트로핀(dystrophin)의 유전자는 X 염색체에 위치한다. 이 유전자에 돌연변이가 생기면 점진적 근육허약증을 초래하는 X-연관 열성 질병인 듀센형 근디스트로피증이 나타날 수 있다. 이 질병의 보인자인 할머니가 딸에게 X 염색체를 전달하였다. 그 딸의 또 다른 X 염색체는 아버지로부터 물려받은 정상 X 염색체이므로 보인자이다. 이 딸은 돌연변이 X 염색체를 다시 아들에게 물려주었다. 이때 아들의 어머니는 X 염색체가 2개 있으므로 질병이 표현되지 않았지만, X 염색체에 위치한 디스트로핀 유전자가 아들에게 전달되어 아들은 질병이 표현되었다. 한편, 이 어머니의 심장 근육세포의 경우 아버지로부터 물려받은 X 염색체가 불활성화되었기 때문에 물려받은 돌연변이된 디스트로핀 유전자가 활성화되어 그녀의 심장 기능은 비정상적으로 낮아졌을 것이다.

불활성화가 무작위로 이루어진다면, 이 여성의 경우 어떻게 아버지로부터 물려받은 X 염색체가 심장 근육에서 불활성화되고, 어머니로부터 물려 받은 X 염색체 기능이 더 많이 표현될 수 있는 것일까? 심장에 수많은 세포가 존재한다고 생각할 때, 어머니와 아버지로부터 물려받은 X 염색체의 비율은 50:50으로 동등하게 이루어지지 않는가? 이에 대한 해답은 배아의 X 염색체 불활성화가 언제 일어났는가에 있으며, 불활성화가 '고정(fixed)'된 현상이라면 이는 비가역적인 사건이다. 그림 4-6을 보면, 수정란이 처음으로 접합자(zygote)를 형성할 때 양쪽 부모의 X 염색체가 활성화된다. 접합자가 초기 배아로 되고 세포분열을 하여 초기 세포수를 배가시킬 때는 양쪽 부모로부터 온 X 염색체가 모두 활성화되어 있다. 배아기 1주 이내, 각 조직이나 장기로 분화되기 이전에 모든 세포 안에서 아버지 쪽이든 어머니 쪽이든 어느 한쪽 X 염색체가 무작위적으로 불활성화될 것이다. 초기 배아 때 어머니 쪽과 아버지 쪽의 X 염색체 불활성화 비율은 거의 동등하게 이루어진다. 그러나 각 세포가 특정 조직이나 장기로 분화되는 것이 정해지면서 초기 장기들은 오직 몇 개의 세포로 이루어지는데, 이때는 어머니 쪽과 아버지 쪽 X 염색체 불활성화 비율이 달라진다. 그림 4-6에서 X 불활성화가 이루어진 후 초기 배아는 어머니 쪽과 아버지 쪽 X 불활성화 비율이 동등한 것을 볼 수 있다. 그러나 배아가 분열을 거듭하면서 불활성화 비율이 고르게 이루어지지 않는다. 그러므로 10개의 세포가 심장근육세포로 분화될 예정이라면, 이 중 2개(20%)는 아버지 쪽 활성화된 X 염색체를 표현하고, 8개(80%)는 어머니 쪽 활성화된 X 염색체를 표현한다. 이후 심장근육세포들은 분열을 거듭하여 심장을 형성하게 되고, 아버지 쪽과 어머니 쪽에서 각각 활성화된 X 염색체의 비율(20:80)은 계속 유지된다. 이 사람의 심장은 주로 어머니 쪽 X 염색체의 영향을 받게 될 것이다. 듀센형 근디스트로피증 보인자 여성의 경우, 심장근육세포의 80%는 기능적인 디스트로핀을 만들지 못하여 중증 심장기능장애를 겪게 된다. 만일 아버지 쪽 활성화된 X 염색체 표현율이 더 높았다면, 그녀의 심장 기능은 훨씬 좋았을 것이다.

퓨넷 바둑판 분석과 확률

멘델의 유전양상 법칙은 적어도 2개의 가능한 대립유전자를 지닌 단일유전자에 의해 조절되는 형질이나 특성에만 적용된다. 퓨넷 바둑판법(Punnett square)을 사용하면 유전형과 표현형 사이의 관계를 설명할 수 있을 뿐만 아니라 예측도 가능해진다. 이 모델은 특정 단일유전형질의 어머니 쪽 유전형과 동일 형질에 대한 아버지 쪽 유전형을 사각형 박스에 표시하여 작성할 수 있다. 그림 4-7에 혈액형을 예로 들어 제시하였다. O형 혈액의 대립유전자는 열성이고, A형과 B형의 대립유전자는 우성이다. 어머니는 표현형과 유전형이 B형(BB)이지만 아버지는 표현형과 유전형 모두 O형(OO)이다. 첫 번째 자녀 세대에 예상할 수 있는 혈액형은 모두 BO로, 표현형은 B형이다. 이와 같은 부모의 자녀에게 이러한 유전형과 표현형이 나타날 확률은 매 임신 시 4/4(100%)가 될 것이다.

그림 4-7의 2번째 퓨넷 바둑판에 나타낸 청력소실 예측법을 보면 D는 청력소실을 일으키는 우성 대립유전자이고, d는 정상 청력을 보이는 열성 대립유전자이다. 이 경우, 4번의 임신 중 2번(50%)은 Dd 유전형을 보이고, 청력소실로 표현된다. 또한 4번의 임신 중 2번(50%)은 유전형이 dd가 되고 정상 청력이 된다. 그림 4-7의 가장 아래쪽 사례는 양쪽 부모 모두 청력소실을 일으키는 우성 대립유전자와 정상 청력을 보이는 열성 대립유전자로 구성

Mother

Father	B	B
O	O B	O B
O	O B	O B

B = blood type B, a dominant allele
O = blood type B, a recessive allele

양쪽 부모가 혈액형에 대하여 동형접합을 지니므로 4명 중 4명(100%)의 유전형은 OB이며, 표현형은 B 혈액형이다.

Mother (normal hearing)

Father (deaf)	d	d
D	D d	D d
d	d d	d d

d or d = recessive allele for normal hearing
D or D = dominant allele for deafness

어머니의 대립유전자 2개 모두 정상 청력 열성유전자로서 동형접합이고, 아버지의 대립유전자 중 1개는 청력소실 우성 유전자로서 이형접합이다. 이러한 부모가 낳은 자녀의 4명 중 2명(50%)은 2개의 대립유전자가 모두 정상 청력 유전자로서 동형접합이며, 정상 청력을 보일 것이다. 그러나 4명 중 2명(50%)은 1개의 청력소실 우성 대립유전자와 1개의 정상 청력, 열성유전자를 지닌 이형접합으로 청력소실을 보일 것이다.

Mother (deaf)

Father (deaf)	D	d
D	D D	D d
d	d D	d d

부모 모두가 청력소실 우성 대립유전자 1개를 지니는 이형접합이므로, 이런 부모가 낳은 자녀 4명 중 1명(25%)은 정상 청력, 동형접합이고 4명 중 2명(50%)은 청력소실 우성 대립유전자와 정상 열성 대립유전자로 이루어진 이형접합이며(청력소실을 보이지만, 간혹 정상 청력을 보일 수도 있다). 그리고 4명 중 1명(25%)은 2개 모두 청력소실 대립유전자로서 동형접합이다(현재 자녀뿐만 아니라 이들이 낳은 아들, 딸도 청력소실을 보일 것이다).

그림 4-7 퓨넷 바둑판법의 예: 부모의 유전형을 아는 경우 자녀에게 가능한 유전형과 표현형 분석

된 이형접합이다. 결과적으로 매 임신 시 자녀의 1/4(25%)은 DD 유전형으로 청력소실이 나타나고, 2/4(50%)는 Dd 유전형을 가지며 청력소실이 표현된다. 또한, 1/4(25%)은 dd 유전형과 정상 청력으로 표현된다.

퓨넷 바둑판 분석을 통한 예측 시 발생하는 문제점은 소수를 대상으로 하는 경우에는 모델 결과의 신뢰도가 떨어진다는 점이다. 100마리의 새끼 쥐를 낳는 부모 쥐를 대상으로 단일유전형질의 발생 가능성을 예측하기 위하여 퓨넷 바둑판 분석을 사용한다면 이 모델의 예측력은 거의 정확할 것이다. 그러나 인간은 100명의 자식을 낳을 수가 없다. 동전을 100번 던져서 앞면과 뒷면이 나올 확률을 짐작하는 것과 같은 이치라고 할 수 있다. 동전을 100번 던지면 앞면과 뒷면이 나올 확률은 거의 50:50이 된다. 그러나 동전을 오직 4번만 던지게 되는 경우, 앞면과 뒷면이 50:50의 확률로 나올 가능성은 줄어든다. 그러므로 그림 4-7의 중간 사례의 부부가 오직 3번만 임신하게 된다면 매 임신 시 청력소실이 있는 자녀를 낳을 확률은 50%이지만, 실제로는 3명 모두 청력소실일 수도 있고, 3명 모두 정상 청력을 보일 수도 있으며, 2명이 청력소실, 1명이 정상일 수도 있고, 1명이 청력소실, 2명이 정상일 수도 있다.

확률(probability)은 통계를 바탕으로 얻어진 가능성이다(절대적인 것이 아니다). 그리고 많은 사람이 이를 잘못 해석하기도 한다. 예를 들어 유전적 건강문제가 있는 자녀를 1명 낳은 부부에게 유전적 건강문제를 지닌 아이를 출산할 확률이 50%라고 말할 수 있다. 이때 첫 번째 아이가 이미 유전문제를 갖고 태어났으므로 다음 아이는 문제가 없을 것이라고 오해할 수 있다. 그러나 중요한 점은 부모에게 이러한 확률은 전체 가족을 대상으로 한 확률이 아니라 매 임신 시 다시 적용되는 것임을 알려주어야 한다.

퓨넷 바둑판 분석 시의 또 다른 문제점은 단일유전형질의 표현에 영향을 미칠 수 있는 다른 요인을 고려하지 않았다는 점이다. 단일유전형질 혹은 문제의 표현을 변화시킬 수 있는 요인에는 수정 유전자, 환경 및 후성유전학적 영향 등이 있다.

염색체 유전

정상적으로 자녀는 어머니 쪽 염색체 1쌍과 아버지 쪽 염색체 1쌍을 물려 받아야 한다. 그런데 부모로부터 2쌍의 염색체보다 많거나 적게 혹은 염색체의 일부만을 물려받게 되면 문제가 발생한다. 이 경우, 해당 염색체 대립유전자의 균형이 맞지 않아 대개 해부학적 발달에 이상이 생긴다. 5장에서 염색체 유전(chromosomal inheritance)에 대하여 자세히 논의할 예정이다.

복합(다중요인) 질환

개요

복합형질(complex trait)과 질병은 여러 개의 유전자(다유전자)가 함께 작용하거나 혹은 유전자와 환경이 혼합하여 나타난 결과이므로 다중요인형질과 질병(multifactorial traits and disease)이라고 한다. 유전 혹은 유전체 문제로 입원을 요하는 대부분의 사람은 당뇨병, 죽상경화증, 비만 및 암과 같이 복합질환을 가지고 있다.

복합형질은 우성도 열성도 아니다. 각 유전변이가 추가되거나 해당 형질의 실제 표현(표현형)이 제외되기도 한다. 경우에 따라서 특정 유전변이가 크게 혹은 작게 작용하기도 한다. 예를 들어 다발경화증 발생에는 거의 20개의 서로 다른 유전체 영역이 연관이 있으며, 제2형 당뇨병의 진행에는 또 다른 24개의 유전체 영역이 연관되어 있다.

수많은 복합형질은 양적 개념으로 고려된다. 예를 들어 키는 자를 가지고 숫자로 측정할 수 있다. 키를 늘리는 대립유전자를 많이 유전 받은 사람일수록 키가 더 크다. 그리고 키에 관련된 많은 대립유전자는 X 염색체에 위치한다. 부모가 모두 키가 크다면, 부모의 키가 작은 경우에 비하여 키를 크게 하는 대립유전자를 부모로부터 더 많이 물려 받게 될 것이다. 그러나 성숙 성세포 형성과정 중 일어나는 무작위 유전자 분류 과정에 의하여 키에 작용하는 대립유전자가 더해지기도 하고 감소되기도 한다. 부모의 키가 커도 모든 자녀가 키가 크지는 않다. 하지만 키가 작은 부모의 자녀보다는 키가 클 가능성이 더 많다. 성장과정을 통하여 복합형질이 표현되기 위해서는 환경도 중요하다. 키를 크게 하는 유전자를 많이 가진 사람이 성장과정 동안 극심한 영양실조를 겪는다면, 풍부한 영양소와 칼로리를 섭취해온 동일한 유전체 구성을 가진 사람보다 키가 더 작아지게 될 것이다.

Francis Galton은 멘델과 비슷한 시대의 영국 귀족이자 Charles Darwin의 사촌이다. Galton은 다중요인유전을 연구하였고, '평범으로의 회귀(regression to mediocrity)'라는 현상을 발견하였다. 오늘날 '평균으로의 수렴(regression to the mean)'과 같은 개념이다. 어떤 극한 상태나 형질은 세대를 거듭하여 시간이 지나면서 점점 평범해지는 경향이 있다. 예를 들어 키가 아주 컸던 아버지는 자신보다 키가 작은 아들을 낳게 된다(좀 더 평균 키에 가까워지게 된다). 또한 키가 작은 아버지는 자신보다 키가 큰 아들을 낳게 된다(다시 평균 키에 가까워지게 된다). Galton은 이러한 개념을 지능을 포함하여 모든 양적(연속적인) 유전형질에 적용하였다. 그는 1883년에 매우 논쟁거리가 되었던 우생학 운동의 창시자였다(17장 참조).

수정 유전자

표현형에 기여하는 유전자이지만 표현되는 데 주요 원인으로 작용하지 않는 유전자를 수정 유전자(modifier gene)라고 한다. 단일유전자 질병에서도 우세한 돌연변이 외에 다른 유전적 영향 요인이 존재할 수 있다. 예를 들어 같은 가족 내에 동일한 돌연변이(낭성섬유증)를 지닌 자녀가 두 명 있다면, 한 자녀가 다른 자녀보다 더 심한 증상이 나타날 수 있다. 이 두 명의 자녀가 동일한 관리를 받았다고 가정하였을 때, 어느 정도 수정 유전자의 차이가 있을 것이다. 한 자녀에게는 증상을 방어하는 유전자 변이가 있었을 것이고, 또 다른 자녀에게는 증상을 악화시키는 유전자 변이가 있었을 것이다. 수정 유전자가 전적으로 관련된 것은 아니지만 고셰병, 혈색소증, β-지중해 빈혈 및 낭성신장병 등에서 이런 수정 유전자의 작용이 입증되었다.

부채 모형과 문턱값

고혈압과 같은 복합형질은 사람마다 대립유전자의 수가 다르다. 위험 대립유전자(risk alleles)는 표현형이 발현될 가능성을 높여주는 유전적 변이를 말한다. 전체 인구집단의 위험성을 그래프로 그려본다면, 유전적 요인과 비유전적 요인을 벨 모양의 정규분포로 제시할 수 있을 것이다. 인구 수는 y축에, 부채 위험(liability risk)은 x축에 제시하였다(그림 4-8). 종 모양 곡선의 최고점은 전체 인구의 평균 위험률을 나타내거나 해당 인구집단의 부채율(위험률)을 의미한다. 고혈압 위험률의 경우 어떤 사람은 고혈압 위험을 증가시키는 대립유전자 수가 매우 적으므로 곡선에서 위험률이 매우 낮은 쪽 끝에 위치할 것이다. 그러나 대부분의 사람은 곡선의 중간쯤에 위치하게 될 것이다. 점선은 대부분의 인구집단이 전달하는 대립유전자의 평균 수를 나타낸다.

모든 형질마다 문턱값(역치, threshold)이라고 불리는 이론적인 지점이 존재한다. 그림 4-8에서 문턱값의 오른쪽에 위치하게 되면 '환자군(affected)'에 속하게 된다. 복합형질이나 건강문제가 표현되는 문턱값은 비록 같은 가족이라도 개인마다 다르다.

복합형질에 대한 부채 모형의 문턱값은 일반군에서의 위험률이 어느 정도인지를 알려주고 어느 정도로 위험률이 증가하면 해당 질병이나 형질이 나타날 수 있는지를 알려준다. 그러므로 부채 모형(liability model)은 혈연 내의 위험 대립유전자 수를 근거로 개인이 복합질환에 걸릴 위험 정도를 추정해준다. 가족 중 발생빈도가 높은 질병이 있다면 그 사람에게

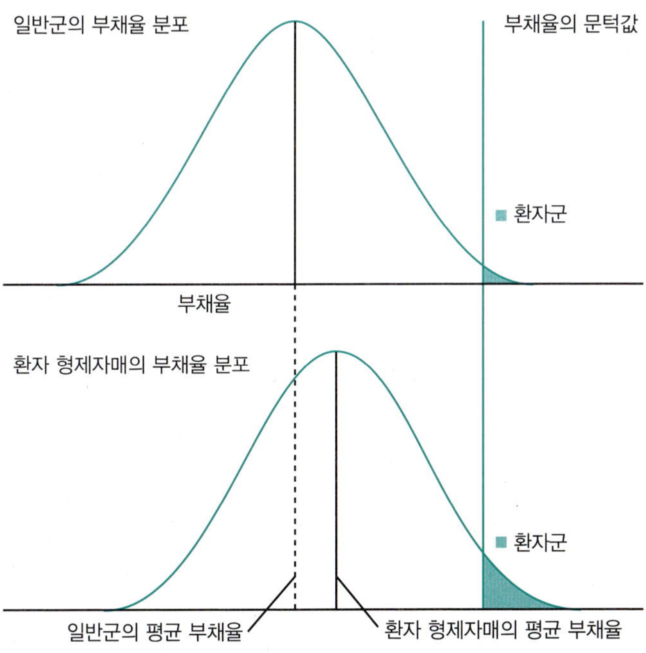

그림 4-8 ■ 부채율 분포와 건강문제가 표현되기 위한 문턱값 개념

는 일반군 가족의 평균보다 대립유전자가 존재할 위험률이 더 높다. 예를 들어 가족 중 키가 큰 사람이 많은 사람은 키가 커질 유전변이 수가 많을 가능성이 높다. 고혈압 환자가 많은 가족의 구성원은 일반군보다 고혈압 위험 대립유전자를 지닐 가능성이 더 높다. 그러므로 부채 모형을 이용하여 고혈압 형제를 둔 사람의 위험 정도를 그래프 위치로 확인할 수 있다. 고혈압 형제가 속한 인구집단 안에서의 문턱값은 같을 수 있지만, 평균이 오른쪽으로 이동하였기 때문에 인구집단 중 고혈압을 표현할 위험 대립유전자가 더 많은 사람에게 존재하는 것이다.

일반군에서보다 혈연 사이에서의 위험률을 산출하기 위하여 부채 모형을 사용하는 주요 이유는 특정 질병에 대한 유전적 감수성이 특정 질병 표현에 대한 유전적 저항이나 방어의 정도와 비교하였을 때 어느 정도인지 파악하는 데 있다. 현재 저항에 대한 것보다는 유전적 감수성에 대한 것이 훨씬 더 많이 알려져 있다. 이 문제는 이 장의 후반에서 논의할 예정이다.

쌍둥이 일치

쌍둥이 일치(twin concordance)는 유전성이 어느 정도로 질병에 기여하였는지를 확인하는 데 도움을 줄 수 있다. 일란성 쌍둥이는 거의 동일한 유전체를 공유한다. 쌍둥이 중 한 명이 완벽하게 유전적 변이에 의한 질병을 가지고 있다면, 다른 쌍둥이가 이 질병에 이환될 가능성은 100%이다. 환경이 작용하게 된다면, 두 번째 쌍둥이에게 동일한 질병이 발생할 가능성은 약간 감소할 것이다. 일란성 쌍둥이가 떨어져서 자랐다면, 쌍둥이는 출생 후 동일한 환경을 공유하지 않았기 때문에 환경 또한 중요하게 작용하여 두 번째 쌍둥이에게 동일한 유전적 질병이 발생할 가능성은 감소할 것이다. 이란성 쌍둥이는 50%의 유전체만을 공유한다. 하지만 대부분 동일한 환경에서 함께 성장하기 때문에 쌍둥이가 공동으로 지닌 형질이 나타날 비율은 일란성 쌍둥이와 동일하다. 이는 환경적 요인이 강하게 작용하였고, 어느 정도는 유전적인 요인이 기여하였음을 의미한다. 제2형 당뇨병(DMT2)의 경우를 그 예로 들 수 있다. 연구 결과 이란성 쌍둥이보다 일란성 쌍둥이의 일치율이 더 높은 것으로 밝혀졌으므로 DMT2에서는 환경적 요인보다 유전적 요인이 더 크게 작용한다고 볼 수 있다. 10장에서 이에 대하여 좀 더 깊이 다룰 예정이다.

유전성 추정률(유전적 요인에 의해 변이가 초래될 비율, heritability estimates)은 질병 위험을 추정할 때 유전적 요인이 매우 중요함을 잘 보여준다. 유전형질 혹은 문제 환경 안에서의 변이 등 여러 가지 배경요인에 따라서 이 추정치는 연구 보고마다 다를 수 있다. 그러나 이와 같은 유전성 추정치를 살펴봄으로써 유전적 요인의 중요성을 이해할 수 있게 될 것이다(표 4-5).

재발 위험

이미 유전적 장애를 지닌 자녀를 둔 가족은 앞으로 태어날 자녀에게 동일한 장애가 발생할 것을 염려하게 되는데, 이를 재발 위험(recurrence risk)이라고 한다. 가족에게 이러한 정

표 4-5 흔한 건강문제의 유전성 추정률

장애	유전성 추정률
조현병	85%
천식	80%
입술갈림증/입천장갈림증	76%
날문협착(pyloric stenosis)	75%
관상동맥질환	65%
고혈압	62%
선천성 엉덩뼈형성 이상	60%
무뇌/척추갈림증	60%
소화성 궤양	37%
선천성 심장질환	35%

보를 제공하는 것은 유전상담사의 중요한 일 중 하나이다. 유전상담사는 정확한 유전성 추정을 위한 통계와 걱정하는 가족의 상담에 필요한 기술을 전문적으로 훈련받는다. 문제의 장애가 우성 혹은 열성 유전양상을 따른다면, 다른 자녀가 해당 질병에 이환될 가능성을 수치로 제시하는 것이 다소 용이할 수 있다. 만약 부모가 모두 열성형질의 보인자라면, 매 임신 시 이환된 자녀를 출산할 위험은 25%이다. 그러나 복합 장애인 경우에는 문제가 매우 복잡해진다.

특정 가족의 재발 위험을 산출할 때 몇 가지 요인을 고려하면 도움이 될 수 있다. 예를 들어 한 명 이상의 가족구성원이 이환되었다면, 위험률이 높아질 것이다. 이미 부모가 심실사이막결손 자녀를 한 명 낳았다면, 두 번째 자녀가 심실사이막결손을 지닐 위험률은 3%이다. 그러나 이미 두 명의 자녀가 이환되었다면 다음 자녀가 이환될 위험은 10%로 증가한다. 두 명의 이환된 자녀를 낳았기 때문에 이 가족은 매우 많은 위험 대립유전자를 전달하고 있다고 볼 수 있으므로 위험률이 증가한다. 자녀의 장애가 중증이라면 이 가족은 부채율 곡선의 높은 쪽 끝에 위치하게 되고, 환아의 형제가 이환될 가능성이 더욱 증가할 것이다. 장애가 주로 한쪽 성에서만 나타나고, 장애를 지닌 아동의 성별이 장애가 적게 나타나는 성에 해당한다면, 다른 형제에게 장애가 나타날 위험은 높아진다. 즉, 날문협착증은 남성에서 5배 더 흔하게 나타난다. 그러므로 날문협착증을 지닌 아동이 여성이라면, 이 가족의 다른 자녀에게 날문협착증이 나타날 부채율이 높아질 것이다. 물론, 먼 친척이 이환될수록 동일 장애를 지닌 자녀가 출생할 위험은 낮아진다.

후성 유전체학: 유전자 표현과 미세환경

개요

후성 유전체학은 대부분의 건강관리자에게 생소한 용어일 수 있다. 이는 유전정보가 어떻게 전달되는지와 이에 영향을 미치는 요인을 이해하는 데 흥미를 더해 준다. 좀 더 부분적으로 나누어 이해하게 되면 이 용어가 합당하다고 느끼게 될 것이다. 유전체는 하나의 세포 내에 존재하는 전체 DNA 세트이며, 유전체에 포함된 정보는 신체에 필요한 모든 단백질을 만드는 데 없어서는 안 된다. 유전자 표현(단백질 생산)은 신체와 특수 조직의 생리적 요구에 따라 달라진다. 유전자는 특정 세포의 요구에 따라 스위치를 켜고 끈다. 심장바깥막(epicardium)이 심장을 둘러싸는 외벽을 의미하듯이 후성 유전체 혹은 에피유전체(epigenome)라는 단어는 유전체 '위(above or on)'라는 그리스어에서 유래되었다. 후성 유전체는 화학물을 사용하여 유전체의 구조나 침묵 영역(silence part)에 변화를 주어 유전자 표현과 이후 단백질 생산에 변화를 일으킨다. 놀라운 일은 이러한 변형이 세대에서 세대로 전달된다는 점이다. 세포가 분열하면서 이와 같은 화학적 변형은 부모의 DNA에 머물게 된다. 이와 같은 변형은 부모의 식이와 환경 독소에 대한 노출 등과 같이 환경과의 상호작용에 의하여 변경될 수 있다. 과학적으로 가장 많이 이해되고 있는 유전체 수정에는 DNA 메틸화, 히스톤 수정 및 마이크로 RNA와 유전체의 상호작용이 있다.

메틸화

메틸화(methylation)는 DNA 서열에 메틸 그룹이라 불리는 화학물을 추가하는 것이다. 메틸화의 여부에 따라 유전자 표현 여부가 결정될 수 있다. 예를 들어 일부 유전자는 아버지로부터 전달되었을 때에만 표현되고 일부는 어머니로부터 전달된 경우에만 표현된다. 메틸화 과정은 한쪽 부모로부터 온 유전자를 침묵시킨다. 활성화된 유전자에 결함이 있거나 필요한 유전자가 존재하지 않는다면, 질병이 발생할 것이다.

히스톤 수정

DNA 이중나선은 히스톤 단백을 중심으로 감겨서 구조를 갖추고 안정화되어 염색체를 형성한다. 히스톤(염색질) 수정(histone modification)은 DNA 이중나선이 감기는 주변 단백질에 영향을 준다(그림 1-10 참조). 히스톤 '꼬리(tag)'에 화학물이 부착되면, DNA 이중나선의 감기는 강도가 달라지게 된다. 히스톤 주변에서 DNA가 너무 단단히 감기게 되면 DNA 서열을 필사할 수 없으므로, 해당 단백질을 만들 수 없게 되고, 결국 해당 유전자가 기능하지 못하게 될 것이다. 한편, DNA가 느슨하게 감기면, 숨어있던 유전자가 갑자기 세포의 단백질 생산기능을 작동시켜서(turned-on) 유전자가 기능을 하게 된다. 이러한 방식으로 히스톤 수정과 DNA 메틸화가 되면서 유전자 표현 여부에 영향을 미친다.

마이크로 RNA

2장에서 논의된 것처럼, 마이크로 RNAs(miRNA)는 작은 한 줄로 된 RNA 조각으로, 메신저 RNA와 결합하여 이를 이중나선으로 변경시킴으로써 번역과정을 차단하여 단백질 생산을 방해할 수 있다. 마이크로 RNA는 유전자 표현을 차단시킬 수도 있다. 한 줄로 된 작은 RNA 조각은 염기 20~30개로 이루어져 있고, 단백질 코드는 포함하지 않으며, 간혹 후성 유전체 변화를 일으키기도 한다. 마이크로 RNA가 암을 진행시킬 수도 있다고 보고 이에 대해 현재 연구 중이다.

후성 유전체 변화는 임신 중 폭넓은 환경요인에 의하여 일어날 수 있다. 예를 들어 산모의 식이, 방사선 노출, 외부 화학물, 심지어 행동까지 이에 포함될 수 있다. 인간실험과 동물 실험을 통하여 '태아 요인에 의한 성인기 발병 질환(fetal basis of adult-onset disease)'의 개념이 지지되고 있다(Jirtle and Skinner, 2007). 유전형이 동일한 사람도(일란성 쌍둥이) 종종 표현형이 다르게 나타난다. 쌍둥이 중 한 사람은 DMT2 질환을 가지지만, 다른 쌍둥이에게는 이 질병이 나타나지 않을 수 있다. 쌍둥이 중 한 명은 암에 걸렸는데 다른 한 명은 암에 걸리지 않고 건강할 수도 있다. 후성 유전체 변화는 과학자들이 말하는 발달적 형성력(developmental plasticity)을 변경시키거나, 동일한 유전형을 지녔음에도 불구하고 표현형을 다르게 하는 환경적 요인을 변경시킴으로써 왜 이런 일이 일어나는지를 이해하는 데 중요한 단서를 알 수 있게 해준다. 나이가 많은 쌍둥이는 식이, 생활지역 및 약물 복용 등 여러 가지 면에서 서로 다른 환경에 노출되었을 것이다. 전신홍반루푸스와 같은 자가면역 질환의 발병시기를 설명하는 데도 후성 유전학을 적용하고 있다(Renaudineau, 2010).

후성 유전체 변화는 유방암이나 다른 암의 성장에도 중요한 역할을 담당하는 것으로 확인되었다. DNA 메틸화는 종양 억제 유전자 혹은 종양 유전자가 활성화된 것을 억제시킬 수도 있다. 후성 유전체학은 앞으로 조기 유방암 진단 및 치료에도 중요하게 적용될 전망이다(Dworkin et al., 2009).

인간 후성 유전체 프로젝트(Human Epigenome Project, HEP)처럼 개인과 대중의 다국가 협동 연구를 실시하여 인간 유전체의 DNA 메틸화 양상을 확인, 기록 및 해석하기 위하여 노력하고 있다. 메틸화는 식이와 같은 환경의 영향을 통하여 변경될 수 있으므로, 이는 그동안 설명되지 않았던 DAN 서열과 환경 사이의 관계를 설명해주는 데 기여할 것으로 기대된다. 오랫동안 환경이 유전자의 표현에 영향을 미친다고 생각하였지만 어떤 방식으로 이러한 일이 일어나는지는 파악할 수 없었다. 메틸화를 밝힘으로써 건강에 대한 환경의 역할을 이해하는 데 한 걸음 더 나갈 수 있게 되었다(Jirtle and Skinner, 2007).

중남미산 들쥐(아구티 쥐)를 이용한 연구를 통하여 후성 유전체학과 DNA 표현에 미치는 환경의 영향을 이해할 수 있게 되었다. 아구티 우성 대립유전자를 2개 가진 쥐는 노랗고 뚱뚱해진다. 그러나 아구티 유전자(*Avy*)를 다양하게 메틸화시킬 수 있다(혹은 작동하지 못하게 한다; turned off). 메틸화된 쥐의 색깔은 *Avy*의 활동 정도에 따라 다양하게 표현되는데, 세포마다 *Avy* 활동이 달라짐에 따라 털이 얼룩덜룩한 쥐가 나타났다.

어미 쥐의 자궁 안에서 태아가 자라는 동안 후성 유전체 변이가 발생하여 유전학적으로 동일함에도 불구하고 다양한 털 색깔을 지닌 쥐들이 탄생하였다. 더욱이 아구티 유전자는 쥐를 허기지게 만들어서 결국에는 비만하게 만들었다. 노란색의 비만한 쥐는 아구티 유전자가 작동(truned on)한 경우였다. 이러한 쥐는 암과 제2형 당뇨병의 위험도 높았다. *Avy* 유전자를 메틸화시키면 이 유전자가 작동하지 않아서 쥐는 식욕이 정상이고 갈색 털이 되었다. 이 연구자들은 식이가 메틸화에 영향을 미치기 때문에 앞으로 메틸화 조작이 가능함을 입증하였다.

아구티 쥐 연구는 유전될 수 있지만 DNA 염기 서열에는 코드화되지 않은 표현형의 변이를 보여주었다. 1998년 Craig Cooney와 연구 팀은 임신한 갈색 아구티 쥐에게 메틸화를 강화시키는 다양한 영양소를 먹였다. 영양소에는 엽산, 아연 및 아미노산 메티오닌이 포함되어 있었다. 보충식을 많이 먹인 임신 쥐는 좀 더 진한 갈색에 마르고 건강한 쥐를 낳았다. 이 연구 결과는 임신 중 식이가 *Avy* 유전자 발현을 변경시킬 수 있고 이로 인하여 새끼 쥐의 표현형이 달라질 수 있음을 보여주었다.

2006년 Cropley와 그의 동료들은 임신한 아구티 쥐에게 Cooney가 사용한 것과 유사한 메틸이 풍부한 식이를 제공하였다. 메틸이 풍부한 식이를 많이 먹은 쥐는 털색깔이 더 진한 갈색인 쥐를 낳았다. 이러한 효과는 Cropley의 식이를 먹지 않은 다음 세대의 쥐에게도 나타났다. 이렇게 메틸화를 변경시킨 효과가 한 세대에서 다음 세대까지 유전된다는 것이 명료해졌다. 이 연구자들과 다른 과학자들은 후성 유전체 변화가 유사분열 중에도 유지되고 감수분열 중 생식세포를 통해 다음 세대로 전달된다는 사실을 보여주었다.

건강문제에 쉽게 걸리거나 저항하는 데 영향을 주는 유전체 변이

개요

이제는 임상과 관련지어 특정 유전자의 유전이 어떻게 변경되고 대립유전자 변이가 일부 건강문제 발생 위험을 어떻게 증진시키는지에 대하여 논의하고자 한다. 위험률이 100%에 이르는 경우는 드물지만 이 정도는 되어야 문제 확인이 가능한 경우가 있다. 이러한 변이의 일부는 단일유전-연관 장애 발생률이 높은 가족을 조사하다 밝혀지거나 앞장 유전체 연관 분석(GWAS)을 수행하다 여러 개의 변이가 그룹으로 작용하여 해당 질병의 위험을 높인다는 것을 확인하게 되면서 밝혀졌다. 위험률을 증가시키는 유전체 변이 외에도 과학자들은 질병 발생을 감소시키는 유전체 변이도 존재하다고 믿고 있다. 일부 질환이 일부 가족에게 나타나는 것처럼 어떤 가족은 오래 사는 경향이 있는 점은 이러한 가능성을 어느 정도 뒷받침한다.

과학자들은 여러 해에 걸쳐 주로 건강문제나 출생 결함 위험이 증가된 개인과 가족을 확인하는 데 관심을 기울여 왔다. 왜냐하면 질병은 건강관리를 위한 많은 노력이 필요하고, 생산성(삶의 질과 수명을 언급하는 것이 아님)을 감소시키기 때문이다. 암과 같은 특정 장애를 초래하는 유전자를 찾는 일은 건초 더미에서 바늘을 찾는 것과 같다. 이때 바늘이 들어간 건초를 알고 있다면 도움이 될 것이다. 그래서 특정 질병의 발생률이 인구집단의 평균치보다 높은 가족군을 대상으로 연구를 시작하는 것은 특정 질병의 위험이 높은 수많은 유전체 변이를 확인하는 데 좋은 출발점이 되었다.

일부 가족은 특정 질병이나 건강문제가 호발하는 지역에서 살고 있음에도 불구하고 흔한 질병이나 건강문제에 이환되지 않는다. 이는 질병 발생을 방어해주는 어떤 유전체의 변이가 유전되고 있을 가능성이 높다는 것이다. 어떤 사람이 12세 이후 흡연을 시작하여 100세까지 하루에 4갑씩 흡연을 지속하고 있음에도 불구하고 폐암이나 만성 폐쇄성 폐질환의 증거가 전혀 없다고 상상해보자. 과연 그런 사람이 있을까? 믿기 힘들겠지만 실제로 그런 사람이 존재한다. 아주 소수에 불과하지만 이들을 잘 사는 사람의 역할 모델로 이용할 필요는 없다. 그들이 장수하는 것은 개인적 선택과 환경적 영향의 결과이지 그들 자신으로부터 비롯된 것은 아니다.

감수성

단일유전자의 대립유전자 서열에 변이가 있으면 그 사람에게 해당 질병이 발생할 위험이 증가한다. 그 결과 해당 질병에 대한 감수성(susceptibility)은 일반군보다 높다. 예를 들어 *BRCA2* 유전자 내에 돌연변이된 대립유전자 1개를 가지고 있으면 평생에 걸쳐 유방암에 걸릴 위험률은 일반인의 위험률인 12%보다 높아서 25~50%로 증가한다. 또한 평생 난소암에 걸릴 위험이 일반인은 1% 이하이지만 이 여성은 40~80%로 증가한다. 이와 같은 돌연변이는 위험률을 크게 증가시키는 감수성 유전자(susceptibility gene)라고 부른다. 그러므로 유전적 감수성(genetic susceptibility)은 질병 표현 위험을 증가시키는 유전적 변이를 1개 이상 지니고 있는 상태이다. 감수성 유전자로 작용하는 특정 돌연변이를 가지고 있다는 것은 해당 질병에 걸릴 위험이 높다는 것뿐이지 반드시 질병에 걸린다는 것은 아니다. 단, 헌팅턴병 대립유전자의 돌연변이는 예외이다. 이 돌연변이를 지닌 사람은 다른 원인에 의하여 일찍 사망하는 경우를 제외하고는 헌팅턴병에 걸릴 위험이 거의 100%이기 때문이다. 1개 이상의 감수성 유전자가 유전되어 건강문제가 진행될 위험이 매우 높다고 하여도, 실제로 질병이 발생할지 여부는 위험률을 변경시키거나 질병 발생을 어느 정도 방어해주는 다른 유전적 변이가 존재하는지에 따라 달라진다.

많은 감수성 유전자는 겸상적혈구병, 대장암, 가족성 고콜레스테롤혈증, 유전성 혈색소침착증, 긴QT증후군과 같은 질병 위험을 증가시키는 것으로 확인되었다(각 질병의 유전양상, 병태생리 및 유전학에 대한 자세한 논의는 다른 장에서 임상적 설명과 함께 제시할 예정이다). 지금까지 확인된 감수성 유전자는 대부분 단일 유전성 질병에 대한 것이며, 상염색체 우성, 상염색체 열성 혹은 성-연관 열성 유전 양식을 따른다. 질병에 대한 감수성을 높이기 위하여 상호작용하는 여러 유전자가 영향을 미치듯이 더 많은 변이가 존재할 가능성이 있다. GWAS를 통하여 효소활동, 염증과 면역반응 및 대사 등을 조절하는 유전자 안에서 일부 감수성에 대한 변이가 밝혀지고 있다.

저항성

과학자들은 특정 질병의 진행을 막을 수 있는 유전자가 유전적 저항성(genetic resistance)을 지녔다고 보았다. 이런 유전자를 저항성 유전자(resistance gene) 혹은 수정 유전자(modifier gene)라고 명명하였다. 질병에 저항하는 유전자가 현재 몇 개 정도밖에 확인되지 않았기 때문에 아직은 이론적인 수준이고, 몇몇 유전전문가는 이러한 유전자의 존재에 대하여 회의적이다.

몇십 년 동안 건강관리전문가와 과학자들은 일부 가족이 특징적으로 무병장수하고 있음을 주목하고, 건강한 노화 예측인자로 간주되는 특성이 무엇인지 관찰하였다. 장수하는 사람을 대상으로 한 환경 연구를 보면, 동물성 지방을 적게 섭취하는 것 외에는 두드러지게 무병장수하는 데 기여하는 특징적인 생활습관을 발견하지 못하였다(100세인 사람이 평생 흡연하였다는 점을 기억하라). 운 좋게 무병장수한 점도 있지만 고혈압, 당뇨병 및 심장질환과 같이 무병장수에 걸림돌이 되는 일반적인 건강문제에 저항하거나 이를 방어하는 유전적 차이를 아직 발견하지 못하였다. 물론, 건강하게 노화하기 위하여는 무병장수할 수 있는 유전적 소인을 갖출 뿐만 아니라 위험행동(예: 좌식 생활습관, 식이문제, 화학물이나 방사선 노출, 외상 위험이 높은 활동 참여 등)을 피하는 생활습관도 병행되어야 할 것이다.

제2형 당뇨병과 같이 유전적 요인이 강력하게 작용하는 일부 복합질환은 표현을 촉진시키는 감수성 유전자와 표현되지 못하게 하는 억제성 유전자, 그리고 개인적 환경 선택(습관) 사이의 균형이 이루어지지 못한 경우이다. 예를 들어 임신성 당뇨병 진단을 받은 32세 여성의 경우, 임신성 당뇨병은 출산 후 일주일 내에 해결되지만 후에 제2형 당뇨병으로 진행할 위험성(90%)이 증가한다. 유전학적 검사를 수행하지 않고 그녀의 가족력을 조사하였더니

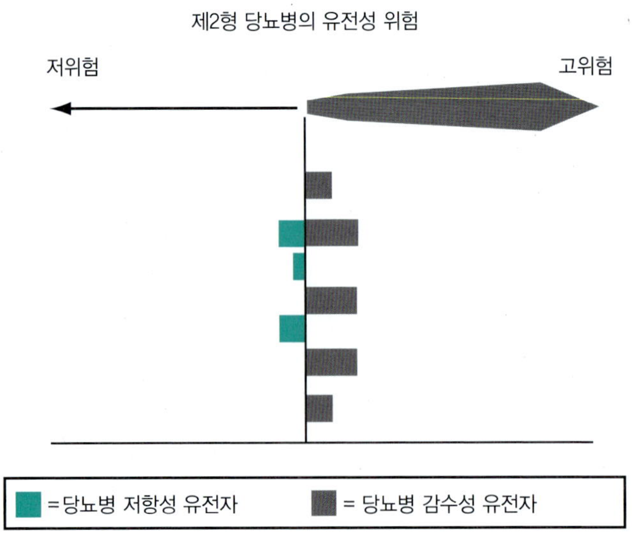

그림 4-9 제2형 당뇨병에 대한 감수성과 저항성

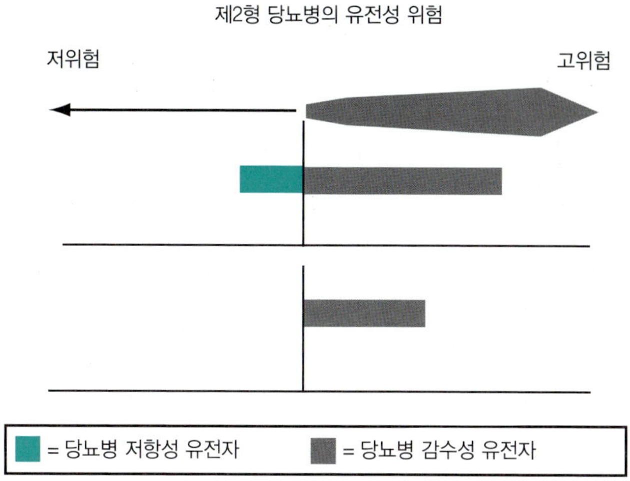

그림 4-10 제2형 당뇨에 대한 감수성 유전자와 저항성 유전자의 상호작용. 가장 꼭대기에는 한 개인이 가지고 있는 제2형 당뇨병에 대한 감수성 유전자와 저항성 유전자의 비율을 보여주고 있다. 가장 아래쪽에는 제2형 당뇨병에 대한 감수성 유전자와 저항성 유전자를 합친 결과로, 감수성이 압도적으로 더 높았음을 도식화한 것이다.

그녀의 어머니와 언니가 모두 40세 때 제2형 당뇨병을 진단받았다. 이는 현재 임신성 당뇨병 진단을 받은 임신 여성에게 무엇을 의미하는가?

그녀에게 임신성 당뇨병이 있다는 사실은 제2형 당뇨병 소인을 유전받았음을 의미하며, 그녀는 당뇨병 위험을 수정해 주는 저항성 유전자나 요인을 아주 조금 가지고 있을 수 있다(그림 4-9). 저항성 유전자와 감수성 유전자가 합쳐졌을 때 감수성 유전자가 더 많았다면(그림 4-10), 제2형 당뇨병의 발생은 피할 수 없는 것인가? 실제로는 그렇지 않다. 왜냐하면 유전자와 환경 사이의 상호작용이 항상 이루어지고 있기 때문이다.

그림 4-11에서 어떤 질병이 진행할 위험이 있는지를 살펴볼 때, 어떤 사람은 저항성 유전자에 비하여 감수성 유전자가 더 많을 수 있으며, 다른 사람은 감수성 유전자에 비하여 저항성 유전자가 더 많을 수 있고, 또 어떤 사람은 2가지 유전자가 거의 비슷할 수도 있다(서로 상쇄됨). 만일 사람들이 특정 질병에 대해 자신이 가지고 있는 감수성 유전자와 저항성 유전자를 알 수 있다면, 환경을 조작하여 저항능력은 보강하고 감수성은 줄일 수 있을 것이다. 그렇다면 지금 이러한 원리를 어떻게 임신성 당뇨병이 있는 임산부에게 적용할 수 있을까?

제2형 당뇨병의 유전적 소인을 지닌 사람에게 이 질환이 진행되는 데 가장 영향력이 큰 개인적 · 환경적 요인 2가지는 좌식 생활습관과 비만이다. 이 두 가지 요인 중 어느 한 가지라도 수정하기 위한 프로그램에 참여하였던 환자는 어머니나 언니에 비하여 10년 정도 당뇨병 발병 시기를 늦출 수 있었다. 만일 두 가지 요인 모두를 변경시켰다면, 그녀의 발병 시기는 25년 정도까지 더 늦출 수 있거나 아예 당뇨병이 표현되지 않았을지도 모른다. 방금 예시한 것처럼, 본 저자의 친구가 바로 앞에서 예시한 32세 때 임신성 당뇨병 진단을 받은 사람이다. 그녀는 현재 68세에 이를 때까지 공복 시 혈당치와 당화 혈색소를 정상으로 유지하고

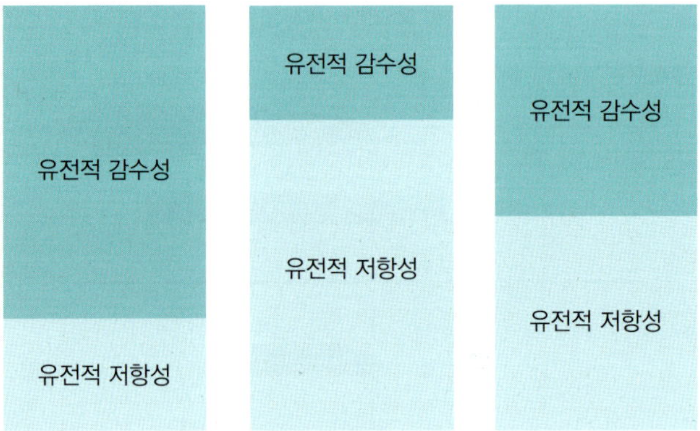

유전적 감수성이 유전적 저항성에 비하여 훨씬 높다. 질병이 표현될 가능성이 높다.

유전적 저항성이 유전적 감수성에 비하여 훨씬 높다. 질병이 표현될 가능성이 낮다.

유전적 감수성과 유전적 저항성이 거의 비슷하다. 유전적 영향으로 질병이 표현될 가능성은 무시해도 될 정도이다. 환경적 요인이 더 많이 작용할 수 있다.

그림 4-11 특정 감수성 유전자와 저항성 유전자의 유전에 따른 질병이 표현될 위험성

있다. 5kg의 딸을 출산한 뒤 매일 8km를 달리며, 그녀의 키를 기준으로 표준 체중의 2kg 범위 내로 체중을 유지하고 있다(그녀의 키는 175cm이고, 체중은 68kg이다). 이 친구는 앞으로 제2형 당뇨병에 걸릴 가능성이 있다. 그러나 분명한 것은 발병 시기와 합병증을 몇십 년 늦출 수 있다는 것이다. 간혹 우리는 환경에서 받는 질병의 위험요인을 조절함으로써 유전자와 싸워서 이길 수 있다.

요약

단일유전형질은 안정된 유전양상을 따르고 예측력 높은 가능성을 보여줄 수 있다. 한 가지 이상의 유전자와 관련된(다유전자 투입) 형질이나 건강문제는 표현 가능성을 예측하기 어렵다. 그러나 단일유전형질이라도 다른 유전자와 유전자를 넘겨주는 부모의 성별, 환경과의 상호작용 및 아직 밝혀지지 않은 요인 등에 의해서도 변경될 수 있다. 그러므로 일부 멘델 법칙이 맞지 않을 때가 많다. 그런 점에서 이러한 요인들이 유전적 요인과 어떻게 상호작용하는지를 이해한다면, 우리는 앞으로 유전자와 싸워서 이길 수 있을 것이다. 예를 들어, 제2형 당뇨병은 여러 가지 요인이 관련된 복합질환이다. 아직 원인으로 어떠한 단일유전자도 확인되지 않았지만, 이는 강력한 상염색체 우성 유전양상을 보인다. 유전적 위험이 있는 사람이 정상 체중을 유지하고 중간 정도 강도의 운동 프로그램에 평생 참여함으로써 발병 시기를 20년 이상 늦출 수 있었던 점을 고려할 때, 당뇨병이 표현되는 데 환경이 명백하게 영향을 주었다고 볼 수 있다.

핵심정리

- 멘델 유전법칙은 단일유전형질과 질병에만 적용된다.
- 상염색체 우성형질은 대립유전자 1개 모두가 우성이거나, 2개의 대립유전자 중 오직 1개만 우성이어도 표현된다.
- 상염색체 우성형질의 유전형과 표현형은 동일할 수 있다. 그러나 항상 그런 것은 아니다.
- 우성 대립유전자가 열성 대립유전자와 함께 쌍을 이루면 오직 우성 대립유전자만 표현된다.
- 어떤 질병의 유전자를 가지고 있다고 하여 그 질환이 발생하는 것은 아니다.
- 많은 상염색체 우성 질환에서 대립유전자가 동형접합으로 이루어진 사람은 치명적이다.
- 상염색체 열성형질은 대립유전자가 동형접합 상태일 때만 표현된다.
- 상염색체 열성형질이 표현된 사람의 자녀는 두 열성 대립유전자 중 1개를 물려받게 되며, 해당 형질의 절대 보인자(obligate carrier)가 된다.
- 상염색체 열성 대립유전자는 여러 세대에 걸쳐서 표현되지 않은 채 계속 생존하거나 보존될 수 있다.
- Y 염색체는 300개 이하의 단백질 부호화 대립유전자를 가지는 작은 염색체이다.
- Y 염색체는 오직 말단에만 대립유전자가 위치하며, 이는 X 염색체의 대립유전자와 짝을 맺는다.
- Y 염색체 형질은 모두 아버지로부터 온 것이며, 오직 아버지로부터 아들에게만 전달된다.
- 남성은 오직 1개의 X 염색체를 지니므로 X 염색체에 위치하는 거의 모든 대립유전자는 오직 1개만 보유한다.
- X 염색체는 약 1,500개의 유전자를 가지고 있으며, 이들 대부분은 성과 관련 없는 기능을 담당한다.
- 여성의 경우, 모든 체세포에서 2개의 X 염색체 중 1개는 불활성화되어 X 염색체 대립유전자 '용량이 두 배가 되는 것(double dose)'을 방지한다.
- X-연관 열성형질과 장애는 남성에게 더 자주 표현된다.
- X-연관 열성질환을 지닌 남성은 모든 딸에게 대립유전자를 전달하고 아들에게는 전달하지 않는다.
- X-연관 우성질환은 매우 드물며, 남성은 여성보다 훨씬 심하게 이환된다.
- 퓨넷 바둑판 분석에 의한 위험률 예측은 자녀 수가 적을수록 신뢰성이 떨어진다.
- 자녀의 유전형과 표현형 예측은 가족 전체를 대상으로 산출하는 것이 아니라 매 임신 시 산출하여야 한다.

- 여러 요인에 의한 복합질환으로 간주되는 일반 질병에는 당뇨병, 죽상경화증, 비만 및 암 등이 있다.
- 복합형질과 질병은 우성 유전도 아니고 열성 유전도 아니지만 여러 가지 유전자와 환경에 영향받는다.
- 복합형질은 가족과 인구 집단 안에서 표현될 확률을 양적으로 나타낼 수 있다.
- 수정 유전자는 실제 나타나는 유전적 특징에 영향을 주거나 형질이 표현되는 방식을 변경시켜준다.
- 어떤 복합형질이든 각 개인마다 독특한 위험 대립유전자 분포를 보인다.
- 복합 건강문제나 형질이 표현되는 문턱값은 같은 가족이라도 각 개인에 따라 다르다.
- 유전성 추정치는 환경과 생활습관 요인보다는 유전적 요인에 따라 복합형질이 어느 정도로 표현되는지를 파악하는 데 도움을 준다.
- 형질 일치도가 이란성보다 일란성 쌍둥이에서 더 높으면, 환경요인보다는 유전요인의 영향이 더 크게 작용한 것이다.
- 일란성 쌍둥이 사이에 형질 일치도와 이란성 쌍둥이 사이의 형질 일치도가 동일하다면, 환경적 영향이 유전적 영향과 거의 비슷하거나 더 크게 작용하였다고 볼 수 있다.
- 단일유전형질이나 문제의 재발 위험률은 복합질환에 비하여 산출하기 쉽다.

자가평가 문제

1. 삼배체(triploidy)와 세염색체증(trisomy)의 차이로 옳은 것은?
   a. 삼배체는 모든 염색체마다 염색체가 추가로 하나씩 더 있으며, 세염색체증은 오직 1개의 염색체에서만 여분의 염색체가 1개 더 만들어진 경우이다.
   b. 세염색체증은 모든 염색체마다 염색체가 추가로 하나씩 더 있으며, 삼배체는 오직 한 개의 염색체에서만 여분의 염색체가 한 개 더 만들어진 경우이다.
   c. 삼배체는 어머니로부터 온 것이고 세염색체증은 아버지로부터 물려받은 것이다.
   d. 세염색체증은 삼배체에 비하여 좀 더 치명적이고 자주 발생한다.

2. 침투성이 높은 상염색체 우성 유전양상을 보이는 형질이나 특성의 기준으로 옳은 것은?
   a. 보인자에게 해당 형질이 표현될 수 있지만, 반드시 나타나지는 않는다.
   b. 이환되지 않은 가족은 자녀에게 형질을 전달하지 않는다.
   c. 형질이 표현된 사람의 유전형은 반드시 동형접합이어야 한다.
   d. 형질은 여성 보인자의 아들 중에서만 나타난다.

3. 유전자 침투도와 유전자 표현도의 차이로 옳은 것은?
   a. 침투도는 유전자가 완전히 표현되었는지 전혀 표현되지 않았는지에 중점을 둔 것이며, 표현도는 해당 유전자가 표현된 상태에서 표현의 정도가 약하고 심한 정도에 중점을 둔 것이다.
   b. 침투도와 표현도 모두 '유전자 용량(gene dosage)'과 관련이 있다. 침투도는 오직 1개의 유전자만이 표현되며, 표현도는 1개 이상의 유전자가 표현될 수 있다.
   c. 유전자 침투도와 유전자 표현도는 같은 개념을 다르게 표현한 것이다. 즉, 열성 대립유전자가 과도하게 표현되었음을 의미한다.
   d. 침투도는 실제 DNA의 구조를 의미하는 것이고, 표현도는 염색체상 유전자의 위치를 말한다.

4. X-연관 열성질환이 여성보다 남성에게 좀 더 빈번하게 표현되는 이유는?
   a. 남성은 X 대립유전자의 단가 유전자 접합성이 동형접합의 표현을 보인다.
   b. 쌍을 이루는 X 염색체 중 1개는 모든 여성 세포 안에서 항상 불활성화된다.
   c. 여성은 남성보다 좀 더 효율적으로 DNA를 수선한다.
   d. Y 염색체에서 전달된 유전자는 여성에게 표현되지 않는다.

5. 전형적인 혈우병(X-연관 열성 유전) 남성이 동일 질병의 보인자 여성과 결혼하여 자녀를 낳게 되었을 때, 자녀의 위험성으로 옳은 것은?
   a. 모든 아들은 혈우병에 이환되지 않을 것이며, 모든 딸은 보인자가 될 것이다.
   b. 모든 아들은 보인자가 될 것이며, 모든 딸은 혈우병에 이환될 것이다.
   c. 모든 아들의 50%는 혈우병에 걸릴 것이며, 딸은 이환되거나 보인자가 될 것이다.
   d. 모든 아들은 보인자가 될 것이며, 딸은 50%는 보인자가 되고 50%는 건강할 것이다.

6. '다중유전자(polygenic)'의 개념에 대하여 가장 잘 나타낸 진술은?
   a. 단일유전자의 돌연변이는 다양한 조직과 장기에 문제를 표현한다.
   b. 어떤 문제에 대한 감수성은 단일유전형질로 유전된다. 그러나 문제가 진행되는 것은 환경 상태에 따라 달라진다.
   c. 돌연변이 유전자는 유전된다. 그러나 유전자가 표현된 결과는 중년 혹은 후기 성인기까지 드러나지 않는다.
   d. 청력 기전에는 여러 개의 유전자가 관련되며 이 중 어느 한 가지 유전자에서 돌연변이가 생겨도 청력장애를 일으킨다.

7. 수정 유전자 작용의 예시로 알맞은 것은?
   a. 어머니와 아버지 두 사람 모두 O형이면, 아들은 B형이다.
   b. 같은 가족 안에서 2명의 자녀 모두 낭성섬유증이다. 그런데 이 중 한 명의 자녀는 다른 자녀보다 증상이 더 심하다.
   c. 일란성 쌍둥이를 출생 후 서로 다른 나라에서 키웠더니 키(7.6cm)와 체중(11kg)에서 큰 차이를 보였다.
   d. 제2형 당뇨병의 돌연변이 유전자를 지닌 여성은 지속적인 운동과 정상 체중을 유지하여 제2형 당뇨병의 발병 시기가 늦추어졌다.

8. 한 가족 안에서 복합질환의 재발 가능성이 더 높은 경우는?
   a. 엄마의 증조부모는 좀 더 경미한 상태를 보였다.
   b. 이란성 쌍둥이 아들 중 한 명에게서만 발생하였다.
   c. 이번에 이환된 자녀는 아들인데, 대개 이 질환은 여성에게 흔히 발생한다.
   d. 이전 5세대에 걸쳐 가족 내에 복합질환 문제가 나타난 적이 없다.

9. 후성 유전체와 유전체의 관계에 대한 진술로 옳은 것은?
   a. 유전체는 변화를 겪지 않지만 후성 유전체는 반드시 돌연변이를 겪게 된다.
   b. 후성 유전체는 생식세포 안에만 존재하며, 유전체는 모든 세포 안에 존재한다.
   c. 유전체는 유전자에 부호화된 DNA 영역을 포함하지만, 후성 유전체는 유전자 표현을 변경시키는 다른 생화학물로 구성된다.
   d. 후성 유전체는 오직 인트론과 엑손만 포함하지만, 유전체는 인트론과 엑손 외에도 부호화되지 않은 DNA 영역을 포함한다.

참고문헌

Cropley, J., Suter, C., Beckman, K., and Martin, D. (2006). Germ-line epigenetic modification of the murine A(vy) allele by nutritional supplementation. *Proceedings of the National Academy of Sciences, 103*(46), 17308–17312.

Dworkin, J., Huang, T., and Toland, A. (2009). Epigenetic alterations in the breast: Implications for breast cancer detection, prognosis, and treatment. *Seminars in Cancer Biology, 19*(3), 165–171.

Human Epigenome Project (HEP). Retrieved March 2011 from www.epigenome.org/index.php.

Jirtle, R., and Skinner, M. (2007). Environmental epigenomics and disease susceptibility. *Nature Reviews Genetics, 8*(4), 253–262.

Renaudineau, Y. (2010). The revolution of epigenetics in the field of autoimmunity. *Clinical Reviews in Allergy and Immunology, 39*(1), 1–2.

자가평가 정답

1. a 2. b 3. a 4. a 5. c 6. d 7. b 8. c 9. c

CHAPTER 5

염색체와 미토콘드리아 유전 및 유전질환

Chromosomal and Mitochondrial Inheritance and Disorders

학습목표

1. 염색체의 구조와 유전 및 유전질환과 관련된 용어를 사용한다.
2. 1장에서 학습한 염색체의 구조, 명명법(nomenclature), 배수성, 핵형 분석에 대한 기초적인 내용을 적용한다.
3. 균형 전위(balanced translocation)를 가진 사람과 불균형 전위(unbalanced translocation)를 가진 사람의 성장발달 및 신체기능, 생식기능을 비교한다.
4. 21번 세염색체증(trisomy 21), 18번 세염색체증(trisomy 18), 13번 세염색체증(trisomy 13), 클라인펠터증후군, 터너증후군 및 기타 성염색체 이상 증후군을 가진 사람의 일반적인 특징을 구분한다.
5. 유전자 코딩 영역을 포함하는 염색체 부분의 중복(duplication)이나 결손(deletion)의 결과를 설명한다.
6. 유전체 각인(genomic imprinting)이 표현형에 미치는 영향을 서술한다.
7. 모자이크 현상(mosaicism)이 표현형에 미치는 영향을 설명한다.
8. 유전형의 성별과 표현형의 성별이 다르게 나타나는 가능성을 설명한다.
9. 미토콘드리아의 유전 형태와 미토콘드리아 돌연변이 및 관련 질환을 설명한다.

핵심 용어

아데노신삼인산 Adenosine triphosphate

균형 전위 Balanced translocation

쌍전위 생식선 Bipotential gonad

유전체 각인 Genomic imprinting

이종조직성 Heteroplasmy

동종조직성 Homoplasmy

미토콘드리아 Mitochondria

홀염색체 Monosomy

모자이크 현상 Mosaicism

비분리 Nondisjuntion

산화인산화 Oxidative phsphorylation

복제분리 Replication segregation

상호 전위 Reciprocal translocation

로버트슨 전위 Robertsonian translocation

성 전위 Sex reversal

전위 Translocation

삼배체 Triploidy

세염색체증 Trisomy

불균형 전위 Unbalanced translocation

한어버이 이체성 Uniparental disomy(UPD)

서론

1장에서 소개한 바와 같이 염색체는 세포주기의 유사분열 중기(metaphase)에 커다란 DNA 덩어리로 응축된다. 중기(metaphase)에서는 세포분열을 위해 DNA가 응집되어 안정된 상태가 되고 이때, 광학현미경을 이용하여 염색체를 관찰할 수 있다. 여기서 중요한 점은 단단하게 응축된 염색체는 비록 일시적으로 보이는 것이라 하더라도 각각의 염색체를 구성하고 있는 DNA는 핵 내의 영구적인 부분이라는 것이다. 각각의 염색체는 많은 유전자를 포함하고 있다. 작은 염색체들은 약 80~90개 정도의 유전자를 가지고 있으며, 큰 염색체들은 수천 개의 유전자를 가지고 있다. 염색체의 가장 중요한 역할은 유사분열을 통하여 2개의 새로운 세포에 정확한 양의 DNA가 유전되도록 하는 것이다.

사람의 체세포 핵에는 46개의 염색체가 있다. 46개의 염색체는 23쌍으로 이루어져 있으며, 이 중 22쌍은 상염색체이고 나머지 한 쌍은 성염색체이다(그림 1-12 참조). 쌍을 이루고 있는 염색체의 한쪽은 아버지에게서 또 다른 한쪽은 어머니에게서 물려받은 것으로, 모든 세포의 염색체는 절반은 아버지로부터, 나머지 절반은 어머니로부터 기원된 것이다(그림 1-1 참조).

염색체 유전

정상적인 쌍으로 이루어진 염색체는 염색체의 한쪽은 아버지로부터 또 다른 한쪽은 어머니로부터 물려받는다. 정자와 난자가 수정되어 23쌍의 염색체를 가진 사람을 형성하기 위해 정자와 난자는 각각 절반의 염색체 수를 가지고 있다. 정자와 난자 같은 생식세포로 분화되기 전의 세포는 이배체의 염색체를 가지고 있다. 감수분열을 통해 생식세포가 형성되는 동안 세포는 반수체가 된다. 여아는 태어날 때 이미 생식세포의 감수분열이 대부분 이루어져 모든 난자를 가지고 태어난다. 남아는 사춘기가 시작되면서 성숙한 정자가 만들어지기 시작하고 일생 동안 정자의 생산이 계속 이루어진다. 정자와 난자는 이배체인 세포가 반수체가 되면서 만들어지고, 2개의 반수체인 세포가 결합하여 하나의 이배체가 형성되는 것을 접합체(zygote)라고 하며, 접합체는 사람의 유전정보 전체를 지니고 있다.

한 사람의 염색체는 아버지와 어머니에게서 절반씩 물려받은 것이나 이러한 염색체에는 조부모 네 사람의 염색체가 섞여있다. 이것은 아버지 유전자에 있는 조부모 유전자와 어머니 유전자에 있는 조부모 유전자가 뒤섞인 결과로, 성숙한 생식세포가 만들어지는 동안 상동염색체(homologous chromosome) 간에 유전자 교환이 일어나기 때문이다.

접합체가 형성되는 과정에서 가장 중요한 것은 부모에게 각각 정확하게 절반씩 유전자를 물려받는 것이다. 염색체에서 유전자의 위치는 성장과 발달, 기능에 있어 상대적으로 중요성이 떨어지는데, 이는 정확한 양의 DNA가 존재하는 한 다른 염색체나 염색체의 다른 부분으로 유전자가 전위되더라도 정상적인 발달이 이루어지기 때문이다. 그러나 생식과 관련된 문제는 나중에 성인이 되어 나타날 수 있다.

전위(translocation)란 일종의 염색체 이상으로, 염색체의 일부나 전체가 다른 비상동 염색체로 이동하는 것이다(비상동염색체는 염색체의 정상적인 짝이 아니다. 예를 들면 13번 염색체 2개 또는 15번 염색체 2개는 각각 정상적인 상동염색체 짝이나 13번 염색체 하나와 15번 염색체 하나는 비상동염색체 짝이다). 전위는 균형적일 수도 있고 비균형적일 수도 있다. 전위를 기술하는 방법은 균형 상태와 상관없이 우선 전위와 관련 없는 핵형의 나머지를 기술하고, 소문자 t를 쓰고 관련된 염색체를 기술하는 것이다. 예를 들면 14번 염색체와 21번 염색체의 전위를 가지고 있는 여성의 핵형은 45,XX,−14,−21,t(14q;21q)라 기술한다. 그리고 염색체 전체의 전위가 아니라 부분적으로 전위가 발생한 경우에는 잘려진 부분을 기술한다. 예를 들면 12q14와 22q21 사이에 전위가 있는 남성은 46,XY,t(12;22)(q14;q21)이라고 나타낸다.

균형 전위

균형 전위(balanced translocations)는 전체 DNA 양은 같지만 염색체가 원래 위치에 존재하지 않는 것을 말한다. 이러한 형태의 전위는 흔히 발생하는데, 전위가 균형적이기 때문에 태아의 비정상적인 발달이나 사산의 위험은 없다. 균형 전위를 가진 사람은 모든 세포에 전위가 있고, 표현형이나 신체적인 기능은 정상이다. 대표적인 균형 전위로는 로버트슨 전위와 상호 전위가 있다.

로버트슨 전위

로버트슨 전위(Robertsonian translocation)란 짧은 팔(short arms, p arm)이 소실된 2개의 끝결매듭(acrocentric) 염색체의 긴팔(long arm, q arm)끼리 합쳐져 만들어지는 균형 전위이다(1장에서 언급된 것과 같이 끝결매듭 염색체는 염색체의 맨 끝부분에 동원체가 존재한다). 끝결매듭 염색체로는 13번, 14번, 15번, 21번, 22번 염색체가 있다. 로버트슨 전위는 균형 전위의 가장 흔한 형태이며, 신생아 900명 중에 한 명꼴로 나타난다. 매우 짧은 짧은 팔에는 의미 있는 유전물질이 없기 때문에 비록 전위가 모든 체세포와 생식세포에서 존재한다 하더라도 이러한 결손이 발달이나 정상적인 표현형 발현에 영향을 주지 않는다. 그러나 로버트슨 전위가 있는 사람의 핵형은 45개 염색체로 나타난다(그림 5-1). 끝결매듭 염색체 간의 전체 염색체 전위는 일반적으로 중부동원체성, 차중부동원체성염색체 간의 전위보다 더 흔하게 일어난다. 이는 두 끝결매듭 염색체의 동원체(centromere)가 서로 잡아당기는 반면, 전체 염색체의 끝쪽은 잡아당기는 힘을 받지 않기 때문이다. 로버트슨 전위의 존재는 핵형 분석을 통해 진단할 수 있다. 그러나 특징적인 염색체를 확인하기 위해서는 분염법이나 다른 정밀한 염색체 분석 기술이 요구된다(14장 참조). 그림 5-2는 t(13;21) 로버트슨 전위를 보여준다.

상호 전위

상호 전위(reciprocal translocations)는 2개의 비상동염색체가 각각 갈라져 서로 한 부분씩

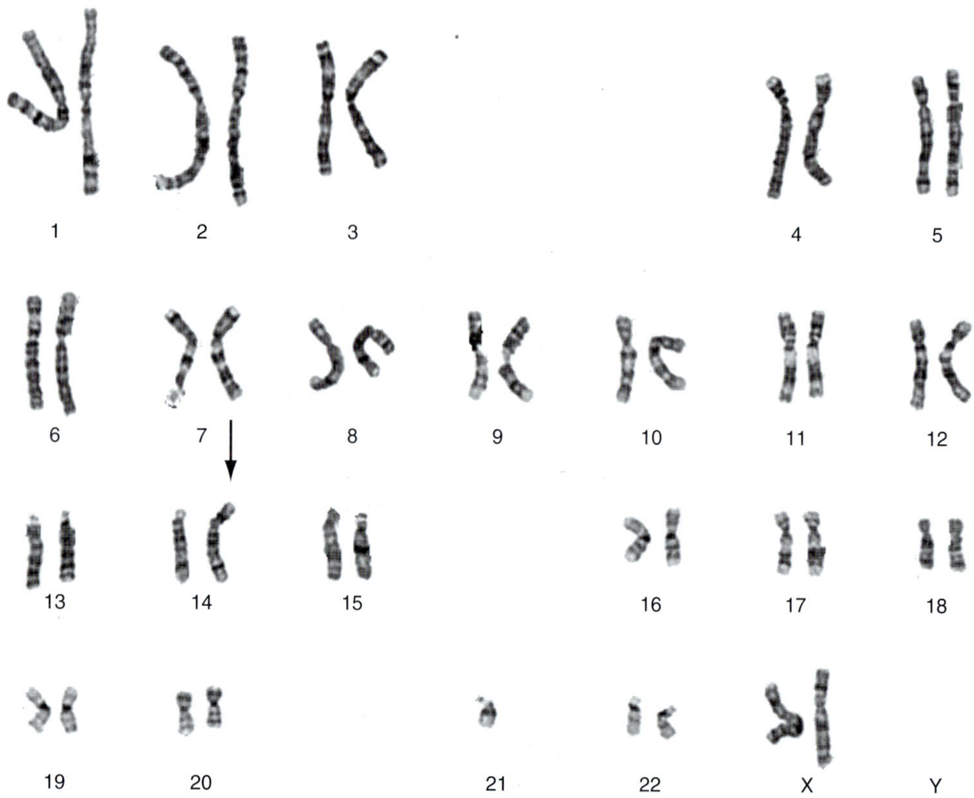

그림 5-1 로버트슨 전위를 보여주는 핵형. 45,XX,−der,t(14;21)(q10;q10)

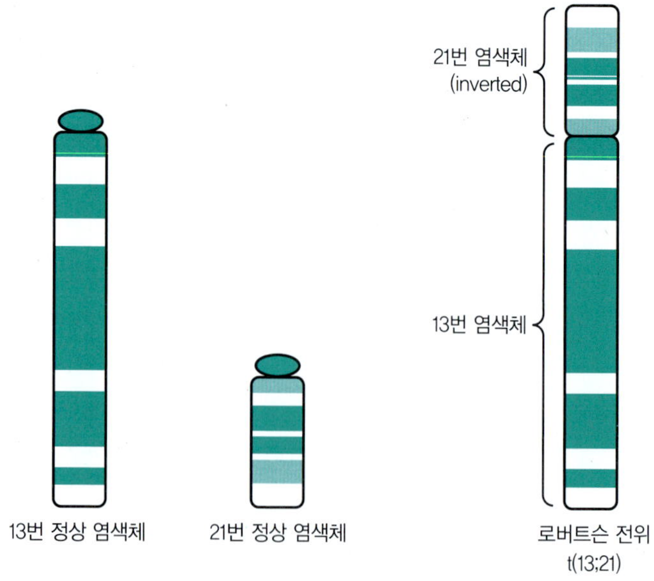

그림 5-2 정상 염색체와 로버트슨 전위가 일어난 염색체의 비교

교환되는 균형 전위의 특징적인 형태이다. 이러한 전위는 단지 선단동원체형의 염색체 사이가 아닌, 어떠한 2개 염색체 사이에서도 발생할 수 있다. 이러한 전위는 유전물질이 손실되거나 추가되는 것이 없기 때문에 균형적이며, 발달이나 정상 표현형이 나타나는 데 있어서 별다른 영향이 없다. 이러한 전위는 전체 염색체보다는 염색체의 한 부분에서만 나타나므로 사람의 핵형은 46개를 나타낸다(그림 5-3).

균형 전위와 생식

균형 전위가 있는 사람이 비록 발달이나 생리적 기능상의 문제를 겪지 않는다 하더라도 생식과 관련해서는 심각한 문제가 있을 수 있다. 전위는 체세포와 생식세포가 될 모든 세포에 존재한다. 생식세포(germ cell)의 전구세포(precursor)는 균형 전위를 가진 이배체(diploid)로, 생식세포를 형성(gametogenesis)하기 위해서는 염색체 수가 감소하여 반수체(haploid)가 되는 감수분열(meiosis) 과정이 필요하다.

그렇다면 균형적인 로버트슨 전위를 가진 사람은 어떠한 생식세포를 형성하게 될까? 배수체인 생식세포의 전구세포는 감수분열을 거치면서 세 가지 결과를 나타낼 수 있다. 그림 5-4는 t(14;21)을 가진 여성의 난자에서 발생할 수 있는 결과를 나타낸 것이다. 전구세포를 보면 이 여성은 정상적인 14번 염색체와 21번 염색체를 각각 하나씩 가지며, 21번 염색체와

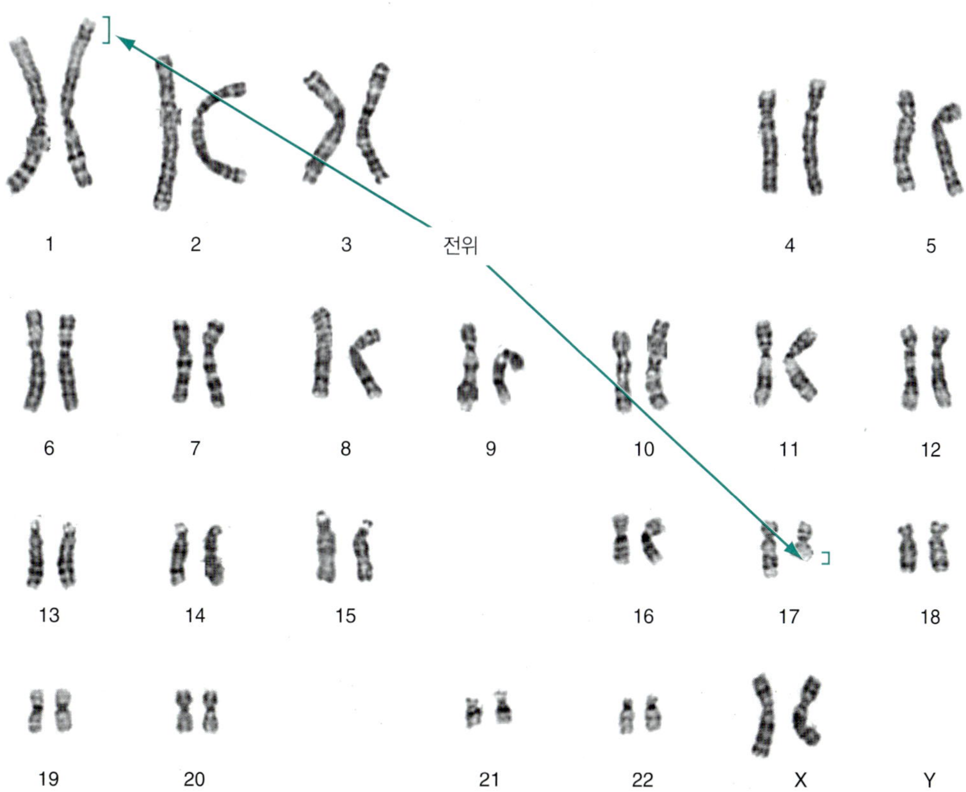

그림 5-3 ■ 1번과 7번 염색체 사이의 상호 전위를 보여주는 핵형. 46,XX, t(1;17)(p36;q11.2)

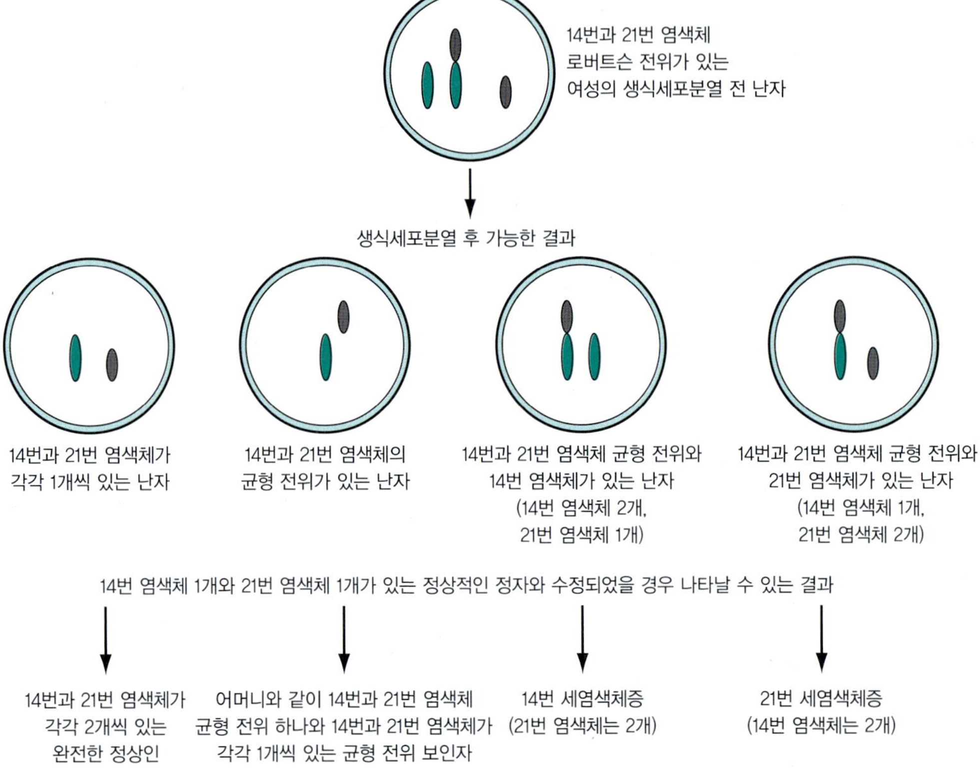

그림 5-4 균형 전위 보인자와 정상 핵형을 가진 사람 사이에 발생 가능한 자손

14번 염색체가 서로 합쳐진, 즉 전위가 일어난 염색체 하나를 가지고 있다. 이 전구 난자는 14번과 21번 염색체가 각각 2개씩 있으므로 양적으로 균형적이지만, 감수분열 시 다양한 결과가 발생할 수 있다. 우선 서로 떨어진 1개의 14번 염색체와 1개의 21번 염색체를 가진 정상적인 난자가 만들어질 수 있다. 이 난자가 핵형이 정상인 정자와 수정되면 정상적인 숫자의 염색체를 가지게 되고 균형 전위의 보인자도 아니기 때문에 발달과정이나 기능이 정상적이며 생식에도 문제가 없다.

이 여성은 21번 염색체와 14번 염색체와 붙은 균형 전위가 있는 난자를 생산할 수도 있다. 이 난자가 핵형이 정상인 정자와 수정되면, 그 개체는 정상적인 염색체 수를 가지고 있기는 하나 균형 전위의 보인자가 된다. 이 경우 균형 전위 보인자로서 발달이나 기능장애는 없으나 생식에 있어서는 어머니와 같은 문제를 가지게 된다. 또한 정상적인 14번 염색체 하나와 21번과 14번 염색체가 붙어 있는 염색체를 가진 난자를 생산할 수도 있다. 이 난자가 핵형이 정상인 정자와 수정되면, 21번 염색체의 수는 2개이나 14번 염색체 수가 3개인 비정상적인 상태가 되어 생명체가 될 수 없다. 마지막으로 이 여성은 정상적인 21번 염색체 하나와 21번 염색체와 14번 염색체가 붙어 있는 난자를 생산할 수 있다. 결과적으로 정상 정자와 수정하였을 때 14번 염색체 수는 정상이지만 21번 염색체 수가 3개가 되어 이러한 사람은 심각한 발달장애와 기능장애 및 생식문제를 가지게 된다.

상호 전위 보인자의 생식과 관련된 문제도 이와 비슷하다. 만약 감수분열의 결과로 전위가 일어나지 않은 정상적인 염색체를 가진 생식세포가 생산된다면, 정상적인 생식세포와 수정되어 발생된 개체는 전위와 관련된 발달이나 기능장애, 생식문제가 발생하지 않는다. 생식세포가 상호 전위를 가진 염색체만 가지고 있다면 그 자녀는 발달장애나 기능장애가 없는 균형 전위 보인자가 된다. 그러나 생식과 관련해서는 상호 전위가 있는 부모와 같은 문제를 가진다.

감수분열 시 생성된 생식세포는 정상적인 비상동염색체와의 상호 전위가 단지 한 쪽일 때는 접합자가 특정한 유전적 대립형질을 소실하게 된다. 이는 결과적으로 접합자가 배아로 성숙하지 못하도록 하거나 임신이 진행되더라도 태아의 발달장애, 기능장애, 생식능력장애를 일으킬 수 있다.

감수분열 동안에 생산된 생식세포가 정상적인 비상동염색체와의 상호 전위가 양쪽일 때는 접합자가 3개의 복제된 특정한 대립형질을 갖게 된다. 이로 인해 접합자는 성장하지 못하거나 성장하더라도 역시 발달장애, 기능장애, 생식능력장애를 일으킬 수 있다.

불균형 전위

불균형 전위(unbalanced translocations)는 자녀가 부모로부터 염색체의 일부나 전체가 두 번 이상 복제된 염색체를 물려받는 것을 말한다. 이런 유전은 염색체 대립유전자의 불균형적 유전으로 나타나고, 그 결과 해부학적으로 비정상적인 발달이나 비정상적인 신체기능을 나타낸다. 이러한 불균형 전위는 세염색체, 홑염색체 그리고 다른 염색체 문제를 일으킨다.

흔한 염색체 질환

세염색체증

개요

세염색체증(trisomy)은 염색체 하나의 추가 복제에 의한 유전 결과이다. 예를 들면 다운증후군은 21번 세염색체인데, 21번 염색체가 2개가 아니라 3개로 복제된 것이다. 3개의 염색체는 감수분열 동안 한 쌍의 염색체가 불완전하게 분리되어 발생하며, 이러한 오류를 비분리(nondisjunction)라고 한다. 21번 세염색체는 세염색체 문제를 가지고 출생한 아이들 중 가장 흔하게 발생하는 문제이다.

흔한 세염색체증 장애의 예

가장 흔한 세염색체증은 21번, 18번, 13번 염색체이다. 이는 세염색체증을 가지는 대립유전자가 비교적 적어 임신기간 동안 조기유산되지 않고 태어난 결과로 추정된다. 더 많은 대립유전자를 포함하고 있는 세염색체증은 배아에게 치명적이므로 임신 초기 3개월까지 임신이 유지되기 어렵다. 정자의 감수분열 시 비분리 현상이 나타나기도 하지만 대부분의 세염색체증은 난자의 감수분열 시 일어난 비분리 현상으로 발생한다. 이는 어머니의 나이(35세 이상 고위험군)와 가장 관련성이 높다. 세염색체는 또한 로버트슨 전위의 결과로 발생하거나(앞 내용 참조), 염색체 간의 불균형적 전위로 인해 발생한다. 이러한 상태를 확인하기 위해서는 보다 더 주의 깊은 염색체 분석이 필요하다. 세염색체증을 가진 사람은 잉여 염색체가 무엇이든 간에 비슷한 발달과 기능장애를 나타낸다.

21번 세염색체증

21번 세염색체증(trisomy 21)은 거의 모든 세포에서 21번 염색체 수가 하나 더 있는 것으로, 다운증후군으로 알려져 있다. 비록 조기진단과 임신중절로 그 출생 비율이 감소한다 하더라도 미국에서 신생아 800명 중에 1명꼴로 태어나고 있다. 다운증후군은 모든 인종과 민족에서 발생한다.

21번 염색체 대립유전자의 거의 대부분 또는 전체가 3개로 복제되어 있어 기능과 발달에 이상이 있다. 21번 세염색체증과 관련된 일반적인 문제들은 **표 5-1**에 제시되어 있다. 21번 세염색체증이 있는 사람이 **표 5-1**에 제시된 21번 세염색체증과 관련된 모든 문제를 가지고 있는 것은 아니며 하나 또는 그 이상의 문제가 있는 사람이라 하더라도 염색체상의 문제는 없을 수도 있다(예: 원숭이 손금(simian crease)이 한 손 또는 양손에 있는 사람이라 하더라도 다운증후군으로 분류하지 않는다).

다운증후군을 가진 사람은 머리카락 색깔, 눈 색깔, 피부 색깔, 혈액형 그리고 다른 유전적인 특징과 같은 표현형은 가족과 유사하지만 다운증후군과 관련된 특징적인 얼굴은 서로 비슷하다. 다운증후군과 관련된 문제의 진단과 치료방법이 발전되고 있으나 생존율은 여전히 일반인보다 낮다.

표 5-1 세염색체증과 관련된 증상

세염색체증	증상
21번 세염색체증 (다운증후군)	지적발달지연 선천성 심장기형 손바닥에 일자로 가로지르는 원숭이 손금 위로 올라간 눈구석주름 납작한 얼굴 양안격리증 낮게 위치한 귀 작고 약간 낮은 코 홍채의 반점 움직임에 제한이 있는 짧은 목, 뒷목에 주름이 접혀져 있음 안쪽으로 휜 짧고 뭉뚝한 손가락 엄지발가락과 검지발가락 사이가 벌어져 있음 장폐색

표 5-1 세염색체증과 관련된 증상 (계속)

세염색체증	증상
21번 세염색체증 (다운증후군)	형제들보다 작은 키 두툼한 입술, 혀가 커서 약간 앞으로 나와 있음 근육의 긴장도와 반사의 저하 이른 나이에 청력과 시력 소실 백내장 갑상샘기능저하증 조기 노화 백혈병 위험
18번 세염색체증 (에드워드증후군)	작고 좁은 머리, 후두골 돌출, 작고 뒤로 물러난 턱, 가늘고 긴 뒤통수 낮게 위치한 변형 귀 검지손가락이 중지손가락 위에, 새끼손가락이 약손가락 위에 위치하며 주먹 쥔 손 아치패턴의 지문 뒤꿈치가 두드러진 오목발바닥(Rocker–bottom) 심각한 정신지체 심장기형: 심방사이막결손, 심실사이막결손, 동맥관열림증 신장기형 식도폐쇄 배꼽내장탈장 서혜부와 배꼽 탈장 뇌종양
13번 세염색체증 (파타우증후군)	작은머리증 작은 턱 입술갈림증 및 입천장갈림증 검지손가락이 중지손가락 위에, 새끼손가락이 약손가락 위에 위치하는 주먹 쥔 손 원숭이 손톱 가락과다증(다지증) 가락붙음증(합지증) 오목발바닥 심각한 정신지체 낮게 위치한 귀 비정상적인 홍채 소안구증 샅굴(서혜부)과 배꼽 탈장 심장기형: 오른심장증, 심방사이막결손, 심실사이막결손, 동맥관열림증 내부장기의 비정상적인 위치 통앞뇌증(완전전뇌증) 난청 시력장애 경련 무호흡

한때 다운증후군은 인지기능이 심각하게 저하된다고 여겨졌다. 그러나 가족구성원에 속해 있고 사회적인 상호관계에 참여함으로써 인지기능을 높일 수 있는 것으로 나타났다. 다운증후군을 가진 사람은 인지와 학습을 위해 더 강력한 상호관계와 연습이 요구되겠지만, 다양한 기술과 인지능력, 정신사회적 통찰력이 거의 정상인의 수준에 근접할 수 있다. 다운증후군을 가진 사람 중 일부는 직업을 가지기도 하며(배우가 직업인 경우에는 대본을 외우고, 다른 등장인물을 연기함), 운전을 하거나, 대학과정을 성공적으로 마치기도 한다. 이러한 경우를 고기능(high functioning)이라고 하지만 다운증후군이 있는 사람의 실제 지능적 잠재력은 환경적 자극에 영향을 많이 받는다. 이와 같이 인지발달에 영향을 주는 장애를 가진 경우에는 궁극적으로 정상적인 신체와 정신사회적 발달의 여부를 예측할 수 없다.

생식문제도 관련되어 있다. 21번 세염색체증이 있는 남성은 자식을 가질 수 없다. 21번 세염색체증이 있는 여성은 21번 세염색체를 가진 접합체를 생산할 확률이 거의 50%이나, 임신이 유지되지 않는 경우가 많다. 실제적으로 21번 세염색체증을 가진 자녀가 태어날 확률은 50% 미만이다.

18번 세염색체증

18번 세염색체증(trisomy 18)은 에드워드증후군으로, 거의 모든 세포에 18번 염색체 수가 하나 더 있다. 이것은 세염색체증 중에서 두 번째로 흔하며 신생아 3,000~5,000명당 1명꼴로 태어나고 남아보다 여아가 더 많다.

발달과 기능적 장애는 18번 염색체 전체 또는 대부분의 삼복제로 인한 것이고 대부분은 사산된다. 살아서 태어난 아동 중 90%가 생후 1년 안에 사망한다(Rasmussen et al., 2003). 18번 세염색체증과 관련된 문제는 표 5-1에 제시되어 있다. 21번 세염색체증과 같이 18번 세염색체증을 가진 사람도 이 모든 문제와 이상이 나타나는 것은 아니다.

드물게 18번 세염색체로 태어난 아이가 생존하는 경우가 있으나 지적 능력이 매우 낮다. 일부는 가족과의 의사소통이 가능할 수도 있고 미소, 뒹굴기, 자가 식사 중단 등의 기술을 사용할 수 있다고 보고되었다(Trisomy 18 Foundation, 2010).

13번 세염색체증

13번 세염색체증(trisomy 13)은 파타우증후군으로, 거의 모든 세포에 13번 염색체가 하나 더 있는 것을 말하며, 신생아 10,000~16,000명당 1명꼴로 태어난다(National Institutes of Health, 2009).

발달과 기능 장애는 13번 염색체의 대립유전자 전체가 3개로 복제되었는지, 부분이 복제되었는지에 따라 다르게 나타나며, 사산과 신생아 사망이 매우 흔하다. 살아서 태어나는 아이들 중 90%가 생후 1년 안에 사망한다(Rasmussen et al., 2003). 13번 세염색체증 표현형의 특징은 18번 세염색체증과 유사하며, 표 5-1에 13번 세염색체증과 관련된 문제가 제시되었다.

대부분의 13번 세염색체증을 가진 아동은 생후 1년 안에 사망하지만 간혹 어른으로 성장하는 경우도 있다. 그러나 이들은 독립적인 활동은 불가능하며, 지적능력이 매우 낮고 신체적인 성장도 저하되어 있다. 보통 키가 작으며, 골격기형이 나타나지만 앉거나 서거나 걸을 수는 있다. 또한 언어 구사가 극도로 제한적이기는 하지만 사랑과 격려가 있는 가정 환경 내에서 사회적 상호작용을 할 수 있다.

X 염색체 추가

여분의 X 염색체를 가지는 경우는 흔하며, X 세염색체증, X 네염색체증, X 오염색체증, 클라인펠터증후군 등이 있다.

X 세염색체증: 어떤 여성은 X 염색체를 3개[X 세염색체증(trisomy X)] 가진 경우가 있으며, 핵형은 47,XXX로 나타난다. 이 상태는 신생아 300~400명당 1명꼴로, 비교적 빈번하게 일어난다. 그러나 신체적인 표현형이 정상이고 가임능력을 가지고 있으므로 진단받은 사람이 소수이다(Milunsky and Milunsky, 2010). 세 개의 X 염색체 중 2개는 비할성화되어 있어 정상적인 표현형을 보이기 쉽다. 이러한 여성은 대부분 보통 사람이나 가족들보다 키가 크다. 게다가 언어 발달과 운동기술능력 발달에서 약간 지연되는 특징이 있으며, IQ는 약간 낮고, 수줍어하며 자신감이 결여된 경우가 많다(Milunsky and Milunsky, 2010). 이러한 특징들이 X 염색체를 가지고 있는 사람들에게 특징적으로 나타나는 것은 아니기 때문에 환경적인 요소나 사회적인 요소 및 다른 변수들이 특징을 나타나는데 있어 더 크게 영향을 준다. 가장 중요한 것은 정상적인 신체와 정신사회적 발달 여부를 예측할 수 없다는 것이다.

X 네염색체증: X 네염색체증[tetrasomy X(48,XXXX)]과 X 오염색체[pentasomy(49,XXXXX)]는 X 세염색체증보다 아주 희귀한 경우이다. 두 경우에서는 표현형이 비정상이다. X 사염색체인 여성은 보통 키가 크고 지능이 매우 낮다(IQ 35~70). 또한 머리는 작고 몽고주름이 있으며 콧대가 낮다. 근골계의 기형과 불안정한 행동의 보고가 증가되고 있다(Milunsky and Milunsky, 2010).

X 오염색체증: X 오염색체증으로 보고된 사례는 40명 이하의 여성이다. 이러한 사람들은 지적기능이 매우 저하되어 있으며, 작은 키, 구개파열, 저혈압, 거친 얼굴, 소뇌증, 양안과다격리증, 선천성 심장기형이 있다.

클라인펠터증후군: 클라인펠터증후군(*Klinefelter syndrome*)은 남성이 X 염색체 하나를 더 갖게되는 것으로 47,XXY의 핵형을 나타낸다. 흔한 성염색체 이상(SCA)으로 출생남아 600명당 1명꼴로 태어난다(Milunsky and Milunsky, 2010). 태아의 생존율은 97%이며 대부분 태어날 때에도 확인이 잘 되지 않는다. 원인은 어머니와 아버지의 염색체 비분리 문제이며, 부모의 연령과 관련되어 있다. 태어날 때부터 아동기까지 별다른 신체적 특징이 없으며 소년기에는 평균보다 키가 크고 다리가 긴 특징이 있다. 사춘기는 정상적인 시기에 시작되며, 테스토스테론의 분비와 2차 성징이 정상적으로 이루어진다. 하지만 10대와 청년기에 테스토스테론의 분비가 감소되고 황체호르몬과 황체자극호르몬의 레벨이 계속 높아진다. 회음부

가 변화하기 시작하고 고환과 음경이 작아지며, 여성형 유방이 50%에서 나타난다. 무정자증(azoospermia)이나 정자 생산이 심각하게 부족해지는 정자감소증(oligospermia)과 같은 생식문제가 생기고 리비도(libido)가 감소한다. 클라인펠터증후군은 성인기에 골다공증, 전신홍반루푸스, 갑상샘 질환, 당뇨병, 유방암, 비호지킨림프종, 생식세포 종양과 같은 문제가 발생하기 쉽다. 또한 IQ가 약간 낮고, 언어능력이나 읽기능력 및 걷기능력이 지연되며, 운동기술이 떨어지고, 주의력결핍 과잉행동장애(ADHD)와 자폐스펙트럼장애(ASD)의 발생률이 높다. 다시 말하지만 이러한 특징은 47,XXY 핵형을 갖는 사람들의 고유한 특성은 아닐 수 있으며, 환경과 사회적인 요소와 이러한 특징이 나타나게 하는 다양한 변수의 영향을 받는다는 것이 핵심이다. 중요한 것은 정상적인 신체와 정신사회적 발달의 여부를 예측할 수 없다는 것이다. 클라인펠터증후군을 가진 남자는 임신이 가능하다. 부고환에서 정자를 채취하여 체외수정(IVF)시키거나 세포질 내 정자주입술(ICSI)을 통해 임신할 수 있다. 클라인펠터증후군의 정자에는 X 염색체가 하나 더 있으므로, 자식도 성염색체 이상이 생길 가능성이 높다.

여분의 Y 염색체: 성염색체의 또 다른 비정상적인 양상은 47,XYY 핵형으로 여분의 Y 염색체가 출현하는 것이다. 이 핵형은 출생 남아 1,000명당 1명꼴로 발생하는 것으로 추측되고 있다. 그러나 표현형은 정상이기 때문에 실제 발생률은 확인된 바 없다. 여분의 Y 염색체는 항상 부계 유전이고, 정자형성을 위한 2차 감수분열시의 오류로 발생하며 연령과는 상관이 없다.

47,XYY 염색체를 갖고 있는 남성은 진단으로는 밝혀지지 않는다. 단지 외형상 일반적으로 부모나 형제보다 키가 크다. 이 핵형에 대한 사회심리적인 다양한 논쟁은 편향된 자료수집의 결과이다. 몇십 년 전 교도소 수용인원과 정신이상 범죄기관 수용인원들을 대상으로 개인적인 동의 없이 염색체 진단검사를 하었다. 47,XYY 핵은 이와 같은 환경에서 최초로 발견되었다. 따라서 초기의 유전논문은 이 핵형을 가진 사람들이 정신병리학적으로 난폭하고, 사회적으로 비정상적인 행위를 한다고 경고하였다. 그러나 최근 연구에서 47,XYY 염색체를 가진 사람들의 정신병리학적인 발생률과 일반적인 사람들의 정신병리학적 발생률은 거의 유사한 것으로 나타났다.

47,XYY 핵형으로 보고된 또 다른 유형은 사춘기 시절 더 심한 여드름, 더 둔한 동작과 언어발달지연의 모습을 보인다. 그들은 학습장애 발생률이 높고, 주의가 산만하며, 과잉행동을 하고 또 쉽게 좌절한다. 또한 충동적이고 무질서하며 공격적인 행동을 한다. 그러나 그 사람들의 특징은 더 많은 연구에서 근거 있는 대상으로부터 지속적으로 진행될 때만이 유의할 것이다.

한편 47,XYY 핵형의 남성은 생식능력이 있다. 성숙한 정자의 약 50%에서 여분의 Y염색체가 나타날 수 있기 때문에 이 핵형의 발생률이 그 자녀에서 증가하고 있다.

홑염색체

개요

한 쌍의 염색체 중 1개의 염색체만 유전되는 현상을 홑염색체(monosomy)라 한다. 이러한 현상의 가장 흔한 원인은 생식세포의 감수분열(meiosis) 과정에서 발생하는 비분리현상(non-disjunction)이다. 비분리현상이 일어나면, 감수분열의 결과 한 세포는 그 염색체 한 쌍을 모두 가지게 되고, 다른 세포는 그 염색체를 전혀 가지고 있지 않게 된다. 이 세포가 다른 성의 생식세포와 수정되면, 그 결과 자녀는 46개의 염색체가 아닌 45개의 염색체를 가지고 태어나게 된다. 이론적으로는 이러한 비분리현상이 모든 염색체에서 발생할 수 있지만, 자주 발생하는 것은 터너증후군(Turner syndrome)으로, 여성이 X 염색체 중 1개를 가지고 있지 않아서 45,X 핵형을 가지게 되는 유전질환이다. 이 외에도 아주 드물게 21번 홑염색체가 보고되었다.

터너증후군

한 쌍의 X 염색체 중 1개 또는 그 일부가 소실되는 경우 45,X 핵형을 가지는 터너증후군(Turner's syndrome)이 발생한다. 초기 유산(pregnancy loss)에 대한 연구에 의하면 터너증후군은 현재까지 발견되는 가장 흔한 염색체 이상이지만, 99%의 경우 임신 제1삼분기(1st trimester)에서 생존하지 못하는 것으로 알려져 있다. 미국의 경우 터너증후군은 여아 1,500~2,500명당 1명꼴로 발생한다(Milunsky and Milunsky, 2010).

터너증후군인 여아는 전형적인 외형적 특징 때문에 태어나자마자(심지어 임신 중에 초음파로) 진단되는 경우가 많다. 만삭 임신에 기대치보다 체구가 작고 목이 물갈퀴 모양(neck webbing)이며, 발 부종(pedal edema)과 선천성 심장기형 등의 특징적인 표현형을 가지고 있다(표 5-2). 초음파상에서는 터너증후군이 있는 태아에서 많은 경우 목덜미수종(nuchal hygroma)이 발견되는데, 액체가 차 있는 낭종이 목 주변을 둘러싸고 있다. 또한 산전검사에서 α-태아단백질(alpha fetoprotein)의 수치가 임신주수에 맞지 않게 나온다. 정상보다 낮은 수치를 보이는 경우가 흔하지만, 정상보다 높게 나오는 경우도 있다.

터너증후군은 작은 키와 아동기의 성장지연 및 청소년기의 성장급등(adolescent growth spurt) 부재와 같은 특징을 보인다. 성장호르몬 요법을 받지 않은 터너증후군 환자의 최종 성인 신장은 약 145cm 정도이다(Miluncky and Milunsky, 2010). 45,X 핵형을 가지고 있는 사람의 5~10% 정도는 월경을 하고 소수는 임신을 하지만, 대부분은 어느 정도의 생식샘 발생이상(gonadal dysgenesis)을 가지고 있다.

일반적인 건강 문제가 터너증후군 환자에게는 심각한 문제가 될 수 있어(표 5-2), 합병증을 예방하기 위해 주의 깊은 관리가 필요하다. 또한 기대수명이 평균보다 다소 낮은데, 이는 특히 어릴 때부터 나타나는 고혈압과 고지혈증과 관련된 심혈관계 합병증 때문이다(Bondy 2007).

과거 문헌에서는 터너증후군이 있는 여성이 지적능력과 사회적 능력이 평균보다 낮은 것

표 5-2 터너증후군의 일반적인 증상

신체계통	증상
근골격계	작은 키
	넓은 가슴
	불균형적으로 큰 손과 발
	선천성 고관절 탈구
	척주측만증
	척주후만증
	골다공증
림프부종	발목부종
	수종
얼굴	높고 좁은 아치형의 입천장
	두먼거리증
	불량한 치열
	작은 턱과 넓은 아래턱뼈(짧은 치아뿌리, 얇은 에나멜)
	뒷목 아래로 내려와 있는 머리카락 선
심장혈관계	대동맥협착
	이엽성 대동맥판막
	대동맥 박리
	고혈압
	관상동맥질환
	긴QT증후군
	부분 폐정맥 연결이상
내분비계	갑상샘기능저하증
	제1형 당뇨
	제2형 당뇨
신장	콩팥이상회전증
	일측성 또는 양측성 신장이형성증
눈과 시력	몽고주름
	처진 눈꺼풀
	위로 기울어진 눈꺼풀의 틈
	적녹색맹
	사시
	원시
귀와 청력	변형된 귀
	중이와 이관의 위치 이상
	과다한 중이염 발생
	전도성 난청
	점진적인 감각신경성 청력소실(성인)
	진주종 형성

표 5-2 터너증후군의 일반적인 증상 (계속)

신체계통	증상
인지기능	정상적인 지능 좋은 언어능력 수학 및 공간지각력, 문제해결능력에서 약간의 어려움
2차 성징 (호르몬 보충없음)	무월경 또는 지연된 월경 유방 발달 빈약 불임 난소 발육 부전 및 난소 퇴화 작고 발달되지 않은 자궁

으로 기술되어 있었으나 낮은 지적능력은 이 증후군에서 일관되게 관찰되는 특징은 아니며, 사회적 관계는 가족이나 주변의 사회적 환경에 의하여 더 큰 영향을 받는다. 다른 형태의 염색체이상 질환에서와 같이 터너증후군을 가진 여성의 능력은 아주 다양하여 궁극적으로 그들의 잠재력은 예측할 수 없다.

삼배체

삼배체(triploidy)는 인간발달과정에서 극히 드물게 발생한다. 삼배체는 각 염색체가 1개씩 추가적으로 유전되는 현상으로 그 결과 세포마다 46개의 염색체가 아닌 69개의 염색체를 가지게 된다. 추가된 유전물질들이 모든 세포에서 균형을 이룬다고 하더라도 보통은 치명적인 결과를 초래한다. 대부분의 삼배체성 임신은 자연유산이 되고, 극소수의 경우만 임신 말기까지 진행된다. 태아는 보통 사산되거나 생후 수일 내에 사망한다. 극히 적은 숫자의 삼배체 영아가 수 개월을 살아남기는 하지만, 아무도 1년을 넘기지 못하였다. 그러므로 삼배체는 생존 가능성이 없다고 간주된다.

삼배체성 임신의 가장 흔한 원인은 난자 1개에 정자 2개가 수정되는 경우이다. 그 결과 모계 염색체 1개 복제와 부계 염색체 2개 복제로 이루어지게 된다. 난자가 감수분열을 완전히 끝내지 못하여 46개의 염색체를 가지게 되는 경우도 있을 수 있다. 이 난자가 수정되는 경우에 배아는 2개의 모계 염색체 복제와 1개의 부계 염색체 복제를 가지게 된다. 삼배체는 많은 기형 및 건강문제들과 연관되어 있다. 구체적인 문제점은 추가적인 염색체 복제가 모계 유래인지 부계 유래인지에 따라 다양하다. 삼배체 아기를 가졌던 부모가 다시 임신을 할 경우 또 삼배체성 임신을 할 가능성은 증가되지 않는 것으로 나타났다.

염색체의 부분적 중복 및 결손

개요

전체 염색체를 추가적으로 가지거나 또는 소실하는 경우 외에도 염색체를 구성하는 물질의 일부가 추가되거나 소실되는 것도 가능하다. 이것은 본질적으로 몇몇 대립유전자의 용량을 3배 또는 1배 가지는 것을 의미한다. 두 상황 모두 상대적으로 유전자 코딩 영역(gene-coding regions)에서는 드물게 일어난다. 유전자 암호 전달에서 염색체 부위가 중복되거나 삭제되는 것은 신체조직의 일부나 전체에 여러 가지 해부학적 또는 기능적 문제점을 동반하게 된다. 염색체 중복 또는 결실 분석으로는 얼마나 많은 유전자 카피가 영향을 받았는지 결정내리기에 충분하지 않으므로, 염색체의 어느 부위가 관련되어 있는지 정확하게 판단할 수 있는 다른 유전자검사가 필요하다. 염색체 분석에서는 염색체 중복이나 결실이 최소한 200,000개 염기(base)가 되어야만 가시화가 가능하다.

중복(duplication)은 유전자의 수와 발현이 증폭됨을 의미한다. 중복 정도가 크면 표현형과 증상에 변화를 일으킬 가능성이 더 높다. 예를 들면 21번 염색체에 있는 몇 가지 유전자의 중복은 그 유전자에 3배 용량을 제공하여 영향을 받은 사람은 대부분 다운증후군(Down syndrome)의 표현형을 나타낸다.

결손(deletion)은 대립유전자(allele)의 소실이나 발현의 감소를 의미한다. 복제와 같이 결손된 영역이 크면 클수록 표현형과 증상에 변화를 일으킬 가능성이 더욱 높아진다. 선천적으로 지적능력이 낮은 아동은 아마도 아직 발견되지 않은 유전자들이 결손되어 있는 것으로 보인다. 특정 유전자의 결실과 관련된 증후군을 가진 아동이 실제로 어느 정도의 기능적 잠재력을 가지는지는 여러 가지 이유로 잘 알려져 있지 않다. 첫째, 이들 중 많은 아동이 심각하게 지적능력이 퇴화될 것으로 예상되고 있다. 대부분 보호시설에 수용되어 관리를 받고 있는데, 여기에서는 지적 자극이 제한되고, 평균수명이 짧기 때문이다. 또한 이러한 증후군들이 드물고, 기능적 잠재력을 알고자 하는 요구가 중요하거나 결실을 맺을 것으로 여겨지지 않고 있었다. 이러한 아동을 집에서 키우고 다른 아이들과 접촉하게 하는 좀 더 현대적인 접근방법으로 인하여 이들의 기능적 부분과 사회적 관계에 대한 기대가 점점 커지고 있다. 다른 많은 염색체 질환과 마찬가지로, 염색체의 복제나 결손를 가지고 있는 개개인들의 기능은 아주 다양하여 이들의 궁극적인 잠재력은 예측하기 어렵다.

홑염색체나 삼배체와는 다르게 염색체의 부분적 복제와 결손은 대부분의 과정이 무작위적으로 발생하는데, 주로 생식기세포형성(gametogenesis) 시 염색체 분리(chromosomal breakage)나 구조적 재배열(structural rearrangement) 과정에서 발생한다. 부모의 나이와 상관이 없고, 유전자의 복제나 결손이 있는 대부분의 경우 생식능력이 없어 다음 세대로 전해질 가능성도 거의 없다.

결손과 관련된 증후군의 예들

다양한 상염색체와 성염색체의 결손이 자연 유산 및 인공 유산으로 얻어진 조직에서 발견되었다. 아래 제시된 예들은 드물지만 살아서 태어난 아동의 상염색체 결손(autosome deletion)에서 나타난 증후군이다.

WAGR증후군

WAGR증후군(WAGR syndrome)은 윌름스 종양(Wilms' tumor), 무홍채증(aniridia), 비뇨생식기계 기형(Genitourinarary malformations) 및 정신지체(retardation)를 특징으로 한다. 이는 홍채가 없이 태어난 아이들이 종종 심한 인지기능 저하나 다양한 비뇨생식기계 기형과 같은 일관된 임상적 증상을 가지고 있어 알려지게 되었다. 비뇨생식기계 기형은 요도의 끝이 음경의 중앙이 아닌 한 쪽으로 치우쳐 있는 1단계 요도하열(hypospadiasis)과 같이 경미할 수도 있고, 방광외번증(exstrophy of the bladder)과 같이 심각할 수도 있다. 일반적으로 출생 시 이러한 증상을 가지고 있는 아이들의 약 40%에서 대체로 5세 이전에 윌름스 종양이라고 하는 신장 종양이 발생한다. 이러한 표현형들이 일관되게 발현되는 것으로 보아 염색체 이상이라 추정되었으나, 1970대 말이 되어서야 문제가 되는 특정 부위가 발견되었다. 문제가 되는 염색체 결손은 상대적으로 작으며 11번 염색체에 있는 11p(13) 부위의 중간 밴드(interstitial band)에 존재하고 있다. 이 결손은 염색체 분석에서 세포분열 중기에 염색체가 길고 밴드가 뚜렷할 때에만 관찰된다.

이러한 결손이 있는 사람들에서 다른 증상들은 일관되게 나타나나 종양은 약 40%에서만 발생한다는 것은 흥미로운 사실이다. 이러한 사실은 이 유전자 결손이 특정 암의 발생 위험도를 높이기는 하지만 실제 암의 진행에는 다른 추가적인 요인이 있음을 시사한다. 12장에서 암발병 진행의 유전자적인 원인에 대하여 좀 더 자세히 다룰 것이다.

망막아세포종

망막아세포종(retinoblastoma)은 망막에 발생하는 드문 악성종양으로, 일반적으로 유아기에 발병한다. 대부분 산발적으로 발생하는 악성종양으로 다른 가족구성원이 같은 종류의 암을 가진 가족력이 없다. 그 외에 유전되는 망막아세포종도 있는데, 상염색체 우성 유전의 형식으로 발현된다. 13번 염색체의 *RB* 유전자가 1개 이상 소실되어 있는 사람들에서 이러한 유전성 망막아세포종의 발생 위험도가 높다. *RB* 유전자는 전사인자들(transcription factors)이 세포분열을 촉진시키는 것을 억제하는 역할을 한다. 이러한 의미에서 *RB* 유전자는 암억제 유전자(cancer suppressor gene)의 일종이다. 이 유전자에서 한 쌍의 대립유전자(allele) 중 한 개가 존재하지 않을 시 망막아세포종의 위험도가 크게 증가한다(12장에서 전사인자와 암억제 유전자의 역할에 대하여 좀 더 자세히 다룰 것이다).

일반적으로 망막아세포종은 아동기에 발생하는 암이나, 13번 염색체에 결손이 있는 경우에 좀 더 어린 나이에서 발생할 수 있다. 출생 후 1주일 안에 발견되기도 하고, 심지어 임신 3기에 초음파로 진단되는 경우도 있다. 하지만 다른 표현형적인 특징들은 이 결손과 연관성이 없다는 사실은 주지할 만하다.

묘성증후군

*Cri du chat*은 프랑스어로, 고양이 울음을 의미한다. 묘성증후군(cri du chat syndrome)이 있는 영아나 소아는 고양이 울음과 같은 특징적인 울음소리를 낸다. 5번 염색체 짧은 팔의

말단 또는 중간부위의 일부분이 결손되어 있다. 이 질환은 소두증(microcephaly), 구순열 및 구개열(cleft lip and palate), 양안과다격리증(hypertelorism), 내안각 주름(epicanthal folds), 아래쪽에 위치한 귀, 작은 턱, 다양한 심장기형, 중등도에서 심각한 정도까지의 인지기능 장애를 특징으로 한다. 일반적으로 결손의 정도가 클수록 인지기능의 장애 정도가 크다.

엔젤만증후군

엔젤만증후군(Angelman syndrome)은 모계로부터 유래한 15번 염색체의 q11부터 q13까지의 부위가 결손되어 발생한다. 이 질환은 신생아 10,000~15,000명당 1명꼴로 발생하는 것으로 추정된다. 이 결손을 가지고 태어난 아이들은 태어날 때는 외견상 정상이고, 음식을 먹이는 데 조금 힘든 것 외에는 뚜렷한 기형을 가지고 있지 않다. 시간이 지남에 따라 영아기에 발달이 지연되고 머리둘레가 커지는 것이 느려서 몸의 크기에 비하여 소두증이 나타난다. 시간이 지남에 따라 성장지연과 인지기능의 저하가 점점 더 뚜렷해진다. 이 아이들은 걷는 것을 배우기는 하지만 불안정하고 뒤뚱거리는 어색한 걸음걸이를 가지게 된다. 또한 상황에 상관없이 자주 미소를 짓거나 웃는다(과거의 교과서에서는 이러한 미소와 뒤뚱거리는 걸음걸이 때문에 이 증후군을 행복한 꼭두각시 증후군으로 기술하고 있다). 또한 쉽게 흥분하는 성격과 손을 흔들거나 펄덕거리는 동작들이 같이 나타난다. 비언어적인 방식으로 의사소통을 할 수 있다고는 하나, 일반적으로 언어구사능력이 심각하게 저하되어 있다.

대부분의 아동에서 경련성 질환(seizure disorder)이 발생하는데, 나이가 들면서 심각성이 점차 감소하나 성인기 내내 계속 지속된다. 이 증후군과 동반될 수 있는 다른 특징으로 후두고랑(occipital groove), 혀내밀기(tongue that portrudes), 넓은 치아 간격을 가진 큰 입, 침 흘리기, 사시(strabismus), 다른 가족구성원들보다 더 밝은 색깔의 피부, 모발, 눈 등이 있을 수 있다(Williams et al., et al).

프래더-윌리증후군

프래더-윌리증후군(Prader-Willi syndrome, PWS)은 부계로부터 유래한 15번 염색체의 q11부터 q13까지의 부위가 결손되어 발생한다. 이 질환은 전 세계적으로 대략 신생아 10,000~30,000명당 1명꼴로 발병하는 것으로 추정되며 모든 인종과 민족에서 발생할 수 있다. 15번 염색체 일부분의 소실은 신체의 많은 부위에 영향을 준다. 프래더-윌리증후군을 가지고 태어난 아기는 출생시에는 정상적인 외형을 보인다. 얼굴이 좁고 아기의 피부, 모발, 눈 색깔이 다른 가족구성원들보다 좀 밝을 수 있다. 영아기의 가장 두드러진 문제는 근육긴장 저하(hypotonia), 젖을 빠는 반사기능이 약한 것과 발육 저하이다.

아동기가 되면 다른 특징적인 변화들이 나타난다. 대부분의 아이들은 작은 키에 불균형적으로 작은 손과 발을 가지고 있으며, 발달장애와 경등도에서 중등도 정도의 인지기능 저하가 나타난다. 남아와 여아 모두에서 생식샘의 크기가 작다. 가장 두드러진 특징은 끝없는 식욕으로, 보통 3세까지 나타난다. 과도한 식탐과 과식으로 비만이 나타나고, 이와 관련하여 많은 건강문제가 발생한다. 분노발작과 충동조절이 잘 되지 않는 것과 같은 행동장애가 흔하게 나타난다. 이 증후군을 가지고 있는 남아와 여아 모두에서 사춘기가 지연되거나 완전하지 않고 대부분 불임이 된다. 각 성별로 호르몬 요법을 하지 않으면 2차 성징이 나타나지 않는다. 비만 및 이와 관련된 건강문제들이 조절된다면 프래더-윌리증후군 환자들의 기대수명은 일반인들과 같다.

'어떻게 동일한 염색체의 결손이 두 가지 아주 다른 표현형을 일으킬 수 있을까?'라는 궁금증이 생기지 않는다면, 엔젤만증후군과 프래더-윌리증후군 부분을 다시 읽어 본 후 다음 유전체 각인을 읽는다.

유전체 각인

유전체 각인(genomic imprinting)은 상위 유전 효과로서, 돌연변이 이외의 방법으로 유전자가 불활성화되어, 유전자의 DNA 서열은 정상이나 발현이 억제되는 것을 말한다. 이는 비정상적인 상태이며, 얼마나 자주 일어나는지 확실하지 않다. 일반적으로 각인은 생식세포 형성 시에 일어나서 특정 대립유전자가 모계 유래인지 부계 유래인지 구별이 가능하게 한다. 특정 유전자가 생식세포 형성 시에 각인되면, 이 각인은 수정되어 태어난 아이의 세포에서 평생 동안 남게 된다. 한 부모로부터 유래한 대립유전자의 각인은 다른 부모로부터 유래한 각인되지 않은 대립유전자만이 발현이 되도록 한다. 대부분의 경우 각인되지 않은 대립유전자가 정상이어서 이의 단독 발현이 큰 문제가 되지는 않는다. 문제는 돌연변이가 일어난 비각인 대립유전자가 단독으로 발현될 때 발생한다.

예를 들어 어떤 부부가 아이를 가지기로 했는데, 혹시 헤모글로빈의 β-사슬에 문제가 있는 겸상적혈구병(sickle cell disease)이 있는 아이가 태어날까 걱정을 하고 있다고 가정해보자. 이 질환은 상염색체 열성 유전질환으로, 1번 염색체에 위치한 *HBB* 유전자에 동형접합 돌연변이(homozygous mutation)가 있는 경우에만 발생한다. 검사 결과 남편이 *HBB* 유전자에 이형접합 돌연변이(heterozygous mutation)가 있고, 부인은 *HBB* 유전자의 대립유전자에 대해 동질접합이었다. 이 부부는 임신으로 *HBB* 유전자의 두 대립유전자가 모두 정상인 아이 또는 한 대립유전자에만 돌연변이가 있는 이형접합 돌연변이를 가진 아이를 가질 수 있다. 그 후 이 부부는 임신을 했고, 딸을 낳았다.

출산 후 검사 결과, 태어난 딸은 한 개의 돌연변이 *HBB* 대립유전자만 가지고 있었고, 헤모글로빈 S만 발현하였다. 추가 검사에서 모계 유래의 정상 *HBB* 대립유전자는 각인의 결과로 이 아기에서 발현되지 않는 것이 확인되었다.

이러한 시나리오의 또 다른 원인은 모계 유래 정상 *HBB* 대립유전자의 결실과 부계 유래 돌연변이 *HBB* 대립유전자의 중복일 수 있고, 이로 인하여 태어난 아기는 겸상적혈구질환에 대하여 동형접합 돌연변이를 가지게 된다. 이러한 이상 현상은 한부모 이염색체증(uniparental disomy)의 결과로 나타날 수 있는데, 이는 한 쌍의 염색체 모두가 한 부모로부터 유래하는 현상이다. 아버지의 정자가 2개의 11번 염색체를 가지고, 어머니의 난자는가 11번 염색체가 없을 때 이러한 일이 발생할 수 있다.

여기서 앞서 언급하였던 15번 염색체의 15q가 결손된 경우 모계 유래인지 부계 유래인지에 따라 엔젤만증후군 또는 프래더-윌리증후군이 발생하는 것으로 다시 돌아가 보자. 지난 수십 년간 모든 정상 대립유전자를 가지고 있는 1개의 염색체는 다른 성별의 동형 염색체와 동일하다고 가정되어 왔다. 엔젤만증후군과 프래더-윌리증후군의 이야기는 우리에게 적어도 15번 염색체는 남자와 여자 사이에서 뭔가 다르다는 것을 알려주고 있다. 15q(11-13) 부위에 모계 유래가 결손되고 부계 유래 대립유전자만 발현되었을 때 엔젤만증후군이 발병하며, 15q(11-13) 부위에 부계 유래가 결손되고 모계 유래 대립유전자만 발현되었을 때 프래더-윌리증후군이 발병한다.

15번 염색체에 부계 한어버이 이염색체성(uniparental disomy)이 생겨서 두 염색체 모두 아버지로부터 유래하였을 경우 두 염색체 모두에 결손이 일어나지 않더라도 엔젤만증후군이 발병한다. 비록 염색체 결손이 없더라도 모계 유래의 15번 염색체가 없다는 것만으로도 마치 한 유전자가 결손된 것과 같은 결과를 초래하는 것이다. 15번 염색체 2개가 모두 어머니로부터 유래하여 부친으로부터 15번 염색체를 받지 못하였을 때도 같은 상황이 발생하여 프래더-윌리증후군이 발병한다.

비록 한어버이 이염색체성이 거의 모든 염색체에서 발견되고 있지만, 단지 몇몇 질환만이 한어버이 이염색체성과 관련되어 발병한다고 알려져 있다. 베크위드-위드만증후군(Beckwith-Wiedemann syndrome, 11번 염색체)과 낭성섬유증(cystic fibrosis, 7번 염색체)이 그 예이다. 드물지만 상염색체 열성 유전질환을 가지고 있는 사람에서 오직 한 부모만 보인자이거나 질환이 있는 경우에 한어버이 이염색체성의 가능성을 고려할 필요가 있다. 이 현상은 보인자인 어머니와 정상인 아버지 사이에서 태어난 아이가 상염색체 열성 유전 특징을 나타낼 때, 어머니에게 가해지는 압박을 덜어줄 수 있을 듯하다. 이러한 현상은 유전상담을 더욱 복잡하게 만들고, 더 많은 것을 알게 되면 될수록 유전학과 유전체학의 명확하지 않는 회색영역(grey area)이 점점 더 커진다는 것을 명백하게 보여주고 있다.

모자이크 현상

모자이크 현상(mosaicism)은 한 개인에서 2개나 그 이상의 다른 핵형(karyotype)이 존재하는 현상이다. 즉, 일부 세포는 비정상적인 핵형을, 다른 세포들은 정상 핵형을 가지는 것을 의미한다. 지금까지 모자이크 현상에 대한 그릇된 인식이 많았고, 재인식들이 있어 왔다. 예를 들어 모자이크 현상이 있는 다운증후군 아이가 47개 염색체 (47,XY,+21)를 가지는 세포가 70%, 정상 염색체 숫자(46,XY)를 가지는 세포가 30%인 경우, 그 부모는 문제 세포가 단지 70%이기 때문에 순수한 다운증후군 환자보다 적어도 30% 더 똑똑할 거라고 생각했다.

모자이크 현상은 조직특이적일 수 있어 어떤 조직은 정상 핵형과 비정상 핵형이 섞여 있을 수 있고, 어떤 조직은 둘 중 한 가지 형태만 가지고 있을 수 있다. 대부분의 세포검사가 혈구세포나 피부세포를 이용하기 때문에 모자이크 현상이 발견되었을 때 이들 세포에서 비정상 핵형이 차지하는 비율이 실제 다른 조직에서의 비정상세포의 비율을 잘 반영하지 못할 수 있다. 따라서 혈구세포에서 70%의 비정상 핵형(47,XY,+21)을 가지고 있는 개인이 뇌에서는 47개의 염색체를 가지고 있는 세포의 비율이 아주 낮을 수도 있다. 유전학자들은 동일한 염색체 질환을 가지고 있는 환자 사이에 행동과 인지기능이 극단적으로 다양하게 나타나는 이유가 조직특화적인 모자이크 현상 때문일 수 있다고 생각한다. 그러나 정상 염색체와 비정상 염색체를 가지고 있는 뇌신경세포의 비율을 확인하기 위하여 살아있는 사람의 뇌세포를 조직검사하지는 않는다.

모자이크 현상의 한 예로, 임신 16주에 양수검사(amniocentesis)로 13번 세염색체증(trisomy 13)을 진단받은 일란성 쌍둥이를 들어보자. 부모가 인공유산을 하지 않기로 결정하여 37주에 쌍둥이 여아가 태어났다. 두 여아 중 한 명(쌍둥이 A)은 전형적인 13번 세염색체증 표현형을 가지고 있었고 생후 12시간에 사망하였다. 다른 여아(쌍둥이 B)는 혈구검사에서 50%의 모자이크 현상을 보였음에도 불구하고, 13번 세염색체증 표현형을 보이지 않았다.

이 쌍둥이 B는 현재 15세이고 여전히 혈구세포에서 50%의 모자이크 현상이 발견되고 있으나, 아주 예쁘고, 우등생이며, 하키팀과 밴드부에서 활동하고 있다. 그녀는 통계학적인 수치에 기초하여 13번 세염색체증을 가진 아기를 낳을 확률이 일반인보다 높다는 카운셀링을 받았다(그녀의 난자에서 모자이크 현상이 얼마나 있는지 확인하기 위한 난자의 핵형검사는 아직 받지 않았다).

그렇다면 쌍둥이 사이에 이러한 큰 차이는 어떻게 설명할 수 있을까? 가장 가능성이 높은 설명은 13번 세염체증을 유발한 비분리 현상(non-disjunction)이 수정전 부모 중 한 명의 생식세포 형성 단계에서 발생하지 않고, 수정된 후 분열하는 배아세포(embryonic cell)에서 일어났다는 것이다(그림 5-5). 32개의 세포로 구성된 배아가 있다고 가정하면 세포분열에 의하여 64개의 새로운 세포가 만들어진다. 이 중 한 세포가 분열할 때 비분리현상이 발생하면 하나의 세포는 3개의 13번 염색체를 포함한 47개의 염색체를 가지게 되고, 다른 세포는 1개의 13번 염색체를 포함한 45개의 염색체를 가지게 된다. 나머지 62개의 세포는 2개의 13번 염색체를 포함하여 총 46개의 염색체를 가지고 있다. 이 64세포기의 배아가 한 번 더 세포분열을 하게 되면, 127개의 세포를 가진 배아가 된다(46개 염색체를 가진 세포 124개, 13번 세염색체증 세포 2개, 그리고 분열하지 않은 13번 홑염색체 세포 1개). 이 배아가 2개의 독립된 배아로 분리되는 시점에서 배아는 1008개 정도의 세포로 구성되어 있고, 이 중 13번 세염색체증을 가진 세포는 단지 16개에 불과하다(13번 홑염색체 세포는 사라짐). 따라서 새롭게 분리된 배아는 각각 504개의 세포를 가지게 되는데, 이때 세염색체증을 가진 세포가 똑같은 비율로 나누어지지는 않는다. 한 배아는 504개 세포 중에 세염색체증 세포가 15개이고 정상세포는 489개이다. 다른 배아는 504개 세포 중에 세염색체증 세포를 가지게 된다. 따라서 이 단계에서 배아 A는 배아 B보다 15배나 많은 세염색체증 세포가 단 하나일 수 있다. 발달이 진행되면서 배아 B가 가지고 있는 적은 수의 세염색체증 세포가 주요 장기들의 전구세포가 되는 경우는 거의 없다(그리고 삼염색체세포는 계속하여 정상세포와 같은 속도로 분열하지 않는다). 이러한 결과로 배아 B(쌍둥이 B)는 뇌, 심장, 간과 같은 주요 장기의 13번 세염색체증 세포 비율이 아주 낮게 태어나게 되고, 배아 A(쌍둥이 A)는 모든 조직의 13번 세염색체증 세포 비율이 훨씬 높아서 비정상적인 발달이 일어나게 된다.

위에 기술된 상황은 실제 상황이기는 하나 아주 드물다. 그러나 이러한 현상은 유전상담

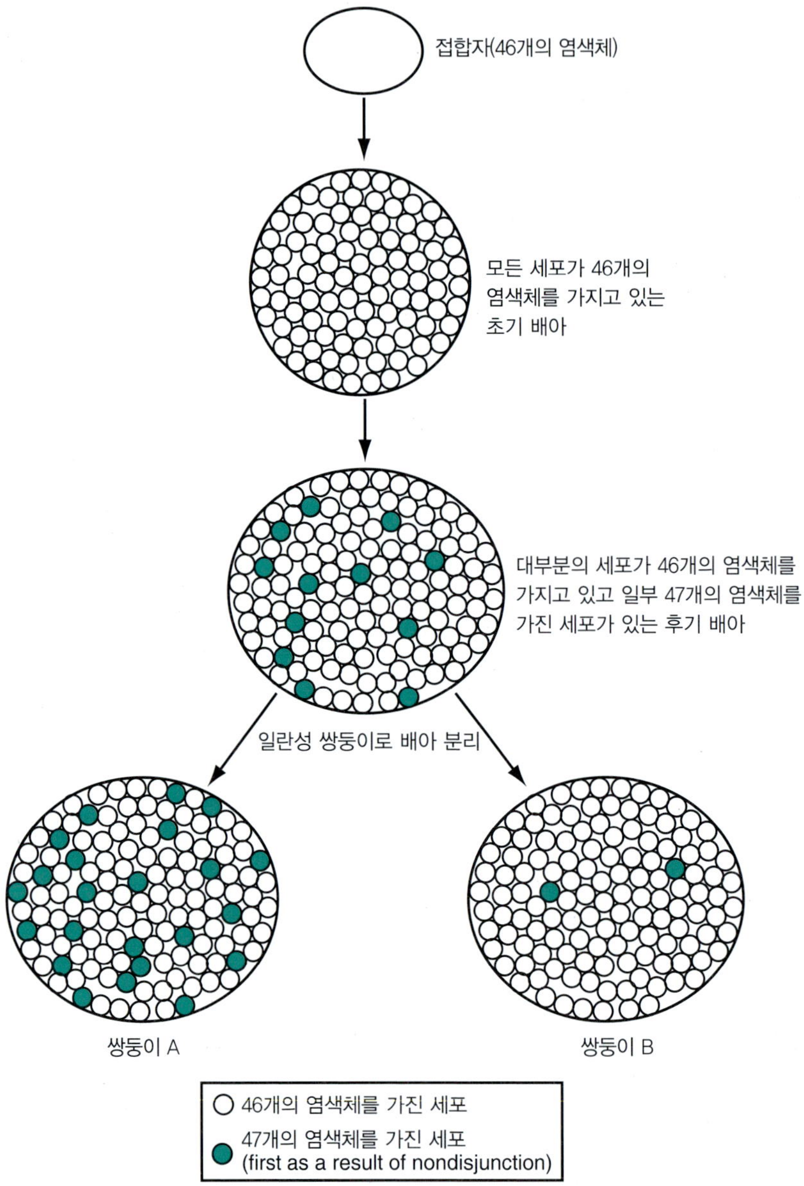

그림 5-5 ■ 일란성 쌍둥이에서 발생하는 불균형한 모자이크 현상의 발생 가능 기전

과 모자이크 현상의 예측을 복잡하게 만든다. 많은 유전학자들은 낮은 수준의 염색체 모자이크 현상이 생각한 것보다 일반인에게 더 흔하게 일어나지만, 기능적으로 이상이 없기 때문에 진단되지 않는다고 믿고 있다. 또한 터너증후군(Turner's syndrome)을 가진 배아의 높은 자연 유산율(99%)을 근거로, 일부 유전학자들은 살아서 태어난 모든 터너증후군 환자가 실제로는 45,X 모자이크이고 단지 염색체 검사에 이용되는 혈구세포나 피부세포에서만 모자이크로 나오지 않은 것이라고 주장하기도 한다.

유전형과 표현형의 성 불일치

개요

핵형검사가 가능하게 된 이후, 수술이나 호르몬 요법과 같이 인위적으로 성별 표현형을 바꾸고자 하는 시술을 하지 않았음에도 불구하고, 유전형의 성별과 다른 표현형을 나타내는 사람들이 발견되었다. 이러한 현상은 흔하지 않지만 실제로 일어나고 있다. 그래서 46,XY 핵형을 가진 여성과 46,XX 핵형을 가진 남성이 존재하며, 이러한 현상을 성 전위(sex reversal)라 한다.

수정이 될 때, 유전적인 성별은 염색체의 구성에 의하여 결정된다. 일반적으로 46,XY를 가진 수정란은 남성 표현형으로 발달하게 되고, 46,XX를 가진 수정란은 여성 표현형으로 발달하게 된다. 성염색체 외에도 많은 상염색체 유전자들이 성별의 유전자형과 표현형이 적합하게 일치하는 데 필요하다.

속이 빈 구(hollow ball) 모양의 초기 배아모체(embryoblast) 세포들이 계통결정(commitment)이 일어날 때 각각의 장기가 될 초기 조직들을 구성해가는 과정에서, 양능성생식선(bipotentional gonad)이 여아와 남아 모두에서 생성된다. 이 발달과정은 수정 후 5주 때 배아의 요생식융기(urogenital ridge)에서 시작된다. 한때 미분화생식선(indifferent gonad)으로 알려진 이 양능성생식선은 호르몬과 다른 요인들의 영향에 의하여 난소나 정소로 분화될 수 있는 잠재력을 가지고 있다. 보통 46,XY 배아에서 이 조직은 정소를 형성하게 되고, 46,XX 배아에서 이 조직은 난소를 형성하게 된다. 이 양능성생식선 외에도 유전자, 호르몬, 그 밖의 알려지지 않은 요인들에 의하여 남성이나 여성 생식기관으로 분화되는 다른 조직들이 존재한다. 이때 기억해야 할 중요한 개념은 이러한 조직들이 XX와 XY 배아에 모두 존재한다는 것이다.

남성 성기, 음낭, 전립샘, 정소, 요로기관을 연결하는 세관과 같은 남성생식기관으로 분화할 수 있는 초기 배아조직은 중간콩팥관(mesonephric ductal tissue, wolffian gland)이다. 여성생식기관으로 분화할 수 있는 초기 배아조직은 중간콩팥결관(paramesonephric duct, müllerian duct, 뮐러관) 조직이다. 중간콩팥관 조직은 테스토스테론과 같은 남성호르몬에 대한 수용체를 가지고 있고, 중간콩팥결관 조직은 이런 수용체가 없다.

정상 성 발달

초기 남성생식기 발달

Y 염색체는 양능성생식선이 정소로 초기 분화하고 남성호르몬을 분비하도록 하는 몇 가지 유전자를 가지고 있다. 이 유전자 중 하나가 *SRY* 유전자이며, 정소결정인자(testis determining factor, TDF)를 만들어낸다. Y 염색체에 존재하는 다른 인자로는 항뮐러관 인자(*müllerian inhibition substance*)와 H-Y 항원(H-Y antigen)이 있다. H-Y 항원과 정소결정인자(TDF)가 같이 작용하여 양능성생식선이 정소로 분화되는 것을 조율하고 임신

후 6~7주 정도에 테스토스테론의 분비가 시작된다. 이 테스토스테론이 중간콩팥관 조직에 존재하는 수용체에 결합하여 유사분열과 해부학적 남성생식기관으로의 분화를 일으킨다. 동시에 항뮐러관인자가 중간콩팥곁관 조직을 퇴화 및 퇴행시켜 해부학적 여성생식기관으로의 발달되는 것을 막는다.

초기 여성생식기 발달

유전학자들은 한때 46,XX 유전형의 완전한 여성 성별 발달이 오로지 Y 염색체의 결핍으로 인한 결과라고 생각하였다(default sex theory, 디폴트 이론). 그러나 실제로 이렇게 간단하지는 않다. 완전한 여성 성별 발달에는 모계 호르몬(maternal hormone)의 영향, Y 염색체 유래 유전자 산물의 부재, 두 X 염색체들로부터의 영향 그리고 상염색체 유전자 산물의 영향이 필요하다.

정소결정인자(TDF), 테스토스테론, 항뮐러관인자의 부재로 중간콩팥관 조직은 퇴화하고 퇴행한다. 모계 호르몬들의 영향으로 양능성생식선은 임신 후 6주쯤에 활동성 난소로 분화하여 즉각적으로 미래에 난자가 될 세포들을 생산하기 시작한다. 항뮐러관인자의 부재와 상염색체 유전자 산물들이 함께 작용하여 중간콩팥곁관 조직이 완전한 해부학적 여성생식기의 구조로 발달하게 된다.

성 전위

다양한 유전자의 돌연변이와 재조합이 성 전위(sex reversal)에 관여할 수 있다. 여기에서는 단지 이론적으로 존재하는 것이 아닌 실제 생리학적으로 확인된 유형 중에서 가장 흔한 기전들을 기술하였다.

XY 여성

여성 표현형을 가진 XY 유전형에서 유래하는 유전질환으로 완전 안드로겐 불감증 또는 안드로겐 불감성 증후군(complete androgen insensitivity or androgen insensitivity syndrome, AIS)이 있는데, 신생아 약 5만 명당 1명꼴로 발생한다. 이 질환의 원래 기전이 명확히 알려지기 전에는 고환여성화 증후군(testicular feminization)로 알려져 왔다. 이 질환에서는 모든 조직에서, 심지어 중간콩팥관과 같은 남성조직에도, 안드로겐 수용체가 없다. 특이한 것은 안드로겐 수용체 유전자(AR)가 Y 염색체가 아니라 X 염색체에 존재한다는 점이다(정상 여성들도 어느 정도의 안드로겐 수용체가 있으며, 내부 또는 외부로부터의 안드로겐에 반응한다).

완전 안드로겐 불감증을 가진 사람은 Y 염색체에 의하여 양능성생식선이 배아기의 적절한 단계에서 정소로 분화하기 시작한다. 이 정소에서 테스토스테론이 분비되기 시작하는데, 중간콩팥관에 남성호르몬 수용체가 없기 때문에 테스토스테론은 중간콩팥관의 발달에 아무런 영향을 주지 못한다. 따라서 중간콩팥관은 퇴화하게 되고, 중간콩팥곁관은 일부만 성장을 한다. 이로 인하여 신생아는 여성의 생식기를 가지고 태어난다.

종종 사춘기가 되어서야 본인이나 소녀의 부모가 이 문제를 인식하게 된다. 이 소녀는 사춘기를 겪으면서, 엉덩이 곡선과 가슴이 발달하기 시작하지만 생리가 시작되지 않는다. 신체검사에서 질의 윗부분이 막혀 있고, 자궁이나 나팔관이 없는 것이 발견된다. 또한 모발은 풍성하지만 신체의 다른 부위, 즉 겨드랑이나 회음부에 털이 거의 나지 않는다. 생식기 조직이 생기더라도 원래 있어야 할 난소의 위치가 아니고 복강나 샅굴관(inguinal canal)에 존재하며, 남성호르몬을 분비하든 하지 않든 수용체가 없어 작용하지 않는다. 그러나 이 생식선이 정소암(testicular cancer)으로 발전할 위험성이 매우 높다.

완전 안드로겐 불감증을 가진 여성은 임신을 할 수 없지만 다른 모든 부분에서 여성이라 할 수 있다. 출생시의 성기 모양은 완전히 여성의 형태이고, 평생 이러한 현상이 유지된다. 심지어 선망의 대상이 되는 여성의 외모를 가지고 있기도 한다. 실제로 유명한 할리우드 여배우 중에 이 질환을 가지고 있는 사람도 있다. 이 사람은 자신의 여성성에 대하여 어떤 의구심도 없고, 아주 아름다운 46,XY 핵형을 가진 여성이다.

안드로겐 불감증이 부분적일 때에는 성별 표현형과 성정체성, 성적 능력 등이 아주 다양하게 나타난다.

XX 남성

남성 성별 발달에 중요한 Y 염색체와 그 유전자들이 없다면 어떻게 XX 염색체를 가진 사람이 XY 표현형을 가지게 될까? Y 염색체는 비교적 작은 숫자의 유전자를 가지고 있다. SRY 유전자가 존재한다면 비록 Y 염색체가 완전하지 않더라도 남성 생식기관이 발달하고 남성 표현형을 가지게 된다.

이러한 현상의 가장 흔한 원인은 *SRY* 유전자가 X 염색체로 전위(translocation)되는 경우(46,XX^{+SRY})로, 신생아 20,000~25,000명당 1명꼴로 발생한다. 그 결과 이 유전형을 가진 남자는 클라인펠터증후군(Klinefelter's syndrome)을 가진 남자와 비슷한 특징이 많다. 예외적인 특징으로 XX 남성은 정상보다 작은 최종 신장과 정상 지능, 정상 성기 길이를 가진다. 클라인펠터증후군 환자와 마찬가지로 XX 남성은 정자를 생산하지 못하여 불임이 된다. XX 남성에서 몇몇 생식기 발달장애가 흔히 나타나는데, 요도하열(hypospadias, 비정상적인 위치의 요도입구)과 잠복고환(cryporchidism, 고환이 음낭으로 완전히 내려오지 않은 상태)이 여기에 포함된다. 안드로겐 불감증과 같이 XX^{+SRY}의 표현형도 아주 다양하다.

미토콘드리아 유전

개요

미토콘드리아는 세포질 내에 존재하는 세포소기관(organell)으로 세포가 작동하는 데 필요한 고에너지 물질의 대부분을 생산하는 역할을 한다. 이러한 의미에서 미토콘드리아는 세포 에너지 생산을 담당하는 발전소라 볼 수 있다. 이 세포소기관은 아주 적은 양의 DNA를 가지고 있고 이들은 핵 외에 존재하는 미토콘드리아 DNA(mitochondrial DNA, mtDNA)로 알려져 있다. 모든 미토콘드리온(mitochondrion)에는 여러 카피의 mtDNA가 존재한다.

mtDNA는 핵에 존재하는 DNA와 여러 차이점이 있다. mtDNA는 원형으로 이 원형 DNA를 미토콘드리아 염색체(mitochondrial chromosome)라고도 부른다. 세포분열 시에 mtDNA는 핵 DNA와는 별도로 복제된다. 결정적인 차이는 mtDNA의 복제와 이에 따른 재배치는 핵 DNA의 복제와 재배치 같이 잘 조절되는 과정이 아니라는 점이다. 따라서 새로운 딸세포(daughter cell)들이 같은 양의 미토콘드리아와 mtDNA를 물려받도록 보장하는 기전이 존재하지 않는다. mtDNA에는 DNA 손상을 복구하는 기전이 거의 없어서 핵 DNA보다 영구적인 돌연변이가 발생하기 더 쉽다. 게다가 mtDNA는 37개의 유전자에 대한 암호 영역(coding region)만 가지고 있고, 비암호 영역(non-coding region, intron)을 가지고 있지 않은 것으로 보인다. 그래서 어떤 돌연변이라도 1개 또는 그 이상의 mtDNA유전자 발현에 영향을 줄 가능성이 더 높다.

기능

모든 정상 체세포는 항상 에너지가 필요한 적어도 한 가지 이상의 기능을 수행한다. 세포의 작용 및 반작용에 필요한 에너지는 주로 고에너지 복합체인 아데노신삼인산(adenosine triphosphate, ATP)의 분해로부터 얻는다. 이 복합물질은 2개의 고에너지 결합(squiggle bond)을 가지고 있는데, 가수분해될 때 세포 내에서 고에너지를 생성하여 여러 중요한 기능을 하게 한다. ATP와 다른 몇몇 고에너지 물질 등이 미토콘드리아 밖에서도 생성될 수 있지만, 독성물질을 축적시키지 않고 가장 효율적으로 ATP를 대량 생성하는 반응은 산화적 인산화(oxidative phosphorylation)이다. 산화적 인산화 반응은 미토콘드리아 내에서 일어나고, 충분한 양의 산소와 수소분자를 요구하는데, 이들은 주로 필수적인 음식물인 탄수화물에서 얻어진다.

산화적 인산화 반응의 과정은 여러 유전자의 산물에 의하여 일어나는데, 이들 중 상당수가 오직 미토콘드리아 안에만 존재한다. 각각의 mtDNA 염색체는 37개의 산물을 암호화하고 있는 유전자를 가지며, 74개의 핵 DNA 유전자 유래 산물과 함께 산화적 인산화 과정을 적절하게 조절하여 ATP를 생산한다. mtDNA는 산화적 인산화 과정에 필요한 효소의 일부분을 담당하는 13개의 단백질 유전자를 가지며, 2종류의 리보좀(ribosome)과 20가지의 다른 tRNA(transfer RNA)에 대한 유전자도 가지고 있는데 이들은 산화적 인산화 과정을 유도하는 효소 단백질의 번역(translation)에 필수적이다.

세포들은 각각 다양한 양의 미토콘드리아를 세포질에 가지고 있다. 가장 비활동적인 세포들, 즉 성숙한 적혈구와 같은 세포는 미토콘드리아를 거의 가지고 있지 않다. 계속해서 작동하거나 다양한 기능을 가진 세포, 즉 간세포, 골격근세포, 심근세포와 같은 세포들은 각각 수천 개의 미토콘드리아를 가지고 있다. 돌연변이가 발생하여 특정 미토콘드리아의 유전자 산물이 만들어지지 않으면 그 세포는 기능을 적절하게 수행하는데 충분한 에너지를 공급받지 못하게 된다. 미토콘드리아 유전자와 관련된 질병의 문제점은 주로 많은 양의 에너지가 필요한 세포들에서 먼저 나타난다.

부모기원

mtDNA의 흥미로운 특징은 이들이 모두 모계에서 유래한다는 점이다. mtDNA의 모계유전은 성숙한 생식세포, 즉 정자와 난자의 구조적인 차이 때문이다. 성숙한 난자는 우리 몸에서 가장 크기가 큰 단일세포로 반수체(haploid)이기 때문에 상대적으로 작은 핵을 가지고 있다. 그래서 난자는 많은 양의 세포질과 미토콘드리아를 가지고 있으며, 이들은 수정 후 몇 차례의 세포분열 동안 새로운 세포로 재배치된다. 수정 후 며칠 간은 새로운 세포질과 미토콘드리아가 합성되지 않는다. 실제 수정란 크기는 몇 차례의 세포분열에도 불구하고 변화가 없고, 수정란 내 세포들의 크기는 세포분열과정에서 점점 작아진다. 수정 후 난자의 주 역할은 빠른 세포분열이다. 이는 고에너지를 필요로 하는 과정이어서 성숙한 난자의 세포질에는 적어도 100,000개 이상의 미토콘드리아가 있으며, 이들 각각은 다량의 mtDNA를 가지고 있다. 이 양은 성숙한 난자의 전체 DNA 양의 약 1/3에 해당한다.

반면에 성숙한 정자는 우리 몸에서 가장 작은 크기의 세포로, 실질적으로 세포질을 가지고 있지 않다고 할 수 있다(성숙한 난자는 성숙한 정자보다 약 1,000배 정도 크다). 게다가 미토콘드리아를 가지고 있는 적은 양의 세포질은 정자의 꼬리 중간부위에 위치하고 있는데 이들은 수정 과정 중 난자를 뚫고 들어갈 때 떨어져 나가버린다. 따라서 정자의 미토콘드리아는 수정란(zygotes)의 일부가 될 수 없다. 본질적으로 성숙한 정자는 헤엄치는 반수체 핵이라고 할 수 있다(그림 5-6). 정자의 미토콘드리아는 세포의 바깥쪽 머리와 꼬리가 연결되는 부위에 위치하고 있다. 미토콘드리아의 목적은 정자의 직진운동을 위한 꼬리 운동에 필요한 에너지를 생산하는 데 있다.

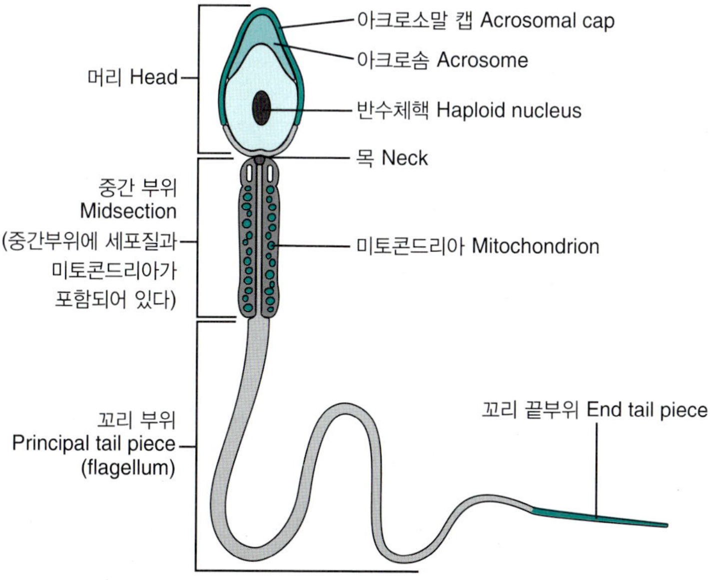

그림 5-6 ■ 성숙한 정자

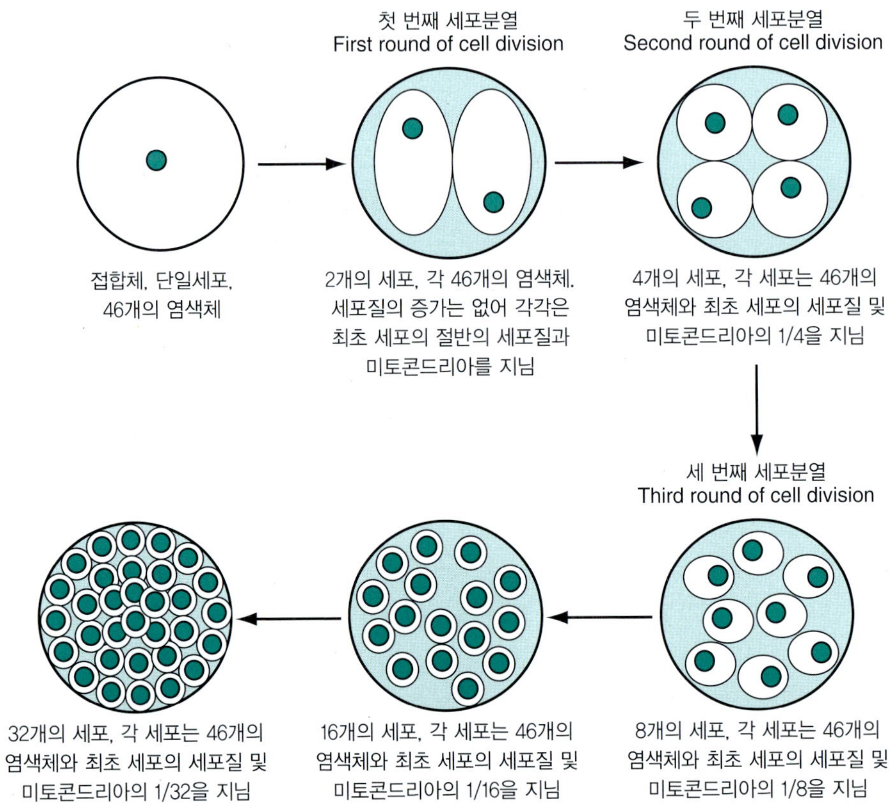

그림 5–7 접합체가 임신된 이후 세포분열의 5단계

수정 시 정자의 핵을 가지고 있는 머리부위는 성숙한 난자에 들어가서 수정란을 형성하지만 미토콘드리아는 들어가지 않는다. 이 수정란은 커다란 이배체 난자로, 세포질과 약 100,000개 이상의 모계 유래 미토콘드리아를 가지고 있으며, 각각의 미토콘드리아는 대량의 mtDNA의 복제를 포함하고 있다. **그림 5–7**은 이 수정란의 첫 5단계의 세포분열을 보여주는데, 핵 DNA가 복제되고 세포 수는 증가하지만 구형을 이루고 있는 세포의 초기 사이즈는 최초 그대로임을 알 수 있다.

복제

mtDNA의 복제(replication)는 오로지 미토콘드리아 안에서만 일어나는데, 이는 성숙한 난자가 되는 세포에서도 마찬가지이다. 난자에서 미토콘드리아와 mtDNA의 복제는 핵 DNA의 감수분열 과정과 동시에 일어나지 않는다. 난자에서 대부분의 미토콘드리아와 mtDNA의 복제 과정은 아주 빠르게 일어난다. 즉, 복제된 mtDNA는 밀접한 접촉이 거의 없어서, 서로 간에 염색체 물질의 교차가 일어나지 않는다. 게다가 복제 후 mtDNA는 무작위로 새롭게 생성된 미토콘드리아로 구분되어 분배된다. mtDNA의 복제가 전형적인 유사분열 과정에서 일어나면 복제된 mtDNA는 새로 생성된 2개의 딸세포들에 무작위적으로 분배된다. 만약

mtDNA에 돌연변이가 발생하지 않았다면, 이 무작위 분류 및 분배는 특별한 의미가 없고 문제가 되지 않는다. 그러나 mtDNA에 돌연변이가 발생하였다면 이 무작위 분류 및 분배는 어떤 조직과 관련된 기능장애와 기능장애 정도의 편차를 초래했다고 볼 수 있다.

미토콘드리아 질환

개요

인간에게 질환을 일으키는 100가지 이상의 점돌연변이(point mutation)가 mtDNA에서 관찰되었다. 이들 중 일부는 아동기에 증상이 명백하게 나타났고, 일부는 성인이 되어서야 나타났다. 미토콘드리아 질환은 신생아 약 10,000명당 1명꼴로 발생한다(Scaglia et al., 2004). mtDNA에 돌연변이가 있는 사람들 중 일부는 임상적, 기능적 장애가 관찰되는 반면, 다른 사람들은 명백한 질환을 보이지 않고 효소활성의 저하나 몇몇 세포의 모양 변화 또는 대사장애의 지표만을 보이는 경우도 있다.

mtDNA의 돌연변이와 미토콘드리아 질환에서 발생하는 문제의 대부분은 근골격계, 심혈관계 또는 신경계에서 나타난다. 왜 mtDNA의 돌연변이가 이들 조직들에서 더 명백하게 문제를 일으킬까? 그 이유는 이들 세포에서 미토콘드리아에서 생산된 ATP가 매우 중요한 역할을 하고 각각의 세포당 수천 개의 미토콘드리아를 가지고 있기 때문이다. 이들 세포에서 미토콘드리아가 ATP 생산을 하지 못하거나 생산이 현저히 적어지면 세포의 기능이 눈에 띄게 낮아진다. mtDNA의 돌연변이가 미토콘드리아 질환을 유발하는 기전에는 mtDNA에 의하여 발현되는 유전자의 전사(transcription), 번역(translation) 그리고 번역 후 변형(post-translational modification) 과정에서의 문제점들이 있다. 표 5-3에 mtDNA 돌연변이에 의하여 발생하는 질환들의 예가 정리되어 있다.

레버씨 선천성 시신경병증(Leber's hereditary optic neuropathy, LHON)과 같은 일부 미토콘드리아 질환은 한 조직이나 장기에서만 문제를 일으키고 성인이 되어서야 증상이 나타난다. 이 질환을 가지고 있는 환자는 초기 성인기에 무통성으로 양쪽 시야가 흐려지고 점차적으로 시력을 상실하게 된다. 다른 미토콘드리아 질환은 종종 다양한 조직과 장기에서 발생하며, 상대적으로 어린 나이에 증상이 나타나기 시작한다. 이러한 질환으로 MERRF 증후군(myoclonic epilepsy with ragged red fibers)이 있다. 첫 번째 증상으로 간대성 근경련 발작이 나타나고, 보통 아동기에 발병하는데, 때때로 유아기 직후에 발병하기도 한다. 이후 일반적으로 전신성 간질, 운동실조, 근력저하, 치매가 따라서 나타난다. 관련된 다른 증상으로 청력손실, 작은 키, 시신경위축, 심근증 등이 나타날 수 있다. 다른 다기관 미토콘드리아 질환(multisystem mitochondrial disease)으로 멜라스증후군(mitochodrial encephalopathy, lactic acidosis, and stroke-like episodes, MELAS)이 있는데, 보통 소아기에 발병한다. 초기 소아기의 발달은 정상이고, 최초 증상이 일반적으로 10세 이전에 시작된다(전신성 근간대성 발작, 재발성 두통, 식욕감퇴, 사지근력저하, 재발성 구토). 발작 이후에 환자는 종종 반신마비나 시각상실과 같은 뇌졸중 유사한 증상이 일시적으로 온다.

표 5-3 미토콘드리아 질환의 예

질환	알려진 특정 돌연변이
만성진행성 바깥눈근육마비 (Chronic progressive external ophthalmoplegia, CPEO)	*tRNA*^{Asn}
컨스-세이어증후군 (Kearns-Sayre syndrome, KSS)	mtDNA에 큰 결손
레버씨 선천성 시신경병증 (Leber's hereditary optic neuropathy, LHON)	*MT-ND1* *MT-ND2* *MT-ND4* *MT-ND4L* *MT-ND5* *MT-ATP6* *MT-CYB* *MT-CO3*
레이증후군 (Leigh syndrome)	T8993G and T8993C mutations of *MT-ATP6;* sequence variance in all mitochondrial genes
미토콘드리아 뇌병증 및 젖산산증, 뇌졸중유사 에피소드 (Mitochondrial encephalomyopathy, lactic acidosis, and strokelike episodes, MELAS)	3243A>G in *MT-TL1*
미토콘드리아 신경위장관 뇌병증 (Mitochondrial neurogastrointestinal encephalopathy, MNGIE)	TYMP(on chromosome 22)
간대근육경련성 간질 (Myoclonic epilepsy with ragged red muscle fibers, MERRF)	8344A>G in *MT-TK;* 8356T>C in *MT-TK;* 8363G>A in *MT-TK;* 8361G>A in *MT-TK;* sequence variance in all mitochondrial genes
뇌병증, 조화운동불능, 망막색소변성 (Neuropathy, ataxia, retinitis pigmentosa, NARP)	8993C>T in MT-ATP6

청소년기나 초기 청년기까지 대부분의 환자에서 운동능력, 시력, 청력 및 인지능력에 장애가 나타난다. 이후 당뇨병이 발병하는 경우가 많고 다기관 미토콘드리아 질환이 있는 환자들은 초기에 피로감을 가장 흔하게 느낀다.

미토콘드리아 DNA 돌연변이 발현의 다양성 기전

mtDNA의 점돌연변이에 의해 발병하는 대부분의 질환은 보통 생식세포의 mtDNA 돌연변이 형태로 모계로부터 유전된다. 결손이나 복제 기전으로 생긴 미토콘드리아 질환은 유전에 의한 것이 아니고 초기 배아세포 발달과정에서 체세포 mtDNA의 돌연변이로부터 발생한다. 그러면 어떠한 이유로 이러한 돌연변이에 영향을 받는 조직과 장애의 발현 정도가 다양하게 나타나게 되는 것일까?

모계로부터 유전된 것인지 아니면 임신 후 mtDNA의 손실에 의한 것인지에 따라 여러 기전들에 의하여 돌연변이의 발현이 다양하게 나타난다. 이러한 기전에는 복제 분리(replication segregation), 동상조직(homoplasmy), 이상조직(heteroplasmy)이 있다.

복제 분리

복제 분리(replication segregation)는 새롭게 생성된 미토콘드리아가 무작위로 딸세포로 분리되는 현상을 의미한다. mtDNA에 돌연변이가 생기면 이 돌연변이는 한 세포 안에 있는 단일 미토콘드리온 안에 하나의 mtDNA에만 존재하게 된다. 단일 미토콘드리온 안의 DNA가 복제되면서 이 미토콘드리온은 결국은 여러 카피의 돌연변이 DNA와 여러 카피의 정상 DNA를 가지게 된다. 돌연변이 DNA의 비율은 정상 DNA보다 상대적으로 낮다. 그러나 여전히 이 돌연변이는 한 세포 안에 머물러 있다. 만약에 이 세포가 세포분열을 할 수 없다면, 수십 억 세포 중에 세포 1개의 기능이 떨어진다고 해서 큰 문제를 일으키지는 않기 때문에 이 mtDNA 돌연변이는 조직이나 장기의 에너지 생산에 큰 영향을 주지 못한다.

돌연변이 mtDNA와 정상 mtDNA를 같이 가지고 있는 세포가 세포분열을 하게 되면, 각각의 미토콘드리온이 복제되고, 복제된 전체 미토콘드리아는 두 딸세포로 분배된다. 그러나 복제된 미토콘드리아가 무작위로 두 딸세포로 분리되기 때문에 각각의 세포는 비슷한 숫자의 미토콘드리아를 가지게 되지만, 돌연변이 mtDNA와 정상 mtDNA 사이의 비율이 같지 않을 수 있다. 하나의 딸세포 세포질이 완전히 돌연변이 DNA만 가지거나 또는 완전히 정상 DNA만 가지는 경우를 동상조직(homoplasmy)라고 한다. 반면, 하나의 딸세포 세포질에 돌연변이 DNA와 정상 DNA가 섞에 있는 경우를 이상조직(heteroplasmy)라고 한다(세포분열 시에 불평등하게 돌연변이 DNA가 분배되는 것은 과다 염색체가 불평등하게 분배되는 것과 유사한 방식으로 일어난다, 그림 5-5).

동상조직

미토콘드리아 동상조직(homoplasmy)을 가진 딸세포가 분열할 때, 새로 만들어지는 모든 딸세포는 원래 세포와 같은 미토콘드리아를 가지게 된다. 원래 딸세포가 정상 mtDNA의 동상조직이었으면 새로 만들어지는 딸세포도 모두 정상 mtDNA를 가지게 된다(이 세포들에서 돌연변이가 발생하지 않는다면). 반면에 원래 딸세포가 돌연변이 mtDNA의 동상조직이었으면 새로 만들어지는 딸세포도 모두 돌연변이 mtDNA를 가지게 된다. 이 세포가 계속해서 분열하게 되면 점점 더 많은 세포들이 돌연변이 mtDNA의 동상조직이 되고, 결국에는 저하된 세포들이 고농도로 존재하게 되어 조직이나 장기에서의 에너지 생산능력이 손상된다.

이상조직

mtDNA에 이상조직(heteroplasmy)을 가진 딸세포가 분화하게 되면, 새로 생성된 딸세포도 정상 mtDNA와 돌연변이 mtDNA가 섞여 있는 이상조직을 가지게 된다. 그러나 무작위 복제 분열에 의하여 이상조직의 비율이 원래 딸세포와 달라지면 새로 생성된 두 딸세포 사이에서도 차이가 나게 될 것이다. 낮은 비율의 돌연변이 mtDNA를 가진 딸세포의 후손은 세포분열이 계속 진행되면서 이 비율이 계속해서 점점 더 희석된다. 결과적으로 조직이나 장기에 낮은 에너지 생산능력을 가진 세포가 적게 존재하게 되어 전체적인 기능에 크게 영향을 주지 않게 된다. 반대로 높은 비율의 돌연변이 mtDNA를 가진 딸세포의 후손은 세포분열이 계속 진행되면서 무작위 복제 분열에 의하여 이 비율이 점점 더 증폭되어, 시간이 지나면 돌연변이 mtDNA의 동상조직을 가진 세포들이 된다. 조직이나 장기 내에 돌연변이 mtDNA 동상조직을 가진 세포들의 비율이 점점 증가되면 이에 비례하여 조직이나 장기의 기능이 저하된다. 핵 염색체 이상의 모자이크 현상과 유사하게, 돌연변이 미토콘드리아를 가진 세포들이 많아질수록 표현형이 발현할 가능성이 더 높아진다.

초기 배아 발달 과정에서 세포분열 시 돌연변이 mtDNA를 가진 미토콘드리아가 무작위로 분배되는 현상은 미토콘드리아 질환의 발현 정도의 차이에 관련이 깊다. 여기에 추가적으로 74개의 핵 DNA 유전자 산물 역시 미토콘드리아 기능에 관여하고 있다. 이 유전자 산물은 mtDNA와 상호작용하거나 발현을 조절할 수 있다. 또한 이 미토콘드리아 기능에 관련된 핵 유전자의 돌연변이도 에너지 생산과 조직 및 장기에서 발생하는 미토콘드리아 질환의 발현에 영향을 줄 수 있다.

요약

대부분의 사람은 유전적으로 정상이다. 유전 물질의 재조합은 생식세포 형성 과정에서 자주 일어난다. 수정과 임신은 실제 출산이나 인지된 임신보다 더 자주 일어난다. 수정 후 임신의 초기 단계 이상으로 진행하지 못할 수도 있고 자궁으로의 착상에 실패하기도 한다. 착상이 된 후에도 임신 초기에 상당수가 유산된다. 무작위로 발생하거나 유전된 유전자 이상이 이러한 유실 또는 유산의 주요 원인이라 할 수 있다.

핵심정리

- 염색체 구조는 일시적이지만, 염색체를 구성하고 있는 이중나선 구조의 DNA는 한 세포의 핵 안에 존재하는 영구적인 부분이다.
- 균형 전위된 염색체를 가진 개인은 이 염색체 전위에 의하여 비정상적인 발달이나 표현형을 보이지는 않는다. 그러나 이 전위가 생식에는 영향을 미칠 수 있다.
- 불균형 전위된 염색체를 가진 개인은 이 전위에 의하여 비정상적인 발달이나 표현형을 보인다.
- 로버트슨 전위(Robertsonian translocation)는 끝결매듭 염색체(acrocentric chromosome) 사이에서만 생길 수 있다.
- 가장 흔한 성염색체 이상은 X 홑염색체이다(터너증후군, 45,X).
- 생존해서 태어난 신생아에서 가장 흔한 상염색체 이상은 21번 염색체의 세염색체증이다(다운증후군).
- 많은 특징적인 표현형들이 다양한 세염색체증과 관련되어 있다. 그러나 모든 특징들을 다 보이는 개인은 거의 없다.
- 추가적인 X 염색체나 Y 염색체를 가진 개인은 일반적으로 다른 가족구성원보다 키가 크다.
- 상염색체의 홑염색체는 치명적이다.
- 어떤 염색체 이상에서 발현의 정도는 매우 다양하여 영향을 받은 개인의 기능 제한이나 궁극적인 잠재력을 일반화하거나 예측하는 것은 불가능하다.
- 엔젤만증후군을 가진 아동과 프래더-윌리증후군을 가진 아동은 동일한 염색체의 일부분이 결손되어 있지만, 결손된 염색체의 부모 기원이 다르다.
- 해부학적으로 남성 생식기관으로 분화될 수 있는 초기 조직(중간콩팥관)과 해부학적으로 여성 생식기관으로 분화될 수 있는 초기 조직(중간콩팥곁관)이 XX 배아의 양쪽 XY 배아 모두에 존재한다.
- XY 여성의 가장 흔한 기전은 완전 안드로겐 불감증이다.
- XX 남성의 가장 흔한 기전은 생식세포 형성과정의 유전자 교환 중에 발생한 *SRY* 유전자의 X 염색체로의 전위이다.
- 점돌연변이로 인하여 발생한 유전성 미토콘드리아 질환은 주로 모계유전에 의한 것이다.
- 임신 후에 발생하는 미토콘드리아 DNA 결손에 의한 미토콘드리아 질환은 보통 유전되지 않고 무작위적으로 발생한다.
- 미토콘드리아 질환과 관련된 가장 흔한 증상은 피로감(fatigue)이다.
- 성숙한 난자는 우리 몸에서 가장 큰 세포이고, 성숙한 정자는 우리 몸에서 가장 작은 세포이다.

자가평가 문제

1. 유전체 각인에 대한 예로 가장 적절한 것은?
   a. 한 아이가 아버지에게는 나타나지 않았으나 친할아버지에게서 나타난 형질을 물려받았다.
   b. 여성은 Y 염색체가 없기 때문에 남자아이는 아버지로부터 근육성 형질을 물려받을 수 있다.
   c. 몇몇 유전자의 대립형질은 아버지로부터 유래되었는지 아니면 어머니로부터 유래되었는지에 따라 양적인 차이가 있다.
   d. 성염색체의 수가 정상보다 많을 시 그 개인은 보통 불임이다.

2. 삼배체와 세염색체증의 차이는?
   a. 삼배체는 모든 염색체가 여분의 염색체를 가지는 것이고, 세염색체증 한 개의 염색체만 여분의 염색체를 가지는 것이다.
   b. 세염색체증은 모든 염색체가 여분의 염색체를 가지는 것이고, 삼배체는 한 개의 염색체만 여분의 염색체를 가지는 것이다.
   c. 삼배체는 어머니로부터 발생하는 것이고, 세염색체증은 아버지로부터 발생하는 것이다.
   d. 세염색체증은 삼배체보다 훨씬 더 치명적이다.

3. 균형 전위 보인자가 발달과 기능이 정상적인 이유는?
   a. 여분의 염색체가 생식세포에만 있고 체세포에는 없기 때문이다.
   b. 여분의 염색체가 체세포에만 있고 생식세포에는 없기 때문이다.
   c. 염색체의 위치가 비정상일 뿐 염색체의 양은 정확하기 때문이다.
   d. 전위가 DNA의 noncoding 부위에서만 발생하기 때문이다.

4. 다음 중 클라인펠터증후군(47,XXY)이나 핵형이 47,XXX인 사람에게는 흔히 나타나지만 다운증후군이나 에드워드증후군이 있는 사람에게는 나타나지 않는 증상은?
   a. 심각한 정신지체
   b. 입천장갈림증
   c. 큰 키
   d. 불임

5. 하나의 15번 염색체에 있는 5개 유전자의 암호화부위 결손이 있는 사람에게 증상이나 문제가 뚜렷하게 나타나는 이유는?
   a. 결손이 성염색체가 아니라 상염색체에서 발생했기 때문이다.
   b. 각 유전자들의 대립유전자를 하나씩만 가지고 있어 기능이 저하되었기 때문이다.
   c. 결손된 영역의 전반적인 발현이 마치 15번 세염색체증이 있는 것과 유사하기 때문이다.
   d. 결손된 부위가 엑손이라기보다는 인트론이어서 상동염색체상에서 보상이 일어나지 않기 때문이다.

6. 남자아이의 어머니는 정상이나 아버지가 테이–삭스병의 보인자인 경우 이 아이가 테이–삭스병에 걸리게 되는 이유로 적절한 것은?
   a. 어머니가 이 아이의 생물학적 부모가 아니다.
   b. 어머니로부터 유래된 정상 대립유전자가 발현되지 않고, 아버지로부터 유래된 테이–삭스 대립유전자가 발현되었기 때문이다.
   c. 아버지의 정자에서 테이–삭스 유전자가 우성이 되는 새로운 돌연변이가 발생하였기 때문이다.
   d. 아버지의 테이–삭스 유전자가 Y 염색체로 전위되어 모든 남자 아이는 테이–삭스병을 가지게 된다.

7. 다음 중 거의 모든 혈액세포의 핵형이 21번 세염색체증이며 다운증후군의 증상 중 10가지 증상이 있고 평균 이상의 지적 능력을 보이는 사람에 대한 설명으로 적절한 것은?
   a. 세염색체증은 어머니보다는 아버지에서 생식세포의 비분리 현상으로 발생한다.
   b. 이 사람은 유사 다운증후군을 앓고 있는데, 이는 환경조건에 따라 다운증후군의 증상과 유사한 신체발달이 이루어진 것이다.
   c. 이 사람은 유전체 각인이 있어 아버지에서 유래된 21번 염색체는 발현되지 않고 어머니에게서 유래된 2개의 21번 염색체가 발현되었다.
   d. 이 사람은 21번 세염색체증의 모자이크현상이 있는데, 혈액세포에서는 21번 염색체가 3개인 세포의 분포가 높고 신경세포에서는 그 분포가 낮다.

8. 완전 안드로겐 불감증이 있는 여자(46,XY)에게 테스토스테론을 주사해도 남성의 2차 성징을 유도할 수 없는 이유는?
   a. 테스토스테론의 표적이 되는 조직에 테스토스테론 수용체가 결핍되어 있기 때문이다.
   b. 주사로 주입된 테스토스테론은 체내에서 자연적으로 생산되는 테스토스테론에 비하여 빠르게 분해되기 때문이다.
   c. 주사로 안전하게 주입할 수 있는 테스토스테론의 양보다 체내에서 생산되는 에스트로겐의 양이 훨씬 많기 때문이다.
   d. 주사로 주입된 테스토스테론은 생식샘 호르몬의 피드백을 방해하여 잔여 고환에서 테스토스테론의 생산을 감소시키기 때문이다.

9. 21세의 군인이 베트남전에서 사라졌다. 40년 후 그의 것으로 추정되는 유품과 함께 뼈가 발견되었다. 이 뼈가 그의 것인지 확인하기 위하여 미토콘드리아 DNA를 비교한다면 생존해있는 다음의 가족 중 누구의 것과 비교해야 가장 정확하겠는가?
   a. 아버지
   b. 딸
   c. 여동생의 아들
   d. 남동생의 아들

사례 연구

25세 어머니와 28세 아버지 사이에서 태어난 첫째 아이가 생후 6개월에 다운증후군 진단을 받았다. 핵형은 47,XY,+21이다. 부모는 모두 경영대학을 졸업하였고, 한 사람은 화장품 제조업체에서 다른 사람은 큰 컴퓨터 회사의 콜센터에서 일하고 있다. 가족 중 다운증후군이 있었던 사람은 전혀 없다. 이 아이는 발달과정의 주요 단계를 거치고 있으며 초기 아동 자극 프로그램에 매일 참여하고 있다. 이들 부모로부터 받은 다음의 질문에 당신은 어떻게 대답하겠는가?

1. 직장에서 화학물질이나 방사선 환경에 노출된 결과로 발생할 수 있는가? 그렇게 대답한 이유는 무엇인가?
2. 우리 부부에서 생긴 또 다른 아이가 다운증후군이 발생할 가능성은 얼마인가?
3. 이 아이가 무엇을 성취할 수 있는지 기대할 수 있는가?
4. 이 아이가 다운증후군이 있는 아이(자손)를 가지게 될 확률이 있는가?

참고문헌

Angelman Foundation (2009). Retrieved August 2010 from www.angelmanfoundation.org.

Bondy, C. (2007). Clinical practice guideline: Care of girls and women with Turner syndrome: A guideline of the Turner syndrome study group. *Journal of Clinical Endocrinology and Metabolism, 92*(1), 10–25.

Milunsky, J. Prenatal diagnosis or sex chromosome disorders. In Milunsky, A., and Milunsky, J. *Genetic disorders and the fetus: Diagnosis, prevention and treatment*, 6th ed. Oxford: Wiley-Blackwell, 2010, 273–352.

Milunsky, A., and Milunsky, J. *Genetic disorders and the fetus: Diagnosis, prevention and treatment*, 6th ed. Oxford: Wiley-Blackwell, 2010.

National Institutes of Health (2010). Facts about Down syndrome (updated March, 2010). Retrieved August 2010 from www.nichd.nih.gov/publications/pubs/downsyndrome.cfm.

National Institutes of Health (2008). Genetic Home Reference: Prader-Willi Syndrome. Retrieved August 2010 from http://ghr.nlm.nih.gov/condition/prader-willi-syndrome.

National Institutes of Health (2009). NIH Genetics Home Reference: Your guide to understanding genetics conditions. Retrieved August 2010 from http://ghr.nim.nih.gov/condition/trisomy-13/.

Rasmussen, S., Wong, L., Yang, Q., May, K., and Friedman, J. (2003). Population-based analysis of mortality in trisomy 13 and trisomy 18. *Pediatrics, 111*(4 part 1), 777–784.

Scaglia, F., Towbin, J., Craigen, W., et al. (2004). Clinical spectrum, morbidity, and mortality in 113 pediatric patients with mitochondrial disease. *Pediatrics, 114*(4), 925–931.

Smits, P., Smeitink, J., and van den Heuvel, L. (2010). Mitochondrial translation and beyond: Processes implicated in combined oxidative phosphorylation deficiencies. *Journal of Biomedicine and biotechnology, 2010* (article ID 737385), 1-24.

Thomson, A. (2010). The transition between the phenotypes of Prader-Willi syndrome during infancy and early childhood. *Developmental Medicine and Child Neurology, 52*(6), 506–507.

Trisomy 18 Foundation (2010). Retrieved March 2011 from www.trisomy18.org/site/PageServer.

Verity, C., Winstone, M., Stellitano, L., Krishnakumar, D., Will, R., and McFarland, R. (2010). The clinical presentation of mitochondrial diseases in children with progressive intellectual and neurological deterioration: A national, prospective, population-based study. *Developmental Medicine & Child Neurology, 52*(5), 434–440.

Westly, E. (2010). When powerhouses fail. *Nature Medicine, 16*(6), 625–627.

Williams, C., Beaudet, A., Clayton-Smith, J., et al. (2006). Angelman syndrome 2005: Updated consensus for diagnostic criteria. *American Journal of Medical Genetics Part A, 140*(5), 413–415.

자가평가 정답

1. c 2. a 3. c 4. c 5. b 6. b 7. d 8. a 9. c

CHAPTER 6

가족력과 가계도 작성

Family History and Pedigree Construction

학습목표

1. 가족력 청취 및 기록과 관련된 유전학 용어를 사용한다.
2. 표준 기호(심볼)를 사용하여 정확한 3세대 가계도를 완성한다.
3. '유전 의뢰를 위한 위험요인'을 설명한다.
4. 가계도를 보고 가장 가능성 높은 유전양상을 결정한다.
5. 정확한 퓨넷 바둑판법(Punnett square)을 그린다.
6. 가족력 수집과 갱신(업데이트)의 중요성을 논의한다.

핵심 용어

가족력 Family history

위험요인 Red flags

가계도 Pedigree

가계도 기호 Pedigree symbols

발단자 Proband

퓨넷 바둑판법 Punnett squares

위험도 계층화 Risk stratification

가계도 분석 Pedigree analysis

서론

간호 사정의 중요한 역할은 환자와 가족의 정확한 자료를 수집하는 것이다. 가계도 구축은 개인과 가족의 특정 질환에 대한 위험을 알아보기 위하여 가족의 정보를 정리하는 방법이다. 가계도는 가족과 그들의 병력을 포함한 가족구성원의 위치를 나타낸 그림이다. 가족력을 가계도로 구현할 수 있는 능력은 모든 의료인(건강전문가)에게 중요한 기술이며, 간호학사를 졸업한 후 면허를 취득한 간호사가 갖추어야 할 사항이다. 미국간호학대학협회(American Association of Colleges of Nursing, AACN)는 'Essentials of Baccalaureate Education for Professional Nursing Practice 2008'에서 모든 간호 학부 졸업자는 '표준화된 기호와 용어를 사용하여 3세대 가족력을 생성할 수 있어야 한다'라고 명시하였다.

가족력을 완성하는 것은 유전학적 선별을 시작하기 위한 쉽고 적절한 방법이다. 그러나 가족력은 안정적인 것이 아니다. 건강전문가가 환자의 가족력을 수집하는 시점에는 심장질환을 가진 구성원이 아무도 없을 수 있다. 그러나 다음 날, 환자의 35세 형제나 자매에게 심근경색증이 생길 수 있는데, 이는 환자의 심혈관질환과 관련한 유전적 위험을 낮은 수준에서 높은 수준으로 변화시킨다. 때로는 정보를 제공하는 사람에 따라 가족력이 변한다. 예를 들어 Charles 삼촌은 환자보다 가족의 건강문제에 대하여 더 자세한 내용을 기억할 수 있고, 때로는 가족구성원이 상황을 다르게 기억하기도 한다. 아마도 한 친척은 할머니가 심장문제로 사망하였다고 하지만, 다른 구성원은 할머니가 암으로 사망하였다고 기억할 수도 있다. 따라서 의료 종사자가 실제로 무슨 일이 있었는지 파악하는 것은 어려울 수 있다.

가족력

가능한 한 정확하고 완성된 가족력(family history) 수집을 위하여 가장 좋은 방법은 여러 가족구성원과 이를 함께 구축하는 것이다. 미국인의 약 96%가 자신의 가족력을 아는 것이 중요하다고 믿는다고 연구에서 밝혀졌지만, 응답자 중 약 1/3 정도만 가족의 건강 관련 정보를 수집하고자 노력하는 것으로 보고되었다. 미국보건복지부는 가족이 건강력을 완성하고 갱신하는 데 필요한 모든 도구가 포함된 'Surgeon General's Family Health History Initiative'를 제공하고 있다(www.hhs.gov/familyhistory/). 따라 하기 쉬운 방법이 영어와 스페인어로 웹사이트에 제공되어 가족은 그들의 건강력을 스스로 혹은 건강전문가의 안내하에 구축할 수 있다. 지침에는 어떤 정보를 모아야 하는지, 정보 수집과 기록 시 어떤 자료가 중요한지 뿐만 아니라 무엇을 물어보아야 하는지에 대한 사항도 포함되어 있다. 명절 가족 모임은 친척의 대부분이 모이기 때문에 사람들이 자신의 가족 건강력을 수집할 수 있는 좋은 시간이다. 가족력을 취합하는 목적을 아는 것과 기억을 향상시킬 관련 기록이나 사진을 제공하는 가족구성원이 존재하는 것은 이 과정에 도움이 된다. 일단 가족력이 생성되면 각각의 가족구성원은 복사본을 가지는 것이 좋다. 환자가 자신의 가족 건강력을 수집하고, 자주 갱신(업데이트)하여 의료인을 방문할 때 그것을 지참하도록 격려한다.

유전상담 의뢰

위험도 계층화(risk stratification)는 개인의 유전질환 발생이 고위험인지 중간위험 혹은 저위험인지 여부를 식별하는 과정이다. 그것은 환자나 가족이 유전학적 의뢰의 도움을 받도록 할지 여부를 결정하는 중요한 단계이다. 그러나 언제 환자나 가족이 의뢰해야 하는지에 대한 명확하고 구체적인 지침이 없다. 일반 간호사나 보건전문가는 그들의 업무영역을 벗어나기 때문에 유전상담을 제공하고자 시도하지 않는 것이 중요하다. 그렇지만 언제 의뢰를 고려해야 할지를 아는 것은 도움이 된다. Whelan 등(2004)은 유전 의뢰의 '위험요인(red flags)' 조건 목록을 조합하였는데, 이러한 조건 중 1개 이상을 가진 개인이나 가족은 유전전문가에게 의뢰되어야 함을 의미한다(표 6-1). 건강관리팀은 환자가 선천성 기형 문제, 일반적이지 않은 심각하거나 이례적인 증상, 신경발달 지연 또는 퇴화, 심각하거나 특이한(예외적인) 병리결과 또는 놀라운 검사수치를 보인다면 유전전문가(16장에 정의됨)로의 의뢰를 고려해야 한다.

표 6-2는 건강관리팀이 환자로부터 가족력을 수집할 때 중요한 점을 확인하기 위한 질문 목록을 나타낸 것이다. 이것은 'SCREEN'이라는 머리 글자를 사용하면 기억하기 쉽다. 가족 내 유전되고 있는 질병에 대한 염려(Some Concern), 특히 생식(Reproduction)과 관련한 문제, 조기 발병이나 사망(Early disease or death)한 가족구성원의 유무, 인종(Ethnicity,

표 6-1 F-Genes, 유전질환의 적신호 연상기호

Family history: 가족력. 여러 세대에 걸쳐 질환이 있는 가족구성원이 여러 명 있는 경우. 가족력이 부족하면 유전적 원인을 배제하기 어려울 수 있다.

G: 선천성 기형의 집합. 흔한 해부학적 변형은 일반적이지만, 두 가지 이상의 기형은 유전학적 의미가 있는 증후군일 가능성이 훨씬 더 크다.

E: 극심하거나 질병의 예외적인 형태. 조기 발병한 심혈관계 질환이나 암 또는 콩팥기능상실(신부전), 감염 또는 대사 스트레스에 대한 심각한(극심한) 반응, 습관성 유산, 쌍으로 있는 장기의 양측성 원발암, 서로 다른 조직에서의 다발성 원발암

N: 신경발달 지연 또는 퇴행. 소아기의 발달 지연은 유전질환의 위험이 매우 높음을 의미한다. 아동의 발달적 퇴행 또는 성인기의 조기 발병 치매 또한 유사하게 유전질환에 대한 의심을 가져야 한다.

E: 비정상적, 예외적인 병리소견. 비정상적(드문)인 조직학적 소견(예: 갈색세포종, 청신경종, 갑상샘수질암, 다발성 용종, 망상신경섬유종, 다발성 골화과잉증, 대부분의 소아악성종양)

S: 놀라운 검사 수치. 유아에서의 트렌스페린 포화도 65%, 칼슘 5.5mmol/L, 나트륨 128mmol/L; 건강한 25세 성인에서의 콜레스테롤>500mg/dL, 비결합 빌리루빈 2.2mg/dL; 6개월 아이의 인산염 2mg/dL, 포도당 35mg/dL

Developed by the Red Flags Working Group of the Genetics in Primary Care (GPC) project (Alison Whelan MD, Chair). Reproduced with permission. Whelan, A. J., Ball, S., Best, L., et al. (2004) Genetic red flags: Clues to thinking genetically in primary care practice. Prim Care, 31, 497-508, viii.

표 6-2 가족력 질문 암기법: 가족성 질환 SCREEN

SC	Some Concern	가족 내 내려오는 질병에 대한 걱정이 있습니까?
R	Reproduction	임신 합병증, 불임 또는 선천성 기형이 있습니까?
E	Early disease/death	가족 중에 이른 나이 발병하거나 사망한 사람이 있습니까?
E	Ethnicity	자신의 인종(민족)을 어떻게 설명할 수 있습니까?
N	Nongenetic	가족 내 이어져 내려오는 (비유전적) 위험 요인이 있습니까?

Hinton, R. B., Jr. (2008). The family history: Reemergence of an established tool. Critical Care Nursing Clinics of North America, 20(2), 149–158, v. Reproduced with permission.

일부 유전질환은 특성 인종 집단에서 보다 흔하다), 그리고 질병의 비유전적인(Nongenetic) 위험 인자를 의미한다. 질문은 간단하므로 일반적 건강 사정에 추가하여 유전적 위험을 식별할 목적으로 사용 가능할 것이다(Hinton, 2008).

가계도 작성

가계도 기호 및 규칙

앞서 기술한 바와 같이, 가계도는 가족과 그들의 병력이 포함된 가족구성원의 위치에 대한 그림이다. 가계도를 통하여 건강관리제공자는 여러 세대의 건강력을 볼 수 있고, 유전전문가는 가계 내 누가 위험 범주에 있는지 식별할 수 있다. 가계도 작성에 사용되는 기호와 규칙에 익숙해지면 쉽게 해석할 수 있다. 잘 작성된 가계도는 건강관리팀 구성원이 대가족의 의학문제를 빠르고 쉽게 의사소통할 수 있도록 돕는다.

이곳에 기재된 가계도 표준 기호를 사용하여 제공받은 가족의 건강력을 그려낼 수 있고, 이로써 질환이 가족 내 전해져오고 있는지 여부를 명확하게 볼 수 있다. 또한 상염색체 우성 또는 열성 등의 가능한 유전양식에 대하여도 식별할 수 있을지 모른다.

기호는 모든 의료진이 동일한 사항에 대해 동일한 기호를 사용하도록 표준화되어 있다. 이러한 방식으로 임상의나 기관 사이에 혼동하는 일 없이 정보를 공유한다. 원은 여성을 표현하며, 사각형은 남성을 나타낸다. 선은 관계를 묘사하는데, 수평으로 연결한 선은 교배를 나타내며, 반드시 결혼을 의미하는 것은 아니다(그림 6-1).

수직선(하강선)은 직계 관계선이며 생물학적 부모와 자녀 사이에 그려진다. 한 쌍의 남녀 사이에서 태어난 아이는 모두 같은 선에서 나온다. 따라서 한 명의 아들과 두 명의 딸을 낳은 한 쌍의 남녀는 그림 6-2와 같이 묘사된다.

기호를 긋는 선은 그 사람이 사망하였음을 의미하고, 기호 옆에 사망 연령을 기재한다. 그림 6-1과 6-2 가계의 어머니가 과거에 다른 남자와 결혼하였고, 사망한 전 남편 사이에 아들이 한 명 있었다면 가계도는 그림 6-3과 같을 것이다.

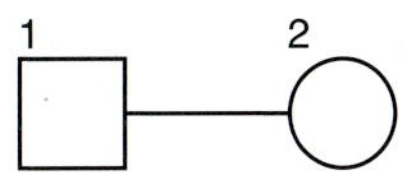

그림 6-1 ■ 남자와 여자 사이의 교배

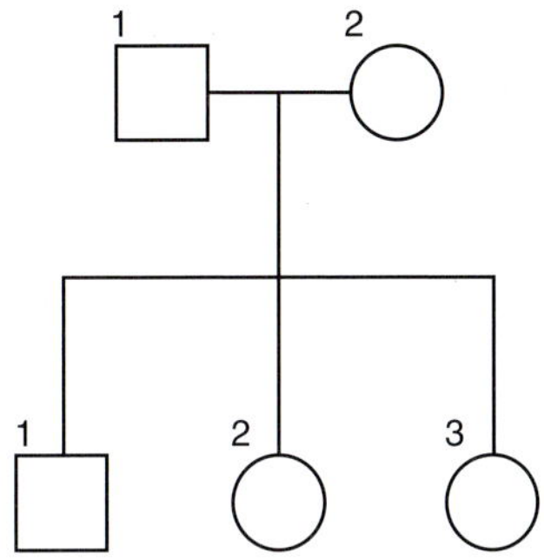

그림 6-2 ■ 하강선과 혈연관계선

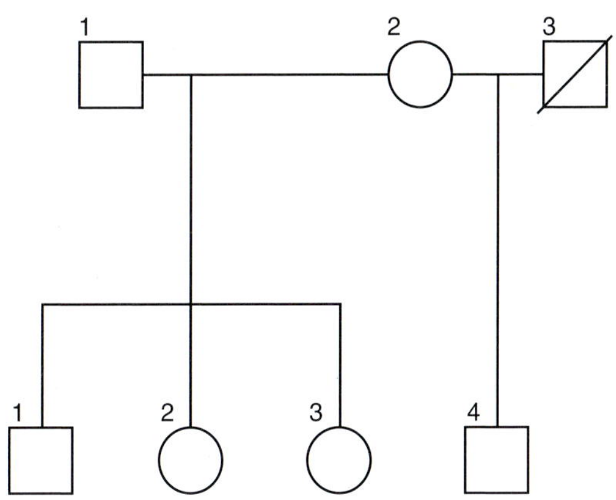

그림 6-3 ■ 사망한 파트너와 두 번째 파트너 사이에서 모두 자녀가 있음

가계도에 고혈압과 같은 특정 형질에 대한 가족력을 표현하려 할 때 해당 질환을 가진 개인의 원 또는 사각형은 음영 처리한다(그림 6-4).

여러 형질이 기록되는 경우, 일반적으로 각 개인의 기호 옆에 건강문제 목록을 글로 기재한다. 때로는 서로 다른 형질을 표현하기 위하여 기호에 색상 구획을 하기도 한다. 이러한 기호는 표준화된 것이 아니므로 이것을 사용할 경우에는 범례로 설명을 하여야 한다. 그림 6-5에서 파란색 왼쪽 상단 사분면은 심장동맥질환을, 검정색 오른쪽 상단 사분면은 고혈압이 있음을 의미한다. 따라서 고혈압과 심장동맥질환을 모두 지닌 아버지의 경우 왼쪽 상단에 파란색과 우측 상단에 검정색을 표시한다. 그림 6-5의 가계도를 보면 발단자(proband)는

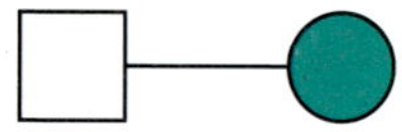

그림 6-4 ■ 특정 형질에 영향을 받는 사람

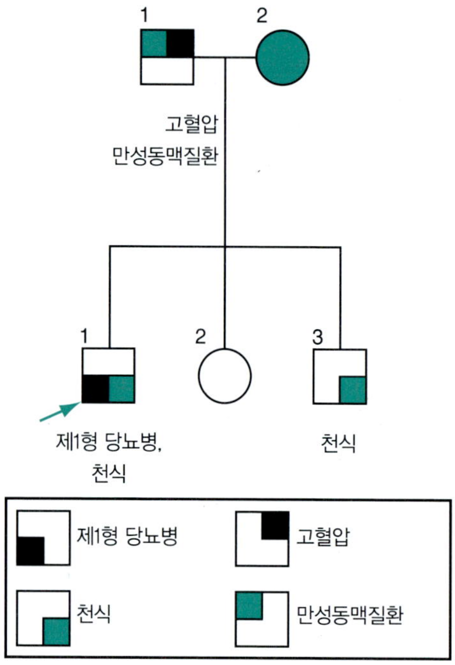

그림 6-5 ■ 여러 특성을 기재

왼쪽 하단 화살표를 표시한다(발단자는 일반적으로 가족 중 잠재적 유전문제를 가져 건강관리전문가가 주의를 기울여야 하는 한 사람으로 정의된다). 발단자는 제1형 당뇨병과 천식을 모두 가지고 있는 반면 그의 남자 형제는 천식만 가지고 있다.

가계도를 구축하고 분석하는 능력이 간호사와 기타 의료전문가에게 유용함에도 불구하고 유전양식에 대한 정보를 의사소통하는 것은 유전전문가가 하는 것이 최선이다. 유전전문가는 유전학 분야의 특화된 일을 하는 의사, 자격을 취득한 유전상담사, 박사 교육을 마친 유전학자 또는 유전학의 전문성을 갖춘 상급실무간호사를 말한다. 이러한 역할은 16장에서 자세히 논의된다. 일반 간호사나 비유전전문가의 업무범위는 증가된 유전문제 위험에 있는 환자와 가족을 발견하는 것이다. 그러나 그 위험을 수량화하고 의사소통하는 것은 유전전문가의 역할이다.

한 가계 내 가능성 있는 유전질환과 관련된 유용한 정보를 얻기 위해서는 적어도 3세대가 포함되어야 한다. 세대는 로마 숫자로 식별하며, 3세대 가계도에서 조부모는 I 세대, 부모는 II 세대, 자녀는 III 세대가 된다. 3세대 이상 가계도에서는 가장 윗 세대가 I 세대로 지정되어 다음 세대들은 순서대로 숫자가 지정된다. 각 세대 안에서 개인은 아라비아 숫자로

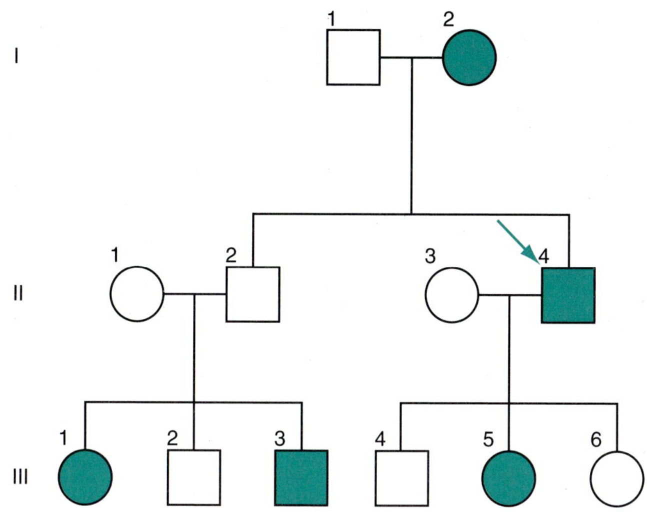

그림 6-6 적절한 로마와 아라비아 숫자를 사용한 3세대 가계도

지정되고 가계도상의 모든 구성원은 왼쪽에서 오른쪽으로 번호가 매겨진다. 이는 각각의 가족구성원이 고유의 식별번호를 가지도록 하기 위함이다. 그림 6-6은 3세대 가계도의 번호 붙이기 규칙을 보여준다.

유전문제를 밝히는 데 유용성을 높이기 위하여 가계도상에 추가 정보가 포함되어야 한다. 특히 중요한 정보의 유형 중 하나는 가족의 인종 정보이다. 유전적 위험이 조상의 지리적 기원에 따라 달라지므로 양쪽 가계의 인종을 기재하는 것이 유용하다. 예를 들어 환자의 조부모가 (동유럽에서 온)아슈케나지 유대인이라는 사실을 아는 것은 매우 도움이 된다. 왜냐하면 특정 인종 집단은 고셰병, 테이-삭스병, 몇 가지 형태의 유방암, 낭성섬유증과 같은 다수의 열성 유전질환의 고위험군이기 때문이다.

가계도 작성 후에는 서명을 하고 일자를 기록하여 나중에 그것을 보는 사람이 언제 수집된 정보이며 갱신이 필요한지 알 수 있도록 한다. 또한 가족 정보를 모을 때마다 수정 보완할 수 있도록 연필로 작업하는 것이 좋다. 만약 가족력을 위한 가계도 작성을 하는 경우라면, 가족 내 발단자를 식별하는 것이 중요하다. 그(그녀)는 종종 가족 내 처음 질병이 발생하거나 확인된 사람이다. 때때로 발단자는 실제로 문제를 가지고 있지 않을 수도 있지만, 유전문제의 가능성이 있으므로 우려 대상이 된다. 만약 환자 사정의 일환으로 가계도를 작성하고 특이 문제가 없을 시, 발단자는 가족력을 수집한 대상자가 된다.

퓨넷 바둑판법

퓨넷 바둑판법(Punnett squares)은 유전양상과 부모의 보인자 상태를 알 때, 후손의 질병 발생 위험도를 알아보기 위하여 사용하는 도표이다. 어머니와 아버지의 유전자형은 우성형질을 나타내는 유전자는 대문자로 표시하고, 열성형질을 나타내는 유전자는 소문자로 표시한다. 동형접합체는 BB 또는 bb이고, 이형접합체는 Bb이다. 퓨넷 바둑판법은 표현형이 아닌 유전자형을 표시하며, 대상자의 질병 이환 여부는 불완전 침투도나 배아가 동형접합체인 경우 유산을 일으킬 가능성 등의 기타 요인에 따라 달라질 수 있다.

그림 6-7에서 임신 때마다 유전자형이 BB인 아이를 낳을 확률은 25%이며, Bb인 경우는 50%, bb인 경우는 25%이다(그림 6-7 A). 만약 퓨넷 바둑판법이 낭성섬유증과 같은 열성형질을 나타내는 경우, 질병에 이환되지 않은 아이가 보인자일 확률을 추정할 수 있다. 영향을 받지 않은 아이는 그림 6-7 B에서 색이 칠해져 있는 bb(열성 동형접합체)가 될 수 없다. 그(그녀)는 BB(영향을 받지 않고, 보인자가 아니다–25% 확률) 또는 Bb(영향을 받지 않았지만 보인자이다–50% 확률)일 것이다. 따라서 이 가족에서 영향 받지 않은 아이가 보인자일 확률은 2/3가 될 것이다.

퓨넷 바둑판법을 사용함에 있어 다른 제한점이 있다. 두 개의 서로 다른 특성(dihybrid cross, 양성잡종 교배)에 대한 유전자형을 고려할 때 상황이 좀 더 복잡해진다. 퓨넷 바둑판법을 적용하기 위해서는 고려되는 유전자가 서로 다른 염색체에 위치해야 한다. 일부 대립유전자가 다른 대립유전자의 발현에 영향을 미칠 수 있으며, 일부 유전자는 각인

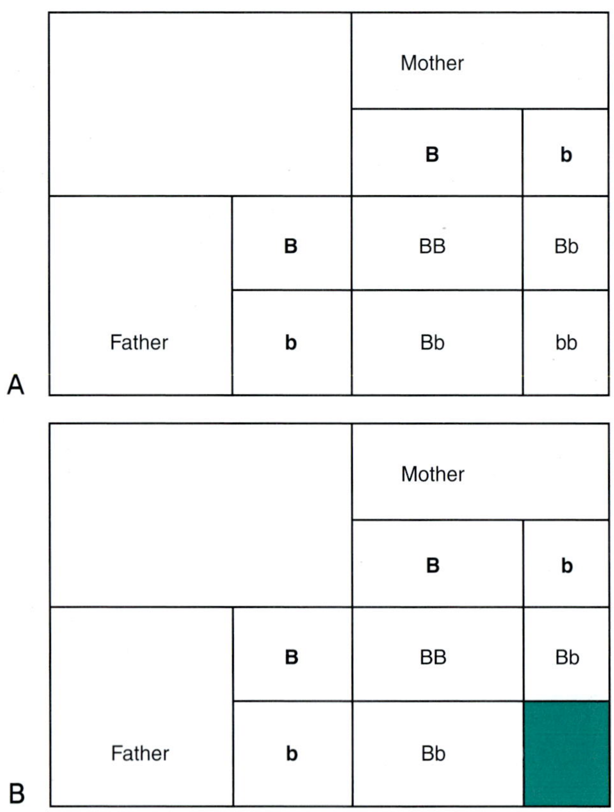

그림 6-7 A: 두 이형접합체 부모에서 나올 수 있는 자녀의 퓨넷 바둑판법, B: 두 열성대립형질을 가진 자녀에서 형질이 표현됨

(imprinting)될 수 있기 때문이다. 이는 대립유전자가 어머니나 아버지로부터 유전될 때 차이를 일으킬 수 있다(각인). 퓨넷 바둑판법에서 나온 결과가 실제 표현형과 관련이 없을 수도 있다. 대부분의 남자는 오직 하나의 X 염색체를 가지고 있으며, 대부분의 여성은 Y 염색체가 없기 때문에 관련 유전자가 X 또는 Y 염색체에 있는 경우 혼란스러울 수 있다. ABO 혈액형에서 보이는 불완전 우성(codominance)과 같이 좀 더 복잡할 수 있는 우성의 변형도 있다. 미토콘드리아 DNA에서 발견된 유전형질은 사실상 모두 모계로부터 유전되는 것이다. 퓨넷 바둑판법을 이용하여 영향을 받거나 보인자인 아이를 가질 가능성을 알아보는 것은 멘델의 법칙을 따르는 유전 형태일 때 도움이 된다.

가계도 분석

여기에서는 유전방식을 식별하기 위하여 가계도를 분석할 때, 가능한 한 따라야 할 몇 가지 지침을 나열하였다. 가계도를 분석할 때는 다음과 같이 체계적인 방법으로 진행한다.

1. 가족으로부터 모든 관련 정보를 수집한 후, 여기서 기술한 규칙에 따라 가계도를 구성하여야 한다.
2. 가계도를 보고 가능한 해석에 대해 테스트해본다. 4장에서 논의된 각 유전 방식에 대한 지침을 활용한다. 어떤 것이 맞고, 그렇지 않은지 확인한다. 예를 들어 남성에서 남성으로 유전되는 방식이라면 X-연관 유전은 될 수 없다.
3. 가능한 가정들을 테스트해본다.
   a. 상염색체 우성(autosomal dominant)
   b. 상염색체 열성(autosomal recessive)
   c. X-연관 우성(X-linked dominant)
   d. X-연관 열성(X-linked recessive)
   e. Y-연관(Y-linked)
   f. 모계(미토콘드리아)[maternal(mitochondrial)]
4. 가계도와 맞지 않는 가정은 모두 버린다.
5. 가능한 유전방식이 오직 1개가 남는다면, 그것을 작업 아이디어로 선정한다.
6. 만약 2가지 혹은 더 많이 남는다면, 어떤 것이 더 가능성 있을까? 예를 들어 그림 6-6의 경우 어떤 것이 더 그럴듯한 설명인가?
   A. II-2는 영향을 받은 가족구성원이 있고 영향을 받은 자녀가 있으므로, 형질에 대한 유전자형(표현형은 아니다)을 가진다(예: 형질이 상염색체 우성으로 유전되지만 불완전 침투도를 가질 때)
   B. II-2는 드문 형질의 보인자이고 일반 대중에서 선택한 짝(II-1) 또한 같은 드문 형질의 보인자이다. I-1와 II-3 또한 모두 보인자이다(예: 형질이 상염색체 열성으로 유전된다).

   A의 경우가 가능성이 더 높다.

가계도 분석의 예

그림 6-8 A에서 다음과 같은 조건이 적용된다.

- 남성은 사각형으로 표시한다.
- 여성은 원으로 표시한다.
- 사망한 사람은 그(그녀)의 기호를 가르는 대각선을 긋는다.
- 수직선은 직계 관계선이라 하며, 부모와 자식 간의 관계를 나타낸다.
- 발단자는 화살표로 가리킨다.
- 교배(짝짓기, 반드시 결혼을 의미하는 것은 아님)는 한 줄의 수평선으로 표시되며, 파트너 관계선이라 한다.
- 형식적인 결혼이나 친밀한 파트너 관계가 아닐 때는 점선으로 표시할 수 있다(그림 6-8 B).

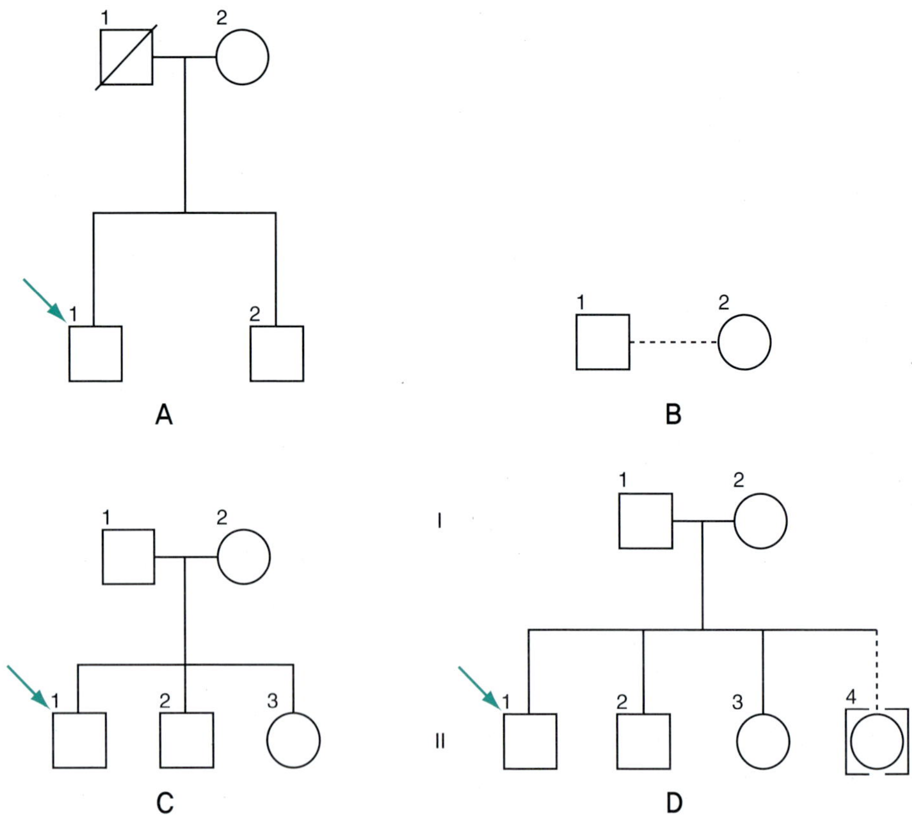

그림 6-8 (A-K) 표준화된 가계도 기호

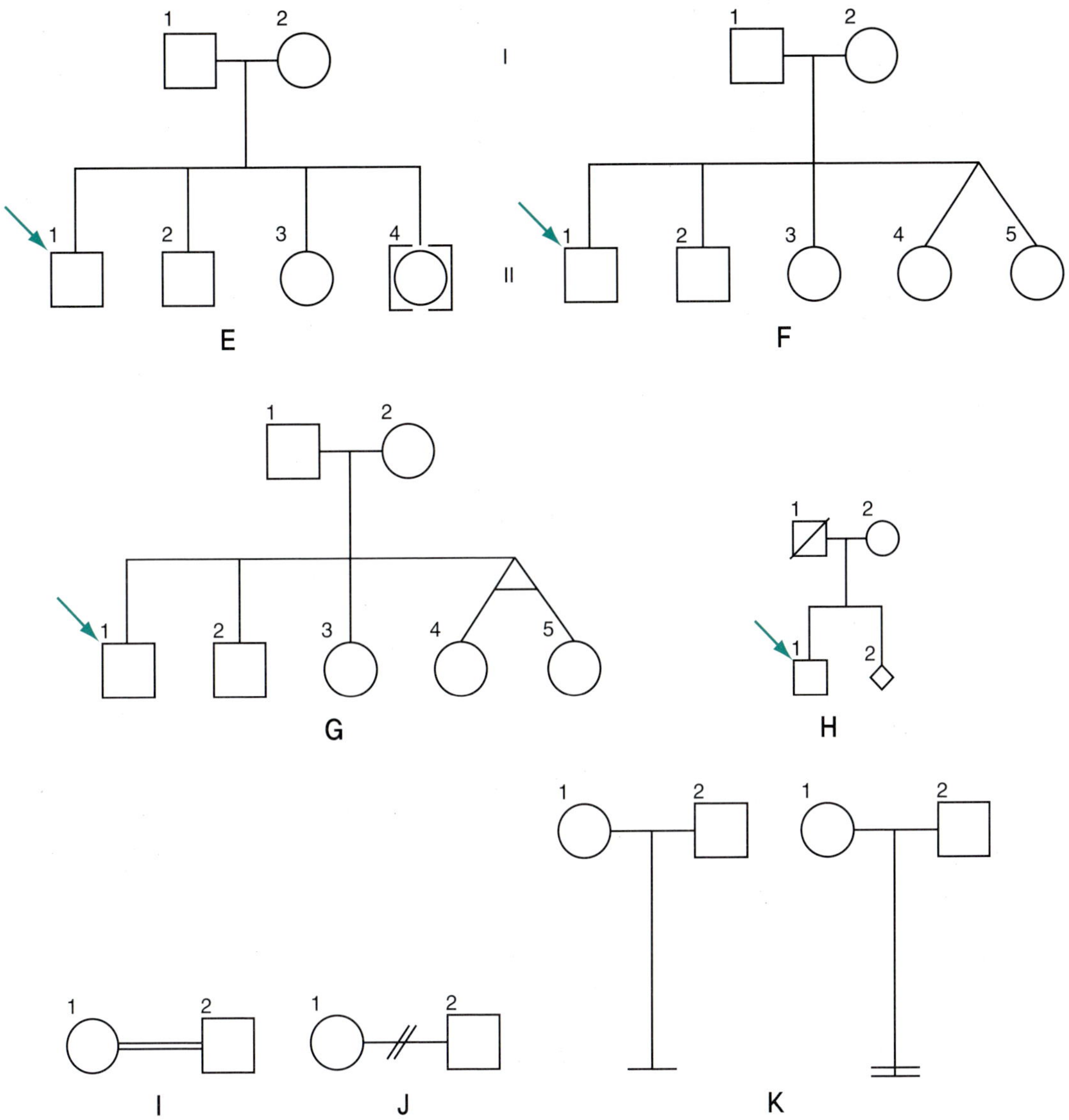

그림 6-8 (A-K) 표준화된 가계도 기호 (계속)

- 형제자매를 연결하는 수평선은 직계 관계선이라고 한다. 각 세대의 각 구성원에게 왼쪽에서부터 아라비아 숫자를 부여한다(그림 6-8 C).
- D에서 II-4는 입양된 사람이다. 수직 점선은 생물학적 관계가 없음을 나타낸다(그림 6-8 D).
- E에서 II-4는 입양 보낸 사람이다(그림 6-8 E). 그녀는 더 이상 가족과 함께 살지 않지만, 그녀의 형제자매, 친부모와는 여전히 생물학적 관계가 존재한다.

- F에서 II−4와 II−5는 이란성(자매) 쌍둥이다(그림 6−8 F).
- 쌍둥이선을 수평으로 연결하는 선은 일란성 쌍둥이임을 나타낸다(그림 6−8 G).
- 기호가 작은 것은 유산을 의미한다. 태아 또는 배아의 성별을 알 수 없는 경우, 다이아몬드(또는 삼각형) 기호를 사용한다(그림 6−8 H).
- 관계가 두 줄로 연결된 경우 혈족관계를 가리키며, 이러한 구성원은 생물학적으로 관련이 있다. 예를 들어 사촌끼리 결혼한 경우 두 줄 선을 사용한다(그림 6−8 I).
- 관계선을 두 번(혹은 한 번) 긋는 대각선은 이혼한 부부임을 의미한다(그림 6−8 J).
- 하강선 끝에 짧은 수평선은 아이가 없음을 나타낸다. 그들은 불임이거나 아이를 가지지 않기로 결정하였을 수 있다. 알려진 불임을 표시하기 위하여 짧은 수평선을 두 번 그린다(그림 6−8 K).

요약

정확하고 갱신된 가족력을 수집하는 것은 가족의 유전적 위험을 결정하는 중요한 첫 번째 단계이다. 최소한 3세대 가계도를 구축하는 것은 다른 건강관리제공자와 가족의 건강력을 의사소통할 수 있는 편리한 방법이다. 이러한 의사소통을 보다 쉽게 하도록 도와주는 가계도 작성의 표준기호와 규칙이 있다. 가계도 분석을 단계적으로 수행하여 단일 유전자 질환의 가장 가능성 높은 유전방식을 밝힐 수 있다. 여러 유전자 또는 유전자와 환경의 복합적 요인에 의한 다인자성 질환의 가계도 분석이 더 어렵다. 유전전문가로의 의뢰를 고려해야 하는 중요한 계기나 '위험요인'에는 선천성 기형 및 신경 발달지연과 같은 몇 가지 특징이 있다. 유전전문가에 의하여 평가될 가족력을 확인하는 것은 모든 의료제공자의 중요한 역할이다.

핵심정리

- 가족구성원이 모이는 경우 정확한 가족력을 완성하도록 환자를 격려한다.
- 의료제공자를 만날 때 갱신된 가족력을 가지고 가는 것이 중요하다는 것을 환자에게 가르쳐준다.
- 3세대 가계도를 그릴 때에는 로마 숫자를 사용하여 세대를 표시하고, 아라비아 숫자로 개인을 표시한다.
- 양쪽 가계 모두 인종(민족) 정보를 포함시킨다.
- 가계도를 분석할 때 각 유전방식에 대한 가정에 대하여 테스트해본다.

자가평가 문제

제시된 가계도의 유전방식을 가장 잘 설명하는 것은?

a. 상염색체 우성
b. 상염색체 열성
c. X-연관 우성
d. X-연관 열성
e. Y-연관 우성
f. Y-연관 열성
g. 미토콘드리아

1. 첫 번째 가계도(그림 6-9 A)
2. 두 번째 가계도(그림 6-9 B)
3. 세 번째 가계도(그림 6-9 C)
4. 네 번째 가계도(그림 6-9 D)
5. 다섯 번째 가계도(그림 6-9 E)

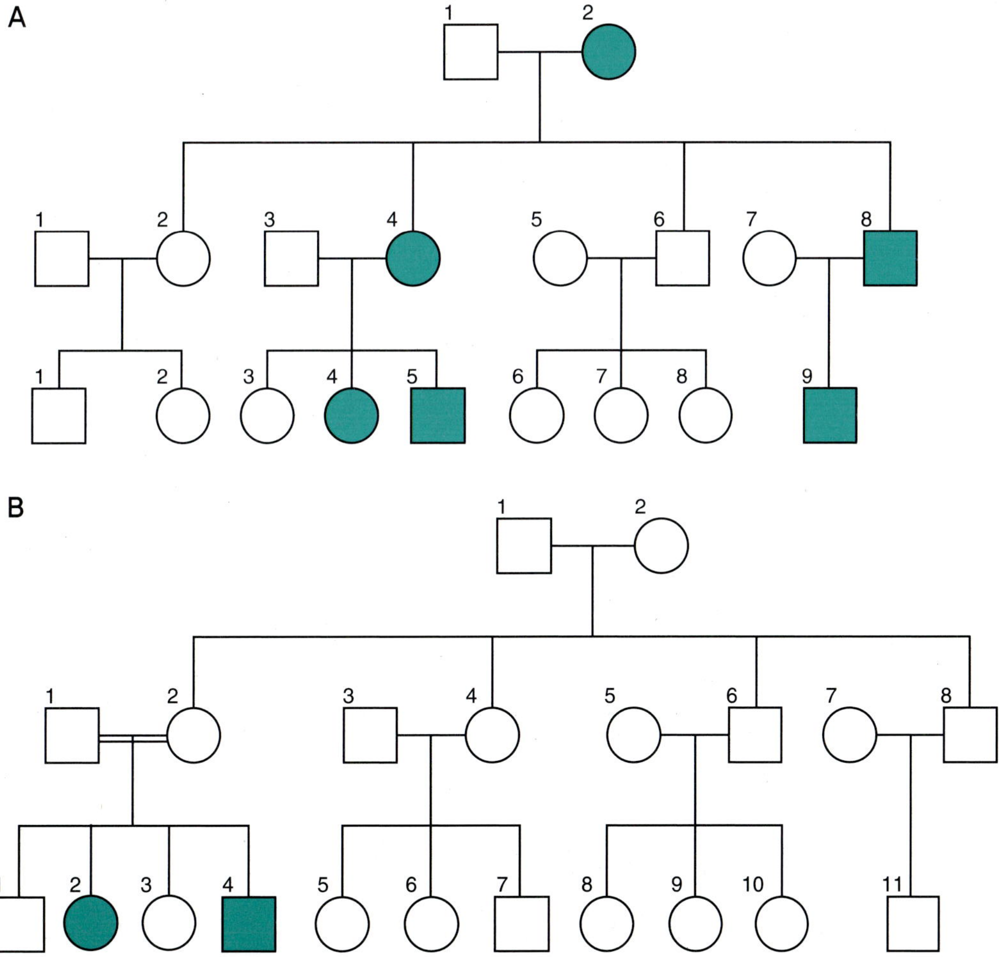

그림 6-9 A: 첫 번째 가계도, B: 두 번째 가계도

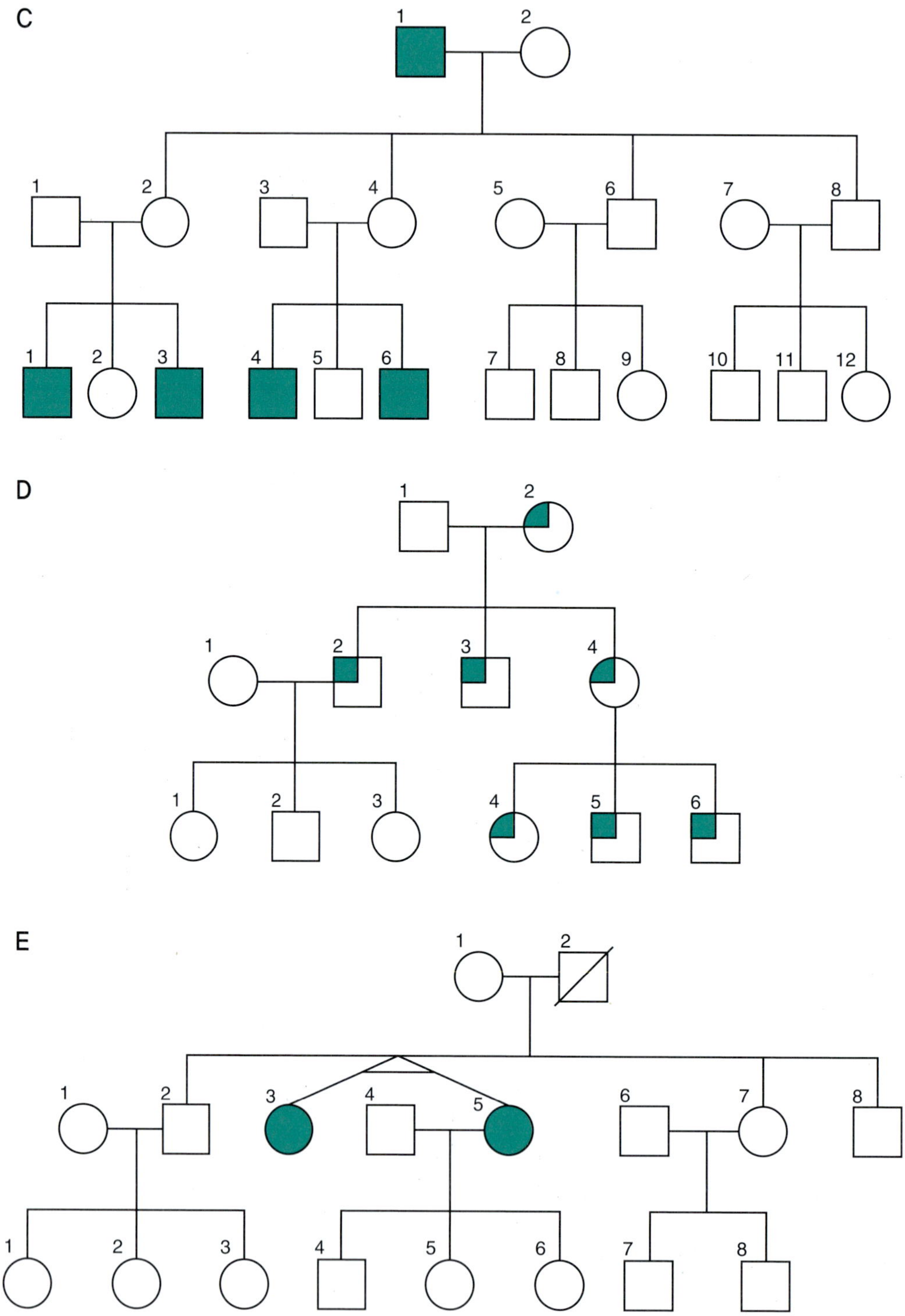

그림 6-9 C: 세 번째 가계도, D: 네 번째 가계도, E: 다섯 번째 가계도

사례 연구

가족력

가족 A

Doug와 그의 외할아버지인 Brad는 색맹이다. Doug의 남동생(Dick)과 여동생(Donna)은 색맹이 아니다. 그의 아버지인 Carl은 3형제(Charles와 Caleb) 중 막내이며 정상이지만, 그의 가장 큰 형인 Caleb는 색맹이다. Caleb에게는 두 명의 아들(David와 Dennis)이 있으며 둘 다 정상이고, 한 명의 딸인 Darlene 또한 정상이다. Carl의 어머니인 Brenda는 부모님(Doug의 증조부모인 Albert와 Adele) 중 한 명이 색맹이라고 보고하지만, 어느 분이었는지 기억하지 못한다. Doug의 아내는 그의 아버지 형제의 딸인 Darlene이다. Doug와 Darlene은 두 아들(Ethan과 Elliot)과 두 딸(Emma과 Elise)이 있으며, Ethan, Elliot, Emma가 모두 색맹이다. Elise는 정상 색각을 가졌다.

영향받은 구성원과 보인자로 생각되는 사람을 표시한 가계도를 그리시오(정확한 가계도는 그림 6-10 A를 참조하시오).

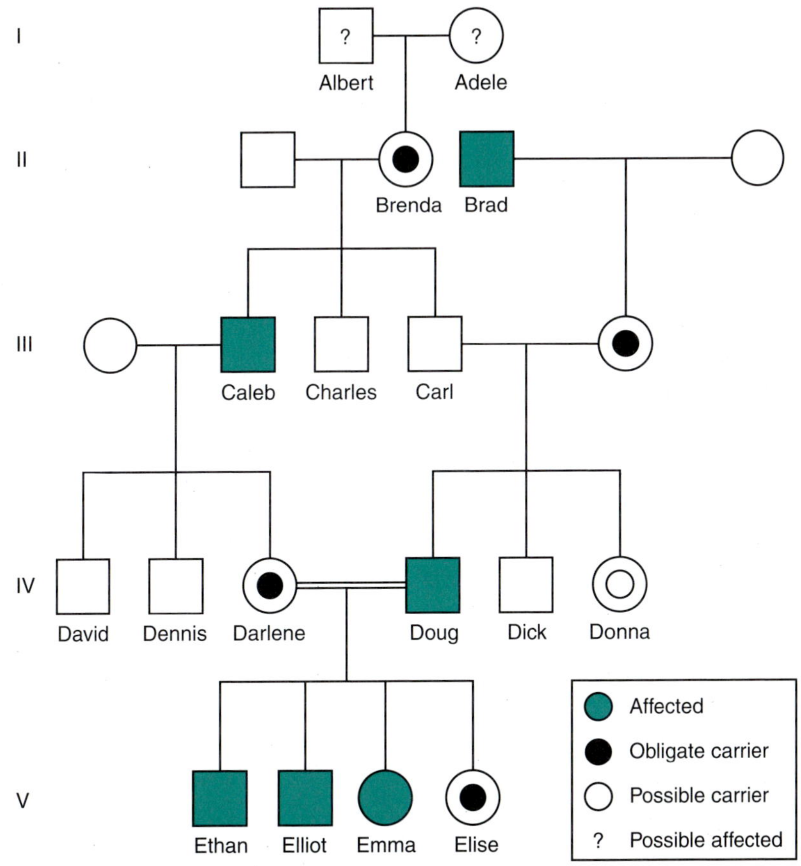

그림 6-10 A ■ 가족 A 가계도

1. Brenda의 부모 중 누가 더 색맹이었을 가능성이 높은가?
2. Elise가 색맹인 아들을 낳을 확률은 얼마인가?
3. Elise가 색맹인 딸을 낳을 확률은 얼마인가?
4. Ethan 또는 Elliot가 색맹이 없는 자녀를 낳을 가능성이 있는가? 그 이유를 설명하시오.
5. Emma가 색맹이 없는 자녀를 낳을 가능성이 있는가? 그 이유를 설명하시오.

가족 B

Jack과 Jill은 청각장애를 가진 부부이다. 각각의 부모 중 한 명은 청각장애이다. Jack과 Jill은 여덟 명의 자녀가 있다(6명의 아들과 2명의 딸). 그중 4명(딸 1명과 아들 3명)은 청각장애가 있다.

가족의 가계도를 그리시오(정확한 가계도는 그림 6-10 B를, 정확한 퓨넷 바둑판법은 그림 6-10 C를 참조하시오).

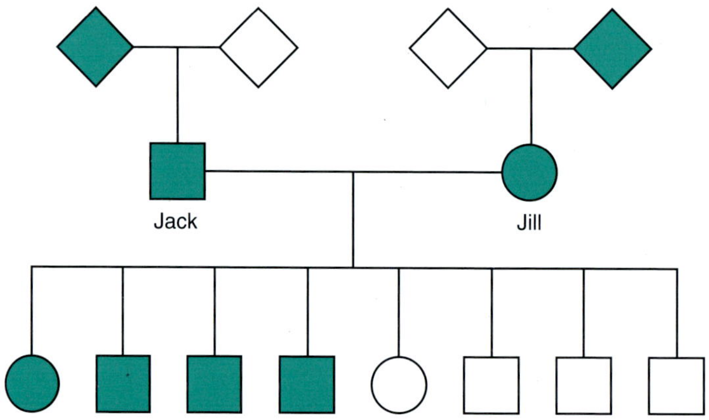

상염색체 우성
- 남성과 여성이 모두 영향을 받음
- 영향받은 개인은 영향 받은 자녀를 가짐
- 아래 방향의 모든 세대로 유전됨

- 만약 청각장애가 상염색체 열성이라면, Jack과 Jill의 모든 자녀는 청각장애가 있을 것이다.
- X 연관 열성 유전이라면, 마찬가지로 모든 자녀는 청각장애가 있을 것이다.
- X 연관 우성 유전이라면, 딸은 모두 청각장애가 있을 것이다.

그림 6-10 B ■ 가족 B 가계도

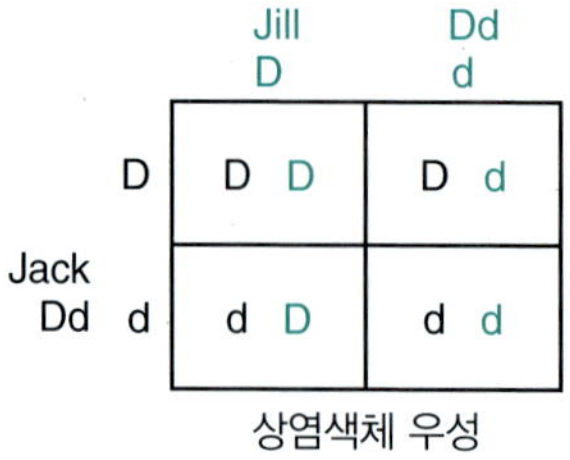

그림 6-10 C ■ 가족 B 퓨넷 바둑판법

1. 이 가족에 맞는 유전방식을 확인하시오.
2. 이 건강문제의 유전방식을 뒷받침하는 가계도에 나타난 단서를 확인하시오.

가족 C

Belinda는 52세 유방암 환자로 8년 전 유방보존술과 방사선 치료를 받고, 이번에 유방암이 재발하였다. 그녀의 아버지는 80세로 생존해 계시고, 그녀의 어머니는 36세에 난소암을 진단받고, 38세에 사망하였다. 그녀의 자매인 Bonnie는 9년 전 35세에 유방암 진단을 받고 골수이식을 진행 중이다. 그녀의 남동생은 현재 43세이고, 3년 전 유방암 수술과 항암화학 요법을 받았다. 그녀의 부모님은 모두 소규모 가족이라고 한다. 그녀의 어머니에게 Adele라는 자매가 있었는데 그녀는 여성암으로 34세에 사망하였고, 어머니의 남자 형제인 Arthur는 40세에 뼈암으로 사망하였다. 그녀의 아버지는 남자 형제만 한 명 있는데 대학살로 사망하였다. Belinda의 딸인 Caroline은 30세로, 최근에 난소암을 진단받았다.

가계도를 그리시오(정확한 가계도는 그림 6-10 D를 참조하시오).

1. 이 가족에 맞는 유전방식을 확인하시오.
2. 가계도의 어떤 요인이 당신이 선택한 유전방식을 설명하는가?

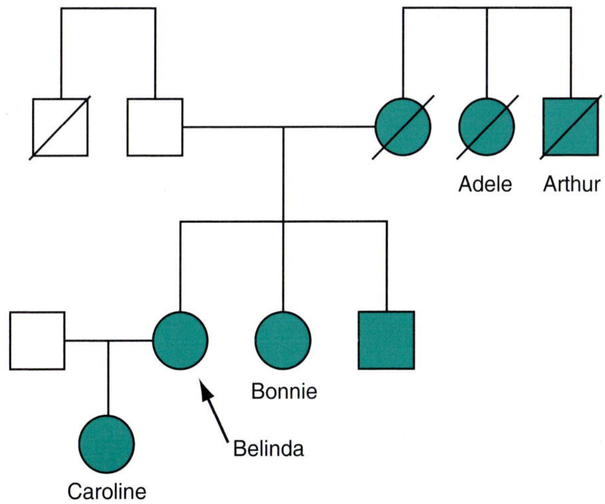

상염색체 우성
• 남성과 여성이 모두 영향을 받음
• 영향 받은 개인은 영향받은 자녀를 가짐
• 아래 방향의 모든 세대로 유전됨

그림 6-10 D 가족 C 가계도

참고문헌

Hinton (2008). The family history: Reemergence of an established tool. *Critical Care Nursing Clinics of North America, 20*(2), 149 – 158.

Whelan A. J., Ball, S., Best, L., et al. (2004). Genetic red flags: Clues to thinking genetically in primary care practice. *Primary Care,* 31, 497 – 508, viii.

자가평가 정답

1. a 2. b 3. d 4. g 5. b

CHAPTER 7

선천성 기형, 기본 기형학과 유전 평가

Congenital Anomalies, Basic Dysmorphology, and Genetic Assessment

학습목표

1. 기형 사정과 관련한 유전 용어를 사용한다.
2. 기형적 외모를 포함한 선천성 기형의 분류를 비교한다.
3. 증후군(syndrome), 시퀀스(sequence) 및 연관(association)의 차이를 안다.
4. 주요한 선천성 기형과 경미한 선천성 기형을 구분한다.
5. 기형(malformation), 파열(disruption), 변형(deformation) 및 형성이상(dysplasia)의 발생 과정을 비교한다.
6. 일반적인 선천성 기형을 확인한다.
7. 환자에게 기형적 특성이 있는지 판단할 때 중요한 사정 전략을 설명한다.

핵심 용어

연관 Associations
단지증 Brachydactyly
눈구석(안각) Canthus
입술갈림증/입천장갈림증 Cleft lip/palate
손가락옆굽음증 Clinodactyly
선천성 기형 Congenital anomalies
머리얼굴(두개 및 안면) 기형 Craniofacial anomalies
머리뼈붙음증[두개골(조기)유합증] Craniosynostosis
변형 Deformation
파열 Disruption
기형학 Dysmorphology
형성이상 Dysplasia
눈구석 주름 Epicanthic folds
이마뼈돌출 Frontal bossing
인상(형태) Gestalt
두눈먼거리증 Hypertelorism
두눈가까움증 Hypotelorism
구순혈공증 Lip pits
긴 손가락/발가락 Long fingers/toes
낮게 위치한 귀 Low-set ears
큰머리증(대두증) Macrocephaly
주요 기형 Major anomaly
기형 Malformation
작은머리증(소두증) Microcephaly
작은턱끝증 Micrognathia
얼굴 중앙부 형성부전 Midface hypoplasia
경미한 기형 Minor anomaly
양수과소증 Oligohydramnios
눈꺼풀틈새(안검열) Palpebral fissure
인중 Philtrum
쏠린머리증(사두증) Plagiocephaly
가락많음증(다지증) Polydactyly
눈꺼풀처짐(안검하수) Ptosis
아래턱후퇴증(하악후퇴증) Retrognathia
시퀀스(연속적 결과) Sequence
가락붙음증(합지증) Syndactyly
증후군 Syndrome
기형유발물질 Teratogen

서론

기형학(dysmorphology; dys='painful', morph='shape')은 해부학적 형태나 신체 부분의 선천성 기형 또는 비정상적 패턴의 발달에 대한 연구이다. 이는 추후 이 장에서 기형(malformations)의 정의에 대하여 논의하겠지만, 때때로 출생 결함이나 기형(malformations)이라고 한다. 기형학이라는 용어는 의사 David Smith에 의하여 1960년대에 만들어진 비교적 새로운 영역의 학문이다. Smith의 'Recognizable Patterns of Human Malformations'은 고전적 교과서로 남아있다(Jones, 2006). 이 책과 이와 유사한 책들은 임상의가 질환 및 그와 관련된 기형적 특성을 연관 지을 수 있도록 도움을 준다.

용어를 사용함에 있어 일관성이 없어, 국제 전문가 그룹은 기형의 특징을 설명하는 데 사용되는 용어의 정의를 표준화하기 위하여 2009년에 일련의 규약을 발표하였다. 우리는 이 장의 주요 용어를 전문가들이 발표한 정의와 일관되게 규정하기 위하여 최선을 다하였다(Allanson, Biesecker et al., 2009; Biesecker et al., 2009; Carey et al., 2009; Hall et al., 2009; Hunter et al., 2009). 기형적 특징과 관련하여 더 자세히 알고자 한다면, 이 참고문헌(논문)들을 검토하기를 권한다.

특정 이상이나 기형 패턴과 관련된 질환이나 증후군을 식별하는 것은 다양한 이유로 유용하다. 우선 정확한 진단은 의학적 관리의 계획을 세우는 데 도움이 된다. 예를 들어 누난증후군(Noonan syndrome)에서 보이는 기형적 특징을 가진 아동을 만난다면 임상유전학자는 이 아동이 심장 전문의의 진료 또한 받아야 한다는 것을 알 수 있다. 왜냐하면 선천성 심장질환(CHD) 및 비대심근병(HCM)이 누난증후군의 흔한 증상이기 때문이다(Tartaglia et al., 2010). 누난증후군에서 머리와 얼굴은 삼각형 모양의 얼굴, 두눈먼거리증(widely spaced eyes), 아래로 경사진 눈, 눈꺼풀처짐(안검하수), 아래쪽에 위치한 귀, 낮은 콧등과 짧은 물갈퀴목(익상경) 등의 특징을 보일 수 있다. 누난증후군에 대한 지식이 없다면 임상의는 심장 관련 특징을 관찰하지 않을 수도 있다. 또한 모든 누난증후군 환자에서 관련 증상이 모두 나타나는 것이 아님을 아는 것이 중요하다. 예를 들어 누난증후군 환자의 약 80%는 저신장을 보이지만, 이는 20%의 사람은 평균 신장임을 의미한다. 저신장은 누난증후군에서 일반적이지만, 모든 사람이 그렇지 않다는 것이다.

이 증후군을 확인하는 것은 질환의 경과를 예측하는 데 도움이 될 수 있고, 유전전문가는 부모가 향후 2세와 관련한 의사결정을 할 수 있도록 지지할 수 있다. 경우에 따라 질환이 있는 아동의 경과에 큰 영향을 미칠 치료가 가능할 수도 있다. 예를 들어 아동이 8장에서 논의되었던 리소좀 저장 질환인 고셰병을 가지고 있다는 것을 미리 알고 있다는 것은 효소 대체 요법을 즉시 시작할 수 있음을 의미한다. 효소 대체 요법을 빨리 시작하면 이 질환의 특징인 간이나 지라(비장) 조직의 비대를 예방할 수 있다.

주요한 기형과 경미한 기형

선천적 결함은 주로 주요한(major) 또는 경미한(minor) 기형으로 분류한다. 주요한 기형(이상)은 심각하며 일반적으로 내외과적 주의가 필요하다. 그러한 이상들은 생명을 위협하는 의미를 가지거나 심각한 미용적 영향을 줄 수 있다. 예를 들어 입술갈림증(cleft lip)이 아동의 생명을 위협하지 않더라도, 외모와 자존감에 심각하게 영향을 미칠 수 있다. 따라서 입술갈림증은 주요한 기형으로 간주한다. 인지장애, 심장결함 또는 신장무발생 등의 심각한 문제도 주요 기형으로 간주한다.

경미한 기형(이상)은 심각한 기능적 또는 미용적 결과를 초래하지 않고, 수술적 교정이 필요하거나 필요하지 않을 수 있다. 이것은 인구의 4% 미만에서 발견된다. 대부분의 기형적인 특징은 임상의에 의하여 경미한 기형으로 분류된다. 그러나 몇 가지 경미한 기형이 아동에게 나타나는 경우, 그것은 임상의가 정확한 진단을 내리는 데 도움이 된다. 손가락이 옆으로 굽어져 있는 손가락옆굽음증(clinodactyly)은 경미한 이상의 예이다. 일반적으로 새끼손가락이 다른 손가락을 향해 내측으로 굽어 있다(그림 7–1). 이는 손가락 작은 뼈에 있는 성장판의 비정상적인 구조나 위치로 인하여 생기는 것으로 보인다. 이로 인하여 손가락 관절이 비정상으로 위치하게 된다. 손가락옆굽음증은 일반 인구집단의 약 10%에서 발견되며, 다운증후군이 있는 사람에게는 흔하다.

이 책의 저자 중 한 명의 오른쪽 새끼손가락에 손가락옆굽음증이 있다. 그녀는 3학년 때 퍼레이드 행진을 위해 장갑을 끼다가 이 사실을 처음 알게 되었다. 오른쪽 장갑이 왼쪽 장갑처럼 잘 맞지 않았다. 그녀는 새끼손가락 마디가 다른 손가락보다 낮게 위치하여 왼쪽 새끼손가락보다 짧아 보인다. 이러한 경우는 임상적으로 유의하지 않은 경미한 기형의 예이다.

경미한 기형을 정의하는 한 가지 중요한 부분은 그것이 증상을 가진 사람에게 큰 의미를 가지지 않는다는 것이다. 그러나 임상의는 겉보기에 사소한 비정상적 특징에 대하여 본인은

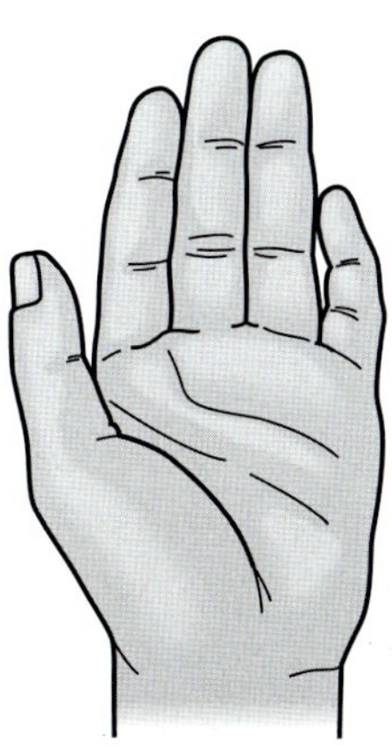

그림 7–1 ■ 새끼손가락의 손가락옆굽음증

매우 속상할 수 있다는 것을 기억하여야 한다. 가벼운 수술(minor surgery)은 다른 사람도 흔히 받는 수술이라는 오래된 농담이 있다. 그러나 자신의 일이 되면 어떤 수술이라도 중요한 것이 된다. 본인의 일이 되면 외관상의 작은 차이라도 무서운 일이 될 수 있다. 아동에 대하여 비정상으로 인식하는 부분을 건강관리제공자가 사소한 것으로 여긴다면 부모는 매우 고민스러울 수 있다. 따라서 가족의 걱정에 대한 진지한 접근이 중요하다.

대부분의 경우, 1개의 기형적 특징이 곧 질환이 있다는 것을 의미하는 것은 아니다. 건강한 신생아의 경우 13~39% 사이에서 1개의 경미한 기형을 보이며, 1% 미만에서 2개의 경미한 기형을 보인다. 일부 연구에서는 아동에게 3개의 경미한 기형 또는 1개의 주요한 기형이 있다면 문제의 원인을 알기 위하여 염색체검사를 시행해야 한다고 제안한다(Jones, 2006). 실제로는 이보다 더 복잡하다. 예를 들어 입술갈림증이 있는 아동에게 발달지연이나 성장지연 또는 실행증(apraxia, 입의 움직임을 조정하거나 의도하는 대로 말하기 어려움)과 같은 언어장애가 있는 경우에만 유전자검사를 시행한다. 유전자검사를 시행할지에 대한 결정은 아동에게 무슨 일이 일어나고 있는지의 모든 요소를 고려할 수 있는 유전전문가가 한다.

경미한 기형은 가족력의 맥락에서 고려하는 것이 중요하다. 아이에게 보이는 경미한 기형 중 어떤 것이라도 다른 가족구성원에서 보이는가? 때때로 경미한 기형은 어떤 질환으로 인하여 발생하는 것이 아니라, 단지 특이 증상들의 유전현상임을 반영하는 것일 수 있다.

다른 가족구성원에게서 보이는 기형(malformation)과 같은 다른 증상과 마찬가지로 아동의 경미한 기형은 잠재적인 단일유전자 또는 초미세 염색체 불균형에 대한 단서를 제공한다.

1개의 주요 기형이 있고 유전질환의 위험이 분명하지 않은 경우에 여러 개의 경미한 기형이 추가로 확인될 때 아동의 위험은 크게 증가하게 된다.

예를 들어 한 아동에게 3개 이상의 경미한 기형이 있을 때 주요한 구조적 결함이 있을 위험은 약 20%이다. 1개의 작은 기형은 보통 유의하지 않지만, 그러한 기형을 발견하면 임상의는 혹시 놓칠 수 있는 다른 기형이 없는지 주의 깊게 관찰하여야 한다.

선천성 기형의 분류

선천성 기형은 여러 가지 방법으로 분류할 수 있다. 기형을 일으키는 기전에 따라 분류하거나 신체 한 부위 혹은 여러 부위에 영향을 미치는지 여부에 따라 분류할 수 있다. 많은 사람이 질병과 관련 있는 정상 변이를 가지고 있다. 정상 변이는 인구의 4% 이상에서 발견되는 변이를 의미한다. 예를 들어 몽골반점(어두운 피부색을 가진 사람의 등, 엉덩이, 천골 부위 또는 다른 신체 부위에서 보이는 청색 혹은 청회색의 편평한 점)이 모든 사람에게 나타나지 않지만 질병과 연관된 것 또한 아니다. 따라서 몽골반점은 정상적인 피부 색소의 변화를 의미한다.

기형은 특정 짓는 유형에 따라 특정 용어가 사용되기도 한다. 주요 분류는 기형(malformation), 변형(deformation), 파열(disruption) 및 형성이상(dysplasia)이다.

기형(malformation)은 특정 조직의 성장 또는 발달이 주요 문제가 되어 발생한다. 예를 들어 입술, 입천장이 갈라진 형태의 입술갈림증(구순열)은 얼굴 형성의 발달 문제에 기인하기 때문에 기형(malformation)으로 간주된다. 입술을 만드는 조직이 제대로 융합되지 않아 갈라진 틈을 남긴다. 입천장갈림증(cleft palate)을 동반하거나 동반하지 않는 입술갈림증은 보통 유전 및 환경적 요인의 조합에 의하여 발생하며, 이는 비정상적인 발달과정의 결과이다. 염색체 문제가 기형의 약 25%를 차지하지만, 연골무형성증(achondroplasia)과 같은 질환은 단일유전자질환으로 유전된다.

변형(deformation)은 물리적 또는 기계적인 힘의 영향에 의하여 발생하며 구조의 적절한 성장을 방해한다. 배아나 태아는 완전하게 잘 자랄 수 있지만, 무언가가 제대로 성장하는 것을 방해한다. 자궁 수축이 그 원인 중 하나이다. 기계적 스트레스 요인을 제거하면 변형이 교정되기도 한다. 스트레스 요인을 제거하였음에도 문제가 해결되지 않으면, 임상의는 구조가 제대로 형성되지 않을 가능성을 고려하여야 한다.

때때로 변형은 수축을 초래하는 질병 과정에 의하여 발생하지만, 문제의 직접 원인은 항상 물리적인 것이다. 예를 들어 자궁 크기를 감소시키는 어떤 것도 변형을 일으킬 수 있다. 양수의 양이 충분하지 않은 상태인 양수과소증(oligohydramnios)에서는 정상적인 태아의 성장이 제한된다. 또한 쌍둥이, 세쌍둥이 또는 그 이상의 다태아 임신은 자궁 내 공간의 물리적 제한을 초래할 수 있다. 이러한 상황은 관절 수축 또는 다른 변형 징후의 원인이 될 수 있다.

파열(disruption)은 이해하기 조금 더 어렵다. 파열에서는 몇 가지 사건에 의한 정상 조직의 파괴로 인하여 정상 발달과정이 '중단(disrupted)'된다. 예를 들어 특정 약물에 대한 노출은 외상 또는 혈관 부전과 같은 장애를 일으킬 수 있다. 모든 것이 정상적으로 시작하였기 때문에 기형과는 다르다. 예를 들어 양막띠의 형성은 발달 중인 태아의 손가락, 발가락, 팔, 다리를 포함한 신체 부위의 적절한 성장을 방해할 수 있다. 양막파열은 드물지만 태아를 압박하고 둘러싸는 신체 부위에 따라 경미한 정도에서 생명을 위협하는 결과까지 초래하기도 한다. 풍진(rubella), 거대세포바이러스(cytomegalovirus, CMV) 및 톡소플라즈마증(toxoplasmosis)과 같은 일부 감염 또한 파열을 유발할 수 있다.

이러한 분류는 임상적으로 유용한 반면 때로는 중복되기도 한다. 다음은 보다 복잡한 상황의 예시이다. 양수과소증을 다시 살펴보자. 양수과소증은 변형에 의한 기계적 원인이지만 이것은 포터다발성기형(Potter sequence)과 같은 일차적인 유전문제에 의하여서도 발생할 수 있다. 포터다발성기형에서 배아는 신장 발생이 일어나지 않는다[신장무발생증(renal agenesis)이라는 기형]. 태아의 신장이 없다는 것은 소변을 생성하지 않는다는 것을 의미한다. 태아가 소변을 만들지 않기 때문에 양수의 양이 적을 것이다. 적은 양의 양수는 태아 성장 제한의 직접적인 기계적 원인이며 이는 변형을 초래한다. 이러한 경우, 기형과 변형이 모두 있는 태아 성장 이상으로 볼 수 있다.

형성이상(dysplasia)은 세포의 크기, 모양 및 구성의 변화이다. 단일유전자질환이 가장 흔한 유전적 원인이다. 형성이상에 의하여 발생하는 유전질환의 예는 외배엽 형성이상증으로, 피부, 머리카락, 손톱, 땀샘 등의 비정상적 세포 성장을 보인다.

증후군 또는 연속적 결과

증후군(syndrome)과 시퀀스(sequence)의 차이는 혼란스러울 수 있다. 때때로 단어가 잘못 사용되며, 흔히 증후군으로 언급되는 시퀀스도 다수 있다. 증후군은 동시에 나타나며 일관성 있는 패턴을 가진 증상의 집합이다. 여러 증후들의 원인은 같다고 생각된다. 증후군이라는 단어는 'running together(병행한다)'라는 그리스어에서 유래한다.

다운증후군은 여분의 21번 염색체 수적 이상에 의하여 발생하고, 임상의가 쉽게 알 수 있는 주요 증상들이 나타난다(다운증후군에 대한 자세한 내용은 5장 참조). 증후군은 단일유전변이보다는 염색체 문제로 인한 경우가 많다.

시퀀스(sequence)는 약간 다르다. 시퀀스는 1개의 이상으로 인해 다른 문제가 발생하고, 그 다음 또 다른 문제가 발생하는 연속 반응이다.

대표적인 예로 피에르-로빈시퀀스(Pierre-Robin sequence)를 들 수 있다. 피에르-로빈 시퀀스의 이상은 태아 성장과정 중 작은턱끝증(micrognathia, 짧고 좁은 아래턱뼈로 인한 작은 턱)으로 시작한다(그림 7-2). 때때로 아래턱이 뒤로 후퇴되어 있는 아래턱후퇴증(retrognathia)이라는 단어를 사용하기도 한다(작은턱끝증과 동반될 수도 있다). 작은 턱으로 인하여 혀가 기도로 말려 들어갈 수 있다(설하수증, glossoptosis). 뒤로 말려 있는 혀로 인하여 입천장갈림증과 때때로 기도폐쇄가 발생할 수 있다. 이는 작은 턱에서 시작된 연속 상황이다(그림 7-3). 이러한 증상(작은 턱, 설하수증, 기도폐쇄 및 입천장갈림증)이 함께 나타나더라도 그것은 모두 턱 문제에서 시작한 연쇄적 사건이다(Allanson, Cunniff et al., 2009).

파열에서 앞서 언급한 포터시퀀스(Potter sequence)는 또 다른 예이다. 신장무발생(renal agenesis)으로 양수가 적어지고, 이는 태아 성장 제한의 원인이 된다. 이러한 일련의 사건이 시퀀스(sequence)가 된다. 좀 더 복잡하게 들어가면, 때때로 시퀀스는 증후군의 일부분이다. 예를 들어 피에르-로빈시퀀스는 입천장심장얼굴증후군(velo-cardio-facial syndrome), 스티클러증후군(Stickler syndrome), 18번 세염색체증(trisomy 18)에서 볼 수 있다. 이러한 증후군에서 작은턱끝증(아래턱 후퇴증 유무와 관계없이)과 같은 주요한 기형

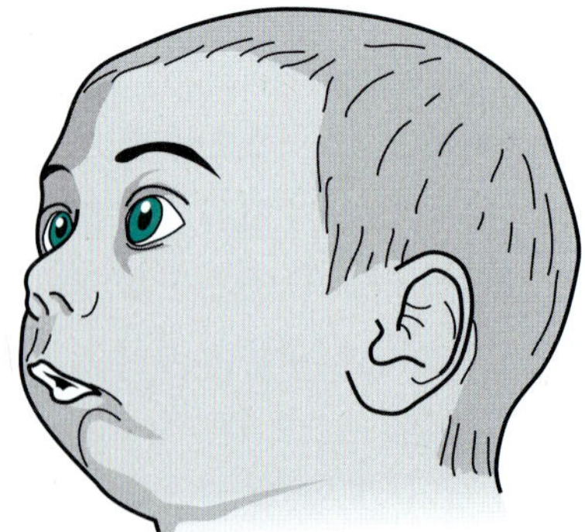

그림 7-2 (아래턱후퇴증을 동반한) 작은턱끝증

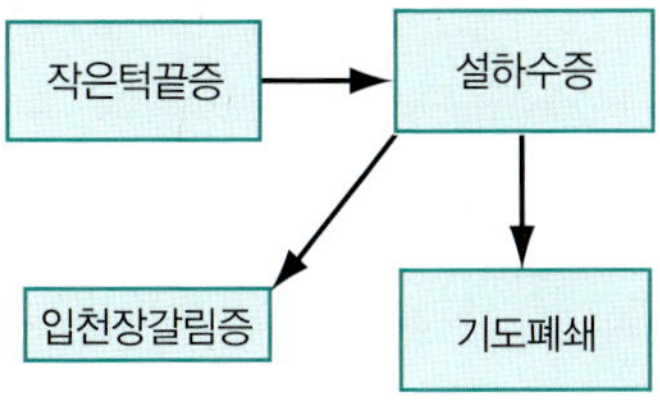

그림 7-3 ■ 피에르-로빈시퀀스

은 일련의 연쇄적 이상을 일으킨다.

증상들이 함께 발생하지만 관계가 명확하지 않은 경우 연관(association)이라는 용어를 사용한다. 때때로 질환의 발생 기전을 더 잘 알기 전까지 연관이라고 부르기도 한다. 이후 증후군이나 시퀀스로 변경된다.

기형 사정(평가)

임상유전의 또는 유전전문간호사가 새로운 환자에게 접근할 때, 기형의 전반적인 패턴을 파악한다. 때때로, 특히 얼굴과 발달적 특징을 관찰할 때 유전전문가는 환자의 전체적인 패턴이나 사진에서 얻은 느낌을 이야기한다. 게슈탈트(gestalt)는 이러한 전체적인 인상을 전달하기 위하여 사용하는 용어이다. 게슈탈트를 인지할 수 있는 능력은 기형이 있는 환자와 그 가족과의 많은 경험에서 비롯된다.

때때로 기형적 특징은 임신 중 기형을 유발하는 것으로 알려져 정상 발달을 저해하고 출생 결함을 유발하는 약물에 노출되어 생긴다. 이 단어는 불행한 어원을 가지고 있다(terata = 'monstrosities' 괴물, 아주 크고 흉물스러운 것). 예를 들어 태아알코올스펙트럼장애(fetal alcohol spectrum disorder, FASD)와 연관된 특정한 기형 증상들이 있다(CDC, 2010). 태아에게 알코올이 노출된 처음에는 유전문제가 나타나지 않을 수 있지만, 알코올과 다른 약물을 남용하는 유전적 소인을 가진 사람이 분명히 있기 때문에 어떤 면에서는 유전문제로 간주될 수 있다. 또한 FASD가 전적으로 환경적 원인일 때는 용량(노출) 반응 관계를 기대할 수 있다. 즉, 자궁 내에서 성장하는 태아가 알코올에 얼마나 노출되었는지에 따라 증상이 다르게 나타날 수 있다. 그러나 이는 사실 그렇지 않다. 알코올 중독자인 산모에서 태어난 아이에게 증상이 전혀 발견되지 않는 경우가 있기 때문이다.

알코올 대사와 청소율과 관련된 어머니와 태아의 유전자 모두 태아가 알코올 노출 시 해로워질 감수성에 영향을 미치는 것으로 보인다. FASD는 조기 진단 및 중재를 통해 영향받은 아이에게 도움을 줄 수 있는 질환의 좋은 예이다(그림 7-4). FASD 또한 파열의 일례이다.

사람들은 종종 임상적으로 관찰되는 모든 기형 증상은 이름이 있어야 한다고 생각한다. 3,500개 이상의 비염색체성 증후군이 London Dysmorphology Database에 등록되어 있

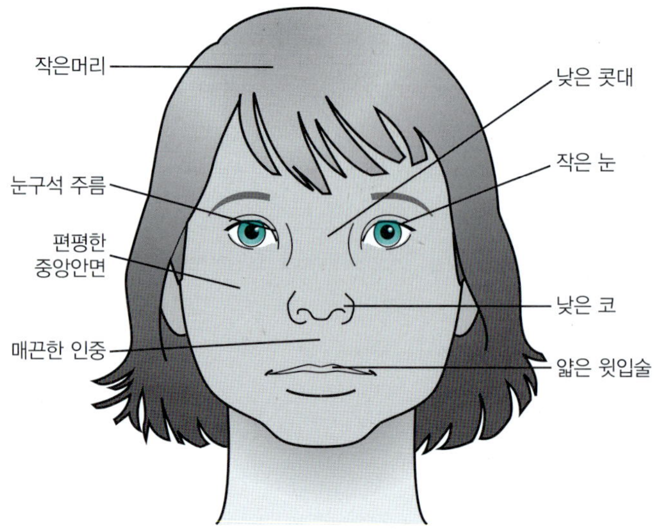

그림 7-4 태아알코올스펙트럼장애(FASD)의 기형적 특징

다(Winter and Baraitser, 2005). 실제로 드문 기형 중 약 50% 정도만 이름이 있다(Jones, 2006). 자녀에게 어떤 문제가 있는지 굉장히 궁금해하는 가족들은 이 상황을 때때로 이해하기 어렵다. 문제의 이름을 아는 것은 그들의 통제감에 차이를 가져올 수 있다. 부모는 종종 같은 문제가 다음에 태어난 아이에게도 일어날 가능성이 있는지 알고 싶어한다. 때로는 염색체검사나 마이크로어레이를 통해 이름이 알려지지 않은 질환의 염색체 불균형을 발견한다. 이러한 상황에서 염색체 불균형이 아동의 질환과 관련된 것인지, 정상 부모로부터 물려받은 단순한 불균형인지 확인하기 위하여 추가로 부모를 검사해야 할 수도 있다. 원인을 발견하면 유전전문가는 부모가 재발 위험을 이해하도록 도울 수 있다. 그러나 유전적 이상이 발견되지 않으면 최고의 유전전문가라고 하더라도 훗날 아동에게 재발할 가능성이 얼마나 되는지는 정확히 설명할 수 없다.

유전 관점을 통해 평가

아동이나 성인의 유전질환이 있는지 여부를 고려할 때 사용하는 신체 사정은 일반적인 사정 방법과 다르지 않다. 마찬가지로 시진, 촉진, 청진, 타진을 포함한 일반적인 평가 방법을 이용하여 머리에서 발끝으로 내려가는 패턴을 따르는 것이 중요하다. 차이점은 정상적인 것과 다른 부분에 대하여 유의하는 것이다. 주요하거나 경미한 기형의 유무를 주의 깊게 평가하여 유전전문가로의 의뢰를 결정하고 이를 알리기 위하여 문서화하여야 한다. 불행히도 대부분의 기형적 특징은 한 질환에서 특징적으로 나타나지 않는다. 예를 들어 낮게 위치한 귀나 이상한 모양의 귀는 다양한 유전질환에서 보이는 특징이다. 베크위트-비데만증후군(Beckwith-Wiedemann syndrome), 포터증후군(Potter syndrome), 루빈스타인-테이비증후군(Rubinstein-Taybi syndrome), 스미스-렘리-오피츠증후군(Smith-Lemli-Opitz syndrome), 트리처콜린스증후군(Treacher Collins syndrome), 13번 세염색체증(trisomy 13), 그리고 18번 세염색체증(trisomy 18)에서 이러한 특징이 보인다. 따라서 귀의 기형을 발견한 사실이 중요하지만, 이를 특정 유전질환으로 결정짓기 전에 다른 관찰 결과들과 조합하여야 한다. 낮게 위치한 귀의 발견은 아동에 대한 더욱 신중한 평가가 필요하다는 주요 신호이다. 그러나 낮게 위치한 귀는 다른 장애나 주요 기형 또는 인지장애가 없는 사람에게서도 발생할 수 있다는 것을 알아야 한다.

또 다른 중요한 고려사항은 개인을 항상 가족의 범주 안에서 보아야 하는 것이다. 때로는 기형으로 보이는 특징이 단순히 가족의 특성일 수 있다. 예를 들어 긴 손가락, 발가락을 가진[과거 거미손가락(arachnodactyly)이라고도 함] 키가 크고 마른 사람은 마르팡증후군일 수 있다. 그러나 그는 단지 키가 크고 마른 체형의 긴 손가락이 많은 건강한 구성원들이 있는 가족에서 태어난 것일 수 있다. 유전전문가가 다른 가족구성원을 만나거나 사진을 보는 것도 원인을 파악하는 데 도움을 줄 수 있다. 물론 많은 형질이 유전되는 것임을 기억하고, 단지 소수의 가족구성원이 형질을 공유한다면 개개인의 유전적 변이 가능성에 대하여 고려하여야 한다.

인지장애

인지장애(cognitive impairment, CI)는 유전전문가의 평가를 받아야 하는 이유 중 하나이다. 여기서 사용하는 인지장애라는 용어는 IQ가 70 이하인 정신적 능력에 제한을 가진 사람에서 볼 수 있는 상태를 말한다. 그들은 의사소통, 사회적 기술 발달 및 문제 해결에 어려움이 있고, 일상생활의 수행에 도움이 필요할 수도 있다(Chelly et al., 2006). 일부 전문가는 이러한 사고와 관련된 문제를 가진 사람을 언급할 때 발달지연이라는 용어를 사용하는 것을 선호한다. 인지장애가 있는 사람을 전문으로 돌보는 많은 사람은 정신지체라는 오래된 용어 사용을 비판한다. 가장 적절한 용어가 무엇인지에 대하여 전문가마다 의견이 다르다. 일부는 정신지체는 진단이며, 이 용어가 인지적 증상의 집합을 언급할 때 계속 사용되어야 한다고 생각하는 반면, 다른 사람들은 지적장애라는 용어를 선호한다. 이 본문에서는 인지장애를 어떤 사람이 주변 세계에서 사고하고 정보를 처리할 때 가지는 어려움을 나타내는 용어로 사용한다.

인지장애는 상당수에서 유전에 기인할 수 있다. 500개 이상의 유전질환에서 인지장애를 일으킬 수 있지만, 이러한 질환은 매우 드물다. 다운증후군과 같은 염색체 수적 이상, 묘성증후군(cri du chat)이나 윌리엄스증후군(Williams syndrome)에서의 미세결손, 사르코-마리-투스병(Charcot-Marie-Tooth disease)의 일부 사례에서 보이는 유전자 복제수 변이(CNV)에서 인지장애가 나타날 수 있다(NINDS, 2010). 표 7-1은 인지장애를 일으키는 질환 목록이다. 인지장애의 특정 원인을 발견하는 것은 때때로 어렵다. 어떤 사람은 알코올, 감염 또는 영양실조와 같은 임신 중 환경적 문제로 인하여 영향을 받는다. 그럼에도 불구하고 심각한 인지장애의 25~50%는 유전문제에 원인이 있다.

표 7-1 인지장애가 발생할 수 있는 유전질환과 관련된 기형 특징

질환명	분류	위치	일반적 기형적 특징
엔젤만증후군	각인 또는 결손	15q11	특징적 얼굴 모양, 작은머리증, 척추옆굽음증
다운증후군	염색체 문제	Trisomy 21	특징적 얼굴 모양, 눈구석주름, 단일 굴곡선, 경사진 눈꺼풀 틈새, 넓고 낮은 코, 혀 돌출 경향을 가진 열린 입, 귓바퀴 부분이 접힌 작은 귀
묘성증후군	미세결손	5p15.2	특징적 얼굴 모양, 작은머리증, 두눈먼거리증, 낮게 위치한 귀, 둥근 얼굴
22번 긴팔결실증후군 (디조지증후군 포함)	결손	22q11	입술갈림증, 경미한 얼굴 모양의 변형
루빈스타인-테이비증후군	단일유전자	16p13.3	특징적 얼굴 모양, 넓은 엄지손가락과 첫째 발가락, 눈 기형, 치아 문제, 비만
코핀-로우리증후군	X-연관	Xp22.2	특징적 얼굴 모양, 골격 기형, 튀어나온 이마, 두눈먼거리증, 쳐진 눈꼬리, 들창코, 두껍고 넓은 입술
윌리암스증후군	단일유전자	7q11.23	특징적 얼굴 모양, 넓은 이마, 들창코, 통통한 볼, 크고 벌린 입, 두툼한 입술, 고르지 못한 치열과 무치증
취약X증후군	삼핵산 반복서열 (증가 변이)	Xq27	특징적 얼굴 모양, 길고 좁은 얼굴, 큰 귀, 튀어나온 턱과 이마, 손가락관절 과신전, 거대고환

Data for this table are from these sources:
Chelly, J., Khelfaoui, M., et al. (2006). Genetics and pathophysiology of mental retardation. Eur J Hum Genet, 14(6), 701–713; NLM. (2010).
Genetics Home Reference. Retrieved August 2010 from http://ghr.nlm.nih.gov/condition/down-syndrome.

물론 인지장애 그 자체는 기형적 형태가 아니지만, 종종 기형과 함께 나타나 주요 기형으로 간주된다. 따라서 인지장애는 대상자가 무엇이 잘못되었는지에 대한 명확한 이해를 돕는 중요한 소견이다. 인지장애는 증후군으로 분류되기도 하는데, 이는 다른 임상적 특징과 같이 발생한다는 의미이며, 반면 질환의 유일한 특징을 의미하여 비증후군으로 분류된다. 질병의 생물학적 · 화학적 변화에 대한 이해의 부산물 중 하나는 증후군과 비증후군 질환의 경계가 모호해지기 시작한다는 것이다. 덜 명백한 임상적 특징은 일단 비증후군으로 간주되었다가 대부분의 경우 인지장애와 함께 확인되고 있다(Chelly et al., 2006).

측정

얼마 전까지만 해도 기형적 특징은 단지 정성적으로 평가하였다. 임상의는 환자를 관찰한 후 그들이 본 것을 기술하였다. 아마도 아동의 두 눈 사이 거리가 멀리 떨어져 있거나(두눈먼거리증) 인중(코와 윗입술 사이 가운데 골이 진 곳)이 길어 보였을 것이다. 이러한 정성적 묘사는 다른 임상의들이 상태의 심각성을 판단하거나 다른 아동의 특성과 비교할 때 어려움이 있다. 질병이 있는 아이와 같은 질병이 있는 다른 아동의 특징을 비교하는 것은 동일한 유전문제를 가진 사람들 사이에 얼마나 많은 다양성이 있는지 문서화하는 데 도움이 된다. 현재 정확한 측정 시스템이 개발되어 아동의 특징을 연령에 따른 표준과 비교할 수 있고, 성장에 따라 기록할 수 있다. 예를 들어 아동의 머리둘레, 신장, 체중이 정상적인 성장곡선을 따르는지, 일정한 백분위 내에 유지되는지 명확히 할 수 있다.

그림 7-5는 얼굴의 다양한 특징을 측정하는 표준 방법을 보여준다. 예를 들어 눈구석(안각)은 위아래 눈꺼풀 사이에 생기는 각도이다. 안쪽눈구석(내안각)은 코에 가까이 있고, 가쪽눈구석(외안각)은 귀에 가깝다. 안쪽눈구석은 두 눈 사이의 거리이고, 가쪽눈구석은 각각의 눈의 가쪽 사이의 공간으로 측정한다. 인중 길이는 입술 상부에서 코까지의 거리를 잰다.

임상의가 유전의에게 환자를 의뢰할 때 몸 전체와 특정 신체 부위의 구조 및 성장에 대하여 기록한다(Hall et al., 2007). 이는 복잡한 과정이며, 이를 잘 진행하기 위하여 고급 훈련이 필요하다. 그러나 병동 간호사와 건강전문가는 유전 의뢰가 필요한 기본적인 기형의 특징과 구조적 이상을 알고 있다.

환자에게 유전질환이 있을 가능성이 있을 때, 추가적인 평가가 필요한 임상적 특징에 초

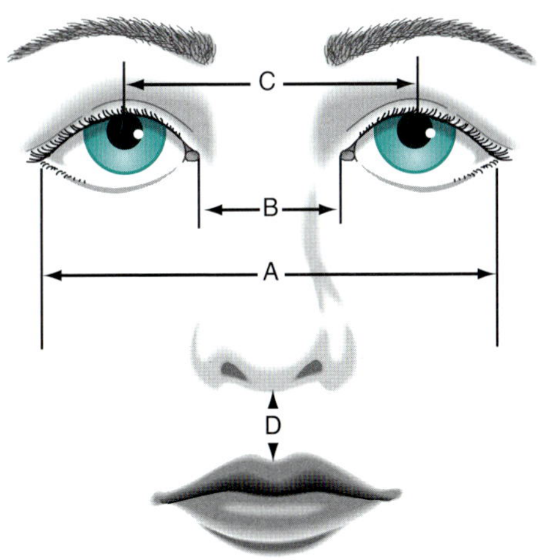

A – 외안각 측정
B – 내안각 측정
C – 동공의 거리
D – 인중 길이

그림 7-5 ■ 얼굴 측정 표준

점을 맞춘다. 이 장에서는 유전질환 여부를 결정하는 데 특히 중요한 기형적 특징에 대한 간단한 개요를 다룬다. 기형적 특징은 이보다 더 많고, 질환별 맞춤 정보는 보다 포괄적인 기형의 모습을 제공하며 이들은 참조 목록에 있다.

기형적 특징과 전반적 외모

임상의가 환자의 전반적인 외모 관찰을 토대로 유전평가를 시작하는 것은 중요하다. 특이한 외형은 나중에 참조할 수 있도록 사진 촬영을 하기도 한다. 사진을 통해 그 환자를 직접 만날 수 없는 전문가도 검토할 수 있다. 원격진료와 같은 기술에 의하여 서로 다른 지리적 위치에 있는 유전전문가가 지역 임상의의 도움으로 환자에 대한 신체 검진을 시행할 수 있다.

어떤 유전질환은 정상적인 신장 및 체중과 차이를 보인다. 환자의 신장과 체중이 본인 연령의 정상 범위 내에 있는지, 가족구성원과 유사한지 확인해야 한다. 성장곡선은 이러한 점을 확인하는 데 도움이 될 수 있다. 아이의 신장 또는 체중이 정상 범위를 벗어나는 경우, 가능한 원인을 고려하지만 이는 근거 중 하나일 뿐이다. 예를 들어 프래더-윌리증후군은 근력저하와 음식 섭취의 어려움으로 성장 부진이 일반적이며, 이로 인하여 아동이 저체중이 될 수 있다. 그러나 프래더-윌리증후군 아동은 과식증(과도한 식사)으로 체중 증가나 비만이 있을 수도 있다. 이는 식사 후 포만감을 느끼는 능력을 제한하는 시상하부의 이상에 의한 것으로 생각된다. 그러나 모든 비만 아동이 프래더-윌리증후군인 것은 아니다. 이는 인지장애 및 생식선 기능저하증과 같이 프래더-윌리증후군과 관련된 다른 특징이다.

또 다른 예는 연골무형성증이다. 연골무형성증인 사람은 뼈의 성장 문제로 인하여 저신장과 불균형적으로 짧은 팔과 다리, 그리고 상대적으로 큰 머리를 특징으로 한다. 그러나 저신장은 단독으로 나타나는 증상이 아니다. 얼굴 중앙부 형성부전(midface hypoplasia), 이마뼈 돌출(frontal bossing)을 포함한 특징적인 얼굴 형태도 보인다. 얼굴 중앙부 형성부전에서는 턱의 위쪽, 뺨, 눈 영역을 포함하는 얼굴의 중앙 부분이 나머지 얼굴 부분에 비하여 작다. 이마뼈 돌출은 양쪽 이마뼈가 튀어나온 매우 넓은 이마로 묘사된다.

큰 키는 마르팡증후군(Marfan syndrome, MFS)을 가진 사람에서 볼 수 있다. 이 결합조직 질환은 키가 크고 마른 체격의 신체 소견이 발달하고, 혈관벽 약화로 동맥류를 유발하기도 한다. 따라서 마르팡증후군 환자는 미처 진단받지 않은 동맥류 파열과 사망을 초래할 수 있는 격렬한 신체활동을 피하는 것이 특히 중요하다. 운동 중 심각하고 생명을 위협하는 부상의 위험이 있는 사람을 식별하고, 추적 평가를 위한 의뢰를 하기 위하여 운동 전 철저한 신체 검진이 중요하다.

머리뼈의 기형적 특징

머리얼굴기형(Craniofacial anomaly)은 머리뼈와 얼굴의 일반적인 형성에서 변형이 있는 것이다. 머리는 크기, 형태, 대칭 여부를 사정한다. 머리 크기는 신체의 나머지 부분과 균형을 이루는지 비교한다.

머리뼈에 상당한 불균형이 있을 때 쏠린머리증(plagiocephaly)이 나타난다. 이는 신생아가 한쪽 방향으로 계속 자는 것에 의하여 발생할 수 있고, 이러한 경우를 자세성 머리쏠림증이라고 한다. 이러한 머리쏠림증은 정상이며, 미국소아과학회에서 영아돌연사증후군(SIDS) 발생을 줄이기 위하여 똑바로 눕혀 재우도록 권고하기 때문에 더욱 흔하다. 또한 뒤머리뼈 기형이 변형의 원인이 될 가능성이 있다. 쏠린머리증은 머리뼈 조기 융합으로도 발생할 수 있다. 앞머리뼈가 비대칭인 경우 근본적인 문제가 원인이 되기도 한다. 머리뼈붙음증은 하나 또는 그 이상의 머리뼈 봉합이 너무 일찍 일어나서 발생한다. 여러 봉합이 너무 일찍 닫히면 뇌가 성장하는 공간이 확보되지 않아 두개 내 압력이 상승한다(Reardon, 2008). 이것은 응급수술이 필요한 심각한 의학적 문제이다.

머리덮개결손은 머리뼈를 포함할 수도, 하지 않을 수도 있다. 그러나 대부분의 머리덮개결손은 뇌 내부의 문제와 연관되지 않으며, 대개 더 복잡한 증후군과도 연관되지 않는다. 때때로 머리덮개결손으로 심각한 출혈이 발생한다. 예를 들어 선천피부무형성(aplasia cutis congenita, ACC)은 일반적으로 머리덮개의 단일 병변에 국한되어 발생한다. 86%의 환자에서 다른 기형이 동반되지 않는다. 어떤 사람은 원, 타원, 직선형 또는 별 모양의 병변을 가지고 있다. 병변의 크기는 0.5~10cm 정도로 보통 출생 전에 치료되어 모발이 없는 얇은 양피지 같은 피부로 남는다. 물론, 동반하는 다른 기형적 특징들이 유전적 증후군의 가능성을 더욱 의심하게 한다. 예를 들어 ACC가 팔다리 기형을 동반할 때 유전적(일반적으로 상염색체 우성 유전)이거나 산발적으로 발생할 수 있는 아담스-올리버증후군(Adams-Oliver syndrome)일 수 있고, 심장 기형이 동반될 수 있다.

큰머리증(macrocephaly)은 '확장된 머리'를 의미하며, 정의내리기 쉽지만 머리가 비정상적으로 크다는 것과 관련하여 정확히 무엇을 고려하여야 할지는 훨씬 덜 명확하다. 기술적 정의는 전후두 둘레가 같은 연령과 성별의 사람들에 비해 97 백분위수(percentile, %) 이상인 머리뼈를 의미한다(Allanson, 2009).

머리둘레는 머리의 가장 굵은 부위를 지나는 수평 둘레이다. 또한 눈썹 능선의 바로 위 이마에서 뒤통수뼈 상단이 가장 크게 측정되어 전후두 둘레라고도 부른다. 측정은 항상 아동의 연령과 일반적인 신체 크기의 관점에서 고려하여야 한다. 의사가 아동의 큰 머리, 작은 머리 여부를 판단하는 데 차트가 도움이 된다. 큰머리증이라는 용어는 단지 나타난 증상(결과)에 대한 기술이며, 원인을 의미하지 않는다.

또한 어떤 가족은 머리가 큰 가족성 형질을 가질 수 있지만, 대두증을 포함하는 병리적 특징이 다수 존재한다. 머리뼈의 크기에 차이가 있을 때는 뇌가 정상적으로 성장하고 있는지 여부에 대하여 관심을 가진다.

작은머리증(microcephaly)은 머리가 예상보다 작은 것을 의미한다. 일반적으로 임상에서 머리둘레가 아동의 연령 및 성별에서 기대되는 표준치의 2 표준편차 이하인 경우로 정의된다(Ashwal et al., 2010). 작은머리증은 뇌의 비정상적인 성장을 시사하는 중요한 결과이다. 이는 뇌의 구조적인 이상에 의하여 또는 신경 퇴행 과정에 의하여 발생하거나 단순히 작은 머리둘레가 가족 내에 유전되는 것으로 특별한 영향을 미치지 않는 것일 수도 있다. 작은 머리증은 상염색체 열성 유전으로 다른 비정상적인 특징을 동반하지 않고 개별적으로 발생할 수 있다. 근친결혼이 이러한 사례와 관련이 있다. 작은 머리는 여러 드문 유전질환의 특징일 수 있고, 이를 발견하였을 때 철저한 신체 검진은 필수적이다. 예를 들어 스미스-렘리-오피츠증후군에서는 작은 두상, 검지, 중지발가락의 가락붙음증(발가락의 부분 융합)과 함께 작은머리증이 나타난다. 작은머리증은 다운증후군과 같은 염색체 질환에서도 발생할 수 있고 또는 기형 유발 물질에의 노출이나 산모의 영양실조와 같은 전적으로 환경적 요인에 의하여 발생할 수도 있다(Ashwal et al., 2010).

얼굴의 기형적 특징

점액다당류증 IV형(MPS IV, 리소좀축적병)과 같은 다수의 유전질환에서 조악한 얼굴 특징이 관찰된다. 점액다당류증 IV형과 같은 생화학적 질병은 8장에서 다루고 있다. 대상자의 조악한 얼굴 특징을 판단하기 전에, 대상자의 외모를 다른 가족구성원과 비교해보아야 한다. 조악한 얼굴이 가족의 특성이라면 이는 질병과 무관할 수 있다. 조악한 얼굴은 매우 눈에 띄며, 세련되거나 선명하고, 섬세한 형상이 아니라는 말 이외에는 어떠한 의미라고 설명하기가 어렵다. 그것은 전반적인 인상이나 형태를 표현하는 묶음(bundle) 용어의 예이다. MPS IV에서 환자는 큰머리증, 큰 혀, 튀어나온 이마와 거친 질감의 모발이 있을 수 있다. 이러한 크고 광범위한 특징들이 조악한 얼굴 형태로 보이게 한다. 그림 7-6은 눈에 띄는 코, 움푹 들어간 눈, 넓은 입술과 깊은 팔자 주름이 있는 사람을 보여주며, 이 남자는 조악한 얼굴을 가지고 있다고 볼 수 있다.

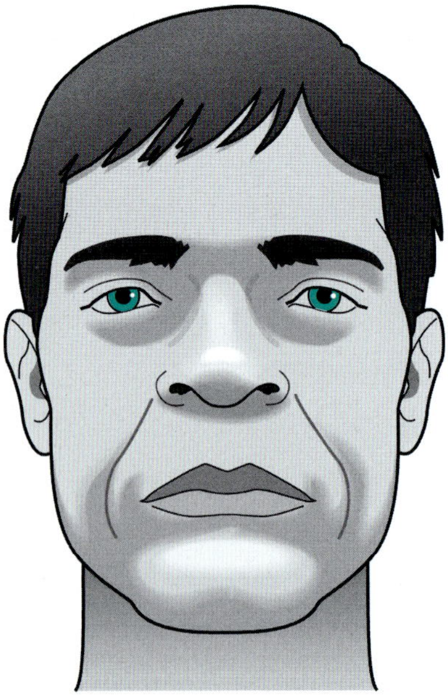

그림 7-6 ■ 조악한 용모

인중의 길이는 코의 크기에 따라 달라질 수 있어 정상 범위가 넓다. 태아알코올스펙트럼 장애(FASD)를 포함한 다수의 증후군은 인중에 홈이나 골이 없이 매끄럽다. 그러나 매끄러운 인중 그 자체만으로는 유전문제가 있다고 말할 수 없다. 반면에 추가적인 기형의 징후가 있는 경우, 매끄러운 인중은 진단을 돕거나 반박하는 데 도움이 된다. 그림 7-4에서 FASD의 특징 중 하나인 매끄러운 인중을 볼 수 있다.

비정상적인 콧등은 눈 사이 뼈의 특이한 형태를 의미한다. 이 형태에 대하여 연령대와 인구집단에 걸쳐 어느 정도를 정상으로 간주할지에 대한 폭넓은 변수가 있어 다소 결론을 내리기가 힘들다. 앞서 언급한 바와 같이, 추가적인 기형적 특징의 존재는 높거나 낮은 콧등이 보다 유의한 의미를 갖도록 한다. 높은 콧등은 염색체 결실로 인한 경련과 근육 긴장 저하를 특징으로 하는 월프-허쉬호른증후군(Wolf-Hirschhorn syndrome)에서 볼 수 있다. 낮은 콧등은 상염색체 우성 방식으로 유전되며, 작은턱끝증(micrognathia)과 피에르-로빈시퀀스의 특징을 포함하여 스티클러증후군(Stickler syndrome)에서 볼 수 있다.

작은턱끝증은 비정상적으로 작은 아래턱뼈로 인하여 후퇴된 턱의 형태를 묘사하는 용어이다. 만약 이것이 심하면, 영아의 수유 곤란과 함께 앞에서 언급한 피에르-로빈증후군을 초래할 수 있다. 작은 턱이 매우 심하지 않으면, 아동은 정상적인 외모를 가질 수도 있다. 기형적 특징이 단지 가족 내에서의 흔한 특성일 수 있음을 기억하여야 한다. 반면에 기형적 특징을 하나 또는 그 이상 함께 가지고 있는 가족구성원은 스티클러증후군 또는 입천장심장얼굴증후군(velo-cardio-facial syndrome)과 같은 유전질환을 가지고 있는 것일 수도 있다. 이러한 이유로 의료전문가는 환자와 가족을 위하여 기형적 특성에 근거하여 유전학 의뢰를 하기 위하여 임계치를 낮출 필요가 있다. 즉, 뭔가 의심되는 상황이 있다면, 기형 사정에 대한 숙련된 지식을 가진 사람이 환자를 평가하는 것이 가장 좋다.

눈의 기형적 특징

두눈먼거리증(hypertelorism)은 두 눈 사이 거리가 비정상적으로 넓은 형태를 묘사하는 용어이다(그림 7-7). 몇몇 얼굴 특징으로 인하여 두 눈 사이 거리가 실제로는 완벽히 정상이지만 멀리 떨어져 있는 것처럼 보일 수 있다. 아동이 눈두덩 주름이 있거나 코가 낮을 때 그럴 수 있다. 또한 안쪽 눈구석 사이의 거리는 비정상적으로 넓지만 동공 사이와 가쪽눈구석 사이의 거리는 정상 범위 내에 있을 수 있다. 이는 마치 두눈먼거리증처럼 보이지만 이때는 오히려 눈구석격리증이라고 부른다. 일부는 가족의 특성으로 눈의 간격이 넓지만, 두눈먼거리증은 여러 유전질환의 특징일 수 있으므로 이러한 증상이 있을 때 철저한 신체 검진을 하는 것이 중요하다. 두눈먼거리증은 넓은 인중, 귀의 기형, 숄 음낭(음낭이 음경을 둘러싸고 있어 마치 어깨에 걸치는 숄 모양과 같이 보이는 것)과 같은 여러 다른 특성을 보이는 X 연관 질환인 아르스코그증후군(Aarskog syndrome)에서 나타난다.

두눈가까움증(hypotelorism)은 두 눈 사이 간격이 아동의 신체 크기와 연령에 대한 기준치보다 훨씬 가깝다(그림 7-7 참조). 두눈가까움증이 있을 때 통앞뇌증(뇌가 정상적으로 성장하지 않고 배아의 앞뇌가 적절하게 분리되지 못하는 것)과 같은 뇌의 기형을 의심할 수 있

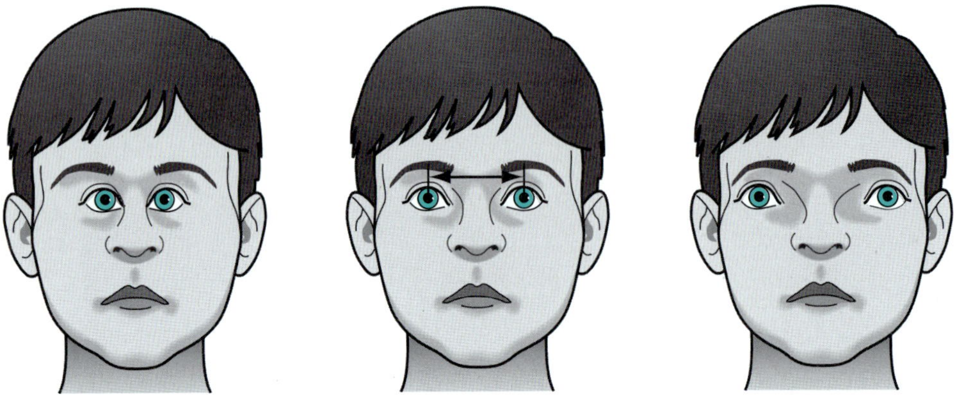

그림 7-7 두눈가까움증, 정상 간격, 두눈먼거리증. 왼쪽=두눈가까움증, 중간=정상 간격, 오른=두눈먼거리증

다. 이러한 이유로 발달지연이 있는 영유아에게서 두눈가까움증이 있을 때 뇌 영상 촬영을 해볼 것을 권장하기도 한다. 이 또한 다양한 유전질환의 특성 중 하나일 수 있다. 예를 들어 칼만증후군(Kallmann syndrome)은 후각 저하 또는 후각이 없는(후각 상실) 증상을 포함하는 성선자극호르몬결핍성 성선기능저하증(hypogonadotropic hypogonadism)이다. 이 질환은 X 연관 열성 방식으로 유전된다.

눈꺼풀틈새는 눈꺼풀 사이의 공간이다. 가쪽눈구석이 안쪽눈구석을 연결하는 선 위에 있는 경우 눈꺼풀틈새가 위로 경사져 있다고 본다. 상향 경사는 인종 또는 단순히 가족 내의 특징과 관련되어 있을 수 있다. 눈꺼풀틈새 상향 경사는 특히 다운증후군과 같은 염색체 수적 이상이 있는 여러 유전질환에서 관찰된다. 가쪽눈구석이 안쪽눈구석을 연결하는 선 아래에 있는 경우 눈꺼풀틈새가 아래로 경사져 있다고 본다. 눈꺼풀틈새 하향 경사는 누난증후군에서 일반적이며 이 질환은 심장과 혈관에도 영향을 미쳐 혈액응고장애가 나타날 수 있다. 눈꺼풀틈새 하향 경사가 있는 아동은 심장에 대한 주의 깊은 평가와 함께 다른 기형의 증상을 찾는 것이 중요하다(그림 7-8).

눈구석주름(epicanthus)은 눈과 코 사이에 있는 조직의 수직 주름이다. 이것은 위쪽으로 향하며 위눈꺼풀과 만난다. 때로는 주름이 깊어 안쪽눈구석을 시진할 수 없는 경우도 있다. 아시아인에서 이것은 정상 변이일 수 있다. 이들은 영아기에 코가 낮지만 일반적으로 2세 이후에 이러한 특성이 없어진다. 눈구석주름은 다운증후군, 스티클러증후군, 윌리암스증후군, 태아알코올스펙트럼장애 및 엘러스-단로스증후군과 같은 결합 조직 질환 등 여러 유전질환에서 볼 수 있다. 그림 7-9은 다운증후군 아동에서 볼 수 있는 매우 두드러진 눈구석주름이다.

귀의 기형적 특징

낮게 위치한 귀는 비교적 흔하지만 기형을 사정할 때 매우 비특이적인 소견이다. 많은 유전

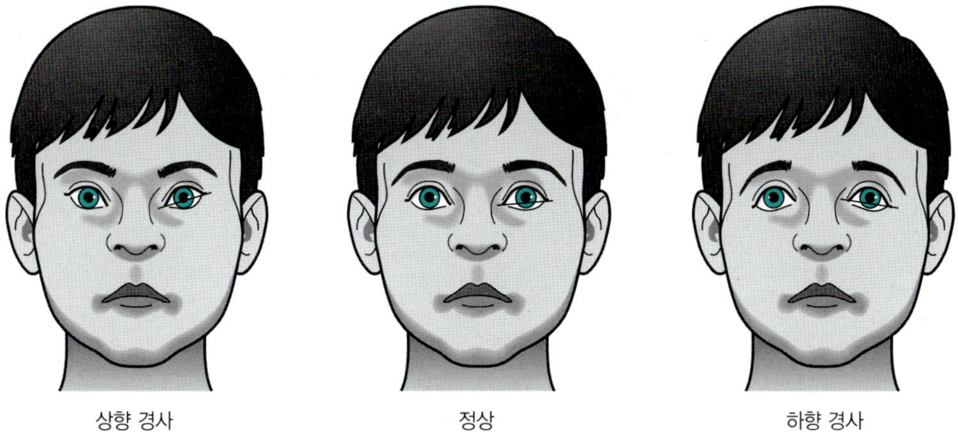

그림 7-8 안검열(눈꺼풀 균열). 왼쪽 = 상향 경사, 중간 = 정상, 오른쪽 = 하향 경사

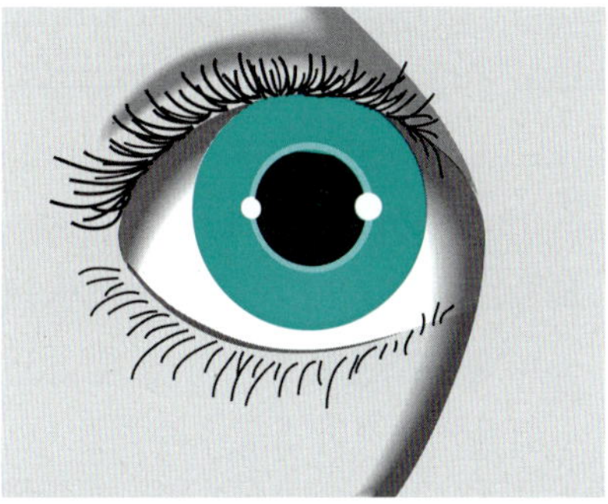

그림 7-9 두드러진 눈구석주름

질환에서 낮게 위치한 귀가 관찰된다. 단순히 보는 것만으로는 귀가 낮게 위치한 것으로 쉽게 결론을 내리기 쉬우므로 실제로 정말 그런지 확인하기 위해서는 신체 계측이 반드시 필요하다. 안쪽눈구석을 이은 선을 귀까지 연결하였을 때 귀둘레의 시작 지점이 이 선보다 낮으면 귀가 낮게 위치한 것으로 간주한다. 그림 7-10은 귀가 정상적으로 위치한 것을 묘사한 그림으로 선을 그리는 위치를 볼 수 있다.

귀의 모양이나 위치는 많은 기형적 변형이 있다. 귀가 앞이나 뒤로 돌아가 있을 수 있다. 주로 귓바퀴 앞에 얕은(작은) 구멍이 관찰되기도 한다.

이개누공은 베크위트-비데만증후군을 가진 사람과 트리처 콜린스증후군이 있는 일부 사람에서 볼 수 있다. 마찬가지로 귓불의 구조도 많은 변형이 있다. 가부키증후군(Kabuki syndrome)을 가진 사람의 귓불은 매우 돌출되어 있지만 엘러스-단로스증후군에서는 귓불이 전혀 없는 사람도 있다. 물론 귓불 형태도 다양한 정상적 변형이 있다.

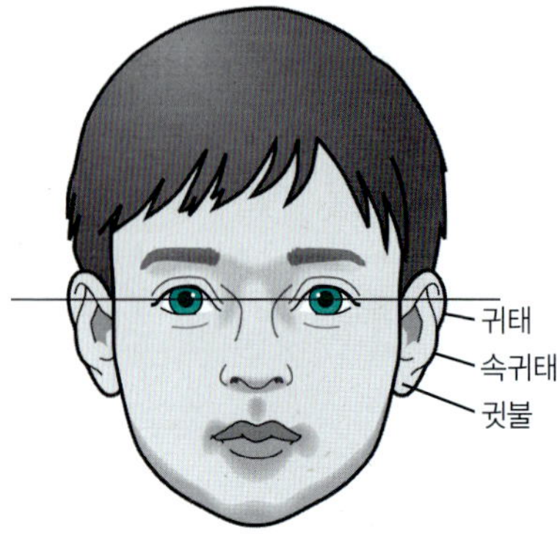

그림 7-10 귀가 낮게 위치한 것인지 확인하기 위한 측정

입의 기형적 특징

입천장갈림증(cleft palate, CP)을 동반하거나 동반하지 않는 입술가림증(cleft lip, CL)은 400개 이상의 서로 다른 증후군과 관련된 비교적 흔한 기형이다. CL은 입천장 파열 없이 갈라진 입술을 의미하는 약어이며, CLP는 입술입천장갈림증을 나타내는 데 사용한다. 이것은 반더우드증후군(Van der Woude syndrome), 스티클러증후군(Stickler syndrome), 파타우증후군(Patau syndrome, 13번 세염색체증)에서 나타난다. 배아 발달과정에서 입의 구조를 형성하는 절차는 매우 복잡하며, 이상이 발생할 기회가 매우 많다. 예를 들어 배아가 5~6주 자라면 윗입술이 될 조직이 융합한다. 약 7주경, 입천장(구개)이 될 조직 또한 융합되어야 한다. 만약 윗입술이나 입천장 조직의 융합이 방해를 받는다면 파열이 발생한다. CL과 CLP는 유전적 요인 이외에 산모의 생활방식과 관련한 수많은 환경적 요인에 의하여 발생할 수 있다. 여기에는 비타민 B와 엽산이 결핍된 식사, 알코올 섭취와 특정 약물 복용 및 흡연이 포함된다.

구순혈공증(lip pits)은 주로 아랫입술 부위에 대칭적으로 움푹 들어간 형태로 나타나며, 주홍색(그것을 둘러싼 주변 피부보다 다소 붉게 된 부분)을 띤다. 구순혈공증은 보통 반더우드증후군(VWS)과 관련이 있다. VWS는 CL, CP, CLP와 연관된 흔한 단일유전자질환이다. VWS는 침투도가 약 80~90%인 상염색체 우성 유전질환이다.

80~90%의 침투도는 '질환의 원인이 되는 유전변이를 가진 100명의 사람 중 10~20명은 임상적으로 아무런 증상이 나타나지 않는다'라는 의미이다. 구순혈공증이 있는 VWS 환자의 약 70%는 CL 또는 CP가 있다. 같은 유전변이를 지닌 가족구성원이라도 어떤 이는 CL과 CP가 있고, 다른 이들은 CP만 있거나 구순혈공증만 있다. 이것은 다양한 표현성이라고 불리는 유전현상의 예이다(Ziai et al., 2005).

손과 발의 기형적 특징

손과 손가락의 발달 및 형성에는 많은 변형이 있다. 손가락과 발가락을 의미하는 digits의 그리스어는 dactylos로, 대부분의 손가락, 발가락 기형의 용어에서 이 어원을 볼 수 있다.

가락많음증은 손가락, 발가락의 수가 정상보다 많은 것을 의미한다. 여분의 손가락이 엄지손가락이나(노뼈 측) 엄지발가락 측에 있는 경우는 축전성가락많음증(polydactyly)이고, 새끼손가락이나(척골 측) 새끼발가락 근처인 경우는 축후성가락많음증이다. 축후성가락많음증은 유전되며 상염색체 우성형질로서 독립적으로 전해진다. 그러나 이것은 엘리스-반 크레벨트증후군(Ellis-van Creveld syndrome)과 같은 유전질환의 증상일 수도 있다. 축전성가락많음증은 드물지만 가족 내 상염색체 우성방식으로 유전되거나 네이거증후군(Nager syndrome)과 같은 유전 현상의 일부로 나타나기도 한다.

길고 마른 손가락(거미손가락이라고도 함)은 마르팡증후군 환자에서 자주 관찰되지만 이것은 단지 정상적인 가족의 특성일 수도 있다는 것을 알아야 한다. 긴 손가락으로 인하여 피아노를 연주하기 훨씬 수월하다. 신체 비율에 비하여 짧은 손가락과 발가락을 짧은가락증이라고 부른다. 짧은가락증은 증후군의 한 부분으로 발생할 수도 있지만, 다른 기형 없이 독립적으로 발생하기도 한다. 이는 상염색체 우성방식으로 유전된다. 우리는 앞서 손가락옆굽음증을 살펴보았고 이것은 하나 또는 그 이상의 손가락이나 발가락이 굽어져 있음을 의미한다.

손가락(또는 발가락)이 부분적으로 또는 완전히 붙은 상태를 가락붙음증이라 부른다. 이는 단지 피부와 연부 조직에 영향을 미치거나(단순형), 뼈까지 관련될 수도 있다(복잡형). 가락붙음증은 배아 발달과정에서 손가락이나 발가락이 개별적으로 분리되지 않아 발생한다. 이는 아퍼트증후군(Apert syndrome)과 홀트-오람증후군(Holt-Oram syndrome)과 같은 최소 28여 개의 다른 증후군에서 관찰된다.

관절의 기형적 특징

주어진 연령에 비하여 가동범위가 큰 관절의 상태를 과운동성 또는 과신전성으로 간주한다. 인구의 약 5%는 과신전성을 지닌다. 여자는 남자보다 약 2배 정도가 과신전된다. 그러나 과신전성은 앨로스-단로스증후군과 같은 질환과 연관하여 중요한 사정 결과가 되기도 한다. 앨로스-단로스증후군은 결합조직 질환으로 연약한 혈관, 아주 부드럽고 늘어지는 피부, 비정상적인 흉터 형성, 관절 과운동성과 같은 증상을 보인다.

과운동성의 정도는 베이튼과 볼프 척도를 사용하여 정량화할 수 있다. 이 척도에서 대상자는 무릎을 펴고 손바닥을 땅에 짚으면 1점을 얻는다. 다른 항목은 팔꿈치, 무릎, 엄지손가락, 손가락의 과신전을 평가한다. 9개 항목 중 5개 항목 이상에 해당하는 경우 과운동성이 있음을 의미한다(Hall et al., 2007).

요약

유전전문가에 의한 기형 평가는 증후군 또는 유전질환의 식별을 위한 핵심 도구이다. 기형적 특징에 대하여 철저하게 평가하기 위하여 많은 훈련과 임상경험이 필요하지만 간호사는 유전의뢰가 필요한 위험요인을 선별하기 위한 사정 기술을 활용할 수 있다. 이 장에서 기형의 중요한 개념에 대한 간략한 개요 및 자주 관찰되는 기형적 특징을 살펴보았다. 유전학을 전공하지 않은 건강전문가는 해부학적인 변형을 객관적이고 정확히 설명하고, 숙련된 유전전문가로 하여금 포괄적 사정을 통하여 명확한 진단을 내릴 수 있도록 의뢰하는 것이 필수적이다.

핵심정리

- 기형학은 비정상적 특징의 식별 및 유전질환과의 관련성에 초점을 맞추고 있다.
- 선천성 기형은 주요 기형으로 분류되며 일반적으로 중재를 요하는 반면, 경미한 기형은 그렇지 않다.
- 하나의 경미한 기형은 유전문제가 있음을 의미하지 않는다.
- 선천성 기형의 원인은 다음과 같다.
  - 비정상적인 발달과정에 의한 기형
  - 물리적 힘에 의하여 발생한 변형
  - 정상적 발달과정에서 방해로 인한 파열
  - 세포의 크기와 모양, 조직의 변형으로 인한 형성이상
- 증후군은 동일한 원인에서 온 증상의 집합이지만, 시퀀스는 하나의 이상으로 인하여 다른 문제가 발생하고, 그 다음 또 다른 문제가 발생하는 연속 반응이다.
- 피에르-로빈은 연속적 결과의 예로, 작은 턱과 때때로 입천장갈림증, 기도 폐쇄가 발생한다.
- 개별적 특성과 함께 환자의 외모(인상)에 대한 임상의의 전반적인 느낌이나 소감이 중요하다.
- 가족의 맥락 안에서 개인을 판단하는 것이 중요하다. 왜냐하면 일부 기형적 특성이 단순히 가족 내의 정상적인 특성일 수도 있으며, 반면 인식하지 못하고 지나친 유전현상에 대한 추가적인 정보를 제공할 수 있기 때문이다.
- 300개 이상의 유전질환이 인지장애를 일으킬 수 있다.
- 임상의는 표준 측정 방법을 사용하여 연령에 따라 의심되는 기형의 특징을 비교할 수 있다.
- 낮게 위치한 귀와 같은 일부 특징은 많은 유전질환에서 관찰되고, 유전질환이 없는 사람에서도 볼 수 있다. 이러한 것은 비특이적인 것으로 간주된다.

자가평가 문제

1. 입술갈림증의 발생 기전은?
   a. 비정상적 발달과정
   b. 세포의 비정상적 구조
   c. 기계적 과정
   d. 정상 발달과정의 파괴

2. 중재와 치료가 요구되는 선천적 기형을 분류하는 방법은?
   a. 기형
   b. 주요 이상
   c. 경미한 이상
   d. 파열

3. 작은 턱으로 인하여 기도 폐쇄까지 연속적으로 발생하는 피에르-로빈의 문제 유형은?
   a. 증후군
   b. 연관
   c. 시퀀스(연쇄적 사건)
   d. 형성이상

4. 낮게 위치한 귀와 관련하여 틀린 것은?
   a. 귀의 위치는 안쪽눈구석으로부터 측정한다.
   b. 외모가 정상이거나 비정상일 수 있다.
   c. 소수의 특정 유전질환에서 발견된다.
   d. 다운증후군이나 터너증후군에서 발생한다.

5. 당신의 클리닉에 입천장갈림증 수술력이 있는 4세 남자아이가 내원하였다. 그의 부모는 둘째 아이를 갖기를 원하는데, 다음 아이에게 같은 문제가 반복될지에 대하여 궁금해한다. 부인의 삼촌인 Bob이 입술갈림증이 있었다고 한다. 다음 중 당신이 말해 줄 수 있는 것으로 적절한 것은?
   a. 다음 아이에게 반복될 확률은 3~5%입니다.
   b. 당신의 가족력을 보니, 다음 아이에게 반복될 확률이 20%입니다.
   c. 다음 아이의 위험도를 상의하기 위하여 유전상담사를 의뢰해드리겠습니다.
   d. 다음 아이의 위험도를 알아보기 위하여 보인자검사를 해봅시다.

6. Naomi와 그녀의 동생은 질환과 관련한 동일한 유전변이를 가지고 있다. 그러나 Naomi는 입술갈림증이 있고 동생은 구순혈공증만 있다. 이러한 차이를 설명하는 유전 용어는?
   a. 유전 각인
   b. 침투도 약화
   c. 유전적 이질성
   d. 다양한 표현성

7. 유전전문가가 기형을 평가할 때 고려하는 것은?
   a. 인상
   b. 전반적인 느낌과 환자의 외모
   c. 얼굴의 형태와 귀의 위치와 같은 특정 기형적 특징
   d. 위 문항 모두

사례 연구

Sam은 정상출산아로 건강해보였다. 그녀의 어머니는 모유수유를 할 때 아이의 아랫입술에 2개의 작은 함몰을 발견하였다. 처음에는 소위 친구들이 말하는 '모유수유 물집'으로 생각했다. Sam의 소아과 의사는 구순혈공이 신생아의 2% 정도에서 발생하는 것이고, 가족 내 같은 증상을 가진 사람이 없으므로 중요하게 생각하지 않았다. Sam이 성장하면서 함몰된 부분이 사라지지 않았지만, 그의 부모는 특별히 마음 상하지 않았다. 샘은 굉장히 정상적으로 보였기 때문에 그의 어머니는 Sam이 아랫입술을 치아로 깨문 압력과 어릴 적의 수유로 인하여 생긴 것이라고 생각했다. Sam의 어머니가 다시 임신을 하여 Sam의 여동생이 태어났는데, 그녀는 뚜렷이 갈라진 입술을 가지고 있었다. 소아과 의사는 Sam의 구순혈공과 Sam 여동생의 입술갈림증이 관련성이 있다고 생각하여 가족에 대한 유전학적 평가를 의뢰하였다. 유전자검사를 시행한 결과, Sam과 그의 여동생은 모두 염색체 1q32–41의 결실이 있음이 밝혀졌다. 부모 모두 검사를 받았고, Sam의 어머니에게서 같은 결실이 발견되었으며, 이들은 반더우드증후군으로 진단되었다.

1. 이 가족이 반더우드증후군으로 진단되기까지 매우 오랜 시간이 경과한 이유가 무엇이라고 생각하는가?
2. 유전자검사를 하지 않고 가족의 다른 구성원 중 반더우드증후군을 가진 사람을 파악하고자 한다면 무엇을 할 수 있겠는가?
3. 어떻게 Sam의 어머니는 반더우드증후군의 원인이 되는 염색체 결실을 가지고 있지만 임상 증상이 전혀 없는가?
4. 가족을 돌보는 건강전문가의 역할은 무엇인가?

참고문헌

Allanson, J. E., Biesecker, L. G., et al. (2009). Elements of morphology: Introduction. *American Journal of Medical Genetics Part A, 149A*(1), 2 – 5.

Allanson, J. E., Cunniff, C., et al. (2009). Elements of morphology: Standard terminology for the head and face. *American Journal of Medical Genetics Part A, 149A*(1), 6 – 28.

Ashwal, S., Michelson, D., et al. (2010). Practice parameter: Evaluation of the child with microcephaly (an evidence based review): Report of the Quality Standards Subcommittee of the American Academy of Neurology and the Practice Committee of the Child Neurology Society Reply. *Neurology, 74*(13), 1079 – 1079.

Biesecker, L. G., Aase, J. M., et al. (2009). Elements of morphology: Standard terminology for the hands and feet. *American Journal of Medical Genetics Part A, 149A*(1), 93 – 127.

Carey, J. C., Cohen, Jr., M. M., et al. (2009). Elements of morphology: Standard terminology for the lips, mouth, and oral region. *American Journal of Medical Genetics Part A, 149A*(1), 77 – 92.

CDC. (October 21, 2010). Fetal alcohol spectrum disorder. Retrieved November 2010 from www.cdc.gov/ncbddd/fasd/index.html.

Chelly, J., Khelfaoui, M., et al. (2006). Genetics and pathophysiology of mental retardation. *European Journal of Human Genetics, 14*(6), 701 – 713.

Hall, B. D., Graham, Jr., J. M., et al. (2009). Elements of morphology: Standard terminology for the periorbital region. *American Journal of Medical Genetics Part A, 149A*(1), 29 – 39.

Hall, J. G., Allanson, J. E., et al. *Handbook of physical measurements*. New York: Oxford University Press, 2007.

Hunter, A., Frias, J. L., et al. (2009). Elements of morphology: Standard terminology for the ear. *American Journal of Medical Genetics Part A, 149A*(1), 40 – 60.

Jones, K. *Smith's recognizable patterns of human malformation*. Philadelphia: Elsevier, 2006.

NINDS. (May 12, 2010). Charcot–Marie–Tooth disease fact sheet. Retrieved November 2010 from www.ninds.nih.gov/disorders/charcot_marie_tooth/detail_charcot_marie_tooth.htm#156213092.

NLM. (2010). Genetics home reference. Retrieved August 2010 from http://ghr.nlm.nih.gov/condition/down–syndrome.

Reardon, W. *The bedside dysmorphologist*. New York: Oxford University Press, 2008.

Tartaglia, M., Zampino, G., et al. (2010). Noonan syndrome: Clinical aspects and molecular pathogenesis. *Molecular Syndromology, 1*(1), 2 – 26.

Winter, R. M., and Baraitser, M. *London Dysmorphology Database*. London, England: Oxford University Press, 2005.

Ziai, M. N., Benson, A. G., et al. (2005). Congenital lip pits and van der Woude syndrome. *J Craniofacial Surgery, 16*(5), 930 – 932.

자가평가 정답

1. a 2. b 3. c 4. c 5. c 6. d 7. d

UNIT 3

일생을 통해 겪는 유전적 건강문제

Genomic Health Problems Across the Life Span

CHAPTER 8

효소와 콜라겐 장애

Enzyme and Collagen Disorders

학습목표

1. 효소 그리고 콜라겐 장애와 관련된 유전학 용어를 사용한다.
2. 정상 생리기능에서 효소의 역할을 논의한다.
3. 페닐케톤뇨증의 유전적 결함, 유전양식, 병태생리 등을 기술한다.
4. 제1형 고셰병, 헐러증후군, 헌터증후군과 파브리병의 유전적 결함과 유전양식을 기술한다.
5. 제1형 고셰병, 헐러증후군, 헌터증후군과 파브리병의 병태생리, 징후과 증상, 결과 등을 설명한다.
6. 특정 리소좀축적병을 위한 효소보충치료의 기초를 설명한다.
7. 정상 생리기능에서 콜라겐의 역할을 논의한다.
8. 불완전골형성, 엘러스-단로스증후군과 마르팡증후군의 유전적 결함과 유전양식을 기술한다.
9. 불완전골형성, 엘러스-단로스증후군과 마르팡증후군의 병태생리, 징후와 증상, 결과 등을 설명한다.

핵심 용어

콜라겐 Collagen

엘러스-단로스증후군 Ehlers-Danlos syndrome

효소 Enzyme

효소보충치료 Enzyme replacement therapy(ERT)

집행기능 Executive functions

파브리병 Fabry disease

피브릴린 Fibrillin

고셰병 Gaucher disease

헌터증후군 Hunter syndrome

헐러증후군 Hurler syndrome

고아미노산혈증 Hyperaminoacidemia

리소좀축적병 Lysosomal storage disease

리소좀 Lysosomes

마르팡증후군 Marfan syndrome(MFS)

불완전골형성 Osteogenesis imperfecta(OI)

페닐케톤뇨증 Phenylketonuria(PKU)

다형질발현 Pleiotropy

테이-삭스병 Tay-Sachs disease

서론

인간의 신체 기능은 역동적이며 상호작용하는 하나의 과정이다. 그 과정에서 많은 단백질이 만들어지고 유지되며 매일 재활용된다. 이처럼 거대한 'housekeeping' 과업은 균형적인 신체 기능을 유지하기 위하여 신체 상태에서 변화에 적절히 반응하고, 일제히 작용하는 많은 조직과 기관의 협력이 필요하다. 그 과정 중 일부분에서 일어나는 부적절한 과잉반응은 이러한 균형을 무너뜨릴 수 있다. 하지만 이러한 과잉반응은 드물고, 유전적 돌연변이가 그 과정 중 하나의 특정 구역을 망가뜨리는 일이 더 일반적이다. 이는 어떤 식으로든 전반적인 생리적 기능에 부정적인 영향을 미친다. 되물림되는 유전문제의 두 가지 범주가 바로 효소 장애와 콜라겐 장애이다.

어떤 효소의 유전자 암호화에 하나의 돌연변이나 변형이 생긴다면 임의발생적으로 생산물 기능에 영향을 미칠 수 있다. 돌연변이로 인한 특정 질환들이 확인되고 있고 산전진단을 위한 유전자검사도 가능하다. 또한 질환 관리 전략을 통하여 이러한 일부 유전적 효소 장애에서 생기는 부정적 결과를 줄일 수 있다. 유전적 콜라겐 장애는 좀 더 다면발현성을 보이는데 이는 콜라겐이 거의 모든 신체조직 부분을 이루는 물질이기 때문이다. 다면발현적 효과 또는 다형질발현(pleiotropy)은 하나의 단일유전자 장애가 많은 조직과 기능에 나타냄으로써 여러 문제를 일으키는 것이다.

효소 장애와 콜라겐 장애는 모두 유전되는 것이 흔하지 않다. 이 장에서는 그중 조금 더 흔한 질환과 병의 진행과 합병증을 줄이기 위한 관리 또는 특정한 장애 유형에 대한 예를 보여주는 것에 중점을 둔다.

효소 장애

개요

하나의 효소(enzyme)는 생체 촉매제다. 이것은 세포 또는 신체 조직이나 기관 안에서 생화학적 반응을 증가시키거나 이러한 반응을 불러일으킨다. 효소는 여러 생화학 과정에서 다양한 신체 물질과 단백질 구성요소를 변화시키는 데 이용되는 단백질이다. 효소의 작용은 물질을 결합하여 큰 복합물을 형성하기도 하고, 각각의 성분으로 잘게 부수기도 한다. 또한 하나의 복합물을 활성화 또는 불활성화시키기 위하여 한쪽 사슬을 추가하거나 제거한다. 그리고 축적하거나 제거하기 위하여 다른 복합물을 준비한다. 모든 효소는 유전자 산물이다. 특정 효소를 만드는 유전자에 생긴 하나의 돌연변이는 효소의 활성도를 줄이고 생리적인 문제를 초래한다. 불활성화된 효소나 효소 결핍의 결과 예상되는 작용이 발생하지 않거나, 발생하더라도 최종산물이 충분히 생성되지 않는 것과 같이 매우 낮은 정도로 생성된다. 반면, 효소가 작용하는 물질이 과한 수준으로 증가할 수도 있는데, 이것은 독성이 될 수 있다.

대부분의 유전적 효소 장애는 열성으로 유전된다. 대개 상염색체 열성이며, 하나의 특정한 대사경로나 과정에서 심각한 이상 반응을 만든다. 그중 일부가 혈액 내에서 특정 아미노산이 독성 수준으로 축적되는 고아미노산혈증(hyperaminoacidemias)이다. 과한 아미노산은 소변에도 나타나며, 이를 질환의 진단에 사용할 수 있다. 표 8-1은 몇 가지 고아미노산혈증을 나타낸 것이다. 그 밖의 다른 유전적 효소 장애로는 리소좀축적병(lysosomal storage disease)이 있다. 이 질환은 리소좀(lysosome) 안에 있는 효소가 결함을 보이거나 결핍되어 전구물질이 쌓이게 되는 병인데, 이 전구물질은 세포에 독이 될 수 있다[리소좀은 세포 내에 있는 소낭(vesicles)으로, 대사되고 남은 산물인 단백질과 지방을 분해하는 많은 효소를 함유하고 있다]. 표 8-2는 리소좀축적병의 예이다.

표 8-1 고아미노산혈증의 예

질환	특정아미노산	해당 유전자
알캅톤뇨증(Alkaptonuria)	Phenylalanine, tyrosine	*HGD*
시스틴뇨증(Cystinuria)	Cystine	*SLC3A1, SLC7A9*
호모시스틴뇨증(Homocystinuria)	Homocystine	*CBS, MTHFR, MTR, MTRR*
단풍당뇨증(Maple syrup urine disease)	Leucine, isoleucine, valine	*BCKDHA, BCKDHB, DBT, DLD*
페닐케톤뇨증(Phenylketonuria)	Phenylalanine	*PAH*

표 8-2 리소좀축적병

질환(범주 %)	결핍 효소	축적 산물
고셰(14%)	Beta-glucosidase (glucocerebroside)	Glucosylceramide
헐러(9%)	Alpha-L-iduronidase	Mucopolysaccharides (glycosaminoglycans)
이염성백질이영양증(8%)	Arylsulfatase A	Sulfatide sphingolipids
상필리폰(7%)	Sulfamidase	Mucopolysaccharides (glycosaminoglycans)
파브리(7%)	Alpha-glucosidase A (ceramide trihexosidase)	Globotriaosylceramide(GL-3)
헌터(6%)	Iduronate sulfatase	Mucopolysaccharides (glycosaminoglycans)
크라베(5%)	Galactosylceramidase	Galactolipids
폼페(5%)	Acid alpha-glucosidase	Glycogen
테이-삭스(4%)	Beta-hexosaminidase A	Ganglioside GM2

보통 유전적 효소 장애에서 부모는 확연한 문제를 가지고 있지 않으며 신생아도 출생 시 아무런 증상이 없다. 신생아에게 증상이 보이지 않는 이유는 태반을 통한 모체 효소가 태아의 세포에서 기능을 수행하기 때문이다. 신생아가 태어나면 효과적인 모체 효소의 작용이 중단되고 아동의 대사에 영향을 주는 효소 결핍이 시작된다. 흥미롭게도 가장 영향을 많이 받은 조직이나 기관이 보통 효소가 합성되는 곳은 아니라는 점이다. 다른 열성 장애처럼 그 장애가 누구에게나 일어날 수 있다 하더라도 그 발병률은 지리적 · 사회적으로 격리된 특정 인구에서 더 높을 수 있다.

페닐케톤뇨증

페닐케톤뇨증(phenylketonuria, PKU)은 페닐알라닌 수산화효소(phenylalanine hydroxylase, PAH)의 부족으로 아미노산인 페닐알라닌이 티로신(tyrosine)으로 전환되지 못하여 페닐알라닌은 쌓이고 티로신은 부족해지는 장애이다. 그 결과 고아미노산혈증이 발생한다. 2장에서 논의된 바와 같이, 단백질은 그 단백질의 유전자에 의하여 암호화된 순서대로 각각의 아미노산이 연결되면서 합성된다. 이 과정에서 사람은 각각의 아미노산을 충분히 가지고 있어야 한다. 일부 아미노산은 필수아미노산으로 분류된다. 인간의 신체는 다른 물질로부터 필수아미노산을 만들지 못하기 때문에 음식에서 반드시 섭취하여야 한다. 티로신은 단백질 합성을 위하여 중요하다. 하지만 음식에서 섭취할 수 없기 때문에 필수아미노산은 아니며 페닐알라닌으로부터 정상적으로 만들어진다.

페닐알라닌 수산화효소의 유전자는 염색체 12q24.1에 위치하고 있다. 이 유전자에서 질환을 일으키는 400개 이상의 돌연변이가 확인되고 있다. 이것은 질환의 중증도에서 나타나는 차이를 설명해준다. 미국에서 PKU는 정상 출산아 10,000명당 1명 정도의 발생률을 보인다(OMIM, 2010). 이 질환은 아프리카 사람들에서는 드물고, 아일랜드와 스코틀랜드의 북유럽 사람들에서 좀 더 흔하며, 남녀 사이에는 동일하게 발병한다.

병태생리

페닐케톤뇨증 환자는 페닐알라닌 수산화효소(PAH)의 유전적 결핍을 가지고 있다. 그 결과 출생 직후 혈액과 기타 체액 안에 페닐알라닌이 과도하게 축적되기 시작한다. 과도한 페닐알라닌의 일부는 다른 효소들에 의하여 대사되고 페닐피부르산염(phenylpyruvate)이 생기는데, 이것은 혈액의 pH를 낮춘다. 페닐알라닌과 페닐피부르산염 두 가지 모두 질환을 가진 환자의 소변에서 발견된다.

과도한 페닐알라닌에 의한 뇌손상은 정확한 기전이 확인되지는 않았지만 신경계 발달과 피부 색소에서도 문제를 일으킨다.

증상과 징후

티로신은 갑상샘호르몬, 멜라닌, 도파민, 카테콜아민(에피네프린과 노르에피네프린)과 같은 신경전달물질을 생산하는 데 필요한 하나의 중요한 아미노산이다. 페닐알라닌 수준이 높으면 심각한 인지 결핍을 보이는 뇌기능 장애가 나타나고 운동 기능이 약해진다. 또한 성장 지연이 보이며 이환되지 않은 부모나 형제보다 피부, 눈, 머리카락 색이 더 밝다. 추가적인 증상은 보통 다음과 같다.

- 작은머리증(소두증)
- 조절이 잘 되지 않는 운동 동작
- 발작성 움직임
- 떨림
- 땀, 호흡, 소변에서 유난히 많이 나는 퀴퀴한 냄새

PKU는 현재 모든 나라에서 신생아 선별검사를 한다. 아기가 모유를 먹는지 조제분유를 먹는지에 따라 다르지만, 이 장애는 빠르면 생후 48시간 정도에 발견될 수 있다(모유수유를 하는 신생아는 검사 시 생후 7~10일에도 양성 결과를 보이지 않을 수 있다).

관리 전략

일단 장애가 영아기 때 확인되면 페닐알라닌 수준을 엄격하게 맞추는 식이관리를 통하여 대부분의 발달문제를 피할 수 있다. 일부 페닐알라닌은 필수아미노산이기 때문에 음식으로 섭취해야 하지만 과도한 페닐알라닌은 문제를 일으킨다. 영아기에는 페닐알라닌을 낮춘 조제분유와 같은 '의료용 식품(medical food)'을 먹이는 특정 관리가 수반된다.

아동기와 청소년기에 걸쳐 소비되는 페닐알라닌 양은 주의 깊게 조절되어야 한다. 성장 시기에 따라 조정이 필요하지만 보통 하루 300~500mg보다 적어야 한다. 뇌발달이 끝난 이후에는 제한이 덜하지만 이 부분은 논란이 많다. 대부분의 전문가는 평생 페닐알라닌을 제한하는 것에 동의한다. 페닐알라닌 수준을 잘 조절한다 하더라도 대부분의 환자는 형제자매에 비하여 다소 낮은 인지능력과 과잉행동, 평균 이하의 집행기능(executive functions)을 보여준다(DeRoche and Welsh, 2008).

집행기능은 뇌의 전두엽 활동과 관련된 행동 기능으로, 문제해결과 충동조절, 계획, 목표지향행동 등이 해당된다.

최근 PKU 환자에게 제한적으로 사용할 것을 승인받은 신약이 sapropterin hydrochloride(Kuvan)이다(MD Consult, 2010). 이 약은 효소 보충이 아니라 PAH 활성에 필요한 보조인자를 합성한 것이다. 이것이 일부 PKU 환자에서 왜 작용하는지에 대한 한 가지 이론은 PAH의 변이된 형태가 페닐알라닌을 티로신으로 효과적으로 전환시키기 위하여 더 많은 보조인자를 요구한다는 것이다. 이 경구약은 저페닐알라닌 식이를 할 때 혈액의 페닐알라닌 수준을 더욱 낮춘다. PKU 환자의 수명이 연장되고 인지가 향상되면서 생기는 새로운 논점은 갖가지 건강문제와 여성 PKU 환자에서 태어난 신생아의 경우 결함 발생이 증가한다는 것이다(Wright and Roberts, 2007). 신생아가 PKU를 가지고 있지 않더라도, 특히 배아시기 동안 비정상적인 혈액 아미노산 수준을 보인다면 일반적으로 출생 시 심혈관계에서 여러 가지 결함을 초래한다. PKU 여성에게 최상의 임신 결과를 가져오기 위해서는 임신 전과 임

신기간 동안 페닐알라닌 수준이 잘 조절되어야만 한다.

고셰병

고셰병(Gaucher disease)은 효소 β–글루코시다아제(beta–glucosidase)가 결핍되어 대식세포와 일부 단핵백혈구세포에 글루코실세라마이드[glucosylceramide, 글루코세레브로사이드(glucocerebroside)로도 불림]가 축적되는 유전적 리소좀축적병 중 하나이다(Chen and Wang, 2008). β–글루코시다아제의 유전자는 염색체 1q21에 위치하며 상염색체 열성으로 유전된다. 고셰병은 가장 흔한 리소좀축적병으로, 유대인 인구에서(발병률은 대략 450명당 1명) 가장 빈번하게 발생한다. 또한 퀘벡 지역의 프랑스계 캐나다인에서도 흔하게 나타난다. 그에 반하여 비유대인 인구에서는 40,000~100,000명당 1명 정도의 발병률을 보인다. 미국에는 고셰병 환자가 약 20,000명 살고 있다(OMIM, 2010).

병태생리

대부분의 조직과 기관 안에는 단핵백혈구세포인 대식세포가 존재한다. 하지만 기관에 영향을 미치는 고셰병 형태로는 3가지가 있다. 가장 흔한 형태가 중추신경계 세포를 침범하지 않는 비신경병성(non–neuronopathic)으로 제1형 고셰병이다. 대식세포가 침범하는 세포와 조직은 간, 비장, 골수, 폐이다. 많은 양의 글루코실세라마이드가 이 조직등의 대식세포 안에 모이고 이것은 장기를 비대하게 만든다. 급성신경병성 영아기질환(acute neuronopathic–infantile disease)으로 알려진 제2형 고셰병은 신경이 심하게 침범 받아 보통 생후 2년 안에 사망한다. 만성신경병성(chronic neuronopathic)으로 알려진 제3형 고셰병은 제1형보다 흔하지 않고 제2형만큼 심하지 않다. 여기서는 제1형에 중점을 둔다.

글루코실세라마이드가 실제 기관 세포 안보다 조직의 대식세포 안에 축적되더라도 과도하게 커진 대식세포들은 주변 기관 세포에 압력을 가한다. 게다가 지속적으로 커진 대식세포로 인하여 기관이 비대해질수록 관류(perfusion)와 산화(oxygenation)가 줄어든다. 증가된 압력과 기관 관류의 저하는 기관의 기능을 크게 축소시키고 생명을 단축시킨다.

증상과 징후

주 증상과 징후는 대식세포가 비대해지는 특정 기관과 관련 있다. 여기에는 정상 크기보다 몇 배 더 커진 간과 비장을 포함한다. 그로 인하여 배가 크게 튀어나오고 복통을 유발한다. 골수도 비대해진 대식세포로 침윤된다. 이것은 적혈구와 혈소판의 적절한 생산을 방해해서 작은 외상에도 멍이 들고 빈혈이 생겨 쉽게 피로해진다. 또한 골수 침윤은 뼈의 통증과 골다공증을 일으킨다. 이러한 상태는 병리학적 골절위험으로 이어진다. 간 압박과 다양한 소마토메딘(somatomedin)의 생성 저하, 성장에 영향을 주는 기타 요인으로 전반적 성장이 감소될 수 있다. 대부분 아동기에 증상이 나타나지만, 일부는 성년기까지 증상이 보이지 않는 경우도 있다.

관리 전략

일부 관리 전략들은 병에서 오는 문제에 초점을 맞춘다. 예를 들어 빈혈과 혈소판감소증이 동시에 발생한다면 혈액과 혈소판을 수혈하고 철과 비타민을 보충한다. Epoetin alfa(Epogen, Procrit)와 같은 성장인자치료는 적혈구 세포의 생산을 증가시킬 수 있다. 또한 Oprelvekin(Neumega) 치료는 혈소판 생성을 증가시킬 수 있다(Workman, LaCharity, and Kruchko, 2011). 하지만 골수에 대한 이러한 약물효과는 활발한 골수세포가 글루코실세라마이드로 채워진 대식세포로 교체되기 때문에 저하된다.

커진 비장은 파열될 수 있고 사망으로 이어질 수 있다. 부분적 또는 전체 비장 절제술로 이러한 문제를 예방할 수 있지만 감염 발생 시(특히 바이러스 감염 시) 항체 생성 반응이 감소할 수 있다.

뼈 통증에는 진통제가 도움이 될 수 있고, 칼슘 보충제나 골밀도 저하를 예방하는 비스포스포네이트(bisphosphonate) 약과 골절 예방을 위한 외상 주의 등이 필요하다. 추가적인 관리로 척수 압박의 원인이 되는 골수세포의 제거가 있다. 손상된 관절은 부분 또는 전체 인공 관절로 교체할 수 있다.

또 다른 관리에는 없어지거나 제대로 기능하지 못하는 효소를 인공적으로 만들어 대체하는 방법이 있다. 이것은 효소보충치료(enzyme replacement therapy, ERT)로 알려진 과정이다. 제1형 고셰병은 효소보충치료에 반응이 좋다. Imiglucerase(Cerezyme)는 2주마다 정맥 주사한다. 환자마다 반응이 다양하지만 일부 환자는 효소보충치료를 시작한 지 몇 주 안에 간, 비장의 크기가 확연하게 줄고 뼈 통증도 감소한다. 이러한 치료는 가격이 매우 고가이며, 치유가 아닌 단지 병의 관리 치료라고 할 수 있다.

현재 제1형 고셰병에 대한 유일한 치유는 병이 없는 기증자로부터 얻는 조혈모줄기세포 이식(hematopoietic stem cell transplantation, HSCT)이다. 환자에게 이식된 건강한 줄기세포가 환자의 골수에 성공적으로 자리잡는다면 이 새로운 세포들은 부족한 효소를 생성한다. 이것은 흡수될 수 있고 많은 세포를 통하여 사용될 수 있다. 그러나 이 수술은 가격이 매우 고가이며, 보험처리가 되지 않으며 매우 위험하다. 조혈모줄기세포 이식은 주로 암환자의 치료로 이용되는 시술이다. 최상의 환경에서 하더라도 이식 후 합병증 때문에 사망률이 50%에 달한다. 고가의 이식치료 비용과 결과의 불확실성 때문에 고셰병이나 다른 리소좀축적병의 치료방안으로써 제한적으로 이용된다.

헐러증후군

헐러증후군(Hurler syndrome)은 뮤코다당체침착증 1형(mucopolysaccharidosis I, MPS I)으로 알려져 있다. 이것도 유전적 리소좀축적병 중 하나이며, 효소 alpha-L-iduronidase(IDUA)의 결핍으로 대부분 세포의 리소좀에 뮤코다당체(mucopolysaccharides, MPSs)가 축적된다. 효소 IDUA의 유전자는 상염색체 열성 유전으로 전달되며 염색체 4p16.3에 위치한다. 이 장애의 발병률은 대략 신생아 100,000명당 1명 정도이며 남녀 동일하게 발생한다. 100개 이상의 다른 돌연변이가 확인되고 있으며, 질병의 중증도에서 차이를 보여준다(NIH, 2010).

병태생리

뮤코다당체(MPSs)는 글리코사미노글리칸(glycosaminoglycans, GAGs)로도 알려져 있다. 이 물질은 당과 단백질의 큰 분자로서 조직 기저막의 주성분을 구성한다. MPSs에는 다양한 종류가 있다. 각 종류의 MPSs는 약간씩 다른 화학 조성을 가지고 있으며 분해되는 데 각각 다른 효소가 필요하다. 이러한 무세포성 물질은 기저막을 유지하기 위하여 거의 매일 재활용된다. 재활용은 세포의 리소좀 안에서 형성된 MPSs를 효소로 잘게 부수는 과정을 포함한다. 특정 MPSs를 분해하는 효소가 부족하거나 제 기능을 못할 때 커진 MPSs가 리소좀 안에서 쌓일 수 있다. MPS 1형의 경우, MPSs 축적이 진행되면서 거의 모든 세포의 리소좀이 영향을 받는다.

증상과 징후

아동기에 배꼽탈장의 발생이 높다고 보고되고 있지만 헐러증후군 아기는 태어날 때 정상적으로 보인다. 신체적 외모는 첫 6개월 안에 변하기 시작한다. 큰 머리, 튀어나온 이마, 짧고 넓은 코, 두꺼운 입술, 짙은 눈썹, 짧은 목 등 얼굴의 모습은 더 거칠어진다. 신체 성장도 잘 되지 않아 결국 저신장이 된다. 얼굴 변화와 더불어 뻣뻣한 관절과 척추 기형도 나타난다. 이러한 모습은 마치 난쟁이 또는 괴물상을 연상하게 한다. 피부는 두꺼워지고 유연하지 못하다. 간과 비장의 비대로 복부가 팽만해지고 뇌와 주변 구조물도 영향을 받아 물뇌증(수두증)으로 진행되기도 한다. 발달은 지연되고 지능도 제한적이다. 시간이 지날수록 지능이 엄청난 정도로 악화된다. 뮤코다당체가 심장 조직에 증가하면서 심장기능 또한 악화된다.

질병이 진행될수록 호흡기계 구조물도 영향을 받아 기도 폐쇄가 흔하게 나타난다. 심한 기침과 과한 코 분비물로 호흡기 감염이 잘 생긴다. 주로 5~10세에 폐렴과 심부전에 의해 사망한다.

관리 전략

일찍이 헐러증후군 아동에게는 지지적 또는 안위적 치료만이 유용하였다. 약물요법은 호흡기 감염을 예방하거나 치료할 때와 심장기능을 향상시키기 위한 목적으로 사용되었다. 현재는 효소보충치료(ERT)와 HSCT의 두 가지 추가적인 치료가 적용된다. ERT의 약은 Laronidase(Aldurazyme)이고, 1주마다 정맥 주사한다. 이 치료가 여러 조직에서 병의 진행을 예방하고 간과 비장의 비대를 되돌린다 하더라도 혈액-뇌관문(blood-brain barrier)을 통과할 수 없기 때문에 중추신경계 악화를 막을 수는 없다. 그러므로 이 고가의 약은 HSCT를 받기까지 병의 진행을 줄이기 위하여 사용된다(Bijarnia et al., 2009). HSCT가 헐러증후군 아동을 위한 표준 치료라고 하지만 2세 이전에 시술을 받아야 하고 가격이 매우 비싸며 위험한 부분이 남아 있다('고셰병의 관리 전략' 부분 참조).

헌터증후군

헌터증후군(Hunter syndrome)은 유전적 리소좀축적병 중 하나이며, 이두로네이트설파타제(iduronate sulfatase)라는 효소의 결핍으로 많은 조직과 기관의 리소좀 안에서 뮤코다당체(MPSs)가 쌓이는 병이다. 이것은 뮤코다당체침착증 2형(mucopolysaccharidosis II, MPS II)으로도 알려져 있다. 헐러증후군과 달리 헌터증후군은 Xq28에 위치해 있는 이두로네이트설파타제 유전자(*IDS*)의 X 염색체 연관 열성 유전 형태를 가진다. 신생아 100,000~170,000명당 1명꼴의 발병률을 보이며 거의 남자만 영향을 받는다. 영향을 받은 여자는 보인자가 된다. 300개 이상의 다른 돌연변이가 확인되고 있으며, 질병의 중증도에서 차이가 나타난다(NIH, 2010).

병태생리

MPSs가 잘 분해되지 않는 점은 헐러증후군과 동일하다. 가장 다른 점은 증상이 더 늦게 시작된다는 점이다. 지능상의 영향은 더 다양하다. 경한 유형에서는 지능 소실이 매우 적다. 좀 더 심한 유형에서는 지능 소실이 더욱 심하지만 헐러증후군보다 더 늦은 나이에 발병한다.

증상과 징후

헌터증후군 환자의 임상적 외모는 헐러증후군과 매우 비슷하다. 사실 조금 늦게 발병한다는 점과 지능 저하가 적다는 점 이외에는 표현형이 꽤 비슷하다. 예전에는 두 가지가 같은 장애로 생각되었지만 결핍된 효소가 분명히 다르다. 추가적인 증상으로 서서히 청력이 소실되고 시력에 문제가 생긴다. 심한 유형의 사람들은 수명이 보통 10~20세 정도이며, 경한 유형은 20~60세 정도이다.

관리 전략

현재 ERT와 HSCT 두 가지 방법이 적용된다. 효소보충 약은 idursulfase(Elaprase)이고, 1주마다 정맥 주사한다. HSCT는 가격이 비싸며 위험한 부분이 남아 있다('고셰병의 관리 전략 부분' 참조). 경한 유형의 헌터증후군 환자에게는 HSCT의 이점이 관련 위험을 감수할 만한 정도의 가치가 없을 수 있다.

한국의 경우, MPS 2형인 헌터증후군이 가장 흔하고(동아시아 지역 뮤코다당증 환자의 분포와 치료에 대한 현황과 전망, 대한유전성대사질환학회, 2013) MPS 1형인 헐러증후군 환자의 대부분이 지능손상이 거의 없는 경한 유형으로 이는 미국이나 유럽과 다른 점이다. 국내 자체 기술로 개발된 효소보충 약으로 Idursulfase-β(Hunterase)가 있다.

파브리병

파브리병(Fabry disease)은 효소 α-갈락토시다제 A[alpha-galactosidase A(또는 ceramide trihexosidase로 알려짐)]의 결핍으로 오는 유전적 리소좀축적병의 하나이다. 이로 인하여 여러 조직과 기관의 리소좀 안에서 글로보트리아오실세라마이드

(globotriaosylceramide, GL-3)가 쌓이게 된다. 이 병은 X 염색체 연관 열성 유전이며 α-갈락토시다제 A 유전자(*GLA*)는 염색체 Xq22에 위치한다. 이 장애는 남자 40,000~60,000명당 1명꼴로 발생한다(NIH, 2010). 남자에서 더 흔하지만, 여자 보인자도 각각 다른 조직 안에서 편향된 X 염색체의 불활성화로 인하여 중대한 임상 증상을 보일 수 있다(4장 참조; Schaefer et al., 2009).

병태생리

효소는 정상적으로 GL-3를 분해한다. GL-3는 지방 분자에 붙은 3개의 당 분자로 구성된다. GL-3의 분해는 오래된 적혈구와 기타 세포의 재활용 과정 중 한 부분이다. 효소가 결핍되면 많은 양의 GL-3와 그것의 독성 대사산물의 하나인 글로보트리아오스핑고신(globotriaosphingosine)이 혈액 내 그리고 여러 조직과 기관들의 리소좀 안에 쌓인다(Schaefer, 2009). 이러한 리소좀 축적은 혈관 안에서 변화와 손상을 일으킨다. 혈관의 효율이 떨어지면 만성 염증 반응이 시작되고 이로 인하여 조직 관류가 잘 되지 않아 결국 국소빈혈, 조직과 기관의 기능상실로 이어진다.

증상과 징후

유아기에 생화학적 변화가 확인될 수 있지만 보통 증상은 늦은 아동기에 시작된다. 초기 증상은 관류가 잘 안되는 것과 관련되며 추위 민감증(cold intolerance)을 보인다. 더운 환경에서도 땀이 잘 나지 않고 어디서 오는지 알지 못할 통증을 경험한다. 청소년 시기에 눈의 혼탁이 심해지고 증상은 더 악화된다. 가끔씩 저림이 발생하며, 손가락과 발가락이 따끔거린다. 그리고 피부의 혈관각화종(angiokeratomas)이 흔하다. 모든 혈관이 침범 받지만 심장, 신장, 뇌 같은 기관의 혈관에서 더욱 심하다. 뿐만 아니라 말초신경처럼 산소에 매우 의존적인 조직에서 좀 더 초기에 손상이 진행된다. 일반적으로 여자보다 남자의 증상이 약 3~5년 빠르게 시작된다. 보통 파브리병 환자는 성인기까지 어느 정도의 신장기능 불충분 또는 신부전을 보인다. 또한 뇌졸중과 청력문제(청력소실과 이명)도 흔하며, 협심증, 심근경색, 심부전을 포함한 심장 문제가 진행된다. 치료를 하지 않으면 일반적으로 성숙 전에 사망하게 된다.

관리 전략

장애가 확인되면 신장, 뇌, 심장 건강을 위한 증상적·예방적 전략을 세워야 한다. 이것은 병과 관련된 문제의 원인을 설명할 수 없기 때문에 효과가 제한적이다.

현재 ERT는 파브리병 환자들을 위한 표준 치료이다. agalsidse alfa(Replagal)와 agalsidase beta(Fabrazyme)의 2가지 약이 있지만 현재 미국에서는 agalsidase beta만 사용 승인을 받았다. 이 효소는 2주마다 정맥 주사한다. 이 약은 여러 무작위 대조군 연구를 통하여 여러 조직에서 GL-3를 정상화시킬 수 있다고 보여주었다. 하지만 이 약은 장기부전과 조기사망을 예방하는 데 있어 전반적인 효과가 있다고 결정하기에는 충분히 오래 사용되지 않았다(Schaefer et al., 2009). 국내에서는 자체 기술로 개발된 agalsidase beta(Fabagal)가 있다.

테이-삭스병

테이-삭스병(Tay-Sachs disease)은 유전적 리소좀축적병 중 하나이며 효소 β-헥소사미니다제 A(beta-hexosaminidase A)의 결핍으로 인하여 뇌세포에 GM2-강글리오시드(GM2-ganglioside)가 쌓이게 된다. 이 효소의 유전자는 염색체 15q23~24에 위치하며 상염색체 열성 유전 형태를 보인다. 3개의 특정 돌연변이는 거의 모든 전형적 유형의 테이-삭스병에서 원인이 된다. 발병률은 전 세계적으로 아슈케나지 유대민족에서 가장 많이 발생하며, 대략 신생아 3,900명당 1명꼴로 나타난다. 유대인이 아닌 다른 인구집단에서는 매우 빈도가 낮고 대략 320,000명당 1명꼴로 나타난다(OMIM, 2010).

병태생리

효소 β-헥소사미니다제 A의 전구물질 혹은 목표물은 GM2-강글리오시드라고 알려진 당단백(glycoprotein) 지방 물질이다. 효소의 양이 적절하지 않으면 많은 세포에, 특히 뇌세포에 쌓이게 된다. 이러한 축적은 신경세포(neuron) 크기를 증가시키고 결국 신경세포를 부풀리고 모양을 찌그러뜨린다. 시간이 지나면서 뇌세포에 많은 양의 GM2가 축적되고 뇌세포의 기능이 파괴된다. 많은 양의 뇌세포가 파괴되면 결국 사망하게 된다. 사망의 가장 주된 원인은 호흡 근육의 약화와 효과적인 삼킴 능력의 저하가 흡인으로 이어져 생기는 폐렴이다.

증상과 징후

출생 시 테이-삭스병을 가진 영아는 완전한 정상 모습과 정상 반사작용을 보여준다. 또한 정상 근육긴장도와 지적 잠재력이 있다. 생후 첫 몇 달 동안은 머리를 제어하고 부모의 얼굴을 알아보며, 웃고 구르는 등의 정상발달을 보인다. 그러나 이후 어느 한 시점에서 정상 발달이 느려지거나 중단되며, 신체적 발달과 인지발달이 점차 퇴행한다. 이 병의 전형적 특징 중 하나는 검안경을 통하여 검진된 망막에서 확인할 수 있다. 망막세포에 GM2가 채워지면서 창백해지는 것이다. 망막의 중심와(fovea centralis)에서 창백해진 망막 뒤로 전형적인 앵두반점(charry-red spot)이 확연하게 보인다.

시간이 지나면서 아동의 근육이 약해지고 대부분의 반사가 감소한다. 소리에 깜짝 놀라는 반응 같은 하나의 반사가 계속된다. 모든 신체적 움직임이 감소하고 결국 마비가 일어난다. 다른 증상과 징후에는 시력소실과 발작이 있다. 유아기에 발병한 대부분의 아동은 2~4세에 사망한다.

병력과 증상으로도 진단할 수 있지만, 혈액의 효소분석검사를 통하여 진단을 확인할 수 있다. 또한 DNA 분석으로 어떤 돌연변이가 존재하는지 알아낼 수 있다. 보인자 상태도 DNA 분석과 효소 수준에 기반을 두어 확인할 수 있다.

관리 전략

현재 테이-삭스병을 치료하거나 진행되는 뇌의 퇴화를 예방하는 치료법은 없다. 관리 전략은 수동적 운동으로 근육 약화를 지연시키고 흡인(aspiration)을 예방하는 것에 중점을 둔다. 부모와 형제에게는 더 많은 정서적 지원이 필요하다. 유전상담은 가족구성원의 위험도(risk)를 사정하고, 임신(reproduction)과 관련한 결정을 내리는 데 많은 도움이 될 수 있다.

요약

효소 장애에 대한 유전자 결함은 수정되는 순간부터 생기지만, 병의 증상은 보통 출산 후에도 나타나지 않는다. 효소보충요법이 전부는 아니지만 어느 정도는 효소 질환 치료를 돕는 것에 이용된다. 일반적으로 골수세포가 병의 영향을 받지 않는 세포라 하더라도, 조혈모줄기세포 이식은 많은 효소 장애를 위한 치료로 고려된다. 절차 및 비용과 관련된 복잡한 문제는 이 치료를 진행시킬 때의 위험에 대비되는 이익을 사정할 때 반드시 고려하여야 한다.

콜라겐 장애

개요

콜라겐은 거의 모든 신체조직에서 발견되며 결합조직의 주요 구성성분을 형성하는 당단백질 섬유의 한 그룹으로, 프로콜라겐에서 만들어지고 사람과 포유류에서 가장 풍부한 단백질이다. 프로콜라겐은 여러 유형의 성숙한 콜라겐 섬유를 형성하기 위하여 다양한 방식으로 처리되거나 변형된다. 성숙한 콜라겐 섬유는 대부분의 조직에 힘과 구조를 추가하는 띠를 만들기 위하여 기타 섬유조직들과 함께 작용한다(McCance et al., 2010). 또한 콜라겐 섬유는 세포와 조직 사이에서 세포 외 기질의 일부이다. 이것은 조직을 함께 지탱해주고 세포 사이와 세포 중에서 상호작용을 증진하는 기능을 한다.

서로 다른 유형의 프로콜라겐 생산과 수정 단계는 유전적으로 조절이 가능하다. 유전자 돌연변이는 어떤 콜라겐 종류의 생산과 구성에 영향을 미치거나 그 과정에서 적절한 수정과 조립 및 다른 분자와의 연계를 방해할 수도 있다. 이러한 문제 중 무엇이든지 콜라겐 장애(collagen disorders)의 표현형 발현을 초래할 수 있다.

인간의 몸에는 여러 작은 유형의 콜라겐뿐만 아니라 5가지 주요한 콜라겐 유형이 있다.

- 제1형 콜라겐은 가장 일반적이며 뼈, 피부 진피층, 힘줄, 인대, 각막, 추간판, 동맥과 기타 혈관벽의 주요 구성성분이다. 이것은 염색체 17q21.33에 위치해 있는 *COL1A1* 유전자에 의하여 코드화된다.
- 제2형 콜라겐은 연골에서 발견되는 가장 주요한 유형의 콜라겐이며, 염색체 12q13.11에 위치해 있는 *COL2A1* 유전자에 의하여 코드화된다.
- 제3형 콜라겐은 피부, 폐, 장관벽, 혈관벽에 있는 결합조직의 주요한 구성성분이다. 염색체 2q31에 위치해 있는 *COL3A1* 유전자에 의하여 코드화된다.

- 제4형 콜라겐은 신장과 속귀(inner ear)에 있는 결합조직의 주요한 구성성분이다. 제4형 콜라겐은 염색체 2번, 13번, X 염색체에 위치한 *COL4A* 유전자 1~6에 의하여 코드화된 몇몇 하위 그룹을 가지고 있다.
- 제5형 콜라겐은 피부, 뼈, 힘줄, 근육, 인대, 그리고 세포 외 기질의 결합조직을 강하게 만들기 위하여 다른 콜라겐 종류와 함께 작용한다. 제5형 콜라겐은 주로 염색체 9q34.2~q34.3에 위치한 *COL5A1* 유전자에 의하여 코드화된다(NIH, 2010).

콜라겐 유전자에서 일어나는 유전적 돌연변이는 보통 하나 이상의 조직에 영향을 미치며(다면발현), 많은 유전적 장애를 포함한다(표 8-3). 이 장에서 다루는 콜라겐 장애는 불완전불완전골형성(osteogenesis imperfecta)과 엘러스-단로스증후군(Ehlers-Danlos syndrome)이다. 또한 다른 장애인 마르팡증후군(marfan syndrome)도 논의된다. 이 장애는 결합조직의 강도와 유연성을 위하여 보통 콜라겐과 상호작용하는 피브릴린(fibrillin) 생산에 문제가 있는 것이다.

불완전골형성

불완전골형성증(osteogenesis imperfecta, OI)은 콜라겐 형성 장애로 뼈가 쉽게 골절되는 유전 장애의 하나이다. 특히 제1형 콜라겐 유전자에 생긴 돌연변이와 같은 돌연변이들은 질병의 중증도가 매우 다양하다. 어떤 돌연변이에서는 골절이 태아단계에서 일어나며 치명적이다(제2형 불완전골형성). 다른 돌연변이는 골절은 쉽게 일어나지만 골기형은 일으키지 않는 좀 더 가벼운 병으로 발현된다.

표 8-3 유전적 콜라겐 장애의 예시

콜라겐 유형	장애/건강문제
제1형 콜라겐	관절이완증(arthrochalasia) 카페이병(Caffey disease) 엘러스-단로스증후군(Ehlers-Danlos, 전형적) 불완전불완전골형성(osteogenesis imperfecta) 골다공증(osteoporosis)
제2형 콜라겐	연골무형성증(achondrogenesis) Czech 이형성증(Czech dysplasia) 연골저형성증(hypochondrogenesis) 니스트이형성증(Kniest dysplasia) 골관절염(osteoarthritis, early onset, familial) 스티클러증후군(Stickler syndrome)
제3형 콜라겐	엘러스-단로스증후군(혈관성, 과거 제4형)
제4형 콜라겐	알포트증후군(Alport syndrome)
제5형 콜라겐	엘러스-단로스증후군(전형적)

제1형 콜라겐 돌연변이의 결과로 발생하는 불완전골형성에는 4가지 주요한 유형이 있다. 비록 자연발생적 돌연변이가 약 35%를 차지하지만, 모두 상염색체 우성 유전을 따른다(Osteogenesis Imperfecta Foundation, 2007). 가장 흔한 유형은 제1형 불완전골형성이며, 신생아 15,000명~30,000명당 1명꼴로 발생한다. 이 병은 남녀 동일하게 영향을 미친다. 치명적이지는 않지만 가장 심각한 것은 제3형이다. 이 병은 미국에서는 드물며 중앙아프리카와 남아프리카에서 가장 흔하게 발생한다.

병태생리

프로콜라겐은 다른 분자들을 연결하기 위해 필요한 것으로 골조직에 기능하는 콜라겐을 형성한다. OI의 주된 문제는 최소 하나의 프로콜라겐 기능적 사슬도 생산하지 못한다는 것이다. 그 결과, 성장하는 뼈는 구조적 통합성과 강도가 저하되어 골절의 위험이 증가한다. 표현형의 중증도는 뼈에 존재하는 정상 콜라겐 감소의 정도와 비정상적인 콜라겐의 생성 정도에 따라 달라진다.

증상과 징후

제1형 불완전골형성의 임상 징후는 쉽게 지나칠 수 있다. 왜냐하면 생산되는 콜라겐은 정상으로, 단지 생성되는 양이 줄어들기 때문이다. 보통 이런 사람은 유아기에는 골절 증가가 없다. 골절은 아동기, 청년기, 성인기에 걸쳐 비교적 작은 외상에 대한 반응으로 일어난다. 여성에서는 폐경기 이후에 더 많은 골절이 발견된다. 한 가지 흔한 특징은 공막(sclera)의 파란색 띠 모양 착색이다.

제2형 불완전골형성은 가장 심각하다. 근본적으로 정상적인 콜라겐이 만들어지지 않는다. 머리뼈 기형을 포함하여 골절과 골격기형이 출생 전 시기에 일어나며 치명적이다. 흔히 미숙아로 태어나며, 태아 x-ray와 초음파 이미지로 볼 수 있는 다수의 골절과 골격기형을 가지고 있다.

제3형 불완전골형성은 출생 시 골격기형으로 이어지는 골절이 일어난다. 생산된 뼈의 콜라겐은 비정상적이고, 일생 동안 골절이 지속된다. 선형 성장(linear growth)이 제한되고, 골절은 골기형으로 이어진다. 기타 증상과 징후로는 근육약화, 청력소실, 피로, 관절이완, 척추뒤옆굽음증(척추측만증), 푸른 공막, 잘 부러지는 치아 등이 있다. 반복되는 척추골절은 척추기형으로 이어지고, 가슴우리(흉곽)가 적절하게 확장하지 않으면서 제한성 폐질환이 생긴다.

제4형 불완전골형성은 제2형과 제3형에 비해서는 덜 심한데, 콜라겐 생성은 비정상적이지만 제2형과 제3형에서 생산되는 것보다 기능이 더 좋기 때문이다. 공막 착색은 정상이며(하얗다), 골절이 기형으로 이어지는 경우가 적다.

현재 OI의 치료법은 없다. 경하거나 중간 수준의 경우에는 기대수명이 줄지는 않는다. 제3형 불완전골형성은 진행적 기형으로 기대수명이 단축된다.

관리 전략

초기 관리는 특히 척추에서 골절을 예방하는 데 초점을 맞춘다. 유전적 결함이 뼈의 칼슘 결핍을 만드는 것은 아니기 때문에 칼슘 보충은 도움이 되지 않는다. 다른 관리로는 물리치료와 안전한 운동(주로 수영), 석고붕대와 부목을 이용한 부러진 뼈의 관리, 다리 · 발목 · 무릎 · 손목을 지탱하는 보조기, 긴 뼈를 지지하기 위한 막대 이식 수술, 뼈의 강도를 증가시키거나 유지하기 위한 비스포스포네이트 기반의 약물 사용 등이 있다. 기동성을 증가시키고 뼈에 실리는 체중 부하를 감소시키기 위하여 지팡이, 보행기, 휠체어를 사용한다.

엘러스-단로스증후군

엘러스-단로스증후군(Ehlers-Danlos syndrome)은 콜라겐 형성과 변형과 관련된 유전자 돌연변이의 결과로 발생하는 6개의 다른 유전성 장애 중 하나이다(Ehlers-Danlos National Foundation, 2008). 이들 장애는 중증도가 다양하고, 조직들이 가장 많이 포함된다. 전형적 엘러스-단로스(Classical Ehlers-Danlos, 과거 1형과 2형으로 알려짐)는 제1형과 제5형 콜라겐의 유전자 돌연변이가 원인이며, 상염색체 우성 유전으로 전달된다. 과운동성 엘러스-단로스(Hypermobility Ehlers-Danlos, 과거 3형으로 알려짐)는 특정한 콜라겐 돌연변이가 확인되지 않았지만, 상염색체 우성 장애이다. 혈관성 엘러스-단로스(Vascular Ehlers-Danlos, 과거 4형으로 알려짐)는 제3형 콜라겐의 유전자 돌연변이로 발생하며, 이 또한 상염색체 우성 유전이다. 척추뒤옆굽음증 엘러스-단로스(Kyphoscoliosis Ehlers-Danlos, 과거 6형으로 알려짐)는 콜라겐을 변형하는 유전자의 돌연변이로 발생하며, 상염색체 열성 유전으로 전달된다. 전형적 엘러스-단로스증후군이 가장 가벼운 형태이다. 혈관성 엘러스-단로스증후군과 척추후측만증 엘러스-단로스증후군은 더 많은 심각한 문제가 있으며, 조기 사망과 연관되어 있다. 모든 유형의 엘러스-단로스증후군은 종합적으로 신생아 5,000명당 1명꼴로 발생한다. 남성과 여성은 동일하게 영향을 받는다.

병태생리

모든 유형의 엘러스-단로스증후군과 연관된 주된 병리는 많은 다른 결합조직에서 보이는 비정상적 콜라겐이다. 어떤 유형의 콜라겐이 영향을 받는지와 얼마나 많은 비정상적인 콜라겐이 특정한 유형의 결합조직에 존재하느냐에 따라 정밀한 문제가 진행된다.

증상과 징후

전형적 엘러스-단로스증후군에서는 피부와 관절의 문제가 가장 흔하다. 이들 조직은 과신장성을 보이고 비정상 콜라겐의 결과로 피부와 관절이 잘 늘어난다. 상처부위나 피부 스트레스(skin stress) 부위에서 넓은 흉터가 잘 생기며 피부가 약하고 쉽게 멍든다.

과운동성 엘러스-단로스증후군의 주증상은 과운동성 관절이다. 특히 무릎, 팔꿈치, 손가락, 발가락, 턱관절에서 잘 발생한다. 이들 관절들은 빈번하게 부분적으로 탈구되거나 완전 탈구되며, 관절통증이 흔하고 만성적이다. 피부는 더 확장되기 쉽고 약하며 전형적 엘러스-단로스증후군보다 심하지는 않다.

혈관성 엘러스-단로스증후군은 증상이 심하고 조기 사망으로 이어진다. 개개인은 아주 얇고 약한 피부를 보이며 키가 작다. 또한 얼굴은 작고, 삼각형 얼굴에 눈이 크고 코가 가늘다. 더 큰 문제는 중간 크기와 대동맥에서의 얇은 결합조직과 관련이 있다. 게다가 내장의 결합조직도 아주 가늘다. 이러한 모든 조직은 아이가 성장하면서 더 얇아진다. 또한 피부 상처로 인한 흉터가 잘 낫지 않는다. 손가락과 발가락이 과신장성을 보일 수 있더라도 대부분의 다른 관절들은 그렇지 않다. 사망의 가장 흔한 이유는 동맥 파열로 인한 출혈과 내장 파열로 인한 패혈증으로, 보통 30세 이전에 일어난다.

척추뒤옆굽음증 엘러스-단로스증후군의 주 특징은 출생 시 거의 모든 관절의 느슨함과 확연한 근육 약화이다. 운동발달이 지연되고 척추뒤옆굽음증 형태의 척추 휨이 보통 유아기에 일어나 성장하면서 진행된다. 근육 약화도 역시 진행되며, 대부분은 청소년기나 이른 성년기에는 걸을 수 없게 된다. 눈의 공막이 얇아지며 가벼운 부상에도 쉽게 파열된다. 조기 사망은 호흡기 문제와 연관된다.

관리 전략

엘러스-단로스증후군의 어떠한 유형도 치료될 수 없다. 관리 기법(management techniques)은 다양하며, 어떤 증상이 가장 두드러지는지에 달려있다. 부모와 가족의 교육이 합병증을 지연시키는 데 있어 매우 중요하다. 움직임을 유지하면서 관절을 보호하는 법을 배우는 것이 부상을 예방하고 통증을 줄이는 데 중요하다. 통증을 유발할 수 있는 활동은 피하고, 물리치료를 통하여 괴로워하는 사람들을 도울 수 있고 지나친 관절 확장이나 고정을 피하는 방법을 배울 수 있다. 부상, 특히 낙상은 피해야 한다. 어린이는 무릎과 팔꿈치 보호대를 착용하도록 교육받는다. 지나다니는 길은 작은 융단 같은 것을 놓아 물건 없이 깨끗이 유지하고, 걸을 때 발에 꼭 맞는 신발을 신는 것이 좋다.

특히 혈관성 엘러스-단로스증후군에서, 비타민 C를 복용하는 것이 증상의 중증도 감소를 위하여 추천된다. 그러나 이 치료의 효능을 보여주는 증거는 적다.

마르팡증후군

마르팡증후군(Marfan syndrome, MFS)은 당단백질인 피브릴린(fibrillin) 유전자가 변이되어 생기는 것으로 되물림되는 유전적 결합조직 장애의 하나이다. MFS가 콜라겐 질환은 아니지만, 조직이 이완되는 동안과 그 이후에 반동하는 힘을 제공하기 위하여 피브릴린이 콜라겐과 엘라스틴(elastin)과 상호작용한다는 점에서 유사하다. 피브릴린은 콜라겐처럼 미세섬유 긴 가닥의 집합으로 이루어진 당단백질이며, 특히 힘이 가해질 때 이완하는 특정 결합조직의 필수 구성요소이다. 이것은 힘줄, 근육, 큰 동맥을 둘러싸고 있는 결합조직과 심장판막에서 가장 풍부하다. 또한 이 단백질은 눈과 피부 발달에서 기능을 수행한다. 피브릴린 유전자는 *FBN1*이며, 염색체 15q21.1에 위치하고 있다. MFS는 상염색체 우성으로 유전되는 장애지만 자연적 돌연변이 역시 발생하고 있으며, 이 경우 더 경한 질환의 발현으로 이어진다. MFS는 신생아 5,000명당 1명꼴로 발생할 정도로 비교적 흔하다. 남녀 발병률은 동일하며 이 장애는 제대로 진단받지 못할 수도 있다(NIH, 2010).

병태생리

힘이 가해졌을 때, 어느 정도 받아들여 이완하여야 하는 결합조직 안에는 3개의 구성요소가 상호작용을 하는데, 이들은 끊어지지 않고 조직의 모양과 크기를 힘이 가해지기 전 상태로 돌려놓는 이완이 발생할 수 있도록 한다. 이러한 3개의 구성요소가 바로 콜라겐, 엘라스틴, 피브릴린이다. 고정 강도(static strength)는 콜라겐에 의하여, 이완은 엘라스틴에 의하여 일어난다. 피브릴린의 중요한 역할은 힘이 없어졌을 때 결합조직을 원래의 형태로 되돌려놓는 것을 돕기 위하여 이완을 제한하는 것이다. 그러므로 어떤 의미에서 피브릴린은 결합조직에 동적 강도를 더해주는 것이다.

3가지 주요 유형의 피브릴린이 확인되었다. MFS의 대부분은 1형 피브릴린의 돌연변이 결과로 일어난다. *FBN1* 유전자는 크기가 크고 많은 돌연변이가 발생한다. 이 돌연변이의 다양성은 아마도 표현형에서 보이는 많은 다양성과 관련이 있을 것이다. 돌연변이의 결과로 피브릴린이 전부 형성되지 못하고 적은 양만 만들어질 수 있다. 또한 비정상적인 미세섬유나 줄어들거나 비기능적인 미세섬유로 형성된다. 메커니즘에 관계 없이, 충분한 양의 건강한 피브릴린이 없는 결합조직은 불안정하고 약하며, 시간이 지남에 따라 심하게 늘어나게 된다. *FBN1*과 더불어 다른 유전자(*FBN2*, *TGFBR2*)의 돌연변이도 피브릴린의 최종 기능에 영향을 미친다.

증상과 징후

마르팡증후군을 가진 사람의 표현형은 다양하다. 피브릴린은 많은 조직의 중요한 구성요소이기 때문에 그 영향은 광범위하다(다면발현). 대부분의 사람이 심지어 한 가족 안에서도 모든 증상과 징후를 보이지는 않지만, 가장 공통적인 점은 뼈대, 눈(안구), 심혈관계에 영향을 주는 것이다(Iams, 2010). 대부분은 출생 시 증상을 알아볼 수 없고 나이가 들면서 증상이 더 두드러지게 된다. 이 증상과 징후는 다음과 같다.

- 크고, 멀쑥한 키
- '팔을 편 너비(Wingspan)'가 키보다 큼
- 헐거워지나 느슨한 관절
- 과신장성의 아주 긴 손가락들(거미손가락)
- 척추만곡(척추굽음)
- 흉부기형
- 좁은 아치 모양의 입천장
- 삐뚤빼뚤한 치아
- 작거나 퇴보된 턱
- 아래로 기울어진 눈꺼풀 틈(뱁새눈이)

- 평탄한 각막
- 위치이상 또는 분리된 수정체
- 근시
- 작은 홍채
- 승모판 탈출증
- 늘어난 대동맥
- 대동맥류
- 좌심실비대
- 심근병증

심혈관계 문제는 확연하게 수명을 단축시킬 수 있다. 박리성 대동맥류와 사망은 어린 나이에도 발생할 수 있다. MFS를 가진 사람들이 관리를 받지 않았을 때 평균 기대수명은 37세이다(Gonzales, 2009).

관리 전략

마르팡증후군은 치료될 수 없으며, 관리는 신체적 변화나 증상에 기반을 둔다. 관리의 첫 번째 단계는 진단을 확인하는 것이다. 표현형이 애매하고 다른 가족구성원을 닮을 수도 있기 때문에 이것은 문제가 될 수 있다. 게다가 몇몇 신체적 변화는 다른 장애와 유사하다. 가능한 돌연변이가 많으므로 검사비가 비싸기 때문에 유전자검사가 처음 진단에서는 실용적이지 못하다. 반면 표현형과 가족력 그리고 특정한 돌연변이를 가진 경우, 이를 바탕으로 진단되었을 때에는 유전자검사가 가장 유용하다. 이러한 검사 결과 정보는 다른 가족구성원이 돌연변이를 가지고 있는지 아닌지 결정할 때 이용될 수 있다.

뼈대와 눈의 관리도 중요하지만 기본적인 관리는 심혈관계를 보호하고 모니터하는 것에 중점을 둔다. 환자는 키에 알맞은 체중을 달성하고 유지하며, 과체중이 되지 않도록 해야 한다. 심혈관계에 부담을 주지 않고 신체적 활동의 균형이 유지될 수 있도록 조절하는 것이 필요하다. 격렬한 운동과 무거운 것을 들어올리는 것은 피하여야 하며, 흉부에 타격을 주는 어떠한 활동도 마찬가지다. 그러므로 선수들끼리 신체적으로 접촉하는 스포츠와 뛰거나 공을 잡는 스포츠는 피해야 한다. 걷기는 권장되며 골프, 볼링, 물놀이, 낮은 강도의 자전거 타기 등과 같은 신체적으로 덜 공격적인 스포츠도 가능하다. 그러나 이러한 권고사항은 지키기 어려울 수 있다. 특히 어린 시절 후반이나 성인이 된 초반 동안 신체적 기량에 초점을 맞추고 팀 스포츠에 참여할 때 문제가 된다. 코치에게 농구 팀에 들어오라고 압력을 받는 키가 200cm인 15세 소년을 생각해보자. 또한 보통 사람들보다 커서 친구들로부터 가구나 무거운 것을 옮기는 일을 돕도록 요구받는 사람을 생각해보자.

건강 돌봄 제공자(The health-care provider)는 적어도 매년 환자의 심혈관계 상태를 평가할 필요가 있다. 좌심실의 기능과 심박출률, 승모판 기능, 대동맥 너비를 사정하는 검사가 필요하다. 혈압을 정상 범위로 관리하는 것이 중요하고 약물치료가 필요할 수 있다. 대동맥의 확장이 위험한 수준에 이르고 심장 판막 기능이 허용범위 아래로 떨어졌을 때에는 수술적 중재가 필요하다.

요약

현재 콜라겐 장애와 결합조직 질환은 치료될 수 없다. 그러므로 정확한 진단과 조기 예방적 중재가 합병증을 지연시키고 삶의 질을 향상시키기 위하여 필요하다. 이러한 장애의 대다수가 상염색체 우성으로 유전된다. 그러나 일부는 자연적인 새로운 돌연변이의 결과로 발생하며, 상대적으로 높은 빈도를 보인다. 이 분야의 전문지식을 가진 건강관리 전문가와의 적절한 유전상담을 통한 건강관리는 환자와 가족을 돌봄에 있어 필수적인 요소이다.

핵심정리

- 특정한 효소에 대한 유전자 암호화(gene coding)의 돌연변이는 보통 효소의 활성을 감소시키고 한 가지 혹은 그 이상의 전구물질의 독성 축적과 관련된 생리학적 문제를 야기한다.
- 페닐케톤뇨증에 걸린 사람들은 질환의 중추신경계 문제를 예방하거나 지연시키기 위하여 저페닐알라닌 식이요법을 지켜야 한다.
- 리소좀축적병에 대한 효소보충치료(ERT)는 병의 진행을 감소시키고 평생 정기적으로 지속되어야 한다.
- 고셰병의 3가지 유형 중 제1형이 가장 흔하고 중추신경계에 영향을 미치지 않으며, 효소보충치료로 관리가 가능하다.
- 제1형 고셰병의 징후와 증상은 성인이 될 때까지 나타나지 않을 수 있다.
- 헌터증후군이 더 늦게 발병하고 지능상 악영향이 적지만, 헐러증후군과 헌터증후군의 표현형은 아주 유사하다.
- 테이-삭스병의 발병률은 아슈케나지 유대인 인구에서 비유대인 인구에서보다 100배 더 높게 나타난다.
- 많은 효소 장애가 조혈모줄기세포이식(HSCT)을 통하여 치료될 수 있지만, 치료과정에서 비용이 많이 들며 위험하다.
- 테이-삭스병의 진행을 막는 치료는 없다.
- 콜라겐은 사람에게서 발견되는 가장 풍부한 단백질이고 많은 조직에 구조와 힘을 제공한다.
- 불완전골형성의 경한 형태에서 콜라겐은 정상이지만 감소된 양을 보인다.
- 불완전골형성의 중증과 심한 유형에서는 생산된 제1형 콜라겐이 비정상적이다.
- 불완전골형성의 약 35%는 새로운 자연적 돌연변이의 결과로 발생한다.

자가평가 문제

1. 다면발현의 개념을 가장 잘 보여주는 임상적 상황은?
   a. 선천적 난청은 보통 양쪽 귀에서 온다.
   b. 단일유전자 돌연변이로 인한 문제는 이어진 각 세대에서 이른 나이에 발생한다.
   c. 특정 단일유전자 돌연변이로 인하여 정신지체, 홍채부재(absent iris), 방광외반증이 생길 수 있다.
   d. 출생 시 가지고 있는 단일유전자 돌연변이로 인한 헌팅턴병은 늦은 나이까지 증상이 나타나지 않는다.

2. 주로 효소를 요구하는 정상 생리적 과정은?
   a. 재활용을 위하여 글리코사미노글리칸(glycosaminoglycans)이 설탕과 단백질로 분해되는 과정
   b. 축삭(axon) 말단으로 가는 자극지점에서 생긴 신경활동전위의 전파
   c. 표피층의 각질층에서 생긴 죽은 피부 세포의 벗겨짐(허물)
   d. 수압이 높은 지역에서 수압이 더 낮은 지역으로 세포 원형질막을 가로지르는 수분의 이동

3. 페닐케톤뇨증과 연관된 유전적 결함에서 오는 문제는?
   a. 과도한 양의 티로신과 결핍된 양의 페닐알라닌
   b. 과도한 양의 티로신과 정상 수준의 페닐알라닌
   c. 과도한 양의 페닐알라닌과 결핍된 양의 티로신
   d. 과도한 양의 페닐알라닌과 정상 수준의 티로신

4. 제1형 고셰병 남자가 이 장애의 보인자인 여자 사이에서 아이를 가졌을 때, 예상되는 위험 유형은?
   a. 모든 아들은 영향을 받지 않고, 모든 딸은 보인자가 될 것이다.
   b. 모든 아들은 보인자가 되고, 모든 딸은 영향을 받을 것이다.
   c. 남녀 각각의 아이가 병을 가질 확률은 50%이다.
   d. 남녀 각각의 아이가 보인자가 될 확률은 50%이며, 병을 가질 확률은 25%, 병을 가지지 않고 보인자도 아닐 확률은 25%이다.

5. 헐러증후군을 가진 사람의 복부가 비대해지는 이유로 적절한 것은?
   a. 과도한 뮤코다당체가 간세포 안에 있는 리소좀 내부에 축적된다.
   b. 과도한 뮤코다당체가 비장에 위치한 대식세포 내에 축적된다.
   c. 과도한 글리코사미노글리칸이 복부근육을 약하게 하고 모든 구성물이 앞쪽으로 나온다.
   d. 과도한 글리코사미노글리칸이 크게 증가된 복부지방과 함께 제2형 당뇨병을 일으킨다.

6. 고셰병에 대한 정맥 내 효소보충요법이 글루코실세라마이드(glucosylceramide)의 기관 축적을 감소시키는 방법은?
   a. 효소가 글루코사마이드(glucosamide)로 채워진 대식세포의 파괴를 증가시킨다.
   b. 약이 보조인자(cofactor)로 작용하여 돌연변이된 효소의 활성을 증가시킨다.
   c. 약이 골수에서 글루코실세라마이드를 담고 있지 않은 백혈구를 포함한 모든 혈액세포의 생산을 증가시킨다.
   d. 효소는 영향을 받은 세포의 원형질막을 통하여 흡수되며 저장되었던 글루코실세라마이드를 그것의 구성분자로 변환시킨다.

7. 제1형 콜라겐의 올바른 생산과 기능에 영향을 주는 유전자 돌연변이의 결과로 예상할 수 있는 건강문제는?
   a. 가벼운 부상 이후에 혈액응고 실패
   b. 동맥류와 정맥류의 발생 증가
   c. 아이들과 성인들 중에서 청력소실 발생 증가
   d. 폐포 벽의 과도한 딱딱해짐으로 인한 제한성 폐질환

8. 최근에 제1형 불완전골형성으로 진단받은 10대 아이의 어머니가 문제의 원인이 임신 중에 채식 식이요법을 고수했던 사실과 관련이 있는지 물어보았다. 가장 적합한 대답은?
   a. 당신의 식이요법은 이 병과 관련이 없으며, 이것은 유전되는 장애입니다.
   b. 이 문제가 유전될 수는 있지만, 주요 원인은 낮은 칼슘 수준입니다.
   c. 특히 콜라겐이 형성되는 데, 단백질을 요구하기 때문일 가능성이 있습니다.
   d. 아마도 당신이 35살보다 많은 나이에 임신했다는 사실과 관련이 있습니다.

9. 마르팡증후군을 앓는 12살 남자아이가 그의 전문간호사에게 불평을 털어놓았다. "우리 엄마는 제가 축구나 다른 어떤 것을 하는 걸 허락하지 않아요. 제가 앉아 있거나 비디오 게임을 하는 것 말고 할 수 있는 게 없나요?" 아래에 나열된 활동 중 이 아이가 하였을 때 덜 위험하다고 고려될 수 있는 것을 모두 고르면?
   a. 축구(골키퍼가 아님)
   b. 친구들과 자전거 타기
   c. 탁구치기
   d. 수영시합
   e. 활 쏘기
   f. 얼음에서 스케이트 타며 놀기
   g. 가파른 산책로에서 중간 정도의 하이킹
   h. 중간 정도의 산책로에서 가벼운 하이킹

사례 연구

30세 여자가 파브리병을 진단받았다. 그녀의 건강 돌봄 제공자(health-care provider)는 신부전, 고혈압, 상당한 고통의 원인이 된 손과 발의 원활하지 못한 혈액순환 등을 통하여 이 장애를 고려하게 되었다. 처음에 그녀의 건강 관리 제공자는 그녀가 고콜레스테롤혈증을 가졌을 것이라고 확신하였다. 그러나 그녀의 지질검사 결과 정상 범위 이내의 일반적인 콜레스테롤 수치를 보였다. 그녀는 이제 진단보다는 두 아이인 6살 된 딸과 2살 된 아들에게 이 병이 유전되었을지 매우 걱정하고 있다. 그녀의 가족력을 보면, 그녀의 어머니는 살아계시고 62세까지 확인된 건강문제가 없다고 한다. 그녀는 32세와 36세의 오빠가 있는데 역시 확인된 건강문제가 없다고 한다. 그녀는 아버지의 가족력은 다르다고 하였다. 그녀의 아버지는 심장마비로 35세에 사망하였고 아버지의 누이는 40세에 뇌졸중으로, 다른 남자 형제는 40세에 신부전으로 사망했다고 한다. 아버지의 부모에 대해 물었을 때, 그녀의 할머니가 41세에 심부전으로 죽었기 때문에 한 번도 만나보지 못하였으며, 그녀의 친할아버지는 한국전쟁에서 전사했다고 하였다.

1. 가계도를 그리고, 영향받을 수 있는 사람을 찾으시오.
2. 유전의 패턴이 분명하게 보이는 점은 무엇인가?
3. 아이들에 대한 그녀의 걱정은 현실적인가?
4. 유전상담이 그녀와 그녀의 가족에게 도움이 되는가? 도움이 된다면 그 이유는 무엇인가?

참고문헌

Bijarnia, S., Shaw, P., Vimpani, A., et al. (2009). Combined enzyme replacement and hematopoietic stem cell transplantation in Hurler syndrome. *Journal of Paediatrics and Child Health, 45*(7–8), 469 - 472.

Chen, M., and Wang, J. (2008). Gaucher disease: Review of the literature. *Archives of Pathology and Laboratory Medicine, 132*(5), 851–853.

DeRoche, K., and Welsh, M. (2008). Twenty–five years of research on neurocognitive outcomes in early–treated phenylketonuria: Intelligence and executive function. *Developmental Neuropsychology, 33*(4), 474–504.

Ehlers–Danlos National Foundation. (2008). Retrieved January 2011 from www.ednf.org/.

Gonzales, E. (2009). Marfan syndrome. *Journal of the American Academy of Nurse Practitioners, 21*(12), 663–670.

Iams, H. (2010). Diagnosis and management of Marfan syndrome. *Current Sports Medicine Reports, 9*(2), 93–98.

Little, C., Gould, R., and Hendriksz, C. (2009). The management of children with Hunter syndrome: A case study. *British Journal of Nursing, 18*(5), 321–322.

McCance, K., Huether, S., Brashers, V., and Rote, N. *Pathophysiology: The biologic basis for disease in adults and children*, 6th ed. St. Louis: Elsevier/Mosby, 2010.

MD Consult (2010). Retrieved January 2011 from www.mdconsult.com/das/pharm/body/231608677–3/0/full/3578 (must have a membership to access).

National Institutes of Health (NIH). (2010). Genetics Home Reference. Retrieved January 2011 from http://ghr.nlm.nih.gov/gene/

Online Mendelian Inheritance in Man (OMIM). (2010). Retrieved January 2011 from www.ncbi.nlm.nih.gov/omim/.

Osteogenesis Imperfecta Foundation. (2007). Retrieved January 2011 from www.oif.org/.

Schaefer, R., Tylki–Szymariska, A., and Hilz, M. (2009). Enzyme replacement therapy for Fabry disease: A systematic review of available evidence. *Drugs, 69*(16), 2179–2205.

Weinreb, N., Charrow, J., Andersson, H., et al. (2002). Effectiveness of enzyme replacement therapy in 1028 patients with type I Gaucher disease after 2 to 5 years of treatment: A report from the Gaucher Registry. *American Journal of Medicine, 113*(2), 112–119.

Workman, M., LaCharity, L., and Kruchko, S. Understanding pharmacology: Essentials for medication Safety. St. Louis: Elsevier/Saunders, 2011.

Wright, K., and Roberts, G. (2007). Phenylketonuria. *Journal of Continuing Education Topics & Issues, 9*(1), 8–12.

자가평가 정답

1. c 2. a 3. c 4. c 5. a 6. d 7. b 8. a 9. b, c, e, f, h

CHAPTER 9

일반적인 아동형 유전질환들

Common Childhood-Onset Genetic Disorders

학습목표

1. 아동기에 흔히 발병하는 유전질환과 관련된 유전학 용어를 사용한다.
2. 겸상적혈구병(SCD)에 기여하는 유전학/유전체학, 유전형질 및 질병 발현에 영향을 주는 요인을 기술한다.
3. 낭성섬유증(CF)에 기여하는 유전학/유전체학, 유전형질 및 질병 발현에 영향을 주는 요인을 기술한다.
4. 뒤센근육디스트로피(DMD)에 기여하는 유전학/유전체학, 유전형질 및 질병 발현에 영향을 주는 요인을 기술한다.
5. 전형적 혈우병(혈우병 A)에 기여하는 유전학/유전체학, 유전형질 및 질병 발현에 영향을 주는 요인을 기술한다.
6. 폰빌레브란드병에 기여하는 유전학/유전체학, 유전형질 및 질병 발현에 영향을 주는 요인을 기술한다.
7. 연골무형성증에 기여하는 유전학/유전체학, 유전형질 및 질병 발현에 영향을 주는 요인을 기술한다.
8. 제1형 당뇨병 발현에 포함되는 유전자-환경 상호작용을 설명한다.
9. 아토피 천식의 발현에 포함되는 유전자-환경 상호작용을 설명한다.

핵심 용어

연골무형성증 Achondroplasia

천식 Asthma

자가면역질환 Autoimmune disease

전형적 혈우병 Classic hemophilia

낭성섬유증 Cystic fibrosis(CF)

뒤센근육디스트로피 Duchenne muscular dystrophy(DMD)

디스트로핀 Dystrophin

고혈당증 Hyperglycemia

이자선염 Insulitis

겸상적혈구(낫적혈구) Sickle cell

겸상적혈구 위기(낫적혈구 위기) Sickle cell crisis

겸상적혈구병(낫적혈구병) Sickle cell disease(SCD)

겸상적혈구 형질(낫적혈구 형질) Sickle cell trait

제1형 당뇨병 Diabetes mellitus type 1

폰빌레브란드병 Von Willebrand disease(VWD)

서론

주된 유전적인 원인을 가지고 있는 다양한 질병은 유아기와 아동기 때 나타난다. 천식이나 제1형 당뇨병 같은 질병을 완전히 발현시키기 위해서는 환경적인 원인이 제공되어야 한다. 겸상적혈구병과 낭성섬유증 같은 질병은 유전적인 돌연변이가 기본적인 병리학적 문제가 되지만, 이러한 질병의 심각성과 첫 진단 시기는 환경적인 요소가 관련되어 있다. 질병관리 기술은 질병의 진행과정과 결과를 늦추어 생명을 연장하거나 생리적 기능에 큰 영향을 끼친다. 이 장에서는 아동기 때 발현되는 가장 흔한 유전적 질환에 초점을 맞추었다.

단일유전자질환

1, 4장에서 논의했듯이, 단일유전(monogenic) 또는 단순 유전적인 특질이란 하나의 유전자가 어떤 특정한 구조, 단백질 또는 기능의 발현을 조절하는 것을 말한다. 단일유전자질환은 상염색체 우성, 상염색체 열성, 성염색체 형태에 의해 발현된다.

겸상적혈구병(낫적혈구병)

겸상적혈구병(sickle cell disease, SDC)은 유전자 하나의 양쪽 대립형질에 있는 뉴클레오티드 하나의 다형성(돌연변이 지점)으로 인해 발생하는 유전적 질환이다. 그 결과 헤모글로빈의 β-체인(β-글로빈, beta globin)이 비정상적으로 형성된다. 이 질병은 상염색체 열성에 의해 발현되고, 아프리카인과 적도 부근 지역에 사는 사람에게 가장 흔하다. 미국 흑인인구에서 겸상적혈구병은 정상적으로 출생한 400명당 약 1명꼴로 발병한다. 유전자에 하나의 β-글로빈 돌연변이를 가지고 있는 보인자는 미국 흑인의 15명당 1명으로 추정된다(Sickle Cell Disease Association of America, 2005). 겸상적혈구병과 겸상적혈구형질(sickle cell trait)은 동아프리카와 적도 부근 나라에서 발병률이 더 높다.

질환에 대한 유전적 영향

2장에서 언급했듯이, 야생형 β-글로빈 유전자는 전사와 번역을 통해, 6번째 아미노산인 글루타민산(glutamic acid, GTU; DNA에서의 트리플렛 코드는 CTC이다)을 포함하여 146개의 아미노산 단백질을 생산한다. 겸상적혈구병에서 β-글로빈 대립형질은 돌연변이를 가지고 있는데, 글루타민산을 생산하는 DNA 트리플렛 코드가 티아민 코드를 생산하도록 아데닌으로 치환되었다(CTC 코드가 CAC로 읽힌다). 이 돌연변이는 단백질 서열에서 6번째 아미노산으로 발린(valine)을 생성하게 된다.

보통, 두 β-글로빈 분자는 α-글로빈 분자 2개와 헴(heme) 분자 4개로 구성되어 있고, 이것은 적혈구의 정상적인 성인 헤모글로빈(HbA)을 형성한다. 헤모글로빈은 동맥혈의 산소 분자 4개를 헤모글로빈에 실어 신체의 여러 조직에 산소를 운반하는 기능을 한다(하나의 적혈구에는 수십만 개의 헤모글로빈 분자가 있다).

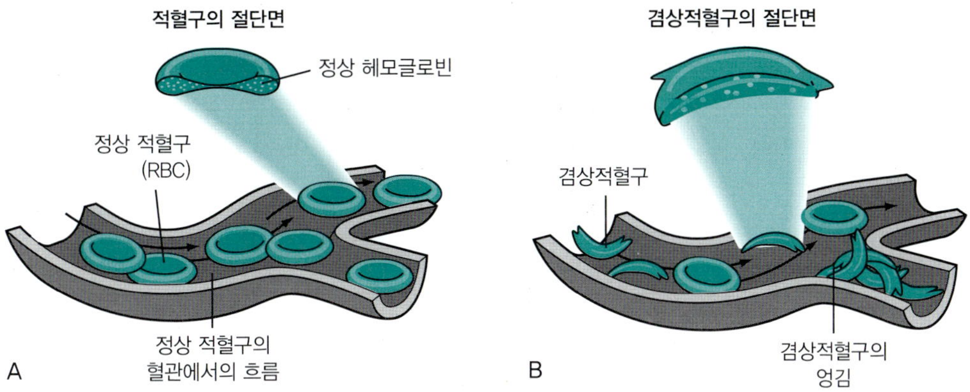

그림 9-1 ■ (A) 적혈구가 정상적이고 부드럽게 흐름 (B) 겸상적혈구가 함께 뒤엉켜 혈관의 흐름을 감소시키거나 막음

만일 두 β-글로빈 대립형질이 돌연변이가 되면, 적혈구는 성인 헤모글로빈(HbA)보다 헤모글로빈 S(HbS)의 비율이 높아진다. HbS는 HbA와 동일하게 산소 4개를 운반한다. 그러나 HbS는 산소 농도가 낮은 조직에서 매우 예민하여 조직 산소 농도가 감소하면 4개의 글로빈 분자(2개의 α와 2개의 β) 모양이 구부러진다. 이러한 변화는 세포막을 안으로 당기어 적혈구가 낫 모양이 되므로 혈관 벽을 부드럽게 돌아다니지 못한다(그림 9-1). 대신 겸상적혈구는 무리를 지어 혈액의 흐름을 막아 말단부 조직의 관류를 방해하고 산소공급을 줄인다. 이렇게 되면 적혈구는 더욱 더 겸상 모양으로 바뀌고 조직은 국소빈혈이 심화된다. 겸상적혈구의 세포막은 또한 점점 기형이 되고 서로 붙게 되며, 더욱 더 무리를 짓게 된다. 게다가 HbS를 많이 포함하고 있는 적혈구는 정상 적혈구보다 수명이 짧아 정상 적혈구 수명이 120일인 것에 비해 16~20일 정도만 살 수 있다.

만일 단 하나의 β-글로빈 대립형질이 돌연변이를 가지고 있다면, 그 사람은 겸상적혈구 형질(sickle cell trait)을 가지고 있는 것이다. 이 질병은 적혈구 내의 HbS의 비율이 40% 이하이다. 비록 HbS를 많이 가지고 있는 적혈구 세포가 낫 모양이 될 것이라고 추정할 수 있지만, 이러한 낫 모양 세포가 되기 위한 세포의 저산소화 정도는 90% 이상의 HbS를 가지고 있는 적혈구에서 요구하는 산소 농도보다 더 높다.

유전 형태

겸상적혈구병이나 겸상적혈구 형질을 일으키는 특이적인 유전 돌연변이가 자연스럽게 발생하는 비율은 낮다. 가장 흔한 전이는 부모에서 자녀로 상염색체 열성 유전되는 것이다. 그림 9-2는 β-글로빈 돌연변이가 없는 사람, 하나의 β-글로빈 대립형질에 돌연변이가 있는 사람, 두 β-글로빈 대립형질에 돌연변이가 있는 모두 사람의 유전 전이 확률을 그린 것이다.

유전자검사는 겸상적혈구병을 진단하는 데는 사용되지 않는다. 겸상적혈구병은 전기영동(electrophoresis) 상에서 HbS의 비율이 높은 것을 보고 진단한다. 겸상적혈구병인 사람

	HbA	HbA
HbA	HbA HbA	HbA HbA
HbA	HbA HbA	HbA HbA

양쪽 부모가 HbA에 대한 동형접합을 가지고 있을 시,
SCD 위험성: 0/4(0%)

	HbA	HbA
HbA	HbA HbA	HbA HbA
HbS	HbS HbA	HbS HbA

한 부모가 HbA에 대한 동형접합,
다른 부모는 HbS에 대한 이형접합 시,
SCD 위험성: 0/4(0%)
보인자가 될 위험성: 2/4(50%)

	HbA	HbS
HbA	HbA HbA	HbA HbS
HbS	HbS HbA	HbS HbS

양쪽 부모가 HbA에 대한 이형접합을 가지고 있을 시,
SCD 위험성: 1/4(25%)
보인자가 될 위험성: 2/4(50%)
영향이 없을 확률 : 1/4(25%)

	HbS	HbS
HbA	HbA HbS	HbA HbS
HbA	HbA HbS	HbA HbS

한 부모가 HbA에 대한 동형접합,
다른 부모는 HbS에 대한 동형접합 시,
SCD 위험성: 0/4(0%)
보인자가 될 위험성: 4/4(100%)
영향이 없을 확률: 0/4(0%)

	HbS	HbS
HbA	HbA HbS	HbA HbS
HbS	HbS HbS	HbS HbS

한 부모가 HbS에 대한 동형접합,
다른 부모는 HbS에 대한 이형접합 시,
SCD 위험성: 2/4(50%)
보인자가 될 위험성: 2/4(50%)
영향이 없을 확률: 0/4(0%)

	HbS	HbS
HbS	HbS HbS	HbS HbS
HbS	HbS HbS	HbS HbS

양쪽 부모가 HbS에 대한 동형접합을 가지고 있을 시,
SCD 위험성: 4/4(100%)
보인자가 될 위험성: 0/4(0%)
영향이 없을 확률: 0/4(0%)

그림 9-2 유전적인 HbA, HbS, 겸상적혈구병 그리고 겸상적혈구 형질의 유전적인 위험 비교

은 보통 HbS가 80~90%이며, 겸상적혈구 형질을 가지고 있는 사람은 보통 HbS가 40% 이하이다. 영구 변형된 겸상적혈구 수도 겸상적혈구병의 지표가 된다. 겸상적혈구병이 없는 사람은 겸상적혈구가 1% 미만이고, 겸상적혈구 소질을 가지고 있는 사람은 겸상적혈구가 40% 미만이다. 그리고 겸상적혈구병을 앓고 있는 사람은 영구 변형된 겸상적혈구가 90%이다.

신체적 징후

겸상적혈구병을 가지고 있는 사람의 신체 조직 내 낮은 관류와 산소화는 통증, 장애, 조직 손상, 감염 증가, 조기 사망을 일으킨다. 비록 이 환자는 철분 결핍이 있는 것은 아니지만 적혈구의 수명이 짧아 만성 빈혈을 보인다. 저산소증과 낮은 혈액 흐름을 발생시키고 낫 모양 변화를 일으키는 경우로는 탈수, 감염, 정맥울혈, 과격한 운동, 임신 그리고 마취가 있다. 급성으로 겸상화되는 시기를 겸상적혈구 위기(sickle cell crises)라고 한다. 이 기간 동안에는 겸상세포가 과도하게 발생하고 전체 장기와 신체 부분의 혈액 흐름을 방해한다. 이때 이 증상이 발생되는 곳에서는 심한 통증이 발생한다.

일부 낫 모양의 적혈구는 조직 산소 농도가 증가하고 위기가 회복되면 다시 정상적인 모양으로 돌아가지만, 일부 세포는 여전히 낫 모양으로 남아있고 더 손상되기 쉽다. 비록 조직 산소 농도가 정상에 비해 약간 감소하더라도 이렇게 손상되기 쉬운 성질은 낫 모양이 반복될 수 있는 위험성을 증가시킨다.

표 9-1 겸상적혈구병의 합병증

- 통증
- 지속 발기증
- 황달
- 심장기능상실(심부전)
- 피로
- 허약
- 관절 손상
- 감염에 대한 민감성, 특히 폐렴
- 간과 비장(지라)의 파괴와 부전
- 만성적인 신장질환과 신부전
- 발과 다리의 궤양
- 뇌경색, 뇌졸중, 발작

시간이 지나 반복되는 혈관 차단은 간, 심장, 뇌, 비장, 신장, 뼈, 망막과 같은 산소에 의존적인 조직과 장기의 저산소 문제를 일으킨다. 저산소화된 조직은 무산소화 및 허혈화가 일어나는데, 그 결과 괴사가 일어난다. 처음에는 작은 부분에서 경색과 괴사가 나타난다. 그러나 이 부분은 점점 섬유화되고 더 이상 제 기능을 하지 않는다. 이러한 조직이나 기관은 기능을 하는 세포가 거의 남아있지 않고 섬유화 및 상흔이 점차 넓은 부분으로 생긴다. 결국, 거의 기능을 하지 않는 세포가 남아 조직과 기관은 영구적으로 기능을 하지 않게 된다. 표 9-1은 겸상적혈구병으로 인해 발생하는 건강문제를 나열한 것이다. 질병의 심각성과 다양한 합병증의 발병에 따라 겸상적혈구병의 증상은 다양하다. 그러나 아동기 동안 겸상적혈구 질병에 대해 예방적인 돌봄을 받은 대부분의 아이는 질병의 합병증 발병을 없애지는 못하지만 지연시킬 수는 있다. 겸상적혈구병의 유일한 치료는 줄기세포이식이다. 그러나 이 과정에서 사망 등 중대한 합병증이 많이 발생하고, 비용문제 때문에 이 치료법을 사용하는 데 어려움이 있다.

질병의 가변성

위에서 제시한 것과 같이, 겸상적혈구병의 발현은 다양하다. 실제 돌연변이로 인해 발생하는 유전적 질환이 특징적이고 안정적인 것에 비해 겸상적혈구병은 특이하다. 낭성섬유증과 같이 후손에게 유전되면서 유전자가 대체되거나 소멸되는 유전적 질환과는 다르게 겸상적혈구병 환자는 β-글로빈의 6번째 글루타민산이 발린으로 바뀐다. 그렇다면 무엇으로 가변성을 설명할 수 있을까? 선천적(유전적 영향)인 것일까, 환경적(환경적 영향)인 것일까? 비록 유전적인 기전이 증명되지 않았지만 이 질문에 대한 답은 두 가지 모두라고 말할 수 있다.

환경적으로 극단적인 겸상화와 겸상적혈구 위기를 일으키는 계기를 피할 수 있는 사람은 영구적인 합병증의 발현을 늦출 수 있다. 또한 겸상적혈구 위기(sickle cell crisis)를 즉각적이며 정확하게 관리할 수 있는 사람은 장기적으로 신체적 기능을 더 좋게 할 수 있다. 그러나 질병을 정확하게 열심히 관리하더라도 심각한 합병증과 장애 및 죽음이 초기에 발병하는 경우도 많다.

겸상적혈구병을 앓고 있는 환자에게 합병증 발현이 늦춰질 것이라고 예측할 수 있는 가장 좋은 예측인자는 순환하는 태아 혈색소(fetal hemoglobin, HbF)이다. 태아 혈색소는 헤모글로빈의 한 종류인데, 정상적으로 모체의 혈액순환에서 간접적으로 산소를 공급받을 때인 태아기 동안에만 높은 농도를 유지한다. 태아 혈색소는 겸상화되지 않고 낮은 산소 공급 상황에서도 견딘다. 아기가 태어난 후 적혈구는 성인 헤모글로빈(HbA)으로 합성화되고, 생후 첫 달 동안 태아 혈색소의 양이 급격히 감소한다. 대부분의 사람은 2% 이하의 태아 혈색소를 가지고 있고 아동기 초기에 생성된 98%의 HbA를 가지고 있다. 겸상적혈구병이 있는 사람 중 일부는 여전히 아동기와 성인기 때 전체 헤모글로빈 중 20% 정도의 비율로 태아 혈색소를 가지고 있다. 이 비율은 HbS의 비율을 약화시키고 그 결과 겸상화가 일어날 수 있는 상황에서 저항력을 높여준다. 비록 유전자는 증명되지 않았지만 지속적으로 태아 혈색소가 생성된다면 유전적으로 겸상적혈구병이 통제될 가능성이 크다.

수산화요소가 포함되어 있는 약물을 먹는 사람은 태아 혈색소 비율이 증가한다. 이는 태아 혈색소 비율을 높게 유지하고 겸상적혈구병의 합병증을 지연시키는 데 장기적인 치료방법으로 사용되기도 한다.

겸상적혈구병의 또 다른 흥미로운 다양화는 헤모글로빈의 α 체인과 관련한 질환인 α-지중해빈혈이 동반되었을 때 발생한다. 이 유전적인 상태는 α-글로빈 체인을 만드는 4개의 유전자 대립형질(16번 염색체에 각각 2개씩 있음) 중 어느 하나가 손상되었을 때 α-지중해빈혈을 일으킨다. 이것은 '똑같은 실수를 또 하는 것'과 같은 경우는 아니지만, α-지중해빈혈로 발생한 빈혈이 겸상적혈구병의 영향을 감소시키는 것으로 알려져 있다(Embry et al., 1984). 첫 번째로, α-지중해빈혈 환자에게는 빈혈이 있는데, 적혈구의 수와 HbS의 적혈구 내 농축을 감소시킨다. 더욱이, 이 적혈구는 겸상적혈구병의 적혈구보다 밀도가 낮아서 세포의 겸상화와 적혈구 파괴를 감소시킨다. 게다가 α-지중해빈혈은 적혈구 세포막의 양을 증가시키는데, 이는 적혈구가 파괴되는 것을 막아준다. 마지막으로 α-지중해빈혈 적혈구와 겸상적혈구 빈혈의 적혈구가 같이 있으면, 겸상적혈구병 적혈구가 혼자 있을 때에 비해 쉽게 탈수되거나 용해되지 않는다. 이 특징적인 기전에 상관 없이 α-지중해빈혈의 상태는 긍정적인 방향으로 겸상적혈구병의 효과를 수정한다.

잠재적인 질병의 장점

겸상적혈구병이 어떤 장점을 가지는지 스스로에게 물어볼 수 있을 것이다. 사실 겸상적혈구병의 이점은 한 가지인데, 겸상적혈구병이 첫 번째로 제시된 것도 바로 그 이유이다. 적도 지역의 감염질환인 말라리아는 생명을 앗아가는 흔한 질환이었다. 겸상적혈구의 유전적 돌연변이에 의한 혈색소의 변화는 유기체가 말라리아에 심각하게 노출되고 감염되는 감수성을 감소시켰다. 이러한 이점은 유전자 돌연변이를 위한 동형접합과 이형접합 모두에게서 나타났다. 분명한 것은 그 지역이 말라리아 감염이 유행하는 곳이라 하더라도, 겸상적혈구병을 가지고 있는 사람에게는 큰 이점이 없다. 반면 겸상적혈구 소질을 가진 사람에게는 그 이점이 엄청나다. 말라리아 감염이 흔하지 않은 곳에 사는 사람에게는 아무런 이득이 없다.

낭성섬유증

낭성섬유증(cystic fibrosis, CF)은 단일유전자질환으로, 유전자의 양쪽 대립형질이 하나 또는 그 이상의 돌연변이를 가지고 있어서 염화물의 세포막 전이에 문제가 발생한다. 이 질환은 모든 인종과 민족에게 발생하지만 북유럽 및 서유럽의 백인에게 가장 흔하며, 상염색체 열성 방식으로 유전된다. 미국에 거주하는 백인의 경우 3,000명당 1명꼴로 낭성섬유증이 발생한다. 하나의 유전자 대립형질만 돌연변이인 경우 백인 중에서 미국 사람은 20~30명당 1명 정도가 낭성섬유증이 있을 것으로 예측된다. 미국의 약 30,000명의 아이와 성인이 낭성섬유증을 진단받았다(Cystic Fibrosis Foundation, 2011).

질환에 대한 유전적 영향

낭성섬유증은 세포막 전이의 도전율을 조정하는 *CFTR* 유전자의 양쪽 대립형질에서 하나의 유전자 돌연변이로 인해 발생하며, *CFTR*은 상염색체 7q31에 위치하고 있다. 이 유전자는 염화 채널을 제공하고 염화기와 중탄산염의 교환을 조정하는 단백질을 생산한다. 게다가 *CFTR* 유전자는 다른 운송수단의 조정과 영향력에 영향을 미친다.

CFTR 유전자는 크고 복잡해서 부호화 위치가 서로 다르다. 이 유전자가 생산하는 단백질의 서로 다른 부분은 발달과 신체적 기능에 따라 역할이 다르다. 현재 이 유전자는 1,400개 이상의 서로 다른 돌연변이가 발현된다(Cystic Fibrosis Foundation, 2011). 돌연변이의 차이에 따라 질병의 심각성, 증상이 발현되는 나이, 장기 기관과 관련되어 차이점이 나타난다. 비록 많은 돌연변이가 있지만 일부 돌연변이는 다른 돌연변이에 비해 더 흔하다. △F508은 백인 사이에서 가장 흔한 돌연변이로, 가장 심각한 질병을 유발한다. 흥미로운 것은 *CFTR* 돌연변이는 단백질 생산을 막는 것이 아니라 단백질 서열을 변화시키는 것으로 그 기능은 그대로 유지되지만 활동과 효율의 정도가 달라진다. 그 결과, 돌연변이 유전자형은 낭성섬유증 환자로 표현되는 특이한 징후(표현형)와 관련된다(Kulczycki, Kostuch, and Bellanti, 2003).

유전 형태

낭성섬유증은 상염색체 열성으로 유전된다. 이 열성 유전은 겸상적혈구병의 그림 9-2에서 설명하는 것과 같이 영향을 받지 않는 부분, 영향을 받는 부분, 보인자 상태에서 모두 같은 확률을 갖는다.

유전자검사는 낭성섬유증의 동형접합 표현을 진단하기 위해 사용되지는 않는다. 낭성섬유증의 동형접합은 기본적인 신체적 징후와 땀에 포함된 염화물 검사로 진단한다. 땀 속의 염화나트륨 양의 정상 수준(5~35mEq/L)과 비교했을 때 많이 농축되어 있으면(60~200mEq/L 또는 mmol/L) 양성 결과로 판단한다. 그러나 이형접합 보인자는 땀에 포함된 염화물 검사로 판단할 수 없고 독특한 질병 징후가 없다. *CFTR* 유전자의 직접적인 염기 서열로 유전자검사를 해야 보인자 상태를 판단하고 태아기 때 아이에게 끼치는 영향력을 확인할 수 있으며, 질병의 심각성을 어느 정도 예측할 수 있다.

신체적 징후

폐와 이자(췌장)는 상피세포에 영향을 받는 주된 장기 조직이다. 이 조직의 상피세포는 염화물의 이동이 좋지 못해서 걸쭉하고 끈적한 점액을 생산하는데, 이 점액이 장기의 샘을 막히게 한다. 그 결과 샘의 위축이 일어나고 장기의 기능 손상 또는 부전의 원인이 된다. 약한 강도로 영향을 받는 다른 장기로는 간, 침샘, 고환이 있다.

끊임없이 걸쭉하고 끈적한 점액이 나오는 낭성섬유증의 가장 심각한 합병증은 폐에서 발생한다. 점액은 기도를 좁혀 공기의 흐름을 감소시키고, 낮은 호흡상태에서의 만성적인 세균 감염이 일어난다. 감염으로 인해 만성적인 기관지염, 기관지 확장증, 폐포의 순응이 증가하는 결과를 낳으며, 폐 농양이 형성된다. 낭성섬유증의 폐 합병증은 기흉, 동맥 손상, 출혈, 항생제 저항 감염 그리고 호흡 부전이 있다.

걸쭉한 점액은 또한 이자의 관을 막히게 하여 샘의 수축과 진행성 섬유화낭종을 일으킨다. 이러한 변화는 처음에는 지방과 단백질 소화에 필요한 소화효소 생산을 감소시키다가 나중에는 생산을 멈추게 한다. 소화효소의 감소는 영양 부족, 작은 키, 지방이 많은 설사(지방변증) 그리고 지용성 비타민의 결핍을 일으킨다. 비록 낭성섬유증이 이자의 내분비 기능에도 영향을 주지만, 이러한 문제는 병이 더 진행되었을 때 나타나고 나중에 당뇨병을 유발한다.

간과 쓸개주머니(담낭)도 또한 점액의 축적에 의해 손상되고 간은 결국 망가지게 된다. 낭성섬유증을 가지고 있는 많은 사람에게는 침샘관이 확장되고 비정상적인 침을 생산한다.

낭성섬유증과 관련한 남성적인 유전형질은 정관이 발달하지 못하는(정관 무형성) 결과를 유발하기도 한다. 정관은 고환의 저장고에서 요도로 정자를 운반하는 관 구조를 말한다. 정관이 없으면 고환에서 정자를 생산하더라도 정자가 없는 정액을 만들어낸다.

질병의 가변성

낭성섬유증은 비록 영향이 있는 가족 내에서의 임상적 표현이 상대적으로 덜 다양하지만 질병의 심각성과 이 질환과 관련된 장기조직은 다양하다. 심각성은 가족마다 다른데, 일부 가족은 이자 문제가 심각하고 어떤 가족은 폐 문제가 심각하기도 하다. 예를 들어 일부 가족은 영향을 받은 아이가 초기 유아기 때 진단을 받고, 청소년이 되기 전에 질환이 폐나 이자에 급속도로 심각하게 진행된다. 어떤 가족은 후기 아동기나 성인이 되어서도 증상이 나타나지 않는다. 최근에는 일부 성인이 *CFTR* 돌연변이로 인해 동형접합의 형태로 나타났지만 최소한의 증상을 보이거나 뚜렷한 징후를 나타내지 않는 경우도 있다.

폐 감염의 관리와 폐 이식과 같은 방법으로 생명을 연장시킬 수는 있지만 낭성섬유증은 치료방법이 없다. 유전자 치료가 시도되기는 하나 낭성섬유증에 적합한 치료법은 없다. 폐와 관련한 증상이 나타나는 사람 중 의학적 치료로 아동기에서 성인기까지 평균적으로 37.5년 정도 수명을 연장시킬 수 있지만 기대수명은 상당히 감소한다(Cystic Fibrosis Foundation, 2011).

잠재적인 질병의 장점

북유럽과 서유럽 백인은 낭성섬유증의 이형접합 보인자의 비율이 높은데, 낭성섬유증 보인자는 잠재적인 이점을 가지고 있다. 과학자들은 특이하고 흔한 *CFTR* 돌연변이로 인한 이형접합을 가지고 있는 사람에게 장티푸스와 콜레라에 대한 저항력이 높다고 믿는다(Pier et al., 1998).

뒤센근육디스트로피

뒤센근육디스트로피(Duchenne muscular dystrophy, DMD)는 디스트로핀(dystrophin) 단백질을 생산하는 *DMD* 유전자 대립형질의 다양한 돌연변이 중 하나로 인해 점진적으로 근육 약화가 일어나는 유전적 질병이다. 이 질환은 유전적인 근질환 중 가장 흔하며, 특히 X 성염색체와 관련된 유전질환으로 남성에게 흔하다. 전 세계적으로 뒤센근육디스트로피의 발병률은 남성 정상출산 3,300~3,500명당 1명꼴로 발생하는데, 모든 인종에서 같은 비율로 발생한다(Muscular Dystrophy Association, 2010). 이 질환의 가장 약한 질환인 베커근육디스트로피(Becker muscular dystrophy, BMD)은 뒤센근육디스트로피와 같은 유전패턴에서 기인하며, 같은 유전자에서 적은 돌연변이 손상에 의해 발생한다.

하나의 X 성염색체는 정상이고 다른 X 성염색체가 비정상적인 디스트로핀 대립형질을 가지고 있는 여성 보인자의 경우에는 이 질환의 증상이 나타나기는 하지만, 영향이 있는 남성보다 더 낮은 정도로 발현된다. 여성 보인자의 실제 발생률은 보고되지 않았다.

질환에 대한 유전적 영향

디스트로핀을 발현시키는 유전자는 X 성염색체에 위치하고 있다(위치는 Xp21이다). 인간 유전체에서 가장 큰 유전자이며, 이 유전자가 생성하는 디스트로핀 역시 크다. 여러 종류의 근육디스트로피는 이 유전자의 돌연변이와 연관되어 있다. 돌연변이 종류는 유전자결손 중복, 삽입 그리고 변화에 따라 나타난다. 가장 흔한 돌연변이는 대 결손이며, 이 질환은 오로지 유전적인 문제로만 발생한다.

디스트로핀은 근육의 완전한 상태를 유지해주는 구조 단백질이다. 이 단백질은 뼈대근육, 심장근육, 민무늬근육세포에서 찾을 수 있다. 디스트로핀의 변종은 뇌세포에서도 찾을 수 있다. 근육세포에서 디스트로핀은 근육섬유막으로 둘러 싸여 있고, 액틴(actin)이라는 수축 단백질 가닥을 얻을 수 있다. 그로 인해 근육을 한 위치에 고정시킬 수 있고 안정적일 수 있다. 매우 약한 디스트로핀(BMD)이나 완전히 기능하지 못하는 디스트로핀(DMD)에서 근육 수축은 액틴을 느슨하게 하고 점진적으로 근육섬유를 깨뜨려 각 근육세포의 통합성을 파괴한다. 근육은 태어난 후에 체세포분열을 하지 않기 때문에 파괴되거나 죽은 근육세포는 재생되지 않는다. 근육은 근육섬유가 사라지고 빈 자리를 연결 조직과 지방으로 채우게 된다.

유전 형태

뒤센근육디스트로피 유전자는 X 성염색체(Xp21)에 위치하고 있다. 남성은 모계에서 받은 하나의 X 성염색체를 가지고 있기 때문에 뒤센근육디스트로피는 성염색체 관련 유전전달이 이루어진다. 그림 9-3은 돌연변이 디스트로피를 가지고 있지 않은 경우, 변이된 디스트로핀 대립형질을 1개 가지고 있는 경우 및 변이된 디스트로핀 대립형질을 2개 가지고 있는 경우의 유전 확률을 각각 보여주고 있다. 게다가 뒤센근육디스트로피를 가지고 있는 남성 중 약 30~35%는 모계가 보인자가 아닌 경우가 있다. 즉, 이 유전자의 자연변이 비율이 매우 높다는 것이다. 이 비율은 유전자의 크기가 큰 것과 연관된다고 생각할 수 있는데, DNA 복제, 단백질 합성, 배우자 형성과정(변이된 정자와 난자 생산)에서 돌연변이가 발생할 수 있다.

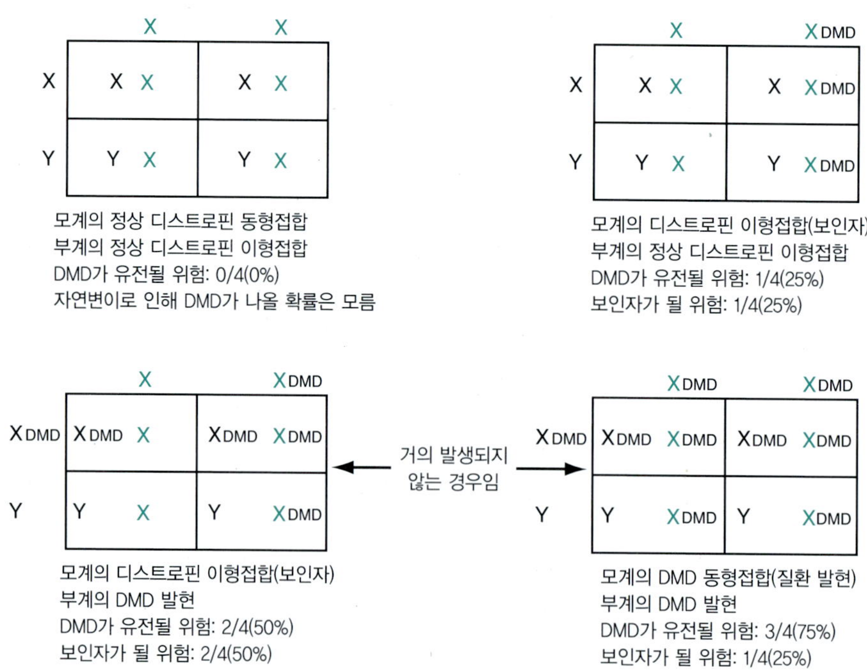

그림 9-3 정상적인 디스트로핀, 뒤센근육디스트로피 보인자 또는 뒤센근육디스트로피의 유전적 위험성 비교

뒤센근육디스트로피는 남성이 어린아이일 때 근육 약화가 진행되는 병력과 혈액 내 크레아틴키나아제(creatine kinase, CK) 효소의 비율이 높아지는 경우로 진단될 수 있다. 위 두 경우는 근육세포가 손상되지 않았을 경우에는 정상이다. 만일 근육세포가 손상되거나 죽으면 효소가 혈액으로 나온다. 혈액 속 효소 레벨은 어린아이일 때는 감소하는데, 이는 근육이 파괴되는 것이 제한적이기 때문이다. 다른 검사로는 근육의 악화로 인해 근육 약화가 일어난 것인지 근육의 염증에 의해서 근육 약화가 일어난 것인지를 검사하는 근육 생검이 있다. 혈액이나 피부 세포로 중합효소연쇄반응 유전자검사를 하면 뒤센근육디스트로피 유전자의 돌연변이의 위치를 알아낼 수 있다. 이것은 뒤센근육디스트로피의 보인자인지, 태아가 뒤쉔근육디스트로피를 가지고 있는지를 알아보는 데 유용하다.

뒤센근육디스트로피에서 여성 보인자는 CK의 레벨이 증가하며 정상적인 골격근력보다 약해져 있는 것으로 확인할 수 있다. 그러나 이러한 검사는 결국에 영향을 주는 X 염색체(모계유전 또는 부계유전)의 골격 근육량의 비율에 의존한다(제4장을 보면 여성에서 하나의 X 염색체는 모든 세포에서 비활동적이고, 비활동적인 X는 무작위 과정을 거친다).

신체적 징후

뒤센근육디스트로피의 근육 약화는 처음에는 목과 골반 부근 근육에서 나타난다. 일어서고 걷는 것을 배우기 시작한 남자아이는 2~5살 때부터 걷는 것과 서 있기가 어려워지기 시작한다. 이러한 아이는 서 있는 자세에서 앉는 자세로 바꾸거나 층을 올라갈 때 어려워하며, 몸을 일으키는 데 다리에 의존하기보다 팔을 이용해 서 있는 자세를 취한다. 또한 걸음이 점점 어색해지고 자주 넘어진다. 종아리 근육은 다른 근육과 비교하여 비대해진다. 이는 근육 자체의 근력보다 근섬유가 지방과 연결조직으로 대체되면서 나타난다. 보통 이러한 아이는 10대가 되는 시기부터 걷기가 어려워진다.

뒤센근육디스트로피를 가지고 있는 남자아이는 심장근육에도 문제가 있는데, 이 세포도 통합성을 유지하기 위해 디스트로핀에 의존적이기 때문이다. 가장 흔한 문제는 확장성심근증과 만성심부전증이다. 디스트로핀은 민무늬근육세포에도 필요하지만, 뒤센근육디스트로피는 민무늬근육에는 거의 영향을 미치지 않는다. 그러나 뒤센근육디스트로피를 가지고 있는 일부 아이는 방광 마비나 위 팽창 등의 문제가 일어난다.

뒤센근육디스트로피를 가지고 있는 대부분의 아이는 인지장애도 나타난다. 실제적인 원인은 모르지만 약간의 디스트로핀이 뇌에도 필요하기 때문이라고 짐작하고 있다.

질병의 가변성

뒤센근육디스트로피 증상과 심각성에서의 가변성은 거의 없지만 뒤센근육디스트로피 유전자의 돌연변이 종류와는 관련되어 있다고 알려져 있다. BMD는 기능적인 디스트로핀이 얼마나 생산되는지와 연관된다. 일부 남성의 경우 증상이 거의 없어서 30세까지 진단을 받지 않았다.

여성 보인자는 건강한 X 성염색체가 근육세포에서 더 빈번히 불활성화되면 증상이 발현될 수 있다. 일반적으로 골격근육 문제보다 심장질환으로 더 어려움을 겪는다. 이론적인 근거로는 골격근육의 근육세포 중 50%만이 완전히 기능을 한다면 근력은 적정하지만 적정한 건강 활동을 위해서, 특히 왼쪽 심실의 기능을 위해서는 완전히 활동하는 근육세포가 전체 세포 중 최소 80% 이상이어야 한다. 여자에서 종종 예정된 나이보다 더 빨리 확장성 심근증과 좌심실부전이 발생한다.

현재까지 뒤센근육디스트로피에 대한 치료는 없다. 근육세포의 악화를 늦추는 방안으로 코르티코스테로이드 용법을 관리적 차원으로 사용한다. 가능한 한 기동성을 유지하기 위해 약한 근육을 관리하는 체중 관리도 적용된다. 중간 단계의 운동을 하도록 권고하지만 너무 심한 운동은 빠른 근력손상을 일으킨다. 질환이 진행됨에 따라 심폐 문제도 관리되어야 한다. 사망의 주된 이유는 십대 후반기와 초기 성인기의 호흡 부전, 폐렴, 심부전이다. 어떤 치료방법도 이런 결과를 예방하지는 못하지만 적절한 관리로 기능적인 장기 부전을 지연시킬 수 있다.

전형적 혈우병

전형적 혈우병(classic hemophilia) 또는 A형 혈우병은 단일유전자질환으로, 혈액응고물질인 제8응고인자가 생기지 않거나 정상 수준 이하로 유지되는 질환을 말한다. 이 질환은 X 성염색체의 단일 방식으로 유전되며, 이 질환은 남성에게 더 흔하다. 전 세계적으로 전형적 혈우병은 남성의 정상출산 5,000명당 1명꼴로 나타난다. 모든 인종과 민족에서 같은 비율로 발생한다. 드문 혈우병은 B형 혈우병인데, 크리스마스병(Christmas disease)라고도 불린다(이 질병이 처음 발견된 아이의 성이 크리스마스였다). 이 질병에 의해 영향을 미치는 응고요인은 제9응고인자이며, X 성염색체에 위치해 있다.

질환에 대한 유전적 영향

제8응고인자에 대한 유전자는 X 성염색체에 위치해 있으며 *F8*이라고 부른다. 이 응고요소[antihemophilic factor(AHF) 또는 antigemophilic globuin(AHG)라고도 불린다]는 간에서 합성되는 많은 물질 중 하나인데, 혈관이 손상된 후에 안정적인 혈액응고를 형성하기 위해 활성화되고 급격히 응고물질 형성을 시작한다(그림 9-4). 제8응고인자가 활성화되면, 다른 활성화된 응고인자와 여러 활성화된 인자, 혈소판 그리고 칼슘과 복합체를 이루는 폰빌레브란드 인자와 함께 활동한다. 이 복합체는 프로트롬빈 활성체(prothrombin activator)라고 알려져 있으며 이 물질은 프로트롬빈을 트롬빈으로 활성화시킨다. 트롬빈은 피브리노겐(fibrinogen)을 피브린(fibrin) 분자로 전환시키는 활성화된 효소이다. 만일 피브린 분자가 생기면 이것은 급속도로 자발적으로 응집되어 그물망 또는 발판과 같이 긴 가닥을 형성하여 응고를 일으키는 혈소판, 단백질, 혈액세포가 모일 수 있는 틀을 만든다(그림 9-5). 만약 제8응고인자가 거의 없거나 존재하지 않으면, 프로트롬빈을 활성화시키는 데 필요한 복합체를 만들기 전에 증폭되는 것이 멈춘다. 그 결과 피브리노겐이 피브린으로 전환되지 않고, 응고를 위한 발판이 형성되지 않으며, 혈액은 응고되지 않는다.

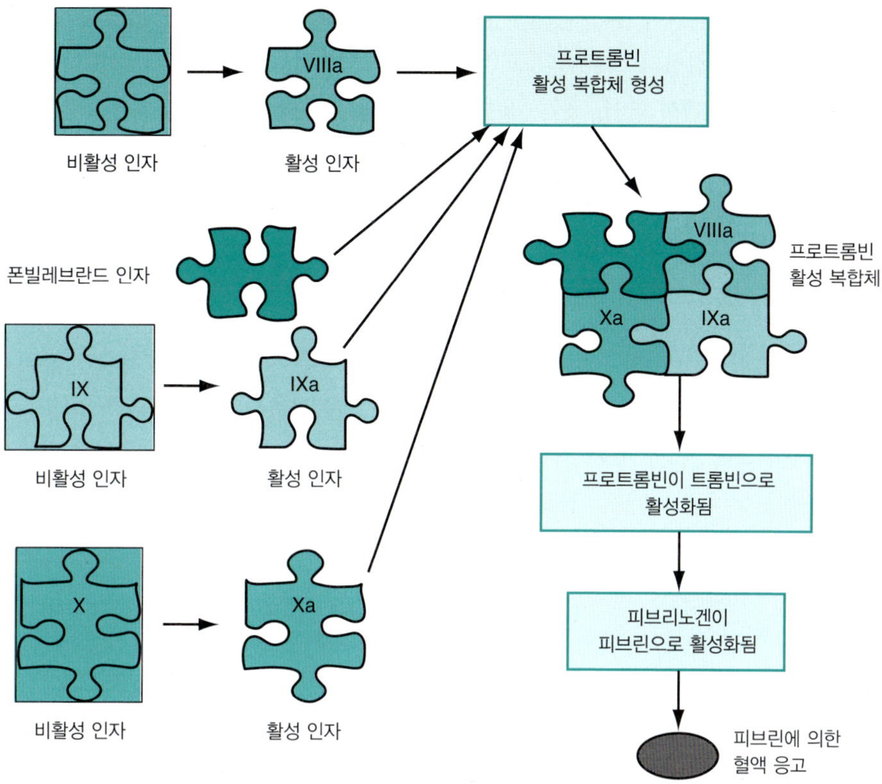

그림 9-4 ■ 기본적인 혈액응고 과정(제8응고인자와 폰빌레브란드인자의 역할을 강조함)

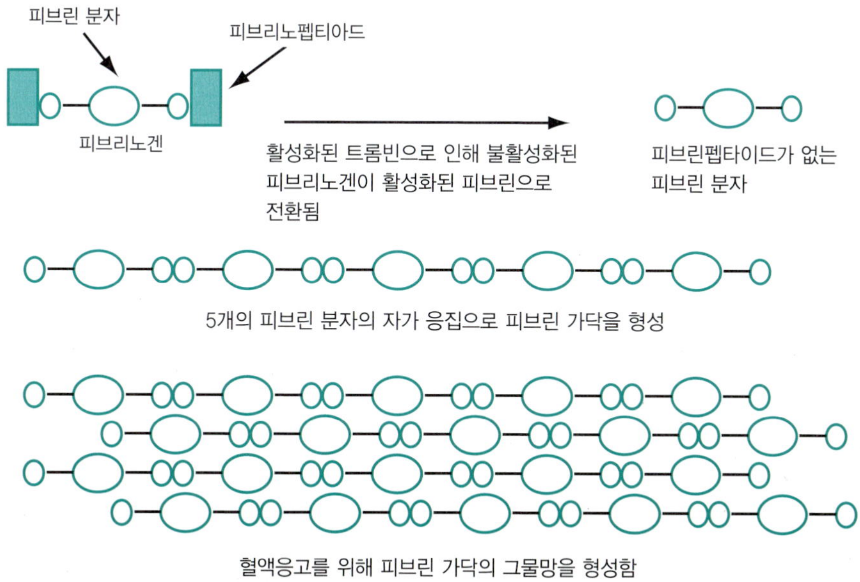

그림 9-5 ■ 피브리노겐이 피브린으로 활성화되는 과정과 안정적인 혈액응고가 일어나는 발판 구조의 형성

*F8*유전자는 상당히 크며, 다양한 돌연변이가 이 유전자의 본래 기능을 손상시킨다. 종종 한 혈연 관계 내에서 전형적 혈우병의 표현이 독특하고 특이하게 나타난다. mRNA의 스플라이싱(splicing) 단계에서 변이, 제거, 오류가 일어나는 부분에서 돌연변이가 나타나고, *F8*이 위치되어 있는 X 성염색체에서 도치가 일어나면서 문제가 생기기도 한다(Kumar et al., 2010). 이것은 근본적으로 '역행(backward)' 유전자를 암호화시켜 유전자를 번역하거나 기록되지 못하게 한다.

유전 형태

*F8*유전자는 X 성염색체(Xq28) 위에 위치하고 있다. 남자는 독점적으로 모계유전으로 유전되는 하나의 X 성염색체를 가지고 있기 때문에 혈우병은 성염색체 열성 유전 형태를 띠고 있다. 이 형태는 그림 9-3에 있는 뒤센근육디스트로피에서 설명한 것과 같이 영향력이 없어도 영향을 미치는 상태와 보인자 상태 모두에서 확률이 같다. 게다가 전형적 혈우병을 가지고 있는 남자의 25~30%에서 모계가 보인자가 아니었다(Kumar et al.,2010). 즉, 이 유전자에서 새롭게 자연변이되는 비율이 상대적으로 높다.

신체적 징후

전형적 혈우병을 가지고 태어난 아이는 보통 출생 초기에는 임상적으로 과도하게 출혈이 일어나는 징후가 없고, 포경수술을 하더라도 신생아 단계에서는 아주 최소의 출혈이 발생한다. 그러나 유아기 때부터 외상 등에 의해서 멍과 과도한 출혈이 발생하기 시작한다. 이러한 출혈은 유아가 기어다니고 걷기 시작할 때부터 증가한다(왜냐하면 아동은 덜 활동적일 때 작은 환경적인 외상으로부터 보호하기가 어렵기 때문이다). 흥미롭게도 외상이나 멍이 발생한 자리에 점상출현이 없다.

멍뿐만 아니라 혈우병과 관련된 흔한 문제는 정상적인 보행으로 인해 관절에서 출혈이 발생하여 몸무게를 지탱하는 관절(골반, 무릎, 발목)에 관절 손상이 나타나는 것이다. 응고인자 대체치료를 받으면 혈우병을 앓고 있는 젊은 사람은 쇠약하고 활동에 제약을 일으키는 손상이 더 이상 발생하지 않는다.

전형적 혈우병은 처음에는 과도한 멍과 출혈의 과거력으로 진단한다. 혈액응고와 관련한 연구는 정상적인 프로트롬빈 시간(prothrombin time, PT)이 부분적 트롬보플라스틴 시간(partial thromboplastin time, PTT)의 비정상적인 증가와 관련되어 있음을 설명하였다. 혈액 내에서 제8응고인자의 수준은 낮거나 거의 존재하지 않는다. 보인자는 제8응고인자 수준이 정상 수준보다 낮고, 평균 PPT보다 높은 것을 알 수 있다. 그리고 이렇게 특이한 돌연변이를 일으키는 *F8*유전자 배열은 가족 내에서 확인할 수 있다.

여성 보인자는 정상적인 *F8* 수준보다 낮을 때 종종 과도한 멍과 출혈이 나타난다. 보인자에서 생성되는 *F8*의 양은 정상적인 *F8*유전자가 불활성화되어 있는 간세포의 비율에 의존한다. 많은 사람이 정상적인 제8응고인자의 수준보다 50% 이하이지만 그 양은 출혈, 외상으로 인한 멍과 관절 출혈로부터 손상을 예방할 수 있는 충분한 양이다.

질병의 가변성

과도한 멍과 출혈은 비정상적인 제8응고인자 수준과 관련되어 있다. 정상적인 제8응고인자 수준의 1~2%를 가지고 있는 환자는 심각한 질병과 과도한 출혈이 발생한다. 정상적인 제8응고인자 수준의 5~10% 정도만 가지고 있는 환자는 중등도의 질환과 출혈 증상을 나타낸다. 정상적인 제8응고인자 수준의 15% 이상을 가지고 있는 사람은 단지 가벼운 증상과 가끔씩 출혈이 발생하는 증상이 나타난다.

전형적 혈우병 또는 B형 혈우병의 유일한 치료법은 간 이식이다. 그러나 이식 장기 부족, 비용 그리고 이 과정으로 인한 유전적 위험 때문에 시행하기 어렵다. 제8응고인자와 제9응고인자의 합성은 DNA 재조합 기술로 인해 가능하다. 이 과정은 인간 혼주혈청(한랭형 침강물, cryoprecipitate)으로 얻을 수 있는 응고인자에 존재하는 혈액매개질환의 위험을 감소시킨다. 정기적으로 재조합된 제8응고인자의 주입은 전형적 혈우병 환자의 수명을 최소 5년(20세기 초기)에서 65년까지 연장할 수 있다(National Hemophilia Foundation, 2010).

폰빌레브란드병

폰빌레브란드병(von Willebrand disease, VWD)은 단일유전자질환으로, 영향을 받은 사람은 폰빌레브란드 인자(vWf)의 양이 정상적인 경우보다 적다. 이 질환은 상염색체의 우성형질로 유전되며, 신생아 100명당 1~3명꼴로 발병한다는 세계에서 가장 흔한 유전성 혈액응고 질환이다(Kumar et al., 2010; Mittal, James, and Valentino, 2009).

질병에 대한 유전적 영향

폰빌레브란드 인자의 유전자는 *VWF*이고 염색체 12p13.3에 위치하고 있다. 이 요소는 혈관의 내피 세포에서 생산되고, 혈액응고 연쇄반응에서 프로트롬빈을 트롬빈으로 변환해야 하기 때문에 프로트롬빈 활성복합을 형성하기 위해 다양한 혈액응고 요소를 결합하는 '접착제' 역할을 하는 제8응고인자와 함께 작용한다(그림 9-4 참조).

또한 *VWF*는 혈소판을 활성화시킨다. 대규모의 혈관 손상이 신체 영역의 vWf 생산량을 변화시킬 수도 있지만, 결핍은 유전자 기반의 문제이다.

유전형질

VWF 유전자는 상염색체에서 염색체 12번에 위치하고 있다. 질환의 가장 흔한 형태는 상염색체 우성 형태에서 유전된 돌연변이로 인한 것이다. 하지만 보인자의 상태가 확실하지 않음에도 불구하고 침투율의 감소로 자손에게 가끔씩 상염색체 열성 형태로 전달할 수도 있다. 그러나 침투율의 감소로 질환이 나타나지 않은 사람이지만 영향 받은 유전자를 자녀에게 전달할 수 있고, 그러면 그 자녀는 질환이 나타날 수도 있다. 게다가 가장 보기 드물면서도 가장 심각한 형태의 질환이 상염색체 열성이다.

신체적인 징후와 질병의 가변성

폰빌레브란드 인자가 생산되는 정도에 따라 VWD는 세 가지 주요한 유형으로 나뉜다. 각각의 주요한 유형에는 더 많은 아형이 있다.

제1형 VWD는 가장 흔하고, 이 유형의 사람은 vWf의 순환 수치가 정상보다 낮다. 특별한 외상이 없어도 자주 코피를 흘리고, 30분이 넘는 시간 동안 출혈이 지속된다. 맹출, 혀 깨물기, 발치나 치과 치료에 의한 과도한 입안(구강) 출혈이 흔하고 이를 멈추기 위한 의료적인 개입이 필요하다. 피부 열상은 30분이나 그보다 오랜 시간 출혈이 지속되며, 작은 부상에도 큰 타박상을 입는다. 월경 중인 여성의 경우에는 월경량이 많고 빈혈을 겪기도 한다. 제1형의 많은 아동과 어른이 진단받지 않은 채로 남아있다.

제2형 VWD는 두 번째로 가장 흔한 형태이며, 마찬가지로 상염색체 우성 형태로 유전된다. 이 유형에서는 비록 vWf가 생산되는 양은 정상이지만, 비정상적이거나 결함이 있는 vWf와 관련되어 있다. 징후는 vWf의 결함 종류에 따라 범위가 경도에서 중등도에 이른다. vWf 수치가 정상인 데다가 추가 검사는 구체적인 아형을 알아야 하기 때문에 진단하기가 가장 어렵다. 또한 서로 다른 아형 사이에서 vWf의 수치는 발병도와 관련이 없다.

제1형과 제2형은 증상이 심각해보이지 않고 같은 문제를 가지고 있는 가족의 다른 구성원이 있어서 이미 이러한 문제를 어떻게 다루어야 하는지 알고 있거나, 더 어린 시절에 심각한 출혈을 너무 적게 겪은 경우 아동기 때 진단을 받지 못한다. 심한 월경과 산후 출혈은 청년기에 유전적 원인을 살필 수 있는 계기가 되기도 한다.

제3형 VWD는 가장 드물게 발생하며 출혈 문제가 가장 심각하다. vWf의 수치는 매우 낮고 출혈이 너무 과도해서 처음에는 혈우병에 걸린 것으로 생각할 수 있다. 이 형태의 질환은 상염색체 열성 형태의 유전을 증명한다.

경도에서 중등도 사이의 VWD 징후는 데스모프레신 주사나 비강 스프레이로 관리한다. 이러한 바소프레신과 화학적으로 유사한 물질은 vWf 수치뿐만 아니라 제8응고인자의 수치도 어느 정도까지 증가시킨다. 이것은 세포 저장소에서 미리 형성된 요소를 방출함으로써 이루어진다고 생각된다. 이러한 효과는 빠르지만 일시적이다. 제3형 VWD에 의한 출혈이 심각하거나 데스모프레신 치료법에 반응하는 것에 실패한 경우, 환자는 농축된 수준의 vWf와 함께 혈장의 투입이 필요하다. 그러나 이 치료법은 혈액 매개 바이러스 질환에 전염될 위험이 있다.

연골무형성증

연골무형성증(achondroplasia)은 선유아세포 증식인자 수용체(*FGFR3*)를 부호화하는 유전자 변형의 결과로 나타나는 단지왜소증 중에서 단일유전자장애에 해당한다. 왜소증 중에서 가장 흔한 장애에 해당하며, 모든 인종과 민족에서 신생아 15,000~40,000명당 1명꼴로 발생한다(National Institutes of Health, 2010). 연골무형성증이라는 단어는 문자 그대로 '연골이 없음'을 의미한다. 이러한 명칭은 연골무형성증을 앓고 있는 사람이 적절한 위치에 정상적인 연골을 가지고 있기 때문에 정확한 표현은 아니다. 그러나 뼈의 형성은 배아기의 연골에서부터 시작되며, 점차 뼈로 굳어진다. 뼈의 형성과 장골로 자라는 것의 문제는 *FGFR3* 유전자의 변형이 원인이다.

질병에 대한 유전적 영향

단신과 비정상적인 뼈의 성장은 환경적인 원인이 있을 수 있지만 연골무형성증은 *FGFR3* 유전자의 변형에 직접적인 영향을 받는다. 보통 이 유전자로 만들어지는 것은 뼈와 뇌 조직의 성장과 유지와 관련되어 있는 단백질로, 연골로부터의 뼈 형성, 특히 장골 형성에 제한되어 있는 수용기이다. 돌연변이의 두 가지 특이점은 모든 연골무형성증 사례의 99%에서 원인이 된다. 이러한 돌연변이 중 하나는 아미노산 아르기닌을 단백질의 380번째에 위치하고 있는 글리신으로 대체하는 결과를 낳는다(National Institutes of Health, 2010). 이러한 돌연변이로부터 생산된 단백질은 섬유아세포 성장촉진인자를 위한 지나치게 활동적인 수용기이며, 배아기와 태아기에 장골로의 성장을 단축시킨다. 몸통과 얼굴을 이루고 있는 뼈를 포함한 다른 뼈는 영향을 덜 받는다.

유전 형태

FGFR3 유전자는 염색체 4p16.3에 위치하고 있고, 10~15%의 경우에 상염색체 우성 형태로 유전된다. 그러나 이 거대한 유전자는 새로운 자연변이 비율이 높기 때문에 80%에 가까운 확률로, 영향 받은 아이의 부모는 연골무형성증을 앓고 있지 않다. 새로운 자연변이는 부모의 나이로 접어드는 시기에 가장 자주 일어난다. 이 장애는 매우 치명적이다. 동형접합 조건(homozugous condition)은 과도한 유산과 신생아 시기의 사망률과 관련되어 있다(Kumar 그 외, 2010).

신체적인 징후

갓 태어난 아이의 연골무형성증은 초기 모습이 뚜렷하다. 유아의 머리와 몸통은 정상으로 보이지만 사지는 불균형적으로 짧다. 머리가 커져도 이러한 비율은 일생 동안 유지된다(그림 9-6). 상완골과 대퇴골은 아래쪽 팔다리에 비해 더 불균형적으로 짧다. 팔과 다리의 피부와 연조직은 추가적인 주름을 형성한다(마치 피부와 연조직이 뼈보다 더 긴 것처럼). 목의 길이가 매우 짧고 후뇌와 목 사이의 접합부가 비정상적이다. 이러한 기형은 경추를 누를 수 있고, 이는 이들에게 수면무호흡이 흔하게 발생하는 요인 중 하나라고 여겨진다. 게다가 연골무형성증을 앓고 있는 유아는 비정상적인 머리와 목의 접합이나 척수가 끝나는 두개골의 구멍(대후두공) 협착으로 인한 유아돌연사증후군(SIDS)의 가능성이 연골무형성증을 앓고 있지 않은 아이보다 더 높다. 얼굴에는 크고 눈에 잘 띄는 이마를 가지고 있다(bossing). 얼굴의 정중선 부분은 윗부분보다 약간 덜 발달되어 있다. 지능과 인지 기능은 일반적인 사람과 같다.

연골무형성증을 앓고 있는 대부분의 아이는 운동발달이 지체된다. 성장할수록 치아가 빽빽해지고 베어 물기가 어려운 일이 자주 일어난다. 유스타키오관의 위치가 얼굴의 정중선보

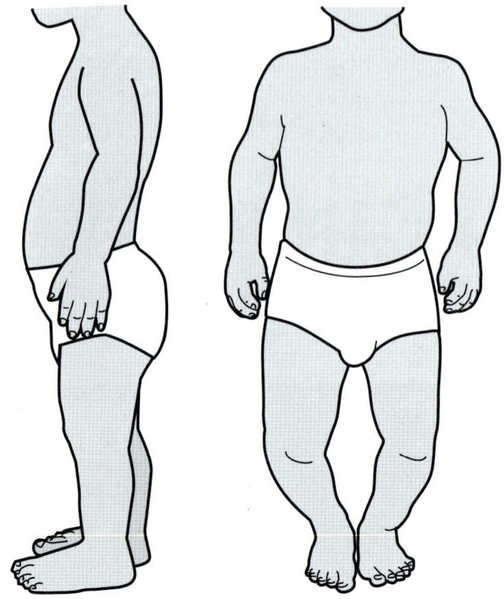

그림 9-6 연골무형성증을 앓고 있는 사람의 신체적인 외양

다 덜 발달되어 있기 때문에 중이염도 자주 발생한다. 아이가 걷기 시작하면 과도한 척추 전만이 생긴다(Richette et al., 2008).

연골무형성증은 치료가 불가능하다. 재건 수술로 신체적인 모습을 바꿀 수는 있다. 뼈연장 수술은 논란이 많지만 전체적인 신장을 증가시킴으로써 연골무형성증를 앓고 있는 성인의 일상적인 생활을 더 쉽게 해주는 것이 가능하다(Shirley, 2009). 이 병을 가진 사람은 호르몬 부족으로 성장하지 못한 것이 아니기 때문에 성장호르몬 주사는 신장을 늘리는 데에 최소한의 효과만 있거나 효과가 전혀 없다. 체중 조절은 엉덩이와 다리가 접합되는 곳의 압박을 줄이고 폐쇄성 수면무호흡을 예방하는 데 좋다.

질병의 가변성

연골무형성증의 신체적인 특징 대부분은 이 장애를 가지고 있는 모든 사람에게 나타난다. 하나의 가변적인 특징은 수두증이다. 수두증은 이 장애를 가진 모든 아이에게 발생하는 것은 아니고 일부에게만 일어난다. 수두증이 치료되지 않으면 뇌 손상이 초래된다.

복합 질환

복합 질환(complex disorders)는 유전과 환경의 영향이 모두 필요한 것을 말한다. 유전적인 투입은 건강문제를 일으키기 위한 개인의 민감성을 증가시키지만, 하나 또는 그보다 더 구체적인 환경적 계기가 적절한 시기에 일어나지 않는 한 절대로 발병하지 않는다. 여러 사례를 살펴보면 복합 장애의 유전적인 요소는 하나 이상의 유전자를 수반하고, 이것은 대개 확인되지 않는다. 어린 시절에 나타나는 두 가지의 흔한 복합 장애는 제1형 당뇨병과 천식이다.

제1형 당뇨병

인간의 세포는 모든 세포 작업을 수행하는 데 필요한 화학적 에너지를 만들기 위해 포도당이 필요하다. 포도당은 우리가 먹는 탄수화물과 간에서 만들어지는 포도당으로부터 얻는다. 많은 세포가 포도당을 통과시키지 않는 세포막을 가지고 있음에도 불구하고, 포도당은 세포의 연료로 사용되기 위해서 반드시 세포를 통과해야 한다. 여기에서 바로 인슐린이 필요하다. 이자의 소화기 부분뿐만 아니라 내분비 부분에도 랑게르한스섬이라고 알려져 있는 100만 개 정도의 작은 분비샘이 장기 곳곳에 분산되어 있다. 랑게르한스섬(islets of Langerhans) 안에는 혈당치가 올라가면(고혈당) 인슐린을 생산하고 방출하는 β-세포가 있다. 인슐린은 순환하다가 세포 원형질막의 인슐린 수용체와 결합한다. 인슐린 수용체에 결합한 인슐린은 막 구조로 변형되어 포도당이 막을 통과해 신진대사를 목적으로 하는 세포에 들어갈 수 있도록 한다.

인슐린의 주요 기능은 고혈당을 막는 당질 대사와 관련되어 있다. 인슐린의 다른 기능은 지방의 규제와 단백질 대사를 조절하는 것이다. 표 9-2는 인슐린의 존재에 대한 신체의 긍정적인 반응을 나열해놓은 것이다.

제1형 당뇨병은 자가면역, 신진대사, 내분비에 이상이 생긴 것으로, 이자에서 인슐린을 생성하는 세포가 파괴되면 인간은 더 이상 고혈당을 막기 위해 인슐린을 합성하지 않는다. 자가면역질환은 염증의 하나이며, 인간의 면역체계 요소가 더 이상 자신의 세포, 조직, 장기를 '자신의 것'으로 인식하지 않고, 유기체가 침입한 것으로 여겨 공격하는 면역조치과다를 의미한다. 제1형 당뇨병을 유발하는 자가면역반응을 일으키는 소인은 유전된다. 그러나 자가면역질환이 발현되기 위해서는 환경으로부터의 추가적인 개입이 필요하다. 비록 이러한 질환의 발병률이 전체 인구와 비교하여 일부 가정에서 높았다고 하더라도 이것은 단일 유전자의 유전에 대한 그 어떠한 구체적인 패턴도 따르지 않는다. 보통 자가면역질환으로서의 제1형 당뇨병은 어린 시절에 나타나는데, 때때로 4~6주 정도의 나이에 나타나기도 한다.

표 9-2 적절한 인슐린 수치에 대한 긍정적인 생리학 반응

- 고혈당 예방
- 세포에 의해 흡수되는 아미노산 증가
- 세포성 단백질 생산의 증가
- 근육세포 붕괴 감소
- 세포분열 증가
- 과도한 포도당을 글리코겐으로 바꾸는 증가된 간 용량
- 지방의 이동, 특히 중성지방과 콜레스테롤을 혈액에서 지방세포로 이동(혈중 지질 수치 감소)

질병에 대한 유전적 영향

자가면역질환으로서 제1형 당뇨병의 민감성은 염색체 6에 위치한 구체적인 조직 형태를 부호화하는 특정한 인간 백혈구 항원(HLA) 유전자에 의해 부분적으로 결정된다. 제1형 당뇨병의 위험 증가와 가장 밀접한 관련이 있는 조직 유형은 HLA-DR과 HLA-DQ 조직 형태이다[조직 형태는 모든 세포막에 표출되고, 독특하고 일반적인 '생산부호(product code)'로 작용한다는 것을 기억하라(Kumar et al., 2010)]. 하지만 이러한 특정한 조직 형태의 유전이 자가면역반응의 위험을 증가시킴에도 불구하고, 이 조직 형태를 가지고 있는 대부분의 사람은 제1형 당뇨병이나 다른 자가면역질환에 걸리지 않는다.

자가면역질환이 발병할 수 있는 종합적인 위험도는 전체 인구의 1% 정도밖에 되지 않는다. 자가면역질환을 앓고 있는 100명의 사람을 검사해보면, 특히 백인은 적어도 90명 정도가 HLA-DR과 HLA-DQ 조직 형태를 가지고 있다. 그러나 HLA-DR이나 HLA-DQ 조직 형태를 가지고 있는 사람 중 100명을 확인해 보면, 단 2% 정도만이 자가면역질환을 앓고 있다. 그렇기 때문에 HLA-DR이나 HLA-DQ 조직 형태는 자가면역질환을 발병시킬 위험을 두 배로 증가시키지만(1~2%), 그 위험도는 여전히 낮다.

그렇다면 왜 이러한 조직 형태를 가지고 있는 대부분의 사람이 자가면역질환에 걸리지 않는 것일까? 그들 모두에게 위험성이 존재하지만, 적어도 하나의 환경적인 사건이 특정한 시기에 일어나지 않고서는 이 위험도가 발병으로 이어지지는 않는다. 실제로 표출되거나 병이 발현하려면 민감성을 증가시키는 유전적인 소인과 상호작용하는 환경적인 요소가 필요하다. 제1형 당뇨병의 위험도는 전체 인구의 400명당 1명에서 1,000명당 1명꼴이다. 이러한 위험도는 부모 중에 한 명이 제1형 당뇨병이나 다른 자가면역질환을 가지고 있는 경우, 20명당 1명 정도가 걸릴 수 있는 위험도로 증가한다.

특정 조직 형태는 자가면역질환뿐만 아니라 다른 유전자 변형도 이러한 위험을 증가시킨다. 명확한 건강문제(이 사례에서는 자가면역질환)를 가지고 있는 대규모 사람들로부터 얻은 DNA 염기서열과 6번, 18번 염색체 같은 지속적인 단일염기다형성을 검사하는 협회(GWAS)에서 얻은 결과는 제1형 당뇨병, 크론병, 염증과 관련되어 있는 것으로 밝혀졌다(Hindorff et al., 2009). 비록 이러한 연계성이 강하지 않고 몇몇은 어떠한 유전자도 아직 확인되지 않은 곳에서 일어나지만 그들이 자가면역질환 발병에서 수행하는 잠재적이고 공통적인 역할은 탐구되어야 할 필요가 있다.

질병에 대한 환경적 영향

제2형 당뇨병과는 다르게 비만과 사무적인 생활양식은 제1형 당뇨병의 위험을 증가시키지 않는다. 가장 흔한 원인은 유행성 이하선염, 풍진, 콕사키바이러스(coxsackie virus) 감염과 같은 이자의 β-세포에서 자가면역 파괴를 일으키는 특정한 바이러스 감염과 관련되어 있는 것으로 보인다(Kumar et al., 2010). 가장 전형적인 과정은 아이가 콕사키 B4와 같은 바이러스 감염을 통해 병에 걸리는 것이다(Dotta et al., 2007). 이 바이러스 감염의 증상에는 고열, 두통, 인후염, 위장통, 근육통이 있다. 아이는 3~5일 정도 앓고 나서 건강을 회복한 것처럼 보인다. 그러나 6주 정도가 지나면 점점 마르고 지속적으로 배고픔과 목마름에 시달린다. 쉽게 지치고 정상적인 활동에 참여할 수가 없으며 자주 소변을 봐야 한다는 이야기를 한다. 부모는 행동 변화를 알아차리고 의료인에게 상담하기로 결심한다. 무작위로 혈중 포도당 농도를 검사해본 결과 340mg/dL의 수치가 나온다(정상 수치는 140mg/dL보다 낮다). 다른 검사들도 해본 결과, 아이는 제1형 당뇨병이라는 진단을 받고, 그 어머니는 의료인에게 그녀의 쌍둥이 자매도 5살 이후로 당뇨병을 겪었다고 말한다.

어떻게 바이러스 감염이 당뇨병으로 이어지는 것일까? 먼저, 바이러스가 신체를 감염시키면 이 바이러스는 많은 각각의 세포에 침입한다. 바이러스는 세포 DNA에 침입하고 파괴하는 등 세포 내부구조를 사용하여 더 많은 바이러스를 만들어낸다. 그 결과, 감염된 세포는 표면에 바이러스성 단백질을 표출한다. 백혈구, 특히 자연살해세포(NK세포 또는 CD16세포)는 감염된 세포 표면의 바이러스 신호를 감지하고 감염된 세포에 대하여 세포독성작용을 가한다. 이것은 감염된 세포와 몸 곳곳으로 감염이 퍼지는 것을 막기 위한 모든 바이러스성 내용물을 파괴하는 것이다. 콕사키 B4 바이러스가 신체를 감염시킬 때, 인슐린이 생산되는 이자의 β-세포도 감염시킨다. 바이러스는 이러한 세포를 직접적으로 죽이거나 손상시키지 않는다. 인간의 감염된 신체의 세포를 제지하는 것은 자신의 백혈구(자연살해세포)이다. 불행하게도 이자의 β-세포 대부분이 감염되면 그들은 면역 체계 세포에 의해 공격당하거나 파괴된다. 이때 췌장 조직검사를 해보면, 이러한 세포에 염증을 일으키는 백혈구에 의한 섬세포의 침입이 일어나는 인슐린염(insulitis)을 관찰할 수 있다. 게다가 다른 면역체계 세포는 섬세포(자기항체 섬세포)에 대항하여 항체를 만들어낸다. β-세포를 포함한 섬세포는 죽거나 섬은 섬유증이 되고 시간이 흘러도 기능하지 않는다. 사실 이자는 선상 조직을 대체하는 섬유증의 결과로 무게가 덜 나간다.

β-세포를 포함한 분비샘 세포들이 염증과 면역반응에 의해서 파괴되면, 이자는 더 이상 인슐린을 생산하지 않는다. 고혈당과 자기항체 섬세포의 징후를 보이는 사람은 다른 염증 표시와 마찬가지로 혈액으로 감지할 수 있다.

콕사키 B4 바이러스의 감염이 섬세포 자가면역 파괴와 β-세포의 손실로 이어진다고 알려져 있지만, 이것이 이러한 반응을 자극할 수 있는 유일한 전염성 유기체는 아니다. 바이러스에 감염된 사람 중 섬세포 파괴와 당뇨병으로 이어지는 비율은 낮다. 대부분은 섬세포의 손상 없이도 회복한다. 유전적인 소인이나 민감성을 가지고 있는 사람만이 이러한 방식으로 감염에 반응한다. 제안된 메커니즘은 바이러스성 감염임에도 불구하고 면역체계가 과민반응을 보이고 자신의 세포를 공격하고 파괴하는 부적절한 반응을 보인다는 것이다. 또 다른 제안된 메커니즘은 몇몇 사람의 섬세포가 감염에 대한 저항력이 약하고, 이러한 세포가 면역체계에 공격받기 수월한 '목표물'이 되는 감염 바이러스의 단백질을 더 쉽게 표출한다는 것이다.

흥미롭게도 바이러스 감염의 결과로 섬세포 손상에 대한 유전적인 민감성이 증가된 사람 중에는 자기세포 파괴를 일으키는 환경적인 사건의 시기나 결과에 영향을 주는 경우도 있다. 명백하게 일생의 어떤 기간은 어린 시절에 발생하는 제1형 당뇨병과 같은 유전자-환경 상호작용이 자가면역질환으로 이어지는 민감성을 증가시키는 시기(window)이다. 만약 환경적인 노출이 이러한 연령대보다 훨씬 나중에 일어난다면, 이 질환은 일어나지 않을 것이다. '민감성의 시기'는 구체적인 질환마다 다르고, 개인마다 다를 수도 있다고 추측된다. 계기가 되는 사건이 노출되는 시기뿐만 아니라 민감성에 대한 성별 차이도 존재한다. 여성은 남성보다 자가면역질환에 약 4배 더 영향을 받는다. 이런 성별 차에 대한 근거는 알려져 있지 않다.

섬세포에 대항하는 자가면역반응을 자극하는 유전자-환경 상호작용의 다른 명백한 증거는 제1형 당뇨병이 우유 알레르기와 관련이 있다는 사실이다(이것은 유당불내성이 아닌 우유단백질에 대한 진짜 알레르기를 뜻한다. 우유 알레르기가 있는 사람은 직접적인 우유의 단백질에 대한 실제 순환항체를 가지고 있다). 게다가 제1형 당뇨병을 앓고 있는 많은 사람은 또 다른 자가면역질환을 가지고 있거나 자가면역질환을 가지고 있는 다른 1촌 관계가 있다. **표 9-3**은 자가면역요소를 가지고 있는 질환의 예를 보여준다.

표 9-3 자가면역 기준을 가지고 있는 질환의 예

- 애디슨병(만성적인 부신기능부전증)
  (Addison disease, chronic adrenal insufficiency)
- 원형탈모(Alopecia areata)
- 자가면역저혈소판증(Autoimmune thrombocytopenia purpura)
- 소아지방변증(Celiac disease)
- 크론병(Crohn disease)
- 피부근염(Dermatomyositis)
- 인슐린의존형당뇨병(Diabetes mellitus, type 1)
- 하시모토갑상샘염(갑상샘기능저하증)
  (Hashimoto thyroiditis, hypothyroidism)
- 굿파스튜어증후군(Goodpasture syndrome)
- 그레이브스병(갑상선 기능 저하증)(Graves disease, hyperthyroidism)
- 기엥바레증후군(Guillain–Barré syndrome)
- 다발성경화증(Multiple sclerosis)
- 중증근무력증(Myasthenia gravis)
- 악성빈혈(Pernicious anemia)
- 건선(Psoriasis)
- 류마티스성관절염(Rheumatoid arthritis)
- 피부경화증(Scleroderma)
- 쇼그렌증후군(Sjögren syndrome)
- 전신홍반낭창(Systemic lupus erythematosus)
- 궤양성대장염(Ulcerative colitis)

신체적 징후

제1형 당뇨병을 가지고 있는 사람은 심각한 인슐린 부족이나 결핍이 나타나 남은 일생 동안 다른 장기로부터 반드시 인슐린을 주입해야 한다. 제1형 당뇨병의 초기 징후는 인슐린의 부족과 그 결과로 초래되는 고혈당이다. 높은 혈중 포도당 농도는 갈증을 자극하며 혈액 삼투량를 증가시킨다. 평소보다 더 많은 양을 마시기 시작하고(다갈증), 자주 목이 마르다. 흡수된 물은 혈관 내 혈관 흐름의 세포 간질액의 삼투도 증가와 결부되어 과도한 배뇨로 이어진다(다뇨증). 비록 혈중 포도당 농도가 높지만 사람이 배고픔과 피로를 느끼면서 약간의 포도당이 세포로 흡수된다. 그에 반응하여 그 사람은 더 많이 먹게 되지만(다식증) 체중이 증가하지는 않는다(사실 체중이 더 감소한다). 피로는 졸음을 늘리고 일상적인 활동에 흥미를 떨어뜨린다. 이러한 컨디션이 계속 유지되면 지방을 세포 연료로 사용하기 시작한다. 지방 분해의 부작용은 산성인 케톤체의 형성이다. 이것이 혈액에 과도하게 많아지면, 사람은 조심스러운 인슐린 치료법이 필요한 생명 위협 상태인 당뇨성 케톤산증(diabetic ketoacidosis)를 경험하게 된다.

어떤 사람이 이자가 아닌 다른 곳으로부터 얻은 인슐린을 사용할 때, 혈중 포도당 농도는 폭넓게 변동을 거듭하면서 만성적인 고혈당을 흔하게 겪는다. 장기 고혈당은 일반적으로 기저막을 두껍게 만들고 혈관벽이 더 손상되기 쉽게 만들어서 혈관을 극단적으로 바꾸며, 조직 수준에서 영양소와 폐기물의 교환을 감소하게 만든다. 시간이 지나면서 많은 장기에 있는 세포가 만성적인 저산소증과 폐기물 축적으로 인해 손상된다. 합병증은 활발하지 않은 조직 순환과 세포사로 인한 것이다. 어떠한 장기에서든지 복구되는 세포보다 손상되는 세포가 더 많아지면, 장기는 기능을 할 수 없게 된다. 장기 고혈당의 결과는 고혈당이 제1형에 의한 것이든 제2형에 의한 것이든 상관없이 같다(10장 참조). 당뇨병을 앓고 있는 대부분의 사람에게 죽음의 원인은 당뇨병 자체보다는 당뇨병으로 인한 합병증이다. 표 9-4는 많은 장기적인 결과와 만성적인 고혈당의 합병증을 나열해놓은 것이다. 약물 치료, 다이어트, 운동과 같은 개인적인 목표 설정을 통해 혈중 포도당 수치를 잘 유지하면 이러한 심각한 합병증을 지체시키거나 심지어 예방할 수도 있다.

천식

산소를 들이마시며 호흡하는 것은 중요한 기능이다. 실제 혈액으로 산소가 투입되는 것은 폐 속 깊은 곳에서 일어난다. 상부 호흡 소화관과 폐의 튜브 구조(기도)는 산소가 사람의 신체와 이산화탄소 속으로 들어갈 수 있도록 공기를 폐포의 안과 밖으로(환기) 움직이고, 신진대사 과정에서 생성된 필요 없는 가스가 나갈 수 있도록 하기 때문에 중요하다. 효과적인 환기를 위해 기도는 개방적이어야 하고 자유로운 공기의 흐름을 위해 충분한 내경을 가지고 있어야 한다.

천식은 역기류를 막는 간헐적인 기간이 특징인 만성적인 기도염증성 질환이다(일부 사람에게는 몇몇 기류방해의 정도가 항상 존재하지만, 흔하지는 않다). 간헐적인 에피소드를

표 9-4 장기적인 결과와 당뇨병의 합병증

- 아테롬성동맥경화증(Atherosclerosis)
- 방광무력증(Bladder atony)
- 백내장형성(Cataract formation)
- 뇌혈관장애(Cerebrovascular accidents)
- 샤르코발(Charcot foot)
- 관상동맥질환(Coronary artery disease)
- 연하곤란(Dysphagia)
- 발기부전(Erectile dysfunction)
- 위마비(Gastroparesis)
- 과지질혈증(Hyperlipidemia)
- 고혈압(Hypertension)
- 감염 위험의 증가(Increased risk for infection)
- 절단으로 하지 괴저(lower limb gangrene)의 위험 증가
- 심근경색(Myocardial infarction)
- 신증과 신부전(Nephropathy and kidney failure)
- 기립성저혈압(Orthostatic hypotension)
- 말초신경증(Peripheral neuropathy)
- 활발하지 않은 장내연동운동
- 느린 상처치유, 울혈성궤양(stasis ulcers)
- 실명에 이르는 망막증(blindness)

흔히 천식의 발작이라고 부른다. 천식은 다음 세 가지 행동의 결과로 일어난다. (1) 작은 기도를 둘러싸고 있는 민무늬근육의 수축, (2) 기도의 점막 부어오름 또는 (3) 과다한 점액의 양과 기도의 막힘이다. 천식의 가장 흔한 유형은 면역 글로불린 E(IgE)의 방출을 수반하는 과민반응(알레르기 반응)인 아토피성 천식이다. 이 유형의 천식은 한 가지 작용만 일어나거나 3가지 작용 모두가 동시에 일어나기도 한다. 보통 어린 시절에 시작되며 가족구성원 한 명 이상에게 나타나기도 한다. 이러한 가족적인 연계 때문에 천식은 학습되어 주목을 끄는 행동으로 생각되었다. 이러한 오해는 모든 천식 특히 아토피성 천식에 대해서 잘못된 생각이었음이 밝혀졌고, 구체적인 실험으로 확인되었다.

경도에서 중등도의 천식을 앓고 있는 대부분의 사람은 적절한 약물 요법과 환경적인 계기를 피함으로써 쉽게 조절할 수 있다. 하지만 심각한 발작은 가스교환을 매우 악화시킬 수 있다. 천식으로 인한 사망이 미국에서만 매년 3,400명씩 일어나고 있다(Centers for Disease Control and Prevention, 2010).

질병에 대한 유전적 영향

천식이 '가족 유전'을 보이는 사실은 수 년간 관찰되었고, 유전적인 영향이 가능함을 제시하였다. 비록 유전 가능성의 정도에 따라 다르지만, 20년 이상 수행된 연구는 이러한 주장을 뒷받침하였다. Townley 등(1986)의 연구에서는 실험적으로 종종 기관지 반응을 일으키는 흡입 마약에 노출된 수많은 사람에게 천식 증상 유발에 대한 다유전자 영향성을 제시했다. Longo 등(1987)은 천식을 가진 가족과 관련된 대규모 역학적 연구에서 기관지 과반응성에 대한 Mendel의 지배적인 영향을 제시했다. 이미 1997년에 과학자들은 가능성 있는 후보 유전자 중 돌연변이가 천식의 발병 증가에 주요 원인일 것 같다고 제안했다(Holgate et al., 1997). 그렇다면 누가 옳든 간에 아토피성 천식에는 어떤 유전자가 연관되어 있는가?

50~100가지의 유전체변이가 아토피성 천식 진행과 일관되게 관련되어 있음이 알려져 있다(Kumar et al., 2010; OMIM, 2010; Weiss et al., 2009). 특히 특정한 인종이나 민족의 경우, 몇몇은 나머지보다 더 큰 영향성을 가지고 있고 천식 유발에 있어 단독 영향을 끼칠 수도 있다. 지속적임에도 불구하고 다른 것은 영향력이 적고, 아토피성천식 발현에 복합적으로 작용할 수도 있다. 아토피성 천식과 관련되어 확인된 유전체 변이의 공통 영역은 1q31(특히 아프리카계 미국인과 유럽계 미국인), 1p32(특히 히스패닉계 미국인), 5q31, 6p21(특히 유럽계 미국인), 8p23,11q21(아프리카계 미국인), 그리고 12q22, 15q13, 17q21(특히 유럽계 미국인 사이에서)이다(OMIM, 2010; Sleiman et al., 2010). 이 위치 중 대부분이 염증 반응과 면역 반응을 규제하는 중요한 단백질이 부호화된 유전자가 위치한 곳이다.

천식에 대한 민감성과 관련되어 현재 확인된 가장 강력한 연관성은 1q31에 위치한 8~12개의 서로 다른 단일염기다형성이다(Sleiman et al., 2010). 이 장소에서는 유전자 면역체계의 두 세포(대식세포와 비만세포) 작업에서 활발하게 활동하는 단백질을 생산하는 *DENND1B*를 부호화한다. 이 두 가지 유형의 세포 모두 알레르기원에 노출되었을 때 개인적으로 민감한 사람에게서 발견된 비특이적 감염 반응과 후천적(적응할 수 있는) 면역 반응과 관련된다. 이러한 획득한 반응 중 일부는 다양한 세포 내의 염증성 생화학물질[예: 히스타민, 브래디키닌, 종양괴사인자, 인터루킨 13(IL13)]과 함께 항생체 IgE에 의해 중재된다. 그러므로 천식의 주요한 유전적 · 유전체적 문제는 수십 년 전부터 의심된 바와 같이, 환경적인 자극제(과민반응성)와 면역글로불린 E(IgE)와 같은 염증을 중재하는 항체량의 증가가 결부될 때 증가되는 기도 조직의 반응성이다.

질병에 대한 환경적 영향

모든 사람은 기관지수축과 담배 연기나 화학 입자와 같은 우리가 호흡하는 공기 중의 주요한 자극물질과 접촉할 때 염증에 반응하는 기도를 가지고 있다. 이러한 자극물의 존재는 기도 조직에 있는 신경섬유를 자극하여 기관지 민무늬 근육의 수축을 초래한다. 그러나 과민반응하는 기도를 가지고 있는 아동은 공기 중에 적은 양의 자극물이 존재할 때도 이러한 반응을 보인다. 기관지 민무늬근육을 수축하게 하는 흔한 환경적인 자극물에는 냉풍, 건조 공기 또는 미세한 진애, 미생물, 아스피린, 호흡률을 증가시키는 운동 등이 있다.

점막의 부어오름과 점액량 과다생산에 대한 알레르기 반응(과민증)으로, 면역체계는 구체적인 환경 알레르기원에 대응하여 염증과 IgE의 매개체를 빠르게 방출하는 방법에 적응하고 배워야만 한다. 면역체계 'learning'은 특정한 물질의 표출에서 시작되는 복잡한 과정이다(많은 알레르기원이 있지만 그 중 사람에게 알레르기를 일으키는 특별한 어떤 물질). 알레르기원에 대한 표출 반응으로써 IgE를 생산하는 능력과 반응 정도는 유전적으로 조절되고 유전체의 변형과 관련되어 있다. 하지만 과정을 시작하기 위해 필요한 표출은 환경적이다.

신체적 징후

기도의 좁아짐을 초래하는 조직의 변화는 유전적 변이를 가진 사람의 세포 단계에서부터 시작하여 기도의 과민성 반응으로 이어진다.

알레르기원의 존재에 따른 염증과 면역 반응은 서로 다른 기도 조직의 변화를 수반한다. 숨을 들이쉬는 방법이 가장 일반적이지만 다른 방법으로도 신체 내로 들어올 수 있는 알레르기원은 특히 IgE와 같은 특정한 항체 분자와 연결된다. 이러한 분자는 비만세포와 호염기성 세포에 결합한다. 이러한 세포는 혈관 팽창, 모세관의 누출 증가, 점막이 붓고 많은 양의 점액을 만들어내는 등의 즉각적인 염증반응을 시작하는 히스타민과 같은 생화학물질이 포함된 과립제(granules)로 가득 차 있다. 또한 이러한 세포는 염증반응을 연장시키는 다른 생화학물질을 분비한다. 조직 염증을 자극하는 것뿐만 아니라 심지어 더 많은 염증을 유도하는 매개체의 방출을 일으키면서 더 많은 호산성 백혈구, 대식세포, 호염기성 세포를 그 구역에 끌어들인다. 조직이 붓거나 점액의 양이 극도로 많을 때, 기도 안쪽이 막힐 수 있다. 보통 이러한 조직 반응은 기도의 신경 말단을 자극하고 기도 내부의 폐색뿐만 아니라 기도 외부의 폐색을 일으키는 기관지 민무늬근육 수축을 일으킨다.

아토피성 천식이 있는 대부분의 아동은 천식 발작 사이에 아무런 징후도 없지만 비염, 피부 발진, 가려움과 같은 알레르기 유형의 문제를 보이기도 한다. 실제 천식 발작이 일어나는 동안, 아동은 가슴의 긴장, 기침, 천명음, 점액량의 증가와 함께 호흡하는 데 어려움을 보인다. 가장 흔하게 알아볼 수 있는 증상은 천명음이다. 처음 숨을 내쉼과 함께 천명음이 커지고 발작이 악화될수록 숨을 들이쉴 때도 큰 천명음이 들린다. 호흡순환(한 번의 들이쉼에 이은 한 번의 내쉼)이 길어지고 내쉼의 경우 더 많은 노력이 필요하다. 주로 발작이 심해지고 호흡량이 증가할 때, 아동은 부근육을 사용한다. 이러한 반응은 복장뼈(흉골), 목아래패임(흉골상정흔)(suprasternal notch)과 갈비뼈(늑골) 사이에 있는 근육이 움츠러들면서 나타난다. 짧은 호흡은 점점 강해져서 아동은 호흡 사이에 몇 마디 정도밖에 할 수 없게 된다. 입술과 손톱밑바닥은 청색증을 보인다.

맥박 산소 측정법은 산소포화도가 90%보다 낮으면 저산소증임을 보여준다. 호흡 측정기는 아동의 최고 호기가 보통 수준보다 낮게 감소함을 보여준다. 동맥의 산소 농도(PaO_2)는 심각한 천식발작 동안 감소하고, 이산화탄소 농도($PaCO_2$)는 증가한다. 다른 임상병리검사에서는 아토피 천식진행 동안에 혈청 호산성과 IgE 수준이 치솟는 것을 볼 수 있다.

요약

어린 시절에 주로 나타나는 단일유전자질환에는 겸상적혈구병, 낭성섬유증, 뒤센근육디스트로피, 혈우병, 폰빌레브란드병, 연골무형성증이 있다. 연골무형성증과 같이 명백한 해부학적 발현을 보이는 것이나, 겸상적혈구병, 낭성섬유증, 혈우병처럼 일찍 다른 문제를 보이는 것은 출생 후 첫 몇 주나 몇 달 안에 진단이 내려질 수 있다. 병의 발현에서 고려할 만한 변화가 있다 하더라도 유전적인 패턴은 명확하다. 이러한 질환 중 일부는 어린 시절의 사망과 관련된 심각한 문제를 가지고 있다. 현재는 비록 대부분의 질환이 치료될 수 없다 하더라도 더 나은 보조적인 치료로 이러한 질환을 가지고 있는 사람이 성인이 될 때까지 살아갈 수 있게 되었다.

제1형 당뇨병과 천식의 복합 장애는 유전적 기원은 확인하기 힘들지만 민감성에 있어서는 고려할만 한 변형을 가지고 있다. 두 질환 모두 발현될 때는 환경적인 요인과 질병의 발현사이에 연관이 있다.

핵심정리

- 겸상적혈구병(SCD)과 겸상적혈구 형질은 동아프리카와 다른 적도의 국가에서 발병률이 더 높다.
- 겸상적혈구병은 헤모글로빈이 일반적인 성인의 헤모글로빈인 HbA 대신 HbS로 바뀌는 결과를 초래한다.
- HbS는 HbA와 동일한 방식으로 산소와 결합한다. 하지만 HbS는 매우 민감해서 조직 산소 농도를 낮추고 이렇게 농도가 감소할 때 낫 모양을 형성하며, 적혈구를 안쪽으로 당긴다.
- 겸상적혈구소질을 가지고 있는 사람은 낫 모양의 적혈구를 만들 수 있지만, 저산소증의 정도가 심각한 수준이고 오랫동안 유지되어야만 겸상적혈구병이 나타난다.
- 겸상적혈구병을 일으키는 유전적인 돌연변이는 이 병을 앓고 있는 모든 사람에게 동일하고, 자발적으로 일어나지 않는다. 그리고 질병을 일으키는 돌연변이 중 가장 안정적이다.
- 겸상적혈구병 진단을 위해 유전자검사는 필요하지 않다.
- 겸상적혈구병과 관련된 가장 흔한 증상은 통증이다.
- 겸상적혈구병을 완화시키는 두 가지 추가적인 유전적 요소는 높은 비율의 태아 헤모글로빈(HbF)과 또 다른 유전적 질환인 α-지중해빈혈을 동시에 가지고 있는 것이다.
- 겸상적혈구병의 보인자는 내재적으로 말라리아 감염으로 인해 사망에 이를 수 있는 민감성을 감소시킨다.
- 낭성섬유증(CF)은 모든 인종과 민족에서 찾아볼 수 있지만 북유럽과 서유럽의 백인에게 가장 흔하다.
- 낭성섬유증유전자(*CFTR*)에 존재하는 1,400개가 넘는 돌연변이가 확인되었고, 질병의 심각성이 발현되는 극단적인 변형을 초래하는 것으로 생각된다.
- 낭성섬유증을 진단하기 위해 가장 흔하게 쓰이는 임상테스트는 땀 속의 염류내성을(sweat chloride test) 검사하는 것이다. 유전자검사는 보인상태, 구체적인 돌연변이, 영향 받은 태아의 상태를 확인하기 위해 사용된다.
- 낭성섬유증 보인자는 내재적으로 장티푸스와 콜레라로 사망할 수 있는 민감성이 감소되어 있다.
- 뒤센근육디스트로피(DMD)는 근육을 분해하는 가장 흔한 유전적 질병이다. 더 가벼운 형태는 베커근육디스트로피(BMD)이다.
- DMD는 여성보다 남성에게서 더 자주 심각하게 발생하는 X 염색체 연관 열성질환이다.
- DMD의 유전자는 인간 유전체에서 가장 큰 유전자이며, 돌연변이에 굉장히 민감하고 자연발생적 돌연변이의 가능성이 높다.
- A형 혈우병(*F8* 유전자)을 초래하는 가장 큰 유전자에 대한 자연발생적 돌연변이율은 높다.

- *F8*의 많은 서로 다른 돌연변이가 혈우병을 초래하고, 이것은 가족마다 다양하여 유전자검사로 혈우병을 찾는 것이 더 어려워졌다.
- 폰빌레브란드병(VWD)은 상염색체 우성형질에 의해 유전되고, 혈액응고장애 중 전세계적으로 가장 흔하게 유전되는 질병이다.
- VWD를 앓고 있는 대부분의 사람은 가장 가벼운 정도의 질환을 앓고 있고, 병으로 진단받은 적이 없다.
- *FGFR3* 유전자의 두 가지 구체적인 주요한 돌연변이는 모든 연골무형성증 사례의 99%를 설명한다.
- *FGFR3* 유전자는 매우 크고, 연골무형성증의 80% 정도가 부모의 나이로 접어드는 시기와 관련된 자연발생적인 새로운 돌연변이의 결과이다.
- 연골무형성증을 앓고 있는 대부분의 아동은 운동 발달과 정상적인 지능발달이 지체되었다.
- 수면무호흡은 잠재적이고 치명적인 연골무형성증의 합병증이다.
- 제1형 당뇨병은 보통 바이러스 감염과 같은 환경적인 계기와 결부된 유전적 민감성 증가가 원인인 자가면역질환이다.
- 대부분의 제1형 당뇨병과 다른 자가면역질환과 관련된 조직 형태는 HLA-DA와 HLA-DQ이다.
- HLA-DA와 HLA-DQ 조직 형태를 가진 사람은 일반 사람에 비해 자가면역질환에 걸릴 확률이 2배 더 높지만, 위험도는 2%로 여전히 낮다.
- 제1형 당뇨병을 앓고 있는 사람은 이자의 섬에 있는 세포가 손상되고 인슐린을 생산하지 않는다.
- 제2형 당뇨병과 다르게 비만과 좌식 생활양식은 제1형 당뇨병의 발병에 영향을 끼치지 않는다.
- 어떤 당뇨병과도 관련되어 있는 만성적인 고혈당과 고지혈증(hyperlipidemia)은 모든 조직과 장기에 있는 혈관 수준(level)으로부터 시작되는 시야이상을 초래한다.
- 천식은 기도 질환이고 폐포에 변화를 일으키지 않는다.
- 전장유전체 연관분석(GWAS)은 아토피성 천식을 발병시킬 수 있는 위험을 증가시키는 50~100가지의 유전자 변형을 연구한다.
- 유전자 변형은 모든 인종과 민족마다 다른 천식과 대부분 강하게 연관되어 있다.
- 천식에서 가장 주요한 유전적 · 유전체적 사건은 환경적인 자극물(과민반응성)과 접촉할 때 증가하는 기도 질환 민감성과 면역글로불린 E(IgE)와 같은 감염매개체 양의 증가이다.

자가평가 문제

1. 이형접합(heterozygous state)이 장점으로 논의되는 유전문제는?
   a. 연골무형성증
   b. 제1형 당뇨병
   c. A형 혈우병
   d. 겸상적혈구소질

2. SCD를 가진 사람의 합병증을 지연시키는 최고의 예측변수는?
   a. 남자 성별
   b. 20% 또는 그 이상의 HbF
   c. 말라리아로부터 생존함
   d. 추운 겨울이 있는 지리적인 지역에서 살고 있음

3. 여동생이 낭성섬유증으로 진단받은 16살 여자아이가 남자 태아를 임신했다. 그녀의 남자친구(아이의 아버지)는 병과 관계가 없다. 그녀는 태아가 낭성섬유증과 관련해서 영향을 받을 가능성이 있는지 물어보았다. 가장 적합한 당신의 답변은?
   a. 아마도 당신이 보인자이고 당신의 남자친구는 병과 관련된 친척이 없기 때문에 오직 당신의 딸만이 병을 앓을 가능성이 있다.
   b. 당신이 아마도 보인자이고 당신의 남자친구는 병과 관련된 친척이 없기 때문에 당신의 아들은 질병을 가지고 있지는 않지만 보인자일 수는 있을 것이다.
   c. 당신의 여동생이 낭성섬유증을 가지고 있기 때문에 당신의 아이가 병을 앓을 위험은 임신할 때마다 50% 확률이 있다.
   d. 당신이 여성이기 때문에 당신의 딸은 병을 가질 위험이 각각 50%일 것이고, 당신의 아들은 보인자일 것이다.

4. 뒤센근육디스트로피(DMD)에 관한 내용 중 맞는 것은?
   a. 여성은 영향을 받지 않는다.
   b. DMD는 X 염색체 연관 열성 유전이기 때문에 여성은 영향을 받고 남성은 보인자이다.
   c. DMD는 X 염색체 연관 열성 유전이기 때문에 남성은 영향을 받고 여성은 보인자이다.
   d. 임신했을 때 40세가 넘었던 여성의 아들은 DMD의 위험이 더 높다.

5. 질병에 대한 가족력이 없는 부모에게서 A형 혈우병을 가진 아들이 태어났다. 유전자 검사 결과, 어머니는 X 염색체 중에 그 어느 것도 돌연변이가 없다고 밝혀졌다. 아들의 질병에 대해 가능한 설명은?
   a. 아들은 생물학적으로 엄마와 관련이 없다.
   b. 어머니의 난자 중 하나는 자연발생적 X 염색체의 돌연변이를 가지고 있다.
   c. 아버지의 정자 중 하나는 자연발생적 X 염색체의 돌연변이를 가지고 있다.
   d. 아들의 DNA는 임신 3개월째에 자발적인 돌연변이를 겪었다.

6. 12살짜리 소녀가 월경 기간에 매우 심한 심한 빈혈을 겪고 있을 때 폰빌레브란드병을 진단받았다. 그녀의 폰빌레브란드 요인 수치는 정상이다. 그녀가 앓고 있을 것으로 판단되는 폰빌레브란드병의 유형은?
   a. 제1형 VWD
   b. 제2형 VWD
   c. 제3형 VWD
   d. 제4형 VWD

7. 일반인보다 연골무형성증을 앓고 있는 아동에게 더 높은 수치로 발생하는 건강문제는?
   a. 정신지체
   b. 청각장애
   c. 색맹
   d. 유아돌연사증후군

8. 제1형 당뇨병에 대한 유전적 민감성이 증가하는 개인에게 질환이 발현되는 가장 흔한 환경적인 계기는?
   a. 비만과 좌식 생활양식
   b. 방사능 노출
   c. 조산
   d. 바이러스 감염

9. 어린 시절 아토피성천식의 발달에 영향을 미치는 유전자–환경 상호작용은?
   a. 같은 정도의 유전자와 환경적 기여
   b. 유전자 기여보다 더 큰 환경적 기여
   c. 환경적 기여보다 더 큰 유전자 기여
   d. 최소한의 유전자나 환경적 기여, 더 큰 심리사회적 기여

사례 연구

35살의 가벼운 제1형 폰빌레브란드병을 앓고 있는 Daniel에게는 태아난지 4개월 된 딸이 있다. 그와 그의 아내는 소아과 의사에게 딸에게 이 병이 유전되었을까봐 걱정이 된다고 말했다. Daniel의 어머니 또한 폰빌레브란드병을 앓고 있었고, 외할머니와 외할아버지 모두 이 질환이 없었지만, Daniel 외할머니의 5자매 중 2명은 이 질환을 앓았다. Daniel 어머니의 동생 1명이 낳은 Daniel의 사촌 3명도 이 병을 앓고 있지 않다.

1. Daniel 가족의 가계도를 그리고, 정확한 유전 형태를 표시하시오.
2. Daniel의 어머니는 질환을 앓았지만 그녀의 부모님에게서는 나타나지 않았던 이유는 무엇인가?
3. Daniel의 딸에게 질환이 나타날까 걱정하는 것은 타당한가?
4. Daniel과 그의 아내에게 어떤 질문을 해야 하는가?

참고문헌

Centers for Disease Control and Prevention. (2010). FastStats. National Center for Health Statistics. Retrieved January 2011, from www.cdc.gov/nchs/fastats/.

Cystic Fibrosis Foundation. (2011). Frequently asked questions. Retrieved February 2011, from www.cff.org.

Dotta, F., Censini, S., van Halteren, A., et al. (2007). Coxsackie B4 virus infection of beta cells and natural killer cell insulitis in recent onset type 1 diabetic patients. *Proceedings of the National Academy of Science, 104*(12), 5115 - 5120.

Embry, S., Clark, M., Monroy, G., and Mohandas, N. (1984). Concurrent sickle cell anemia and alpha-thalassemia. Effect on pathological properties of sickle erythrocytes. *Journal of Clinical Investigation, 73*(1), 116 - 123.

Hindorff, L., Sethupathy, P., Junkins, H., et al. (2009). Potential etiologic and functional implications of genome-wide association loci for human diseases and traits. *Proceedings of the National Academy of Sciences, 106*(23), 9362 - 9367.

Holgate, S. (1997). Asthma genetics: Waiting to exhale. *Nature Genetics, 15*(3), 227 - 229.

Kulczycki, L., Kostuch, M., and Bellanti, J. (2003). A clinical perspective of cystic fibrosis and new genetic findings: Relationship of CFTR mutations to genotype-phenotype manifestations. *American Journal of Medical Genetics, 116A*(3), 262 - 267.

Kumar, V., Abbas, A., Fausto, N., and Aster, J. Robbins and Cotran: Pathologic basis of disease, 8th ed. Philadelphia: Saunders, 2010.

Longo, G., Strinati, R., Poli, F., and Fumi, F. (1987). Genetic factors in nonspecific bronchial hyperreactivity: An epidemiological study. *American Journal of Diseases of Children, 141*(3), 331 - 334.

Mittal, N., James, P., and Valentino, L. (2009). Diagnosis of von Willebrand disease in children. *Current Pediatric Reviews, 5*(3), 169 - 175.

Muscular Dystrophy Association. (2010). *Facts about Duchenne and Becker muscular dystrophies: (DMD and (BMD)*. Retrieved December 2010 from www.mdsusa.org.

National Heart Lung and Blood Institute. (2009). Von Willebrand Disease. Retrieved December 2010 from www.nhlbi.nih.gov/health/dci/Diseases/vWD/vWD.

National Hemophilia Foundation. (2010) MASAC recommendations concerning products licensed for the treatment of hemophilia and other bleeding disorders. Retrieved December 2010 from http://hemophilia.org.

National Institutes of Health. (2010). Genetics Home Reference: Achondroplasia. Retrieved December 2010 from http://ghr.nlm.nih.gov/condition/achondroplasia.

OMIM (Online Mendelian Inheritance in Man). (2010). Asthma, susceptibility to. Retrieved December 2010 from www.ncbi.nlm.nih.gov/omim.

Pack-Mabien, A., and Haynes, J. (2009). A primary care provider's guide to preventive and acute care management of adults and children with sickle cell disease. *Journal of the American Academy of Nurse Practitioners, 21*(5), 250-257.

Pier, G., Grout, M., Zaidi, T., et al. (1998). Salmonella typhi uses CFTR to enter intestinal epithelial cells. *Nature, 393*(6680), 79-82.

Richette, P., Bardin, T., and Stheneur, C. (2008). Achondroplasia: From genotype to phenotype. *Joint Bone Spine, 75*(2), 125-130.

Shirley, E. (2009). Achondroplasia: Manifestations and treatment. *Journal of the American Academy of Orthopedic Surgeons, 17*(4), 231-241.

Sickle Cell Disease Association of America. (2005). About sickle cell disease. Retrieved December 2010 from www.sicklecelldisease.org.

Sleiman, P., Flory, J., Imielinski, M., et al. (2010). Variants of DENND1B associated with asthma in children. *New England Journal of Medicine, 362*(1), 36-44.

Townley, R., Bewtra, A., Wilson, A., et al. (1986). Segregation analysis of bronchial response to methacholine inhalation challenge in families with and without asthma. *Journal of Allergy and Clinical Immunology, 77*(1, Part 1), 101-107.

Weiss, S., Raby, B., and Rogers, A. (2009). Asthma genetics and genomics 2009. *Current Opinion in Genetics & Development, 19*(3), 279-282.

자가평가 정답

1. d 2. b 3. b 4. c 5. b 6. b 7. d 8. d 9. c

CHAPTER 10

일반적인 성인형 유전질환들

Common Adult-Onset Genetic Disorders

학습목표

1. 일반적인 성인형 유전질환과 관련된 유전 용어를 사용한다.
2. 유전성 혈색소증(hemochromatosis)에서 불완전한 침투성의 영향에 대해 말한다.
3. 제2형 당뇨병과 MODY(maturity-onset diabetes of the young)의 유전적인 원인을 구분한다.
4. 복합 면역장애에 대한 유전적, 환경적인 기여에 대해 논의한다.
5. 조발성 알츠하이머 환자와 지연성 알츠하이머 환자의 가족구성원에 대한 유전적인 위험도를 비교한다.
6. 나이가 들어감에 따라 발생하는 시력과 청력의 손상에 대한 유전적인 영향을 비교한다.

핵심 용어

알츠하이머병 Alzheimer Disease(AD)

조직적합성 항원 Human leukocyte antigens(HLA)

류마티스 관절염 Rheumatoid arthritis(RA)

임신성 당뇨병 Gestational diabetes mellitus(GDM)

젊은 사람에게서 나타나는 성인기 발병 당뇨병 Maturity-onset diabetes of the young(MODY)

자가관용 Self-tolerance

유전성 혈색소증 Hereditary hemochromatosis(HFE-HHC)

다발경화증 Multiple sclerosis(MS)

전신홍반루프스 Systemic lupus erythematosus(SLE)

노인성 난청 Presbycusis

서론

단일유전자질환은 아동기에 처음으로 발견된다. 대부분의 복합적인 다인성 질환은 성인기에 처음으로 발병한다. 하지만 모든 사례에서 항상 그런 것은 아니다. 이번 장에서는 성인기에 발병하는 질환에 대해 논의할 것이다. 혈색소증(hemochromatosis)과 같이 단일유전자에서의 문제가 원인이 되거나 제2형 당뇨병처럼 환경과 유전자 변형이 함께 연관되어 원인이 되는 것들이 있다.

유전적 감수성이 있는 사람은 나이가 들수록 환경적 노출에 의해 질환이 유발될 수 있다. 어떤 유전자가 가족에게 유전되는 복합성(다인성) 질환에 대한 감수성을 증가시키는지를 찾는 것이 중요한 과제이다. 유전체 변형을 바탕으로 특정 질병 발생을 예측함으로써, 고위험 대상자를 확인할 수 있다.

성인형 유전질환은 특이한 문제를 수반한다. 유전질환의 위험도를 정하기 위해 유전자검사를 받거나, 예방을 위한 치료나 관찰이 시행될 때, 유전상담이 필요하다. 예를 들면 2001년 미국소아과학회는 아동에게 명확한 이득이 있지 않는 한, 성인질환이 발생할 위험성이 높은 아동에게 예측성 유전자검사를 하지 않도록 했다(Nelson, 2001). 그러므로 아이에게 헌팅턴병 확인을 위한 유전자 변형검사는 할 수 없다. 그러나 결장경검사를 이용한 추적에 대한 지침은 유전적 위험을 바탕으로 변경되므로, 6살 아이에게 유전성 비폴립 대장암 검사는 유용하다. 이러한 정책언명(policy statements)은 2005년과 2009년에 재확인되었다. 14장에서는 미성년자에 대한 유전자검사를 제시하고 있다. 이 장에서는 성인기에 흔하게 나타나는 질환에 대해 논의하고, 각각에 대한 유전적인 영향에 대해 깊이 고찰해볼 것이다. 심혈관질환과 암 같은 성인형 질환은 다음 장에서 다루어질 것이다.

단일유전자질환

성인기에 나타나는 증상을 가진 일부 질환은 단일유전자 문제에 의해서 발생한다. 몇몇은 명백한 신호와 증상을 성인기까지 볼 수 없는 이유가 명확하지만, 어떤 경우는 조금 불명확하다. 상대적으로 흔한 성인형 단일유전자 문제는 혈색소증, 성숙기발병당뇨병(maturity-onset diabetes, MODY), α-1 항트립신(AAT) 폐기종이다.

유전성 혈색소증

유전성 혈색소증(*HFE*-HHC)은 위점막에 의한 식이성 철분의 초과 흡수와 관련된다. 철분의 초과량은 간, 이자(췌장), 심장, 관절, 고환에 축적된다. 또한 피부에 축적되어 청동 같은 색으로 피부 변색을 일으키기 때문에 이 질환의 옛날 이름은 '청동 당뇨병(bronze diabetes)'이라고 하였다. 비록 유전자형을 갖고 있었다 하더라도, 임상 징후는 보통 40~60세에 나타난다. 장기에 손상을 주는 임상 증상을 일으키는 철분 축적은 시간이 좀 걸린다. 환자가 알아차리는 첫 번째 증상은 허약함, 복부통증, 체중 감소이다. 치료가 시작되지 않으면 간경화증, 당뇨병, 심근증, 부정맥, 관절염, 생식기능 저하증이 발생한다.

유전성 혈색소증 환자는 *HFE* 유전자에 돌연변이를 가지고 있다. 백인 전체 인구의 11% 정도가 *HFE*-HHC를 유발하는 돌연변이 중 하나에 이형접합(heterozygous)이다. 보인자의 비율은 다른 인구에서보다 훨씬 낮다. 예를 들면 오직 아프리카계 미국인의 2.3%만이 이 유전자에 있는 돌연변이에 이형접합적이다(Kowdley, 2006). *HFE*-HHC는 상염색체 열성으로, 동형접합이거나 합성 이형접합인 사람은 위험성이 있다. 운 좋게도 *HFE*-HHC에 대한 침투도는 꽤 낮아서, 유전자형을 가진 모든 사람이 표현형을 보이는 것은 아니다. 위험성이 있는 사람에게는 유전자검사 대신 생화학검사가 더 유용하다. 가장 중요한 것은 그 사람이 임상적으로 영향을 받았는지 여부이다.

트랜스페린 포화검사(transferrin saturation test)는 *HFE*-HHC의 존재를 배제하거나, 유전자검사나 간 조직검사 같은 추가적인 검사의 필요성을 지지하기 위해 임상적으로 사용되는 생화학검사이다. 유전자검사의 다른 유형은 *HFE*-HHC의 위험이 있는 가족에게 유용할 수 있다. 예를 들어 진단검사는 표현형을 보이는 사람이 이 질환을 가지고 있는지, 비슷한 증상을 초래하는 다른 질환인지 확인하는 데 사용될 수 있다. 보인자 검사(carrier test)는 자손에게 전달될 위험이 있는 이형접합자(heterozygotes)인지 확인할 수 있다. 예측검사(predictive testing)는 유전자형에 대해 동접합이거나 합성 이형접합인 사람들이나 이러한 특징들로 인해 시간이 지나면서 증상이 발현될 수 있는 위험이 있는 사람을 확인하는 데 사용될 수 있다. 이들이 철분이 과부하되는지를 주기적으로 관찰하고, 증상이 발생하면 즉시 치료한다.

치료용 정맥절개술(therapeutic phlebotomy)은 철분 수준을 정상에 가깝게 만들어줄 수 있는 간단하고 효과적이며 값싼 치료법이다. 전체 혈액(400~500mL)의 각 구성 단위에는 일반적으로 160~200mg의 철분이 포함되어 있다. HHC의 영향을 받은 많은 사람은 규칙적인 정맥절개술을 받아야 한다. 여성은 월경으로 매달 자연스럽고 규칙적으로 혈액 속 철분 손실이 일어나기 때문에, *HFE*-HHC 여성은 폐경기 이후까지도 철분 과다의 신호를 보이지 않는다(Kowdley, 2006). 치료를 하지 않으면, 초과된 철분이 장기와 조직에 축적되면서 피로, 관절 통증, 복통을 일으킨다. 장시간이 지나면 철분 과다는 관절염, 간경변, 당뇨병, 심근증, 심부전, 뇌하수체 기능 저하로 이어진다.

젊은이에게 나타나는 성숙기 발병 당뇨병

MODY(maturity-onset diabetes of the young)는 보통 25세 이전에 고혈당을 일으키는 단일유전자 문제이다. 이 질환은 상염색체 우성으로 전달되며, 6개의 다른 유전자 돌연변이가 주요한 6가지 MODY 유형을 유발한다. 최근 연구에서 적은 모집단에서 3개의 유전자가 추가로 확인되어, 지금은 MODY 7, 8, 9가 추가되었다. 그러나 MODY를 앓고 있는 사람의 대략 85% 정도가 유형 1, 2, 3이다.

임상적 유전자검사는 MODY를 일으키는 6가지의 주요한 유전자에서 가능하다. 때때로 MODY를 앓고 있는 사람은 제1형이나 제2형 당뇨병(DMT1 또는 DMT2)를 앓고 있는 것으로 잘못 진단될 수 있다. 유전자검사는 MODY를 앓고 있는지를 확인할 수 있다. 비록 이름은 MODY가 젊은 사람에게 영향을 미친다고 나타내지만, MODY 1을 앓는 몇몇 사람은 성인이 될 때까지 증상을 보이지 않기 때문에 유전자-환경 상호작용이나 표현에서 가변성이 있다. MODY 1을 가진 사람에 대한 한 연구에서 유전자 변형을 가진 사람의 65%에서만 당뇨가 25세까지 나타났다고 보고했다. 50세까지의 연구 대상에서는 100% MODY가 발견되었다(Klupa, 2002).

MODY와 관련된 각각의 유전자는 포도당 대사, 인슐린 활동, 이자에서의 인슐린 방출에서 역할을 수행한다. MODY의 여섯 가지 주요한 유형과 그것을 유발한다고 확인된 유전자가 표 10-1에 나열되어 있다. 간세포핵인자 1α 유전자(*HNF-1α*)에서의 돌연변이는 염색체 12번에 위치하고 있으며, 사례의 약 65% 정도를 설명하는 MODY 3을 유발한다. HNF-1α는 포도당 대사, 콜레스테롤, 지방산과 관련되어 있다. 염색체 7번에 위치하고 있는 글루코키나아제 유전자(*GCK*)에서의 결함은 MODY 2를 유발한다. 때때로 *GCK* 돌연변이를 가지고 있는 아이가 가벼운 고혈당증을 앓을 수 있으며, 임신성 당뇨의 일부 사례 또한 이 유전자에서의 돌연변이로 인한 것이다. 글루코키나아제는 혈액 속의 포도당에 반응하여 이자의 β-세포에서 오는 인슐린의 방출을 규제한다. MODY 2를 앓고 있는 사람은 덜 심각하게 질환을 앓는 경향이 있지만, 그들은 글루코키나아제가 적절하게 작용하는 사람보다 인슐린의 방출을 더 유발하기 위해서 더 높은 수준의 혈액 속 포도당이 필요하다. MODY 1은 염색체 20번에 위치하고 있는 간세포핵인자 4α 유전자(*HNF-4α*)의 돌연변이로 인해 일어난다. 이 유전자의 돌연변이는 인슐린 분비의 문제를 유발한다.

MODY가 상염색체 우성으로 전달되기 때문에, 결함이 있는 유전자 1개만으로도 질환을 유발한다. 드물게 일부는 이러한 유전자 중 1개의 돌연변이에 대해 동형접합(또는 합성 이형

표 10-1 β-세포 기능의 유전적 결함

	염색체	유전자	발생률
MODY 1	20	*HNF-4α*	~5%
MODY 2	7	*GCK*	~15%
MODY 3	12	*HNF-1α*	~65%
MODY 4	13	*IPF 1*	
MODY 5	17	*HNF-1β*	<3%
MODY 6	2	*NeuroD1*	
미토콘드리아 DNA			

Data for this table from Diabetes Care. (2010). Diagnosis and classification of diabetes mellitus. Diabetes Care, 33 Suppl 1, S62-69.

접합)을 가지며, 더 심각한 형태의 질환을 앓고 있는 경향이 있다. 글루코키나아제를 부호화하는 유전자에 대한 결함에 동형접합인 사람들은 갓난아이처럼 심각한 당뇨병을 겪을 수 있다(심각한 신생아 당뇨병). MODY 4를 초래하는 *IPF1* 유전자에 있는 돌연변이에 동접합인 사람은 이자가 전혀 자라지 않는다(이자 발육부전).

α-1 항트립신 결핍증

α-1 항트립신 결핍증(AATD)은 1963년에 처음으로 만성 폐쇄성 폐질환(COPD)의 위험요인으로 서술되었다. AATD는 α-1 항트립신을 암호화하는 *SERPINA1* 유전자에 있는 돌연변이에 의해 발생한다. 이 돌연변이 중 하나에 동형접합인 성인은 만성 폐쇄성 폐질환, 특히 폐기종 발생의 위험이 높다. 또한 AATD는 성인뿐만 아니라 일부 아동에게도 간질환을 유발한다.

트립신은 소화하는 동안에 단백질을 펩티드와 아미노산으로 분해하는 단백질 분해효소(또는 프로테이나아제)이다. 트립신은 이자에 의해서 활동하지 않는 형태로 만들어진다. α-1 항트립신(AAT)은 간에 의해서 생산되는 항단백질 분해효소이다. 이 효소는 폐 조직과 쓸개관(담관)을 트립신 같은 파괴적인 단백질에 의한 손상으로부터 보호한다. AAT를 충분히 가지고 있지 않으면 폐의 염증, 폐기종, 간경변, 간섬유증으로 이어진다. 반면 너무 많은 트립신(또는 충분하지 않은 항트립신)은 조직에 매우 큰 손상을 줄 수 있다.

우리가 호흡하는 공기는 폐를 자극하고 손상시키는 미세한 입자물질을 포함하고 있을 수도 있다. 그러므로 폐는 이러한 입자를 분해하고 폐를 보호하기 위해 단백질 분해효소를 가지고 있다. 하지만 이러한 '보호적인' 효소는 그 효과가 폐 조직이 아닌 오직 입자물질에만 대항하도록 바로 전달되기 위해서 조절되어야만 한다. α-1 항트립신은 이러한 효소의 활동을 제한하고 효소가 사람의 폐 조직에서 자동으로 소화되는 것을 막는다. 그래서 누군가가 충분히 활동적인 AAT를 만들어내지 못하면, 정상적인 보호성 효소가 흡입된 입자물질을 분해하는 것을 넘어서서 폐의 탄성조직을 분해하기 시작한다. 시간이 지날수록 탄성조직의 손실은 조발성 폐기종으로 이어진다.

AAT의 심각도는 어떤 유전자가 유전되었는지에 따라 다르다. 가장 심각한 결핍(Z 대립 유전자)과 관련된 대립유전자에 대해 동형접합인 사람은 그들의 혈청에 α-1 항트립신이 매우 적다. 그러므로 그들의 폐와 간은 트립신 초과로 인한 파괴에 가장 취약하다. 이 유전자형은 PI-ZZ로 묘사되며, 상염색체 열성으로 가족을 통해 전달된다. 2개의 ZZ 대립유전자를 가진 사람은 AATD를 앓고 있는 모든 사람의 95%를 설명한다(Schlade-Bartusiak, 2008). 또 다른 대립유전자는 M과 S인데, 이것은 변화하는 위험의 정도를 결정해 준다(표 10-2). COPD의 다른 형태로는 더 복합적이고 명확하게 환경과 함께 작용하는 몇몇 감수성 유전자의 활동이 있다.

표 10-2 α-1 항트립신 유전자형

유전자형	AAT의 수준/질병의 위험성
MM	AAT의 정상적인 농도를 유발함
MZ	이형접합체는 좋지 않은 폐 기능에 대한 위험도가 약간 증가함
SZ	흡연자들 사이에서는 폐 문제에 대한 위험성이 높지만, 보통 비흡연자 사이에서 증가된 위험과는 관련되어 있지 않음
ZZ	종종 임상 질환과 정상 수준보다 20% 낮은 AAT의 혈장 농도와 관련되어 있음

Adapted from Schlade-Bartusiak, K., and Cox, D. W. (2008). Alpha-1 antitrypsin deficiency. Retrieved October 16, 2010, from www.ncbi.nlm.nih.gov/bookshelf/br.fcgi?book=gene&part=alpha1-a

AATD가 단일유전자질환으로 고려되고 있지만, 여전히 질환으로 임상적 진행에 영향을 미칠 수 있는 환경적인 요소가 있다. 예를 들면 AATE 유전자형을 가지고 있는 사람에게 흡연은 COPD의 위험을 매우 증가시킨다. 유전적 위험이 있는 흡연자에게 호흡기 질환은 40~50세 또는 심지어 그보다 이른 나이에 시작된다. 반면 비흡연자의 경우 폐질환은 그들이 건강하게 60대에 이를 때까지도 나타나지 않을 수 있다. 유전적인 위험이 있는 사람은 직접흡연과 간접흡연뿐만 아니라 광진(mineral dust), 가스, 연기 같은 환경적인 오염물질도 피해야 한다.

복합질환

성인형 단일유전자질환보다 더 많은 성인형 복합성(다인성) 질환이 있다. 하지만 복합질환의 위험도에 기여하는 유전자를 찾는 것은 항상 어렵다. 다인성 질환은 종종 다수의 유전자 때문이고, 각각은 환경과 결합되어 작은 영향을 끼친다. 전장유전체 연관분석(genome-wide association studies, GWAS)과 같은 유전자검사 기술의 발전은 성인형 복합질환과 관련된 유전자를 찾을 수 있는 능력을 크게 증가시켰다. 이는 질병률과 사망률의 가장 주요한 원인이고, 증상이 발현되기 전에 유전적으로 감수성이 높은 사람을 찾는 것은 보건의료에 지대한 영향을 미칠 수 있다. 사람은 특정한 질병에 유전적인 위험을 갖고 있다는 것을 알았을 때, 질병이 가족에게 닥쳤을 때보다 건강이 나아지도록 관찰하는 조언을 따르고자 한다. 여기서는 제2형 당뇨병, 비만, 자가면역질환에 대해 논의할 것이다.

제2형 당뇨병

당뇨병(DM)에는 많은 다른 유형이 있고, 그것은 전 세계에 있는 약 2.2억명의 인구에게 영향을 미친다(WHO, 2009). 9장에서 제1형 당뇨병에 대해 논의했고 MODY는 이번 장의 앞부분에서 성인형 단일유전자질환과 함께 다루었다. 여기서는 제2형 당뇨병과 임신성 당뇨병에 대해 초점을 맞출 것이다. 포도당불내성장애(impaired glucose tolerance)와 실제 DM

을 진단하는 공복 상태의 혈중 포도당 수준은 표 10-3에 나열되어 있다. 무작위로 추출한 200mg/dL 이상의 혈중 포도당 농도 혹은 배뇨의 증가와 갈증 증가, 피로, 시력 저하 및 느린 상처 회복과 같은 임상적인 신호를 보일 때, DM인지를 결정하기 위한 추가적인 검사가 필요하다(NIDDK, 2008).

모든 형태의 DM은 지속적인 고혈당과 당뇨병에 걸린 사람의 건강에 심각한 영향을 끼친다. 신체의 기관이 고혈당에 장시간 노출되면 심각한 손상이나 기관계의 부전이 일어날 수 있다. 가장 흔하게 영향 받는 기관은 심장과 혈관, 눈, 신장, 신경이다. 우리는 또한 지질 조절의 손실이 수반되는 것을 볼 수 있다. DM을 앓고 있는 환자에서 우리가 볼 수 있는 것은 대혈관(macrovascular)과 미세혈관(microvascular) 합병증이다.

제2형 당뇨병(DM type 2)은 DM의 가장 흔한 형태이고, DM을 앓고 있는 모든 환자의 약 90~95% 정도를 설명한다(Diabetes, 2010). 제2형 당뇨병은 인슐린 분비나 인슐린 감수성(인슐린 저항)의 심각한 감소를 동반하는(절대적인 것보다는) 상대적인 문제에 의해 발생한다. 이는 인슐린이 정상적인 양으로 생산될 때조차도 인슐린 수용기에 잘 결합되지 않는다는 것을 의미한다. 포도당에 대한 세포의 삼투성이 변화한다는 것은 수용기에 인슐린이 알맞게 결합되는 것이다(9장 참고). 또한 간 포도당이 과도하게 생산되고 세포의 포도당 흡수율이 감소한다. 이는 제2형 당뇨병을 앓고 있는 사람이 인슐린을 만들어낼 수는 있지만, 인슐린을 사용해야 하는 상황에 충분히 보충해줄 수 없다는 것을 뜻한다. 제2형 당뇨병을 앓고 있는 노인들은 시간이 지나면서 천천히 증상이 나타나므로 일찍 진단받지 못한다. 그래서 다뇨증(polyuria)과 다음증(polydipsia) 같은 전형적인 DM의 신호를 알아차리지 못한다.

때때로 사람들은 망막증(retinopathy)이나 신경증(neuropathy) 같은 합병증을 경험하기 시작할 때까지도 제2형 당뇨병을 앓고 있다는 것을 발견하지 못한다. 제2형 당뇨병은 관련 없는 문제로 인해 임상검사를 하는 동안에 발견되기도 한다. 미국 국립 당뇨, 소화, 신장 질환협회(The National Institute of Diabetes, Digestive, and Kidney Disease)는 거의 600만 명 정도가 제2형 당뇨병을 앓고 있고, 진단받지 못한 상태라고 보고하였다(NIDDK, 2008). 우리는 제2형 당뇨병이 명확하게 가족에게 유전된다고 알고 있기 때문에 이는 매우 놀라운 사실이다. 의료인으로서 우리는 제2형 당뇨병을 앓고 있는 사람과 1촌 관계인 사

표 10-3 공복 혈당 값(fasting glucose values)과 당뇨병의 진단

혈장 포도당 결과	진단
99 또는 그 이하	정상
100~125	공복 혈당 장애(Impaired Fasting Glucose)
126 또는 그 이상*	당뇨병

*이 값은 반드시 또 다른 날에 검사를 반복함으로써 확인되어야 한다.

Data for this table from ADA. (2010). Diagnosis and classification of diabetes mellitus. Diabetes Care, 33 Suppl 1, S62-69.

람들이 그들 스스로 신호와 증상을 주시할 수 있기를 바란다. 의료인은 제2형 당뇨병의 위험도 증가를 부모들에게 경고하고, 지침에 따라 주기적으로 관찰할 것을 제안한다(AHRQ, 2010).

제2형 당뇨병의 시작에 대한 유전적인 기여는 많은 연구에서 증명되었지만, 이 질병이 멘델 유전(Mandelian inheritance)의 간단한 법칙을 따르지 않기 때문에 발병 영향을 미치는 구체적인 유전 요소를 알아내는 것은 매우 어렵다. 전체 인구의 약 7% 정도가 그들의 일생에서 제2형 당뇨병을 얻지만, 부모 중 한 명이 당뇨병을 앓고 있는 사람은 30~40% 정도가 영향을 받는다. 부모가 모두 당뇨병을 앓고 있는 사람은 위험도가 70%이다(Vimaleswaran, 2010). 제2형 당뇨병을 가진 사람이 점점 더 많아져서 부모 모두 당뇨병을 앓고 있는 사람이 흔해졌다.

복합적이고 다원적인 질환을 앓을 수 있는 위험도에서 유전이 얼마나 큰 부분을 차지하고 있는지를 알아내는 또 다른 방법은 쌍둥이 일치 연구를 찾아보는 것이다. 쌍둥이 중 첫째에게 영향을 미친 질병에 둘째도 영향 받을 가능성에 대해 언급한 쌍둥이 일치 연구를 4장에서 이미 다루었다. 제2형 당뇨병에서는 일란성 쌍둥이 일치율이 60~90% 정도 되는 것으로 추정된다. 이것은 쌍둥이 중 한 명이 영향을 받으면 다른 한 명도 영향받을 확률이 60~90% 정도 된다는 것을 의미한다. 일란성 쌍둥이는 그들의 유전자형을 공유하기 때문에, 이는 유전적인 기여의 매우 강력한 증거가 될 수 있다. 이란성 쌍둥이의 일치율은 보통 30% 정도로 추정된다. 이란성 쌍둥이는 일반적인 형제자매처럼 오직 그들의 DNA에서 50% 정도만을 공유한다.

제2형 당뇨병을 앓고 있는 대부분의 사람이 성인기의 중후반에 진단받지만, 어린 사람이 진단받는 경우가 충격적으로 상승하고 있다. 어린이와 청소년이 제2형 당뇨병(MODY가 아닌 실제 제2형 당뇨병)을 가지고 있는 것으로 진단받고 있다. 세계보건기구(World Health Organization)에 따르면, 위험도가 높은 사람은 그들의 어머니 또한 병을 앓고 있는 소수 집단에서의 여성이다(WHO, 2009). 제2형 당뇨병의 발병률은 전 세계적으로 급격하게 증가하고 있으며, 이는 급속도로 증가하고 있는 비만과 관련되어 있는 경우가 가장 많다.

제2형 당뇨병이 왜 이렇게 흔해졌는가를 설명하는 이론 중의 하나는 '절약 유전자형(thrifty genotype)'이다(Neel, 1962). 역사적으로 기근 이후에 오는 풍족한 시기를 경험할 때, 지방을 잘 축적한 사람은 살아남아서 그들의 자손에게 유전자를 전해주었다. 신진대사적으로 '절약적'이지 않았던 사람은 지방을 덜 축적할 수밖에 없었고, 기근 시기에 살아남지 못했다. 하지만 지금은 많은 사람이 고열량의 음식을 섭취할 때, 모든 음식으로부터 대부분의 에너지를 얻고 쉽게 지방을 축적할 수 있는 능력은 더 이상 장점이 아니다. 절약 유전자형을 가진 사람은 지방 축적을 너무 잘해서 지나치게 초과되는 체중을 얻게 된다. 이는 비만과 제2형 당뇨병을 증가시키는 것으로 이어졌다. 제2형 당뇨병에서 가장 위험한 요소는 비만과, 이것과 늘 동반되는 앉아서 지내는 생활양식이다. 다음 부분에서 논의될 비만은 어느 정도의 인슐린 저항을 저절로 유발한다(ADA, 2010). 비록 절약 유전자형이 비만과 제2형 당뇨병이 증가하게 된 이유를 설명하고 있지만, 절약 유전자형을 만드는 구체적인 유전 요인을 규명하기 위해서는 많은 연구가 우선적으로 수행되어야 한다.

제2형 당뇨병과 관련된 후보 유전자

후보 유전자와 전장유전체 연관분석(genome-wide association studies, GWAS)은 제2형 당뇨병에 대한 감수성을 증가시키는 많은 유전자를 확인했고, 이 유전자는 사람마다 약간씩 다르다는 것을 밝혔다. 예를 들면 칼파인 10(*CAPN10*)은 영국계 사람에게는 덜 중요한 것에 비해 멕시코계 미국인 가족의 40% 정도에서는 제2형 당뇨병의 발병에 매우 중요한 것으로 보인다(Malecki, 2005). 어떻게 *CAPN10*이 제2형 당뇨병의 위험을 증가시키는지는 여전히 명확하지 않다. 우리는 이것이 단백질을 분해하는 역할(프로테아제)을 하고, 다른 효소의 활동에도 영향을 미친다는 것을 알고 있다. 그러나 어떻게 포도당 대사장애로 연결되는지는 두고 보아야 할 것이다.

만약 암호화된 단백질이 인슐린 분비나 활동에 중요한 역할을 한다면 유전자는 연구를 위한 후보자로 고려된다. 제2형 당뇨병에 대한 가장 좋은 후보 유전자 중 하나는 과산화소체 증식체 활성화 수용체-γ(*PPARγ*)이다. *PPARγ*는 지질과 지방세포 대사에 모두 관련 있는 단백질을 암호화한다. 이 유전자의 한 가지 형태는 인슐린 감수성을 현저하게 감소시킨다. 또한 이 유전자의 변형체는 백인 사이에서 매우 흔하다. 유럽인의 98% 정도가 이 대립유전자에 동형접합이어서 뚜렷하게 하나의 복제가 있다는 것 자체만으로 제2형 당뇨병을 일으키지는 않는다. 그렇지 않으면 유럽계 사람의 98%가 제2형 당뇨병을 앓을 것이다. 영향을 받은 사람의 수가 증가하고 있지만 그렇게 높지는 않다.

ABCC8(ATP binding cassette, subfamily C, member 8)은 술포닐 요소 수용체를 암호화하고, *KCNJ1* 유전자에 의해 암호화된 칼륨 통로와 결합된다. 이러한 유전자는 췌장의 β-세포에서 나오는 인슐린과 글루카곤 같은 호르몬의 방출을 조절하는 데 중요하다. 호르몬이 하나 또는 둘 모두가 적절하게 작용하지 않을 때, 제2형 당뇨병과 관련될 수 있는 기회가 될 것으로 보인다. 이는 연구를 위한 좋은 주제가 된다. 이 유전자가 특히 흥미로운 또 다른 이유는 *PPARγ*와 함께 제2형 당뇨병을 치료하는 데 사용되는 약물의 중요한 목표가 되기 때문이다. 이러한 유전자의 돌연변이는 환자가 제2형 당뇨병의 높은 위험에 처하게 할 뿐만 아니라 어떻게 그들이 경구용 항당뇨병 약에 반응하는지에도 영향을 줄 수 있다. 제2형 당뇨병에 감수성이 있는 사람으로 만드는 유전자에 대해 학습해야 할 것이 많다.

임신성 당뇨병

비록 연구마다 수치는 다르지만, 임산부의 7%는 임신성 당뇨병(GDM)의 합병증을 경험한다. 한동안 GDM은 임신 중에 처음으로 확인되는 포도당불내성(glucose intolerance)의 양으로 정의되었다. 때때로 GDM을 앓고 있는 여성은 인슐린 치료법이 필요하고, 가끔씩 식이요법만으로도 그들의 혈당을 정상화시키기에 충분하다. 일반적으로 혈당의 증가는 임신 28주차 정도에 처음으로 알게 되며, 출산 후에 해결된다. 유전적 성향은 임신 중에 일어나는 인슐린 저항에 의해 유발되는 것으로 생각된다. 하지만 GDM은 유전되는 것으로 보인다. 또한 MODY를 유발하는 일부 유전자에서의 돌연변이가 GDM을 앓고 있는 여성에게도 발견된다(Lambrinoudaki, 2010).

만약 고혈당이 임신 초기나 태아기 방문(prenatal visit)에 발견되었다면, 포도당불내성이 임신과 함께 시작되었는지 아니면 임신 전부터 존재했는데 단순히 진단받지 못한 것인지가 불명확할 것이다. 증가된 혈당 수치는 보통 출산 후에 감소하지만, 일부 여성에게는 고혈당이 지속된다. 만약 출산 후에도 6주 정도 지속된다면, 실제 제2형 당뇨병인 것으로 재분류된다. 미국당뇨병협회(The American Diabetes Association)는 첫 번째 태아기 방문에서, 혈당 수치가 높은 여성은 반드시 단순한 GDM이 아니라 DM을 앓고 있는 것으로 진단하라고 제안한다(ADA, 2010). GDM에 걸린 여성 중 약 90% 정도가 일생 중 제2형 당뇨병으로 이어진다.

당뇨병과 관련된 유전적 증후군

일부 유전적 증후군에는 DM의 위험성 증가가 포함되어 있다. 여기에는 다운증후군, 터너증후군, 클라인펠터증후군 같은 염색체 문제도 포함된다. 또한 단일유전자질환은 DM 발생률의 증가를 초래할 수 있다. 볼프람증후군(Wolfram syndrome)은 상염색체 열성으로 전달되고, 제1형 당뇨병을 유발하며 주로 5~15세 사이에 시작된다. 볼프람증후군을 앓고 있는 사람은 청력소실과 시각장애 같은 다른 문제도 가지고 있다.

비만

비만은 전 세계의 점차 더 많은 사람에게 영향을 미치는 문제이다. 체질량지수(BMI)가 25 이상이면 과체중을 의미하고, BMI가 30을 넘으면 비만으로 고려된다. 세계보건기구(WHO)에 따르면, 2005년도에 성인의 16억 명 정도가 과체중이고 4억 명이 비만이었다(Fawcett, 2010). 미국인의 대략 70% 정도가 현재 비만이거나 과체중 상태이다. 비만인 사람은 제2형 당뇨병, 암, 심장 질환을 포함하는 많은 심각한 건강문제에 위험도가 높다. 비만에 대한 유전적인 연결을 찾는 것은 이 주요한 건강문제의 부담을 완화시키는 데 작용하는 치료법을 개발할 수 있는 중요한 열쇠가 될 수 있다. 비만은 유전된다. 유전은 BMI에서의 변형을 40~90% 정도 설명한다. 하지만 원인이 되는 유전자를 찾는 것은 거대한 도전이다.

유전체에 위치한 많은 흥미로운 장소가 후보 유전자나 연계 연구를 사용하는 데 발견되었으나, 이들 중 아주 소수만이 추가적인 연구에 의해 지지되었다. 1996년 이후로, 사람들은 비만과 관련된 유전자를 찾았고 그들이 발견한 것을 인간비만유전체지도(Human Obesity Gene Map)에 목록으로 만들 수 있었다. 이 지도에는 최소한 하나의 연구에서라도 비만과 연관된 127개의 유전자가 나열되어 있다(Loos, 2009). 다만 이것은 간단한 연계였고, 아무도 그들이 비만의 '원인'이 되는 유전자를 찾았다고 하지는 않았다.

비만과 관련된 후보 유전자

멜라노코르틴 4 수용체(*MC4R*)는 중요한 후보 유전자인 것으로 보인다. 이것은 음식 섭취의 조절과 에너지 균형의 조절에 중요한 역할을 한다. 최근 이 유전자에서의 한 가지 돌연변이가 비만을 방어하는 것으로 밝혀졌다. 이 돌연변이를 가지고 있는 사람은 그렇지 않은 사람에 비해 비만이 될 위험성이 50% 더 낮다. 불행하게도 이 돌연변이는 전체 인구의 1~2% 정도에서만 발견된다.

PCSK1(prohormone convertase 1/3)은 또 다른 유망한 후보 유전자로 보인다. 이 유전자는 에너지 대사의 조절에 중요한 효소를 부호화하고, 이 유전자에 있는 흔치 않은 돌연변이를 가진 사람은 극단적인 소아비만을 겪게 된다. 많은 연구에서는 이 유전자가 일반인의 비만에 영향을 거의 미치지 않는다고 주장한다.

BDNF(Brain-derived neurotrophic factor)는 발달과 스트레스 반응에 역할을 하는 것으로 생각된다. 이것은 식습관, 체중조절, 활동항진(hyperactivity)과 관련 있는 것으로 보인다. *PCSK1*과 함께 이 유전자에는 심각한 비만과 조절되지 않는 식욕을 유발하는 흔치 않은 돌연변이가 있다. 여러 연구에서 이 유전자에 있는 다른 돌연변이가 낮은 BMI와 연관이 있다는 것을 발견했다.

ADRB3(adrenergic β3 receptor gene)는 지질 분해의 규제와 열발생에 관련이 있다. 식사유도성 열 생산은 음식 섭취 이후에 일어나는 기초 수준을 넘는 신진대사율의 증가와 관련 있다. 이것은 매일의 에너지 소비를 결정하는 데 가장 중요하다. 아직 결론에 이르지 못한 연구가 더러 있지만, 이 유전자의 한 가지 돌연변이는 다른 인구에서가 아닌 동아시아 사람 사이에서 높은 BMI와 관련이 있다(Vimaleswaran, 2010).

GWAS가 미래에 비만 위험성을 결정하는 데 유용한 흥미로운 장소를 확인한 반면, 연계 연구의 결과는 임상적으로 단기적으로는 유용하지 않다. 2007년 한 연구에서는 지방량에서의 흔한 돌연변이(단일염기 다형성 또는 SNPs)와 비만 관련 유전자, BMI 사이의 연관성을 발견했다. 이 유전자는 식습관과 에너지 소비를 조절하는 데 중요한 역할을 하는 단백질을 부호화한다(Fawcett, 2010). 유전자, 장소, 질병 과정(비만 같은) 사이에 관련성이 있다고 하더라도 이것이 하나가 다른 하나를 유발함을 의미하는 것은 아니다. 우리가 비만의 위험성을 증가시키는 유전자를 발견했다고 말할 수 있기 전까지는 아직 해야 할 일이 많다.

자가면역질환

면역체계는 매우 복잡하다. 면역체계의 작동은 매우 매력적이다. 이것은 외부 침입자를 인식하고 그들을 파괴해야 하지만, 또한 자기세포를 인식하고 그들을 안전하게 보호할 수도 있어야 한다. 자기세포를 비자기세포와 구분하는 능력은 매우 까다롭다. 놀랍게도 보통은 잘 작동하지만 가끔씩 고장이 나기도 한다. 면역 요소가 자기세포를 공격하기 시작하면 우리는 파괴적인 증상을 보이며 치료하기 매우 어려운 자가면역질환(autoimmune disorders)에 걸린다. 우리는 인식을 위한 면역체계 세포와 그들이 존재하고 있는 신체 세포를 공격하지 않도록 하는 능력인 자기관용(self-tolerance)에 대한 메커니즘을 완전히 이해하지 못한다. 여기서는 다발경화증(MS), 전신홍반루프스(SLE), 류마티스관절염(RA)에 대해 논의할 것이다.

대부분의 자가면역질환은 복잡하고, 많은 자가면역문제가 유전으로 보여짐에도 불구하고 유전적인 정보를 찾아내기가 쉽지 않다. 쌍둥이 일치율이 이란성 쌍둥이보다 일란성 쌍둥이에서 더 높음에도 불구하고 여전히 100%는 아니며, 누군가가 자가면역질환에 걸릴 수 있게 하는 유전자형 외에 다른 요소가 있다. 이러한 요소는 대부분 환경으로 인한 가능성이 크다.

일부 연구자는 DNA 메틸화(후생적 변화)를 바꾸는 환경적인 요소가 자가면역질환에서의 환경-유전자 상호작용의 중요한 열쇠가 될 것이라고 주장한다. 이것은 현재 진행중인 연구에서 중요한 영역이다. 예를 들어 우리는 여성이 남성보다 자가면역질환에 더 취약하다는 것을 알고 있지만, 왜 그런지 실제로 이해하지는 못한다. SLE는 남성보다 여성에게 8배 더 흔하다. 몇몇은 모든 여성이 가지고 있는 비활동성 X 염색체가 원인이라고 주장한다.

여성의 몸에 있는 각각의 세포에서 X 염색체 1개는 비활동적이어서 2개의 X 염색체 유전자는 남성이 단백질을 만들어내는 것만큼 두 배로 만들지 못한다. 이것이 유전체에 있는 유전자 발현에서의 후생유전학적 효과이다. 남성과 여성의 유전 사이에는 분명한 차이가 있기 때문에 이는 연구원이 찾는 단 하나의 장소이다(Hewagama and Richardson, 2009). 4장에서 후생유전학과 불활성 X 염색체에 대한 더 자세한 내용을 찾아볼 수 있다.

비록 어려울지라도, 일반적인 자가면역질환에 대한 유전적 기여도를 찾는 것은 질환에 대한 메커니즘과 병리생리학을 이해하는 데 가치있는 기여를 할 수 있다. 따라서 유전자 감수성의 정확한 위치를 찾아내는 것에 큰 관심이 있다. 우리가 제2형 당뇨병과 비만에서 살펴보았듯이, 전유전체 검사(genome-wide scans)는 과학이 한걸음 더 나아가는 데 도움이 될 것이다.

전신홍반루프스

전신홍반루프스(SLE)는 면역세포가 몸 전체의 자기세포를 공격함으로써 발생하는 전형적인 자가면역질환이다. 증상은 피부, 심장, 폐, 신장, 관절, 신경체계에 나타난다. 영향받은 사람은 종종 '나비 발진(butterfly rash)'이 볼 전체에 퍼지거나 얼굴에 발진이 드문드문 생기고, 빛 민감성, 관절염, 점막의 궤양, 심막염, 가슴막염(흉막염), 발작을 보인다. 이것은 확실히 신체가 스스로를 공격하는 것으로 보인다. SLE는 주로 20~45세 사이에 시작되며, 여성이 남성보다 훨씬 더 많이 영향을 받는다. SLE 이력이 있는 일부 여성은 월경 시기 즈음에 증상이 악화된다. 이는 여성이 이 시기에 생산하는 호르몬이 SLE 발병과 연관이 있을 수도 있다는 것을 나타낸다.

SLE 감수성에 대한 유전적 기여는 중요하다. 쌍둥이 연구를 살펴보면, 일란성 쌍둥이에 대한 쌍둥이 일치율이 25~75% 사이인 것을 찾아볼 수 있다. 이란성 쌍둥이에게는 일치율이 2~9% 정도밖에 되지 않는다(Hawagama and Richardson, 2009). 이란성 쌍둥이는 그들의 유전자형을 50%만 공유하는 반면, 일란성 쌍둥이는 거의 100% 공유한다는 것을 앞서 언급했다. 게놈(유전체)의 몇몇 장소가 SLE와 연관되어 있다는 것은 놀라운 일이 아니지만, 일란성 쌍둥이 일치율이 100%가 아니기 때문에 환경적인 요인 또한 존재한다. 일반적으로 민감한 사람에게 SLE의 발병과 관련되어 제안된 환경적 계기에는 바이러스, 약물, 햇빛에 대한 노출 등이 있다.

면역력, 자가면역과 관계된 많은 문제를 시사하는 게놈의 한 가지 영역은 염색체 6번에 위치하고 있는 주요 조직적합성 복합체(MHC) 유전자에 의해 부호화된 사람백혈구항원(HLAs)이다(그림 10-1). HLAs는 신체에 있는 거의 모든 세포의 표면에 특이한 식별자(identifiers)로 기능한다는 것을 기억해야 한다. 면역체계 세포가 침입자를 인식하면 면역세포는 침입자의 표면에 있는 HLA단백질을 검사하여 자기세포인지 비자기세포인지를 결정한다. 단백질이 완벽하게 신체의 HLAs와 부합하지 않으면, 세포는 외부의 것으로 식별되어 공격을 시작한다. 약 40개의 서로 다른 주요한 HLAs와 알려지지 않은 소수의 HLAs가 있다.

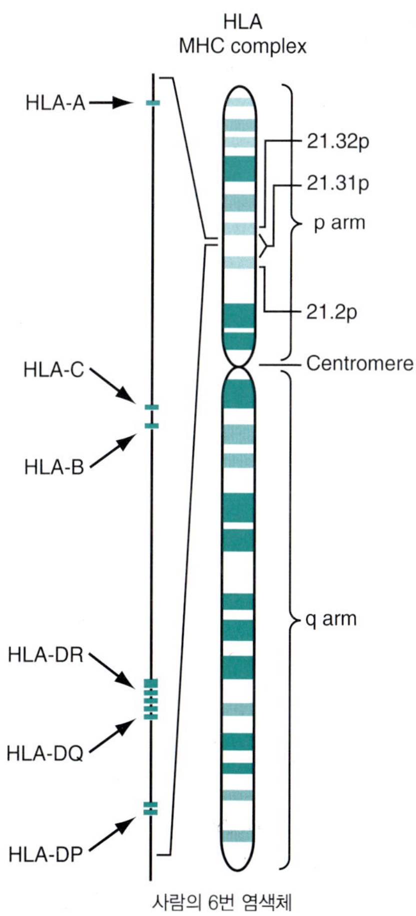

그림 10-1 염색체 6번에 위치한 사람백혈구항원(HLAS)

보체 경로(complement pathway)에서 단백질이 부호화하는 유전자 또한 이 영역에서 발견된다. 보체계(complementary system)에는 병원균을 파괴하기 위한 단계에서 활성화되는 몇몇 다른 혈장 단백질을 포함된다. 이러한 단백질은 바로 침입자를 파괴하거나 항체의 활동을 보완한다. HLAs와 보체계는 효과적인 면역 기능에 중요하기 때문에, 이 영역에 있는 유전자가 자가면역질환과 관련되어 있다는 것은 놀라운 일이 아니다.

염색체 1번에 위치한 몇몇 장소는 면역복합체가 작용을 끝낸 후의 순환에서 면역복합체를 제거하는 데 중요한 유전자를 포함하고 있다. SLE를 앓고 있는 사람은 효소 DNase1의 수준이 낮다는 것이 발견되었다. 이 효소의 역할은 세포 잔해를 가져가서 더 쉽게 분해될 수 있도록 작게 조각내는 것이다. 연구자가 쥐에게 이 유전자를 차단시켰더니 쥐가 태어났을 때는 건강해보였지만 몇 주가 지나서 SLE의 신호를 보인다는 것을 발견했다. 이 효소를 부호화하는 유전자의 돌연변이가 SLE를 일으키면서 세포 찌꺼기를 분해하고 자가면역반응을 유발하는 능력을 방해하는 것으로 보인다.

다발경화증

다발경화증(MS)은 신경계와 관련된 가장 일반적인 자가면역질환이다. 이 질환에서는 뉴런의 수초 코팅(myelin coating)이 감염(탈수초)에 의해 파괴된다. 중추신경계의 백질(white matter)에서 발견할 수 있는 산발적인 플라크의 영역은 수초가 너무 얇아져서 뇌에서 척수와 그 주변까지 신경 충동이 전해질 수 없게 될 때까지 손상을 입힌다. 이 질환은 악화와 완화의 특징을 보이며, 젊은 사람에게 신경학적 장애를 유발하는 가장 흔한 원인이다.

SLE와 MS가 유전된다는 사실은 꽤 오랫동안 분명했다. 질병을 앓고 있는 직계존속(부모, 아이, 자매)이 있다는 것은 MS의 위험성을 750명당 1명에서 100명당 1명 정도의 확률로 증가시킨다. 몇몇 연구에서는 심지어 위험성이 40명당 1명이라는 사실을 발견하기도 했다(Hoppenbrouwers and Hintzen, 2010). 우리는 MS를 얻게 될 위험성이 인종에 따라 다르다는 것도 알고 있다. MS는 그들의 조상이 북유럽에서 온 사람일 때 가장 흔하다. 조상이 다른 지역에서 온 사람도 여전히 MS에 걸릴 수 있지만, 가능성이 훨씬 낮다. 다른 자가면역질환에서 우리가 보았듯이, 대부분의 사람은 유전적 감수성이 높은 사람에게 병을 유발하는 환경적인 계기가 있다고 믿는다.

MS는 분명히 복잡하고, 아마도 많은 유전자 돌연변이의 조합으로 인한 것이며, 각각은 환경적인 기여가 더해져서 작지만 위험성을 증가시킨다. 관련 유전자 중 일부는 아마도 '유력한 용의자'로 여겨질 것이다. MS와 관련된 첫 번째 유전자 돌연변이는 염색체 6번에 위치하고 있다. 그것은 다른 많은 자가면역문제 뿐만 아니라 SLE의 발병에도 중요한 역할을 하는 것 같아 보이는 HLA유전자이다. 많은 연구들이 HLA 돌연변이와 MS 사이의 연관을 찾는 과정에 있다. 예를 들어 HLA 영역(*DRB5*)에 있는 하나의 유전자는 MS에 대해 방어적인 것으로 보인다. 상당히 많은 아프리카계 후손들이 이러한 대립유전자를 갖고 있지 않으며, 이는 왜 MS가 다른 사람이 아닌 몇몇 아프리카계 미국인에게 매우 심각할 수 있는지를 설명하는 데 도움이 될 수 있다. 효과적인 면역기능에 중요한 추가적인 유전자는 MS와 연관이 있다. 바로 인터루킨-7(IL-7)과 인터루킨-2(IL-2)이다. 인터루킨은 사이토카인(cytokines)이거나 면역체계 안에 있는 화학적 메신저이다.

MS 위험성의 지리적 분포는 비타민 D를 만들어내는 신체 능력을 감소시키기 때문에 햇빛에 대한 노출 부족이 환경적인 위험 요소가 될 수 있는지에 대한 우려로 이어졌다. 몇몇 연구에서 적절한 비타민 D 식이 섭취가 *HLA-DRB1* 위험 대립유전자를 가진 사람에게 MS의 위험성을 감소시켜준다는 것을 증명했다. 비타민 D가 중추신경과 면역체계의 발달 및 기능에 중요한 역할을 하기 때문에 이것은 생물학적으로 타당하다. 또한 *HLA-DRB1* 위험 대립유전자를 가진 사람이 단핵증(mononucleosis)에 걸릴 때, MS에 걸릴 위험이 증가한다(Hoppenbrouwers, 2010).

류마티스관절염

류마티스관절염(RA)은 여성과 노인에게 흔히 영향을 미치는 만성적이고 점진적인 자가면역질환이다. 이것은 200만 명이 넘는 사람에게 영향을 미치는 가장 흔한 결합조직(connective tissue) 질환으로 여겨진다. RA는 활막염(관절을 둘러싸고 있는 막의 감염)과 자기항체 생산이 특징이다. 주로 IgA와 IgM으로 구성되어 있는 류마티즘 인자는 관절의 조직을 공격하고 감염을 유발한다.

RA 위험의 약 50%가 유전성이다. 가장 강력한 환경적 위험 요인은 흡연이다. 연구자들은 RA가 윤활막의 염증을 유발하는 경로와 같은 경로를 가진 염증질환의 집합체로 가장 잘 이해된다고 믿는다. 관련된 유전 요인은 환자가 ACPA(antibodies directed against citrullinated peptides)를 가지고 있는지 여부에 따라 다른 것으로 보인다. 이 항체에 대해 양성이라는 것은 환자가 점진적인 관절 손상을 겪고 좋지 않은 예후를 보인다는 것을 의미한다. ACPA 양성 반응인 환자와 ACPA 음성 반응인 환자는 RA와 관련된 특정한 HLA대립유전자에 몇 가지 다른 점이 있다. 게놈의 30가지 다른 영역은 RA와 연관이 있다. 문제 중 하나는 RA환자에서 발견된 대립유전자가 전체 인구에서 매우 흔하여 어느 것이 유전적인 위험이 높은지를 결정하는 데 실제로 도움이 되지 않는다는 것이다. RA와 오랫동안 연관되어 온 유전자로는 단백질티로신 인산분해효소(*PTPN22*)가 있다. *PTPN22*는 제1형 당뇨병, 자가면역 갑상샘질환, SLE를 포함하는 많은 자가면역질환과 관련이 있다.

자가면역 요약

위에서 살펴보았듯이, 게놈에는 전반적으로 자가면역질환과 관련되어 있는 영역이 많다. 이는 면역체계 역기능이 발병의 일반적인 메커니즘을 많이 공유한다는 것을 믿게 한다. 그러나 한 종류라도 영향을 받은 모든 가족에게서 많은 다양한 종류의 자가면역질환을 항상 관찰할 수는 없다는 것이 약간 혼란스럽다. 이것이 흔하게 일어나는지 여부에 대한 연구는 상반된 결과를 보여주었다. 우리는 분명히 몇몇 가족에게 이러한 일이 일어난다는 것을 알고 있다. 자가면역질환은 많은 것을 공유하지만, 모든 것을 공유하지는 않는다. 만약 우리가 자가면역질환과 관련된 모든 유전자의 도식을 그린다고 하면, 이러한 각각의 질환(HLAs와 같은)에 대한 위험성과 관계된 유전자를 가지고 몇몇은 두 개, 몇몇은 오직 하나만 관련되어서 우리는 중복되는 원을 그리게 될 것이다. 이것은 흡연이나 햇빛에 대한 노출과 같은 자가면역 역기능의 돌연변이에 기여하는 환경적 위험 요인과 결합한 감수성 대립유전자에 대한 특이한 조합일 가능성이 크다. 그러므로 자가면역질환에 대한 유전적 기여는 여전히 배울 것이 많다.

노인에게 영향을 끼치는 질환

우리의 몸은 나이가 들면서 많은 변화를 겪는다. 이러한 변화 중 일부는 우리를 질환에 더 취약하게 만든다. 노화의 과정은 질병을 일으키도록 우리의 몸이 유전적 민감성과 상호작용할 수 있는 환경적인 요인에 노출되는 시간을 더 많이 갖게 함이 분명하다. 여기에서는 알츠하이머병과 인지력 감퇴에 대한 유전적 영향뿐만 아니라 시력과 청력에서 나이와 관련된 변화에 대해 살펴볼 것이다.

알츠하이머병과 인지력 감퇴

노화와 함께 일어나는 세포의 변화는 뇌가 기능하는 방식에 심각한 영향을 미칠 수 있다. 그러나 나이와 관련된 인지력의 감퇴는 모든 사람에게 같은 방식으로 일어나지 않는다. 또한, 유전적 돌연변이는 노화가 문제를 해결하는 방법과 새로운 정보를 얻는 능력에 어떻게 영향을 미치는지에 중요한 역할을 하는 것으로 보인다. 예를 들면 우리는 세포가 나이가 들어감에 따라 짧아지는 염색체 말단에 반복되는 DNA 서열인 말단소체(telomeres)를 알고 있다. 텔로머레이스(telomerase)는 말단소체를 줄기세포 단축과 여러 암세포로부터 보호한다. 말단소체의 길이를 유지하는 능력은 부분적으로 유전되지만, 어떻게 유전력이 4~80% 사이로 넓고 다양하게 유전되는지는 추측이 어렵다. 최근의 연구는 사람의 말단소체가 신체적 노화뿐만 아니라 정신적 노화와 치매의 발병 가능성에 대한 측정까지도 제공할 수 있다고 주장한다. 이 연구가 나중에 어떻게 유용하게 쓰일지는 아직 불명확하지만, 권위자들은 말단소체의 길이를 측정하는 것이 생물학적으로 두뇌 노화에 접근하는 비교적 단순한 방법이 될 수 있다고 주장한다(Yaffe, 2008)

알츠하이머병(AD)은 전 세계의 2,400만 명에게 영향을 미치며, 연령과 관련된 치매의 원인 중 가장 흔하다. 가벼운 기억 손실에서부터 완전한 무능력까지 진행되는 되돌릴 수 없는 질환이다. AD가 발병하면 뉴런은 연결 능력을 상실하고 결국 뇌세포의 죽음에까지 이른다. 치매 사례의 대략 50% 정도가 알츠하이머병으로 인한 것이며, 영향을 받은 사람의 수는 인구가 고령화됨에 따라 증가한다. AD는 가족에게 유전되는 것으로 보이며, 사람들은 한때 질환 감수성(disease susceptibility)에 대한 유전적인 기여가 반드시 있다고 생각해왔다.

AD에는 조발성과 후발성의 두 가지 유형이 있다. AD 사례 중 소수(1~6%)는 30~60세에 일어난다. 이를 조발성 AD라 한다. 대부분의 사례는 후발성 AD로 간주되고, 이는 60세 이상의 노인에서 일어난다. 85세 이상인 사람의 25~45% 정도가 어떤 종류의 치매를 앓고 있다. 그러나 밀집된 아밀로이드반(amyloid plaques)과 신경섬유매듭(neurofibrillary tangles)의 특징적인 신호를 찾기 위해 뇌를 부검하지 않고는 AD를 다른 치매 형태와 구분하기가 어렵다(Bekris, 2010).

조발성 알츠하이머병

조발성 AD에서의 유전적 기여는 꽤 명확하다. 조발성 AD의 사례가 있는 가족의 약 60% 정도가 그들의 가까운 친척에 다른 사례가 있다고 보고한다. 심지어 가족의 13% 정도에 영향을 주는 조발성 AD의 상염색체 우성 형태가 있다. AD의 상염색체 우성 형태로 확인된 유전자는 염색체 21번(아밀로이드전구단백질세크레타아제, APP), 14번(프리세닐린 1), 1번(프리세닐린 2)에 위치하고 있다. APP 유전자가 염색체 21번에 위치하고 있기 때문에 APP 유전자 돌연변이를 갖고 있는 다운증후군(21번 세염색체증)을 앓고 있는 사람은 추가적인 단백질 기능장애를 겪는다(Bekris, 2010). 이러한 유전자의 돌연변이는 AD와 관련된 플라크의 가장 큰 부분을 형성하는 β-아밀로이드 단백질의 증가를 초래한다.

유전자검사는 이러한 유전자 중 한 가지라도 질환을 유발하는 돌연변이를 가지고 있는 가족구성원에게 적용할 수 있다. 그러나 제한적인 치료법을 가진 치명적인 질환에 대한 예측 유전자검사(predictive genetic testing) 여부를 결정하는 것은 매우 어렵다. 가족구성원은 특히 효과적인 치료법이 없을 때 그 어떠한 유전자검사라도 동의하기 이전에 유전전문가로부터 상담받을 것을 권장한다.

후발성 알츠하이머병

대부분의 AD 사례는 60세 이후에 발생하고 단일유전자 문제에 의해 발생한다. 또한 복합적(다인적)이고 환경적인 요소와 함께 감수성의 소폭 증가에 기여하는 많은 유전자 돌연변이의 조합을 수반한다. 우리는 심지어 후발성 AD에 영향을 받은 사람이 한 명밖에 없는 가족이라도 그 사람의 직계존속(부모, 자녀, 형제자매)은 전체 인구에서 다른 사람보다 AD를 앓을 확률이 두 배 더 높다는 것을 알고 있다.

AD의 복합적인 형태와 관련된 유일한 유전자는 아포 E(apolipoprotein E, *APOE*)이며, 이는 염색체 19번에서 발견할 수 있다. *APOE*는 4개의 다른 대립유전자나 유전자 형태를 가지고 있지만, 주로 3개만을 가진다(E2, E3, E4). 우리는 각각 하나는 어머니로부터, 하나는 아버지로부터 대립유전자를 가져와서 이 3개의 대립유전자 조합에는 여러 가지 가능성이 있다. E2 대립유전자는 흔하지 않으며 AD 발생을 억제하는 것으로 보인다. E3 대립유전자는 가장 일반적이며 AD에 대한 위험성을 어느 쪽으로도 바꾸지 않는 것으로 보인다. E4 대립유전자는 후발성 AD를 앓고 있는 사람의 약 40% 정도에서 발견된다. 그러나 E4 대립유전자는 치매의 신호 없이 노인기에 잘 접어들어서 살고 있는 사람에 의해서도 전달되므로, 중요한 인지력 감퇴의 위험에 놓이게 하는 다른 주요한 요소가 분명히 있을 것으로 보인다.

E4 대립유전자의 복제유전자(copies)가 2개 있는 1개를 있을 때보다 AD를 앓을 수 있는 위험도가 더 높은 것으로 보인다. 2개의 복제를 가지고 있는 사람은 1개의 복제를 가진 사람

보다 후발성 AD를 더 일찍 앓는 경향이 있다. 게다가 E4 대립유전자를 가지고 있는 사람은 머리 손상이나 뇌졸중 이후에 좋지 않은 결과를 보이는 경향이 있다. 비록 그렇다 할지라도 우리는 어떻게 *APOE* 유전자 돌연변이가 뇌 조직에 영향을 미치는지 완전히 이해하지는 못한다. 그러나 E4 돌연변이를 가진 사람은 플라크와 엉킴을 더 많이 가지고 있는 것으로 보인다. 또한 E4 복제 유전자를 2개 가지고 있는 여성은 73세까지 AD에 걸릴 확률이 45% 정도이고, 남성은 25%의 위험성을 가지고 있어서 이러한 성별 차이를 설명하는 알려지지 않은 몇몇 요인이 있을 것이다.

상황을 더 복잡하게 만드는 것은 AD를 앓는 사람의 약 42% 정도는 E4 위험대립유전자의 복제유전자가 1개도 없다는 점이다. 개별 연구에서는 5~7개의 추가적인 유전자가 AD와 관련 있다고 주장하지만, 이러한 연구는 결과가 반복되지 않아서 그들이 찾은 유전자가 정말로 치매 유발과 관련이 있는지 여부를 확인하는 것이 어렵다. 아직 확인되지 않은 다른 유전적 위험요인이 있다는 것은 확실하고, 현재 많은 연구가 진행 중이다(Bekris, 2010).

나이 관련 황반변성

나이 관련 황반변성(Age-related mascular degeneration, AMD)은 부유한 나라의 노인에게 있어 중심시력 소실(central vision loss)의 가장 일반적인 원인이다. 50세 이상의 미국인 중 약 180만 명 정도가 AMD로 인한 시력소실을 가지고 있으며, 2020년까지 290만 명으로 증가할 것이 예상된다. 중심시력 소실은 직접적으로 무언가를 보는 일이 가장 힘들어질 수 있다는 것을 의미하기 때문에 치명적일 수 있다. AMD는 '드루젠'이라고 하는 단백질의 세포외 축적과 함께 일어나는 망막에서의 퇴화에 의해 발생한다. 황반(macula)은 망막의 중앙에 위치하고 있으며, 시야의 중심에 무엇이 있는지를 명확하게 보는 능력을 조절한다. 망막이 퇴화하면 초점을 맞추고자 하는 영역의 이미지가 흐릿하게 보이기 때문에 읽기, 가족의 얼굴 인식, 운전 같은 일상의 기능이 불가능하지는 않지만 어려울 수 있음을 의미한다.

AMD에는 두 가지 유형이 있다. 위축성(atrophic) 또는 비신생혈관성(non-neovascular) AMD, 건성 AMD라고도 불리는 이 유형은 황반에 있는 감광세포의 손상에 의해 발생한다. 건성 AMD가 약 85% 정도를 차지하지만, 보통 느리게 진행된다. 삼출성(exudative) 또는 신생혈관성(neovascular) AMD, 습성 AMD라고도 불리는 유형은 비정상적인 혈관이 황반 밑에서 자라거나 단백질과 혈액이 샐 때 일어난다. 습성 AMD는 전체 사례의 10% 정도이지만, 영향을 받은 사람은 질환의 진행이 빠른 경향이 있다. 진행된 AMD를 가진 사람의 2/3 정도는 습성 유형을 가지고 있다. 우리가 논의했던 많은 성인형 질환처럼 AMD는 복합적이다. 이는 감수성 유전자와 환경적인 요인의 돌연변이가 조합되어 발생한다.

GWAS는 감염과 면역에 중요한 보체 경로에 있는 유전자가 관련되어 있을 것이라고 주장한다. 콜레스테롤을 조절하는 유전자 또한 관련이 있을 것이다. 하지만 우리는 어떻게 유전자 돌연변이가 이러한 체계에서 위험도를 증가시키는지에 대해 명확히 이해하지 못한다. 감염은 특히 습성 AMD의 발달에 중요한 역할을 하는 것처럼 보여서, 보체와 콜레스테롤이 감염으로 결합되기 때문에, 둘 모두를 포함시키는 것이 타당하다. 드루젠 축적은 높은 혈중 콜레스테롤 수준이 AMD를 예상하는 것은 아님에도 불구하고 콜레스테롤과 함께 하면 축적이 매우 많아져서 눈과 혈액에서의 콜레스테롤 경로는 반드시 달라야 한다(Hampton, 2010).

AMD와 관련된 가장 강력한 환경적 위험 요인은 흡연이지만 우리가 흔하게 관상동맥질환과 관련 짓는 다른 위험 요인 모두가 AMD의 위험성을 증가시키는 것으로 보인다. AMD를 앓을 위험을 감소시키기 위해서는 건강한 체중을 유지하고, 운동을 규칙적으로 하며, 흡연을 하지 않아야 한다. 모든 이야기가 친숙하게 들리는가? 식이요법 또한 AMD에 걸리지 않도록 하는데 중요한 것으로 보인다. 식이요법에 높은 수준의 비타민 C, D, E, 오메가-3 지방산(omega-3 fatty acids), β-카로틴(beta carotene), 아연(zinc), 루테인(lutein), 제아잔틴(zeaxanthin)이 포함될 때 위험성이 감소한다(Hampton, 2010). 유전적인 위험성이 있는 사람을 확인하고 생활양식을 수정하는 데 도움을 주는 것은 AMD 발생을 감소시키는 데 중요할 수 있다.

나이 관련 청력소실

듣는 것은 매우 복잡한 과정으로, 증후군성(syndromic)과 비증후군성(non-syndromic) 청력소실에는 다양한 유전적 원인이 있다. 청력소실을 특징으로 하는 400개가 넘는 다양한 증후군이 있다. 여기에는 알포트증후군(Alport syndrome), 제벨랑쥐닐슨증후군(Jervell and Lange-Nielson syndrome), 신경섬유종증(neurofibromatosis), 스티클러증후군(Stickler syndrome), 트리처콜린스증후군(Treacher Collins syndrome)이 있다(이것은 일반적으로 어린 시절에 진단된다). 또한 기형발생물질(teratogens), 감염, 트라우마에 대한 노출 같은 직접적으로 유전적인 것이 아닌 청력소실의 원인도 있다.

나이 관련 청력소실은 노인성 난청(presbycusis)이라고도 부르며, 유전적인 기여와 환경적인 기여를 함께 가진 복합질환이다. 청력소실은 60세가 넘는 노인의 50% 정도에서 나타나는 노화 영향으로 인한 것이며, 여성보다 남성에게 더 흔하게 나타난다(Van Eyken, 2007). 모든 사람이 나이가 들면서 약간의 청력소실을 경험한다. 그러나 일부 사람은 시작되는 나이가 더 어리고, 청력소실이 더 심각하다. 노인성 난청에 대한 유전적 기여는 일란성과 이란성 쌍둥이의 청력소실 연구에 의해 지지되었다. 나이 관련 청력소실에 대한 환경적인 요인에는 내이중독성 약물(예: 아미노글리코사이드, 루프이뇨제), 알코올, 흡연, 화학물질에 대한 노출이 있다. 당뇨병, 신장병, 심혈관질환 같은 질병 또한 영향을 줄 수 있다.

소음에 대한 노출은 달팽이관에 신진대사적 · 기계적 손상을 줄 수 있다. 소음 노출이 청력에 미치는 영향에 대한 대부분의 연구에서는 직업적 노출이나 군사적 노출에 초점을 맞췄다. 오늘날 사람들은 콘서트에서의 큰 음악뿐만 아니라 디지털 미디어 플레이어와 이어폰 사용에서 오는 소음에 대한 노출을 경험한다. 당연히 같은 소음 수준에 계속해서 노출되었던 사람들은 그들의 청력에 같은 영향을 경험하지는 않을 것이다. 현재 후보 유전자 연구와 GWAS를 이용하여 소음에 의한 청력소실에 대해 가장 민감한 사람을 확인하는 연구가 진행 중이다. 또한 칼륨 재활용과 관련 있는 유전자를 가지고 있을 때, 산화 스트레스를 다루는 것과 관련 있는 유전자가 연구되고 있다. 우리는 누가 소음에 의한 청력소실에 대한 위험성이 있는지를 알아낼 명확한 징후를 알고 있지는 않지만, 한 가지 확실한 것은 소음에 대한 환경적인 노출을 감소시키는 것이 사실상 누구에게나 위험을 감소시켜줄 것이라는 것이다 (Konings, 2009).

소리를 듣는 과정은 오류를 일으킬 수많은 기회를 동반하는 매우 복잡한 과정이다. 나이 관련 변화는 음향 처리와 관련이 있는 많은 분자 경로의 유전자 기능을 바꿀 수 있다. 예를 들어 귀에 있는 매우 가는 섬유조직은 음파를 신경신호로 변환시켜 주며, 단백질 β와 γ액틴에 의해 부분적으로 유지된다. 쥐를 이용한 연구에서는 이러한 단백질을 부호화하는 유전자의 돌연변이가 나이 관련 청력소실과 관련이 있음을 보여준다. 연구자들은 일부 사람에게 좀 더 진행성 나이 관련 청력소실의 발병 가능성을 높이는 유전자 돌연변이를 거의 다 찾아가고 있다. 하지만 아직까지 해야 할 연구가 많이 남아 있다.

요약

일반적인 성인형 질환은 보통 복합적이고, 유전자와 환경 모두로부터 영향을 받는다. 나이가 들어감에 따라 질병 발생에 환경적인 영향이 더 큰 요인으로 작용하면서, 환경적인 노출이 시간이 지남에 따라 증가한다는 것이 설명된다. 좋은 소식은 이러한 질환 중 많은 것은, 특히 노화와 관련된 질환은 생활양식의 변화가 발병 나이와 질환의 심각성에 영향을 줄 수 있다는 점이다. 건강한 체중을 유지하고, 운동을 하고, 잘 먹는 것은 DM, 나이 관련 시력 · 청력 소실과 같은 많은 복합성 성인형 질환의 위험성에 중요한 영향을 미치는 것으로 보인다. 자가면역질환은 생활양식의 변화로는 영향을 잘 받지 않는다. 흔치 않은 단일 유전자질환의 경우, 조기진단은 혈색소증을 앓고 있는 사람이 정맥절개술과 같이 보호적 치료를 받게 한다. 유전적/유전체적 지식이 발달할수록 보호적이고 치료적인 개입에 대한 선택 또한 증가할 것이다.

핵심정리

- 사람은 나이가 들수록 유전적인 감수성이 높은 질병의 발병 시기를 촉발할 수 있고, 환경적 요인에 더 많이 노출되는 것으로 보인다.
- 유전성 혈색소증은 불완전한 침투도를 가진 상염색체 열성 특성이다.
- 성숙기 발병 당뇨병(MODY)은 25세 이하의 젊은 사람에게 고혈당을 초래하는 단일유전자질환이다.
- 가장 심각한 결핍(Z 대립유전자)과 관련 있는 대립유전자에 대해 동형접합(homozygous)인 사람은 그들의 혈청 속에 α-1 항트립신이 매우 적다.
- 제2형 당뇨병은 유전적 기여가 매우 높은 복합질환이다.
- 제2형 당뇨병에 대한 후보 유전자가 현재 연구되고 있다.
- GWAS는 비만에 대한 위험성을 알아내는 데 유용할 수 있는 흥미로운 유전자 위치를 확인했다. 하지만 이러한 결과는 단기적으로는 임상적으로 유용하지 않을 것이다.
- 염색체 6번에 위치한 사람백혈구항원(HLA)은 신체에 있는 거의 모든 세포의 표면에서 특이한 식별자로서 기능한다.
- 일부 조발성 알츠하이머병은 상염색체 우성 방식으로 전달된다.
- 일부 후발성 알츠하이머병은 아포 E(apolipoprotein E)의 E4 대립유전자와 관련이 있다.
- 나이 관련 황반변성은 보체와 콜레스테롤 관리에 관여하는 유전자와 관련이 있다.
- 흡연은 나이 관련 황반변성과 나이 관련 청력소실의 위험도를 증가시킨다.
- 유전적이고 환경적인 요인은 나이 관련 청력소실에 영향을 미친다.

자가평가 문제

1. 환자의 가족은 아일랜드에서 왔다. 그녀의 부모는 둘 다 유전성 혈색소증(HFE-HHC)을 유발하는 유전자 돌연변이의 보인자이다. 환자가 이 질환에 대한 임상적인 신호를 갖게 될 위험은?
   a. HHC는 상염색체 열성 상태이다. 위험도는 25%이다.
   b. HHC는 불완전한 침투성을 가졌다. 우리는 정확하게 임상적 위험을 예측할 수 없다.
   c. HHC는 복합적인 특징을 가진다. 우리는 정확하게 임상적 위험을 예측할 수 없다.
   d. HHC는 상염색체 우성 특징이다. 위험도는 50%이다.

2. 공복상태의 소변 샘플을 검사하니 24세 남자 환자가 새롭게 고혈당이 발병했다는 것이 나타났다. 가장 가능성 있는 원인은?
   a. 제1형 당뇨병
   b. 제2형 당뇨병
   c. MODY
   d. 임신성 당뇨병

3. 자가면역질환 중 환경적인 영향이 가장 큰 것은?
   a. 스티클러증후군
   b. 류마티스관절염
   c. 다발경화증
   d. 전신홍반루프스

4. 만약 아버지가 40대에 AD를 앓았다면, 자식이 알츠하이머병을 앓게 될 위험은?
   a. 조발성 AD는 보통 상염색체 우성의 방식으로 전달되기 때문에 위험도는 50%이다.
   b. 그의 위험도를 알아내기 전에 그는 반드시 APOE에 있는 E4 대립유전자에 대한 검사를 받아야 한다.
   c. 그의 위험도를 정확하게 측정하기 위해서 우리는 반드시 그의 어머니가 보인자인지를 알아야 한다.
   d. 조발성 AD는 복합적인 문제이기 때문에 우리는 그의 위험도를 알아낼 수 없다.

5. 나이 관련 황반변성(AMD)과 관련된 내용 중 옳은 것은?
   a. 노인 사이에서 주변 시야소실의 가장 일반적인 원인이다.
   b. 상염색체 열성 방식으로 전달된다.
   c. 흡연은 유전적으로 민감한 사람에게 위험성을 증가시킨다.
   d. 예측성 유전자검사를 통해 AMD를 일으키는 유전자를 확인할 수 있다.

6. 다발경화증이 가장 흔한 지리적 지역은?
   a. 서아프리카
   b. 동남아시아
   c. 지중해 지역
   d. 북유럽

7. 나이 관련 청력소실의 잠재적인 원인은?
   a. 소음에 대한 지속적인 노출
   b. 유전적 돌연변이
   c. 알코올과 흡연
   d. 모두 아님

사례 연구

84세의 Bonnie는 일생의 대부분을 흡연자로 지냈다. 그녀는 혼자 살고 있으며, 스스로 운전하여 마을 주위의 식료품점에 볼일을 보러 가거나 교회에 간다. 그녀의 82세 동생인 Dustin은 나이 관련 황반 변성(AMD) 진단을 받았다. 그의 주치의는 가족에게 그가 더 이상 운전을 하면 안 된다고 말했다. Bonnie는 조카 딸이 Dustin이 더 이상 운전을 하지 못할 것이라고 이야기할 때 매우 조용히 듣고 있었다. 마을 주위를 혼자서 돌아다닐 수 있는 것은 Bonnie 자아 의식에 굉장히 중요하다. Bonnie는 일상적이고 육체적이고 힘든 일을 했고, 정기적인 시력검사를 받지 않았다는 것을 마지못해 말했다.

1. Bonnie의 남동생이 발현됨으로써 Bonnie에게 나이 관련 황반변성의 위험성은 어떠한가?
2. 만약 Bonnie가 발병을 하면, 그녀의 자식에 대한 위험성은 어떠한가? 그들의 위험성을 줄이기 위해서 어떤 행동을 할 수 있는가?
3. 그녀가 겪게 될 임상증상은 무엇인가?
4. Bonnie의 AMD 위험성에 환경적인 요소가 어떤 역할을 하는가?
5. 만약 Bonnie가 AMD 진단을 받는다면, 그녀의 지속적인 치료 계획을 수립하는 데 어떤 요소가 특히 중요하다고 생각하는가?

참고문헌

ADA. (2010). Diagnosis and classification of diabetes mellitus. *Diabetes Care, 33 Suppl 1*, S62 - 69.

AHRQ. (November 8, 2010). Diagnosis and management of type 2 diabetes mellitus in adults. Retrieved November 10, 2010, from www.guideline.gov/content.aspx?id=14856

Bekris, L. M., Yu, C. E., Bird, T. D., et al. (2010). Review article: Genetics of Alzheimer disease. *Journal of Geriatric Psychiatry and Neurology 23*(4), 213 - 227.

Fawcett, K. A., and Barroso, I. (2010). The genetics of obesity: FTO leads the way. *Trends Genet, 26*(6), 266 - 274.

Hampton, T. (2010). Genetic research provides insights into age-related macular degeneration. *Journal of the American Medical Association 304*(14), 1541 - 1543.

Hewagama, A., and Richardson, B. (2009). The genetics and epigenetics of autoimmune diseases. *Journal of Autoimmunity 33*(1), 3 - 11.

Hoppenbrouwers, I. A., and Hintzen, R. Q. (2010). Genetics of multiple sclerosis. *Biochimica et Biophysica Acta*.

Klupa, T., Warram, J. H., Antonellis, A., et al. (2002). Determinants of the development of diabetes (maturity-onset diabetes of the young-3) in carriers of HNF-1alpha mutations: Evidence for parent-of-origin effect. *Diabetes Care, 25*(12), 2292 - 2301.

Konings, A., Van Laer, L., and Van Camp, G. (2009). Genetic studies on noise-induced hearing loss: A review. *Ear Hear, 30*(2), 151 - 159.

Kowdley, K. V., Tait, J. F., Bennett, R. L., et al. (2006). HFE-associated hereditary hemochromatosis. Retrieved October 15, 2010, from www.ncbi.nlm.nih.gov/bookshelf/br.fcgi?book=gene&part=hemochroma tosis

Lambrinoudaki, I., Vlachou, S. A., and Creatsas, G. (2010). Genetics in gestational diabetes mellitus: Association with incidence, severity, pregnancy outcome and response to treatment. *Curr Diabetes Rev, 6* (6), 393-399

Loos, R. J. (2009). Recent progress in the genetics of common obesity. *Br J Clin Pharmacol, 68*(6), 811 - 829.

Malecki, M. T. (2005). Genetics of type 2 diabetes mellitus. *Diabetes Research and Clinical Practice 68 Suppl*, S10 - 21.

Neel, J. (1962). Diabetes mellitus: A thrifty genotype rendered detrimental by "progress"? *American Journal of Human Genetics, 14*, 353 - 362.

Nelson, R. M., Botkjin, J. R., Kodish, E. D., et al. (2001). Ethical issues with genetic testing in pediatrics. *Pediatrics, 107*(6), 1451 - 1455.

NIDDK. (November 2008). Am I at risk for type 2 diabetes? Retrieved November 11, 2010, from http://diabetes.niddk.nih.gov/dm/pubs/riskfortype2/

Schlade-Bartusiak, K., and Cox, D. W. (2008). Alpha1-antitrypsin deficiency. Retrieved October 16, 2010, from www.ncbi.nlm.nih.gov/bookshelf/br.fcgi?book=gene&part=alpha1-a Van Eyken, E., Van Camp, G., and Van Laer, L. (2007). The complexity of age-related hearing impairment: Contributing environmental and genetic factors. *Audiology & Neuro-otology 12*(6), 345 - 358.

Vimaleswaran, K. S., and Loos, R. J. (2010). Progress in the genetics of common obesity and type 2 diabetes. *Expert Reviews in Molecular Medicine 12*, e7.

WHO. (November, 2009). Diabetes. Retrieved October 8, 2010, from www.who.int/mediacentre/factsheets/

fs312/en/print.html Yaffe, K., Lindquist, K., Kluse, M., et al. (2008). Telomere length and cognitive function in community-dwelling elders: Findings from the Health ABC Study. *Neurobiology of Aging 4*(4), T708.

자가평가 정답

1. b 2. c 3. c 4. d 5. c 6. d 7. d

UNIT 4

일부 건강문제에 미치는 유전체 영향

Genomic Influences on Selected Complex Health Problems

CHAPTER 11

심혈관계 장애

Cardiovascular Disorders

학습목표

1. 심혈관계 장애와 관련된 유전학 용어를 사용한다.
2. 유전/유전체가 일반적인 심혈관질환에 미친 영향을 기술한다.
3. 유전학과 환경이 관상동맥질환의 발생과 중증도에 어떻게 상호작용하는지 설명한다.
4. 뇌졸중의 단성 및 다인성 요인을 비교한다.
5. 혈액응고 제5인자의 돌연변이가 혈액응고 위험을 어떻게 증가시키는지 설명한다.
6. 고혈압의 유전적 원인을 찾아내는 것이 왜 어려운지를 설명한다.
7. 일부 심장 리듬 문제에 유전이 기여하는 바를 설명한다.
8. 심장근육병의 다양한 형태에 유전이 기여하는 바를 설명한다.

핵심 용어

후천적 질환 Acquired disease

부정맥 유발 우심실 이형성이상/심장근육병 Arrhythmogenic right ventricular dysplasia/cardiomyopathy (ARVD/C)

심장근육병 Cardiomyopathy

채널병, 이온통로병증 Channelopathy

신생돌연변이 De novo mutation

상위 Epistasis

혈액응고 제5인자의 돌연변이 Factor V Leiden

가족성 확장심장근육병 Familial dilated cardiomyopathy(DCM)

가족성 고콜레스테롤증 Familial hypercholesterolemia(FH)

가족성 비대심장근육병 Familial hypertrophic cardiomyopathy(HCM)

유전적 이질성 Genetic heterogeneity

제벨 랑쥐-닐슨 증후군 Jervell and Lange Nielsen syndrome

유전자 제거 쥐 Knockout mice

긴QT증후군 Long QT syndrome(LQTS)

개별 돌연변이 Private mutations

로마노-워드증후군 Romano-Ward syndrome

혈전 성향 Thrombophilia

서론

임상에서 발견되는 양상을 살펴보면 심혈관질환은 가족성이 있는 것을 알 수 있다. 1차건강관리를 담당한 의료인은 환자에게 가족력에 대하여 질문하여 부모 형제 중 심장문제가 있다면 더욱 자세한 가족력을 사정하여야 한다. 간혹, 심혈관질환은 환경이 중요한 영향요인이라고도 하는데, 이는 환경에 의하여 다양한 심혈관질환의 위험요인이 상승하거나 감소함을 의미한다. 예를 들어 고지방식이는 심혈관질환의 위험을 높이고, 규칙적인 운동은 심혈관질환의 위험을 낮춘다. 이러한 점에서 심혈관질환의 위험을 결정하는 데 유전이 얼마나 중요한 역할을 담당하고 있는지 우리가 알 수 있을까? 유전적 영향은 분명 질환에 따라 다르다.

미국에서는 8,110만 명이 넘는 성인이 심혈관질환을 가지고 있다. 이들은 한 가지 이상의 질환을 가지고 있으며, 이는 미국인의 3명당 1명 정도가 심혈관질환에 이환되어 있음을 의미한다(AHA, 2010). 관상동맥질환과 고혈압은 일반적으로 다인성(multifactorial)으로 나타난다. 이는 여러 개의 각기 다른 유전자 돌연변이가 함께 작용하며, 일부는 질환에 대하여 보호하려는 기능이 있지만 일부는 위험을 높인다고 볼 수 있다. 덧붙여, 환경과 생활양식 요인도 질환의 중증도에 영향을 미치고, 결국에는 일부에서 질환으로 나타나게 된다. 또한 드물게 나타나는 심혈관질환 중 긴QT증후군(long QT syndrome)과 확장심장근육병(dilated cardiomyopathy)은 단일유전자 돌연변이에 의하여 발생하며 일반적으로 멘델의 유전법칙[가끔은 불완전침투(incomplete penetrance)나 다양한 표현(variable expressivity)과 같은 변화가 있을 수 있음]을 따른다.

여기서는 심혈관질환에 속한 관상동맥질환, 고혈압, 부정맥, 심장근육병, 뇌졸중이 유전과 어떤 관계가 있으며, 가족력을 확인하는 것이 얼마나 중요한지 이해하는 데 도움을 주고자 한다.

죽상경화증과 관상동맥질환

관상동맥질환은 세계적으로 이환율과 사망률에 영향을 미치는 가장 흔한 요인이다. 대단위 조사에서 사람이 살아가면서 심혈관질환에 걸릴 위험은 60%가 넘으며, 이에 속하는 질환으로는 심장발작사를 일으키는 심근경색과 심각한 부정맥을 들고 있다. 물론 우리는 유전과 환경이 관상동맥질환의 발생에 중요한 역할을 한다는 점은 이미 알고 있지만, 생명을 위협하는 이러한 질환의 민감성을 높이는 데 기여하는 유전인자를 알아내기 위하여 노력하고 있다.

다인성 죽상경화증과 관련된 유전자

관상동맥질환의 주 원인은 동맥 혈관 내부와 혈관벽에 지방성 판(plaque)이 형성되는 죽상경화증(atherosclerosis)이다. 판이 파열되면 혈전이 쉽게 형성되고 혈액의 흐름을 제한한다. 이로 인하여 주요 장기인 심장, 뇌, 말초 동맥, 신장에서 허혈로 인한 문제를 일으키게 된다. 죽상경화증의 위험 중 약 50%는 유전적 요인에 의하여 영향을 받는다. 그러므로 고혈압이나 당뇨병과 같은 죽상경화증의 위험을 높이는 질환과 관련된 유전자 변이를 고려하여야 한다.

죽상경화증은 동맥의 내피(endothelium)에 발생하는 일련의 과정에 의하여 진행된다. 이러한 과정은 내피의 기능장애, 지방 형성, 반응성 산소종(oxygen species)의 형성, 저밀도 지질단백질(low-density lipoprotein, LDL)의 산화, 염증의 단계를 거친다. 이 과정에서 모든 단백질이 각각의 단계에서 작용하고 다양한 유전 요소가 기여하는 복잡한 작업을 상상해보자. 예를 들어 죽상경화증에서 염증과 관련된 유전자를 찾아보면, interleukin(IL-1, IL-Ra, IL-6, IL-10), cytokine과 cytokine 수용체(TNF-x, TNF-receptor, LTA), 유착분자(ICAM-I, VCAM-I, PECAM), chemokine과 chemokine 수용체(CS3CR1, CCR5, CCR2, CXCL12, RANTES, MCP-1), eicosanoid(ALOX5, ALOX5AP, LTA4H, LTC4S, PTGS1, PTGS2, L-PGDS), 그리고 기타(connexin 37, TLR-4, CRP, RNFS4) 등을 부호화하는 유전자가 있다. 이러한 유전자 외에 지방과 콜레스테롤 대사, 내피의 기능장애, 산화 스트레스, 혈관벽 재형성, 동맥성 혈전증, 세포주기 조절에 작용하는 단백질을 부호화하는 유전자가 있다(Roy et al., 2009). 이와 같이 다양한 부분에서 유전자가 기여하는 것을 알 수 있다.

아포지질단백질 E(apolipoprotein E, ApoE)는 초저밀도 지질단백질(very low-density lipoprotein, VLDL)의 구성요소이다. ApoE4 대립유전자(allele)를 가진 사람은 다른 대립유전자를 가진 사람에 비하여 저밀도 지질단백질의 수준이 높은 경향이 있다. 한 연구에서는 ApoE4 또는 ApoE2 대립유전자를 가진 사람은 관상동맥질환에 걸릴 위험이 높다고 한 반면, 또 다른 연구에서는 ApoE2와 ApoE3에 대한 이형접합(heterozygous)을 가진 사람은 저밀도 지질단백질이 낮게 나타난다고 보았다. 이러한 점에서 죽상경화증은 복잡한 다인성 문제로 나타나기 때문에 대립유전자를 얼마나 가져야 전반적인 위험이 상승하거나 감소하는지에 대한 분명한 증거는 없다(Roy et al., 2009).

대단위 조사에서 죽상경화증은 여러 유전자가 함께 작용하여 발생하며 각각의 단일유전자는 작은 영향을 미치는 것으로 나타났다. 유전체(genome)의 관심영역을 연구하는 데는 수천 개의 DNA 표지자[DNA marker(일반적으로 single nucleotide polymorphisms, SNPs라고 함)] 사용과 복합적인 대단위 연구가 필요하다. 최근에 일부 SNPs 간의 상호작용 효과는 민족성에 따라 다르게 나타남이 밝혀졌다. 예를 들어 민족성을 반영하는 유전자는 중국의 한족 유전자와 코카시안족의 유전자가 다름을 발견하였다. 전장유전체 연관분석(genome-wide association study, GWAS)이 시행되면서 특정 유전자 또는 위치를 통해 그들의 조상이 거주한 지리적 영역을 밝히기 위해서는 다양한 민족집단을 대상으로 반복적인 분석이 필요하다.

GWAS에서 9번 염색체(9p21) 영역과 관상동맥질환의 발생이 관련있는 것으로 밝혀졌다. 유전체의 일부 단백질에 부호화가 일어나지 않는다는 사실에 관심을 기울이면서, 9p21 위치는 9번 염색체의 짧은팔(p arm)에서 코딩이 일어나지 않는 것으로 나타났다(Consortium, 2007). 이 부위를 junk DNA(유전자 기능이 없는 DNA)라고 한다. 유전체의

98%는 단백질 부호화가 일어나야 할 부위에서 부호화가 일어나지 않는 DNA가 많아서 단백질 코드가 발생하지 않는다. 과학자는 왜 이러한 DNA 비부호화가 일어나는지에 대하여 연구하면서 답을 찾아가고 있다.

과학자들은 유전공학을 이용하여 9번 염색체 부분에서 9p21이 제거된 쥐(knocking mice)를 사육한 결과, 제거된 유전자 부위가 두 유전자의 표현(expression)에 영향을 미쳤음을 확인하였다. 이 유전자는 세포주기를 조절하여 심장의 세포성장을 통제하는 중요한 역할을 담당하고 있어 이 부분이 제거된 쥐는 미성숙상태에서 사망하였고, 일부는 종양이 발생하였다(Helfadottir et al., 2007). 또 다른 연구에서 9p21 부위의 변이는 관상동맥질환 발생을 예측할 수 있음을 제시하였다(Horne et al., 2008). 이 부위의 변이는 조기 심근경색의 위험을 높이며, 50세 이전에 관상동맥질환을 진단받은 사람은 노년에 관상동맥질환이 발생한 사람에 비하여 유전적 소인이 환경적 소인보다 높은 것으로 볼 수 있다.

환경 요인이 죽상경화증에 미치는 영향

환경적 위험요인은 발병에 다양하게 영향을 미치므로 죽상경화증을 일으키는 유전자를 찾아내는 것은 쉬운 일이 아니다(Roberts et al., 2009). 연구실에서 쥐를 이용하여 연구할 때는 환경요인을 세심하게 통제할 수 있다. 그러나 인간을 대상으로 할 경우 생활습관에서 발생하는 것은 정확하게 관찰하기 어렵다. 연구참여자가 저지방식이와 운동을 매일 실천하고 있다고 확신하기 어렵기 때문에 특정 유전자 변이를 가진 사람에게서 저탄수화물식이의 영향과 저지방식이의 영향을 비교하는 것은 어려운 일이다.

더욱이, 변화가능한 생활습관이라고 보는 일부 위험요인은 강력한 유전적 구성요소와 관련이 있다. 예를 들어 흡연과 니코틴 중독을 살펴보면, 흡연자가 매일 흡연한 담배 개수와 죽상경화증 간에는 직접적인 관계가 있다고 본다. 매일 20개비 이상의 담배를 피운 사람은 비흡연자에 비하여 심근경색이 발생할 위험이 3배 높으며, 여성의 경우는 6배 높다. 흡연은 혈액 내 일산화탄소의 양을 상승시켜 동맥벽에 직접적으로 손상을 주며, HDL 콜레스테롤을 감소시키고, LDL 콜레스테롤을 증가시킨다. 흡연은 동맥을 수축시키고 혈전을 형성하는 경향이 있다.

니코틴 의존에 대한 유전적 영향에 대한 연구도 진행 중인데, 일부 사람에서는 니코틴 수용체에 대한 코딩 유전자의 변이가 니코틴 중독 위험을 크게 높이는 것으로 나타났다. 그러나 죽상경화증과 같이 니코틴 의존성은 여러 유전자가 복합적으로 영향을 미치는 것(polygenic)으로 보인다. 이런 점에서 유전 연구는 많은 환자들을 대상으로 하여 계속 진행되어야 한다.

죽상경화증을 일으키는 단일유전자

지방대사와 관련있는 몇몇 단일유전자 장애가 죽상경화증을 일으키는 것으로 확인되었다. 가장 일반적인 단일유전자 장애는 가족성 고콜레스테롤혈증이다. 탄지에르병(Tangier disease, 콜레스테롤 부족으로 인하여 나타나는 유전질환)은 상염색체 공동우성장애로 나타나며 이는 HDL 수준이 매우 낮거나 거의 없는 상태를 초래하는데, 이 질환이 단일유전자 장애의 한 예이다. 가족성 고지질혈증은 상염색체 열성으로 유전되며, 고LDL 수준과 고 중성지방(triglyceride) 수준의 결과를 초래한다. 가족성 아포지질단백질 A-1 부족(familial apolipoprotein A-1 deficiency)은 상염색체 열성질환으로, VDRL과 LDL은 정상 수준을 보이지만, HDL 수준은 매우 낮은 상태를 보인다(Roy et al., 2009). 대부분의 이러한 질환은 흔하지 않으나, 가족성 고콜레스테롤혈증은 비교적 흔하다.

가족성 고콜레스테롤혈증

가족성 고콜레스테롤혈증(familial hypercholesterolemia, FH)은 단일유전자 질환으로서, 1차적으로 상염색체 우성으로 유전된다. 약 500명당 1명은 가족성 고콜레스테롤혈증과 관련된 유전자의 이형접합 돌연변이가 있다. 이형접합을 가진 사람은 혈장 콜레스테롤 수치가 300~400mg/dL이고, 일반인에 비하여 관상동맥질환 이환율이 높다. 이형접합인 남성의 50%가 60세 이전에 심근경색으로 사망하며 여성은 60세 이전에 심근경색이 발생할 확률이 약 15%인데, 이는 폐경 전 여성에게 심장질환이 잘 발생하지 않기 때문이다(Marks et al., 2003).

동형접합을 가진 사람(약 1,000,000명 중 1명)에게는 가족성 고콜레스테롤혈증의 결과가 매우 심각하여 콜레스테롤 수치가 600~1,200mg/dL에 달한다. 치료하지 않으면 대부분의 동형접합체는 30세가 되기 전에 사망하고, 18개월 영아에서 심근경색을 보이는 경우도 보고되고 있다(Marks et al., 2003). 영향을 받은 사람은 혈중 고지질의 징후인 노란색의 콜레스테롤이 눈꺼풀(안검황색종)이나 피부(황색종)에 축적된 상태를 보인다. 황색종(xanthomas)은 특히 아킬레스건, 팔꿈치, 무릎에 잘 생긴다.

콜레스테롤은 식품으로부터 섭취하고 간에서 합성되며 혈장막의 필수성분이 된다. 콜레스테롤은 물에 녹지 않으며 수용성 물질에 의하여 혈액 내로 운반된다. 저밀도지단백(LDL) 또는 나쁜 콜레스테롤은 혈액 내에서 콜레스테롤을 운반하는 역할을 한다. 저밀도지단백 수용체는 세포표면단백으로, 저밀도지단백과 결합하여 세포 내 섭취과정 동안 세포 내로 저밀도지단백을 유입시킨다. 가족성 고콜레스테롤혈증은 저밀도지단백 수용체가 제대로 역할을 하지 못함으로써 발생한다. 이 상태는 혈액 내에 콜레스테롤을 축적시키고 혈관벽에 죽상반을 형성하는 데 영향을 미친다.

저밀도지단백 수용체 단백질은 LDLR 유전자에 부호화한다. 1,000개 이상의 다양한 돌연변이가 확인되었고, 그것은 4개급으로 분류된다(Hobbs et al., 1990).

- Class I: 결함이 있는 단백질을 생산함
- Class II: 단백질인 세포질그물에서 골지기관(Golgi apparatus)으로 이동하지 못함
- Class III: 수용체가 저밀도지단백과 적절하게 결합하지 못함
- Class IV: 세포막에서 단백질을 얻고, 저밀도지단백과 결합하나 세포 내 섭취과정은 완성하지 못함

고콜레스테롤혈증의 다른 상염색체 우성 형태는 가족성 결함 아포지질단백질 B-100(ApoB)이다. 이 장애는 임상적으로 가족성 고콜레스테롤혈증과 비슷하다. ApoB는 당단백질로서, 저밀도지단백 수용체에 리간드(다른 화학물질과 결합하여 큰 복합체를 형성하는 분자)로 역할한다. 저밀도지단백이 수용체에 적절하게 결합되면 두 기전에 의하여 혈액 내에서 조절된다. 즉, 간에서 저밀도지단백 형성을 감소시키고, 효소에 의한 저밀도지단백의 분해와 제거를 향상시킨다. 결함 ApoB는 혈액 내에서 저밀도지단백의 제거를 감소시키고 혈장 내에서 저밀도지단백 수준을 정상의 2~3배가 되게 만든다.

가족성 고콜레스테롤혈증이 있는 사람의 초기 치료로는 식이 관리를 추천한다. 그러나 식이 조절만으로는 저밀도지단백 수치를 약 10% 정도밖에 떨어뜨리지 못하므로 초기에 약물치료를 시작한다. 담즙산흡수 수지(bile acid absorbing resin, 예: 콜레스티라민)는 위장관을 통해 콜레스테롤의 재흡수를 감소시키고 간에서 재순환되지 않도록 하는 데 사용된다. 순환 콜레스테롤이 감소하면 간에서는 저밀도지단백 수용체를 많이 만들고 콜레스테롤 수치를 감소시킨다. 그러나 이러한 현상은 15~20%로 제한되므로 보편적으로 복합요법을 시행한다.

고용량 HMG-CoA 환원효소억제제(atorvastatin, rosuvastatin, simvastain과 같은 'statin' 약물)는 가족성 고콜레스테롤혈증의 초기 치료에 일반적으로 사용된다. 동형접합인 아동은 적극적으로 치료해야 하며 조절효과를 높이기 위해 콜레스테롤 흡수저해제(예: ezetimibe)와 저밀도지단백 성분채집술을 적용하기도 한다. 저밀도지단백 성분채집술은 투석과 비슷한 과정을 적용하여 혈액에서 저밀도지단백을 물리적으로 제거하는 치료이다.

뇌졸중

원인이 무엇이든 동맥 내에 지질이 축적되고 동맥 수축과 염증이 발생하면 이와 같은 양상은 심장뿐만 아니라 모든 혈관에 영향을 미치게 된다. 뇌(산소화된 혈액이 순환하는 곳이면 어떤 장기이든 발생 가능)는 조직에 산소 공급이 감소하면서 허혈 상태가 되고 심한 경우 경색을 일으킨다.

뇌졸중은 혈관에 발생한 문제로 인하여 뇌에 갑작스럽게 순환장애가 발생하는 상태이다. 이는 이환율과 사망률의 주요 원인이며, 발생 시 대상자에게 심각한 영구 장애를 일으킨다. 뇌졸중은 갑자기 발병하며 최소 24시간 동안 지속된다(Ikram et al., 2009).

뇌졸중을 포함하여 혈관질환의 발생에 유전적 위험요인이 중요하다는 것은 사실이다. 뇌졸중의 가족력이 있는 사람은 가족력이 없는 사람에 비하여 발생 위험이 2~3배 높다. 하지만 어떤 유전적 변화가 뇌졸중의 위험을 높이는지에 대하여서는 분명하지 않다. 뇌졸중은 가족력이 있으며 몇몇 SNPs가 뇌졸중 위험과 연관이 있는 것으로 보인다. 또한 뇌졸중의 위험을 높이는 일부 단일유전자 장애가 있지만, 일반인에게 뇌졸중을 일으키는 유전자는 아직 밝혀지지 않았다.

뇌졸중은 이질적(heterogeneous)이며, 이는 다양함을 의미한다. 예를 들어 출혈성 뇌졸중은 뇌의 혈관기형, 주머니 동맥류(saccular aneurysm), 소혈관 질환의 징후와 같은 발생원인에 따라 분류한다. 또한 시상(thalamus), 기저핵(basal ganglia), 뇌간(brain stem), 대뇌피질(cerebral cortex), 소뇌(cerebellum)와 같이 뇌의 발생부위에 따라서도 분류할 수 있다. 허혈성 뇌졸중은 죽상혈전성(atherothrombotic, 주요 동맥 내에 발생한 죽종 때문) 또는 심장색전성(cardioembolic, 혈소판 덩어리나 콜레스테롤과 같은 조직파편 때문)으로 분류할 수 있다.

허혈성 뇌졸중과 뇌내출혈(intracerebral hemorrhage, ICH)이라고도 하는 출혈성 뇌졸중을 구분하기 위한 유전 연구는 거의 시행되지 않고 있다. 뇌졸중의 약 75%는 허혈성이며, 이는 혈전에 의하여 뇌에 혈류가 감소하여 발생하며 25%는 뇌의 혈관이 파열되어 발생하는 출혈성이다. 뇌내출혈(ICH)은 가족력이 있는 경우 발생 위험이 가족력이 없는 사람에 비하여 2~6배 높게 나타난다. 지주막하출혈(subarachnoid hemorrhage)은 다른 뇌졸중의 발생원인과 비교하였을 때 흡연을 포함한 유전-환경적 상호작용이 큰 것으로 보인다.

뇌졸중 발생과 관련된 단일유전자

단일유전자 변이에 의하여 발생하는 뇌졸중은 1% 미만이다. 단일유전자성 뇌졸중은 아동이나 청소년에서 자주 발생한다. 파브리병(Fabry disease), 겸상적혈구병(sickle cell disease), 미토콘드리아질환(mitochodrial disorder)과 같은 병이 뇌졸중을 일으킨다. 피질하경색과 백색질뇌병증을 동반한 대뇌 상염색체 우성 동맥병(cerebral autosomal dominant arteriopathy with subcortical infacts and leukoencephalopathy)의 머리글자를 따서 CADASIL이라고 하는 성인기에 발병하는 질환이 있다. 이 질환은 30~40세에 뇌졸중을 일으키고 편두통(migraine headache)과 치매(dementia)가 발생한다. 엘러스-단로스 IV형(Ehlers-Danlos type IV), 마르팡증후군(Marfan syndrome), 섬유근육형성이상(fibromuscular dysplasia)은 단일유전자에 의한 결체조직 질환으로 동맥박리, 동맥류, 뇌졸중의 발생 위험이 높다. 신경섬유종중 I형(neurofibromatosis type I)은 동맥류(aneurysm), 경동맥해면정맥동루(carotid-cavernous fistula)와 혈관막힘(vessel occlusion)의 위험을 증가시킨다(Alberts, 2009).

파브리병은 리소좀축적병(lysosomal storage disease)으로 X-연관 열성 유전 방식으로 전달된다. 이는 지질대사에 필요한 α-갈락토시다아제(galactosidase) 효소를 만들지 못하여 발생한다. 파브리병은 효소를 대체하는 방식으로 치료가 가능하나 적절하게 진단받지 못하여 치료를 받지 못한다. 한 연구에 의하면 뇌졸중이 발생한 청년 중 5%가 파브리병을 진단받지 않은 상태에서 α-갈락토시다아제 A 코드 유전자에 변이가 발생한 것으로 밝혀졌다(Alberts, 2009).

미토콘드리아질환인 MELAS(mitochondrial encephalomyopathy, lactic acidosis, and stroke-like episode)도 뇌졸중을 일으키는 단일유전자질환이다. 이 질환은 미토콘드리아 DNA에 문제가 있으며 모계로 유전된다. MELAS는 당뇨병, 젖산산증, 근육간대경련

(myoclonus), 청력소실, 두통, 치매, 근육병증(myopathy) 등의 증상을 모아놓은 것과 같다.

일부 다른 유전자의 변이도 뇌내출혈을 일으킨다. 가족성 뇌성아밀로이드혈관병증(cerebral amyloid angiopathy)은 아밀로이드를 축적하여 말초혈관을 파괴한다. 출혈성 뇌졸중의 원인으로 IV형 콜라겐에 대한 코드화 유전자가 확인되었다. 상염색체 우성으로 유전되며 경미한 머리손상 후에도 뇌내출혈이 발생한다.

혈액응고 제5인자의 돌연변이

혈액응고 제5인자의 돌연변이(factor V Leiden)는 유전성 혈전성향의 예로, 혈전(blood clot)의 위험이 높은 질환이다. 혈액응고 제5인자의 돌연변이가 있는 대부부의 사람에게서 혈전이 만들어지는 것은 아니지만, 혈전이 발생할 위험은 일반인보다 높다. 유럽계 혈통은 3~8%가 혈액응고 제5인자의 돌연변이의 이형접합(한쪽 부모로부터 돌연변이가 유전됨)을 가지고 있고 인구 5,000명당 1명은 동형접합(각각의 부모로부터 돌연변이가 유전됨)을 가지고 있다.

네덜란드의 도시 레이던에서 확인된 혈액응고 제5인자의 돌연변이는 혈액응고 제5인자의 응고연속단계를 변경시켜서 문제를 일으킨다. 응고연속단계에서 단백질은 활성화된 단백질 C(activated protein C, APC)에 의하여 분해되어 더 커지지 못하거나 그 상태에 머물게 된다. 혈액응고 제5인자의 돌연변이 변이(*F5*)가 있으면 단백질을 분해하지 못하여 대상자는 과응고 상태를 경험하게 된다. 대상자가 혈액응고 제5인자의 돌연변이가 있는지 판단하기 위해 사용하는 검사는 활성화된 단백질 C 저항검사이며, 임상적으로 유전자검사도 가능하다.

혈액응고 제5인자의 돌연변이 단백질에 대한 코드 유전자를 가진 경우에는 뇌혈관에서 피덩이가 발생할 위험이 유전적 변형이 없는 사람에 비하여 8배 높다. 혈액응고 제5인자의 돌연변이가 없다고 하더라도 피임약(또는 호르몬 피임제)을 복용하는 여성에게는 이와 같은 현상이 더 악화되고 뇌졸중의 위험도 증가한다(Baird, 2010). 혈액응고 제5인자의 돌연변이를 가진 모든 사람에게 뇌졸중이 발생하지는 않으며, 과한 핏덩이 형성도 일으키지 않는다. 혈전성향을 일으키는 다른 예는 프로트롬빈, 항트롬빈 III, 단백질 C와 단백질 S에 대한 부호화 유전자에 변이가 발생한 경우이다. 혈전성향(thrombophilia)은 허혈성, 뇌졸중, 심부정맥 혈전증, 심근경색의 위험을 증가시킨다.

다인성 뇌졸중 질환의 발생과 관련된 유전자

허혈성 뇌졸중의 병태생리는 관상동맥의 병태생리와 비슷하므로 죽상경화증과 관련된 유전자가 뇌졸중 발생에 영향을 미치는 것으로 보고 있다. 뇌졸중과 관련 있는 것으로 보이는 유전체 부위에 대한 연구를 거듭하여 해당 유전자를 찾아냈으나 그 영향은 미미한 것으로 밝혀졌다.

아포지질단백질 E(ApoE) 유전자의 E4 대립유전자를 가진 사람은 허혈성 뇌졸중과 죽상경화증의 유전적 위험이 있으며, 출혈성 뇌졸중 후 예후가 좋지 않은 것으로 나타났다(Alerts, 2009). 최근 새로운 실험을 진행하면서 유전적 변이가 발견되었고, 뇌졸중과 같은 혈관질환의 발생에 대하여 밝혀지고 있다.

2차적 뇌졸중의 주요 원인은 고혈압이다. 고혈압 환자는 정상인 사람에 비하여 뇌졸중의 위험이 4~6배 높다. 고혈압은 죽상경화증에 영향을 미치며, 직접적으로 혈관벽을 약화시키고, 허혈성 및 출혈성 뇌졸중을 일으키는 위험을 증가시킨다.

고혈압

고혈압(hypertension, HTN)은 전 세계적으로 이환율과 사망률의 주요 원인 중 하나이다. 미국에서 3명 중 1명이 고혈압이고 세계적으로는 10억 명이 고혈압이다(Arnett, 2009). 미국심장협회(American Heart Association)는 고혈압을 판단하는 기준을 제시하였다(AHA, 2009). 대상자는 다음의 한 가지 이상에 해당하여야 한다.

1. 수축기 혈압이 140mmHg 이상이고, 투약을 하지 않고 있다.
2. 이완기 혈압이 90mmHg 이상이고, 투약을 하지 않고 있다.
3. 고혈압 치료제를 복용하고 있다.
4. 건강관리전문가로부터 2번 이상 고혈압이라는 말을 들었다.

고혈압 환자의 약 90~95%가 1차 고혈압이고 이는 분명한 원인 없이 많은 유전자가 복합적으로 작용하며, 각각은 미미한 영향을 미치지만 생활습관과 환경적 영향이 합쳐져서 나타난다.

상위(epistasis)는 유전자와 유전자 간의 상호작용을 나타내며 한 유전자가 다른 유전자에게 영향을 미쳐 유전자의 표현(expression)을 억제시키기도 하고 증가시키기도 한다.

2차성 고혈압은 다른 질환에 따른 결과로 발생한다. 예를 들어 수면무호흡증(sleep apnea) 대상자는 무호흡을 치료하면 상승하였던 혈압이 정상으로 회복되며 편히 수면을 취한다(Arnett, 2009). 고알도스테론증(hyperaldosteronism)이나 갑상샘항진(hyperthyroidism)과 같은 호르몬 불균형인 대상자는 2차성 고혈압을 보이며, 많은 약물도 2차성 고혈압을 일으킨다. 예를 들어 코르티코스테로이드(corticosteroid)를 매일 복용하는 사람은 물과 나트륨을 보유하여 고혈압을 일으킨다. 12가지 정도의 단일유전(monogenic) 질환이 고혈압을 일으키는 것으로 밝혀졌고, 향후 더 많은 유전자 질환이 고혈압의 원인으로 밝혀질 것이다.

대부분의 단일유전자질환은 신장에서 염분을 조절하는 기능에 영향을 미친다. 소금이 축적되면 수분이 배출되지 않아 고혈압을 일으킨다. 이러한 역할에 작용하는 유전자는 복합적으로 작용하는데, 이를 레닌, 안지오텐신, 알도스테론(renin, angiotensin, aldosterone, RAAS) 경로라고 하며, 다른 호르몬 불균형과 함께 작용한다. 예를 들어 글루코코르티코이드에 의하여 교정되는 알도스테론증(glucocorticoid remedial aldosteronism, GRA)은 감수분열(meiosis) 중 교차 오류로 인하여 발생한다. 8번 염색체에 문제가 발생하며, 상염색체 우성 양식으로 유전된다.

고혈압은 오랫동안 가족력이 있는 것으로 알려졌지만, 얼마만큼이 유전적이고 얼마만큼이 환경적인지 밝히는 것은 쉽지 않다. 유전-환경적 상호작용은 유전자형(genotype)이 같은 두 사람에게서 다른 표현형(phenotype)을 보이면서 관심을 끌기 시작했다. 예를 들어 고령이고 고염식이를 먹으며, 레닌-안지오텐신-알도스테론 체계에 영향을 미치는 약물을 복용 중인 사람은 저염식이를 먹으면서 약물을 복용하지 않는 젊은 사람과 혈압은 다를 것이다.

일반적인 유전자 변이, 또는 다형태(polymorphism)는 유전자가 환경과 상호작용하는데 영향을 미친다. 예를 들어 일반적인 RAAS 유전자 변이는 저염식이 치료에 반응하는 고혈압에 영향을 미친다. 한 임상실험에서 AGT-6-AA 다형태를 가진 사람은 저염식이를 지키는 경우 혈압이 현저하게 떨어졌으며, AGT-6-GG 유전자형을 가진 사람은 저염식이로 효과를 얻지 못하였다. 고혈압 치료를 시작하기 전에 이러한 정보를 가지고 있으면 시간을 절약하여 더 나은 임상 결과를 기대할 수 있다. 항고혈압제에 반응하는 양상도 유전-환경적 상호작용에 의하여 다르게 나타날 수 있다.

1차성 고혈압의 유전적 기반은 복잡하며, 각각의 유전자를 낱개로 보면 미미한 영향을 미치고, 질환에 영향을 미치는 유전자는 다양하게 작용하지만 1차성 고혈압은 분명히 가족력이 있다. 고혈압이 있는 가계의 가족력을 완벽하게 모아서 그 위험도를 확인하면 많은 사람의 건강을 향상시킬 수 있다. 대부분의 사람은 식이와 운동과 같은 간단한 예방적 접근만으로도 고혈압 위험을 줄일 수 있다.

부정맥

여러 부정맥(arrhythmia) 질환은 유전적 원인 또는 소인을 가지고 있다. 많은 경우가 심장 내에서 나트륨(sodium), 칼륨, 칼슘과 같은 이온통로에 대한 유전코딩에 문제가 있어 발생하며 간혹 이온통로병증(channelopathy)이라고 한다. 돌연변이가 다르면 표현형도 다르게 나타난다. 예를 들어, 나트륨 통로 유전자인 *SCN5A*에 발생한 돌연변이는 긴QT증후군, 부르가다증후군(Brugada syndrome), 방실전도장애, 선천성 병적동증후군(sick sinus syndrome)을 일으킨다. 특이 돌연변이에 의한 생리적 효과는 다른 표현형을 일으키는 것으로 보인다. 유전적 원인에 의한 부정맥이 많지만, 여기서는 일반적인 심방세동(atrial fibrillation)과 전통적인 유전성 이온통로병증인 긴QT증후군에 초점을 맞추었다.

심방세동

심방세동(AF)은 임상에서 가장 일반적인 부정맥이며, 최근 미국 국민의 약 2%에서 발생하고 있다(Darbar & MacRae, 2009). 심방세동은 가족력을 보이지만, 얼마만큼이 유전적으로 나타나는지 판단할 근거는 없다. 연구에 의하면 심방세동의 5%, 단독심방세동(isolated atrial fibrillation)의 15%에서 가족력이 있는 것으로 나타났다(Darbar & MacRae, 2009). 심방세동을 일으키는 데는 다수의 유전자가 관련되어 있을 것이고 이는 부정맥이 유전적 이질성(heterogeneity)을 가지고 있음을 의미한다. 심방세동의 발생에는 여러 가지 이유가 있는데, 폐나 심장에 문제가 있을 때 2차적으로 발생하기도 하고 유전적으로도 발생하며, 간혹 제대로 진단을 받지 못하여 발생하는 문제라고 생각하기도 한다.

태어나면서 심방세동이 나타나지 않았다면 이는 후천성 질환으로 본다. 후천성 질환은 유전자의 변이에 의하여 간접적으로 발생한다. 심장 내의 구조적인 변화는 후천성 심방세동을 일으키고, 구조적 변화는 유전적 원인에 의한다. 예를 들어 심장 나트륨 통로에 대한 유전자 부호(*SCN5A*)에 결함이 있다면 표현형은 심방세동과 함께 확장성 심장근육병을 보일 것이다.

몇몇 단일유전자가 심방세동을 일으키는 것과 관계있는 것으로 밝혀졌으나, 이와 같은 현상은 소수의 사례만을 설명한다. 이러한 유전자는 심장의 칼륨 이온통로(*KCNQ1*, *KCNE1*, *KCNH2*)에 대한 코드이고 심방세동뿐만 아니라 다른 심장부정맥의 발생과도 관련이 있다.

심방세동의 대부분 사례는 발생에 있어 복합적 원인에 의한 것으로 보인다. 고혈압에서도 언급한 바와 같이 심방세동은 각각의 유전자 변이는 사소한 영향을 미치나 여러 유전자에 의하여 발생하는 것으로 보인다. 유전자 변이의 특정 조합은 심방세동에 더욱 취약하다. 심방세동은 나이가 많은 환자에게서 일반적으로 발생하고 일관적인 증상을 동반하지 않는다는 점에서 유전적 양상을 연구하기 어렵게 만들며, 그렇기 때문에 또 유전자가 관련되어 있음을 알 수 있다. 새로운 검사 방법이 개발되고 있지만 아직은 심방세동에 대한 유전 관련 지식을 알아내는 데는 미흡하다.

긴QT증후군

긴QT증후군(long QT syndrome, LQTS)은 심장주기 중 재분극이 지연되어 발생하는 질환군으로, 심전도상에서 QT 간격이 연장되는 것을 알 수 있다. 그림 11-1에서 긴QT간격을 볼 수 있다. 약 2,000~3,000명당 1명이 긴QT증후군에 의하여 영향을 받는다. QT 간격의 길이 측정은 심박동에 따르며 정확하게 측정된다. 대부분의 의사는 남성의 경우

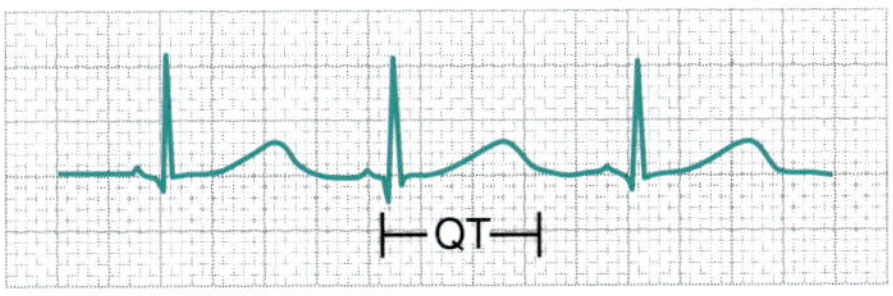

긴QT간격(Long QT interval)

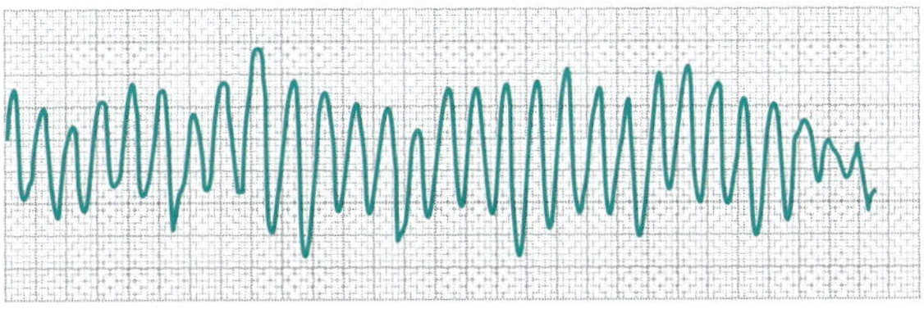

염전성심실빈맥(Torsade de pointes)

그림 11-1 긴QT간격, 염전성심실빈맥으로 진행될 수 있음

440msec, 여성의 경우 460msec보다 크면 긴QT라고 정의한다. 재분극의 연장은 잠재적으로 치명적인 다형성 심방빈맥(polymorphic ventricular tachycardia)을 일으키기 쉽다고 본다. 심각한 부정맥을 일으키는 촉발자(trigger)에는 전해질 불균형, 수영과 같은 활동, 갑작스러운 큰 소음이나 서맥 등이 있다.

긴QT증후군은 몇 개의 다른 유전자 간에 발생한 돌연변이에 의하여 발생한다. 대부분의 유전자는 심장 이온통로에 대한 부호화에 관여한다. 예를 들어 LQT1은 칼륨 통로 유전자인 KCNQ1(KVLQT1)의 돌연변이에 의하여 발생하고 긴QT증후군 사례의 약 42%가 이에 해당한다. 그 밖의 45%는 LQT2라고 하며, 다른 칼륨 통로 유전자 *KCNH2*(*HERG*)의 돌연변이로 인하여 발생한다. 긴QT증후군의 다른 유형은 소디움이나 칼슘 통로 또는 그 하부에서의 문제와 관련이 있다. 긴QT증후군을 일으키는 많은 돌연변이는 개별 돌연변이(private mutation)라고 하는데, 이는 한 사람이나 한 가족에게 특별하게 나타나고 일반적으로 나타나지 않는 것을 의미한다.

특별한 촉발자에 취약한 정도는 관련된 유전자에 따라 다양하다. 예를 들어 LQT1을 가지고 있다면 10세 이전에 염전성심실빈맥(torsade de pointes)과 같은 심장 발작을 경험할 가능성이 높다. LQT1에서 일어나는 심장발작은 주로 운동, 특히 수영에 의하여 촉발되며 LQT2에서 일어나는 심장발작은 알람시계 울림과 같은 청각자극에 의하여 촉발된다(그러므로 알람시계 울림은 불쾌할 뿐만 아니라 해롭다). LQT3인 사람은 나트륨 통로 문제로 휴식 시간이나 잠자는 동안 심장발작이 발생한다.

긴QT증후군은 청소년기나 성인이 될 때까지 나타나지 않지만, 긴QT증후군의 증거는 임신 중에 발견할 수 있다. 이는 선천성 긴QT증후군이라고 할 수 있으며 두 가지 유형(표현형)이 있다. 로마노-워드증후군(Romano-Ward syndrome)은 주로 상염색체 우성 유전으로 나타나며 긴QT와 빈맥성부정맥이 나타난다. 제벨 랑쥐-닐슨증후군(Jervell and Lange-Nielsen syndrome)은 상염색체 열성 유전으로 나타나며 난청과 함께 긴QT와 빈맥성부정맥을 동반한다.

긴QT증후군의 양상에 따라 치료 효과는 다양하게 나타난다. β-차단제는 LQT1에서는 최선의 작용을 한다. Mexiletine은 LQT3인 사람에게서 QT 간격을 단축시키는 데 효과적이나 긴QT증후군을 일으키는 다른 유전자 돌연변이가 있는 사람에게는 효과가 없다.

또 다른 환자 부류에서 긴QT증후군은 특정 약물을 복용했을 경우에 나타나는데, 이를 후천성 긴QT증후군이라고 한다. QT 간격을 연장시키거나 염전성심실빈맥을 일으키는 약물의 목록은 점차 많아지고 있다. 항생제, 항히스타민제, 정신병치료제, 항우울제, 기관지확장제 등이 이에 속한다. 미국 아리조나 치료제 교육 및 연구 센터(The Arizona Center for Education and Research on Therapeutics, AzCERT)는 QT 간격을 연장시키거나 염전성심실빈맥을 일으키는 약물의 목록을 계속 갱신하고 있다(www.qtdrugs.org).

심장근육병

심장근육병(cardiomyopathy)은 여러 형태가 있으며, 심장근육이 약해져서 혈액을 제대로 배출하지 못한다. 심장근육병은 알코올이나 코카인 남용, 바이러스 감염, 영양실조, 임신, 말기신장병과 같은 다양한 원인에 의하여 발생할 수 있으나 주로 다양한 체계에 영향을 미치는 여러 가지 유전질환에 의하여 발생한다. 이러한 유전질환은 표 11-1에 나열하였다. 심장근육병의 형태에는 비후심장근육병, 확장심장근육병, 제한심장근육병, 부정맥유발 우심실 심장근육병이 있다. 그림 11-2에 심장근육병의 주요 형태를 그림으로 제시하였다.

대부분의 심장근육병은 임상 유전자검사를 이용하여 진단이 가능하지만, 일차적으로 임상 증상 및 징후에 근거하여 진단한다는 점을 명심해야 한다. 의사는 심장근육병 진단을 위해 유전자검사를 권할 수 있는데, 이는 증상이 없는 가족에게서 특정 유전자 돌연변이를 검사하여 효과적으로 접근하기 위함이다. 진단적 검사 권장은 가족 중에 돌연변이 보유자가 있는지에 따라 다양하게 적용한다. 유전자검사를 선택한 후에 분명한 표현형(특징적인 증상 및 징후)을 알아내는 것이 중요하다. 이를 통해 가족 내에 발생한 돌연변이를 발견할 수 있다.

표 11-1 심장근육병을 일으키는 유전질환

비대심장근육병(Hypertrophic cardiomyopathy)	베크위트-비드만증후군 (Beckwith-Wiedemann syndrome) 다운증후군(Down syndrome) 프리드리히 운동못함증(Friedreich ataxia) 파브리병(Fabry disease) 헌터증후군(Hunter syndrome) 헐러증후군(Hurler syndrome) 누난증후군(Noonan syndrome)
확장심장근육병(Dilated cardiomyopathy)	벡커 듀센형 근디스트로피증(Becker and Duchenne muscular dystrophy) 에모리-드레이퓨즈 근육퇴행위축 (Emery-Dreifuss muscular dystrophy) 파브리병(Fabry disease) 판코니빈혈(Fanconi anemia) 사립체근육병증(Mitochondrial myopathy) 겸상적혈구병(Sickle cell disease)
부정맥 유발 우심실 심장근육병 (Arrhythmogenic right ventricular cardiomyopathy)	심실형성이상(Ventricular dysplasia) 낙소스병(Naxos disease) 카바잘증후군(Carvajal syndrome)

Hershberger et al., 2009.

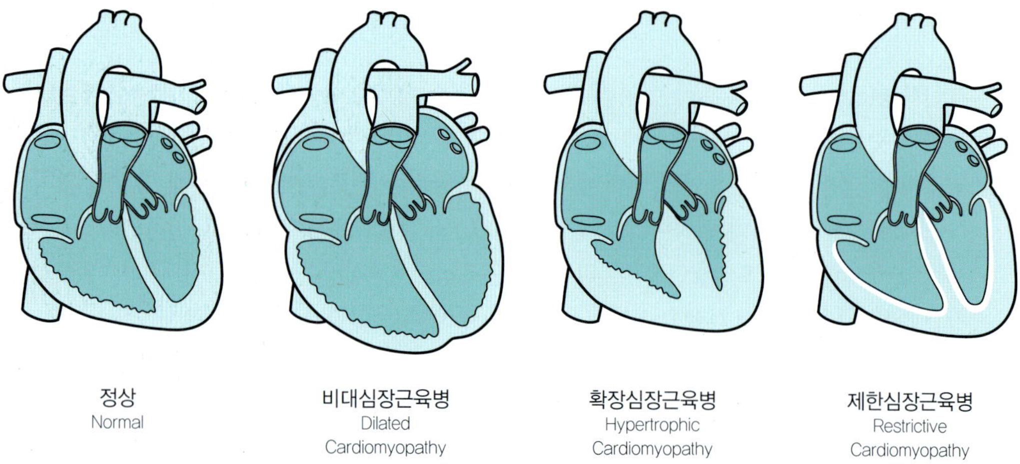

그림 11-2 심장근육병의 종류

가족성 비대심장근육병

가족성 비대심장근육병(hypertrophic cardiomyopathy, HCM)은 대략 성인 500명당 1명 꼴로 발생하며, 전 세계적으로 가장 일반적인 유전성 심장질환이다. 비대심장근육병은 심장 근육이 비대칭적으로 두꺼워져서 심실충만 문제와 이완기 기능장애를 일으킨다. 일부 환자에서는 중격과 승모판막의 비대로 좌심실의 혈액 흐름이 차단된다. 비대심장근육병인 사람의 심장근육조직을 광학 현미경으로 살펴보면 심장 근육세포가 해체되어 있는 것을 발견할 수 있다. 이러한 심장근육의 문제는 전기자극을 전달하는 데 어려움이 있고 심장 리듬의 문제를 초래한다.

비대심장근육병은 심전도나 심초음파에서 좌심실의 비대를 발견하면서 진단한다. 이는 심장근육 자체의 문제이지, 전신 혈압이 높아져 심장 펌프량이 많아짐에 따른 근육 성장의 결과는 아니다. 비대심장근육병은 상염색체 우성 형태로 유전되나 신생돌연변이(de novo mutation)에 의해서도 발생한다. 이러한 돌연변이는 다른 가족에서는 나타나지 않으며 영향을 받은 사람에게서 새롭게 나타나는 것으로 보인다.

비대심장근육병과 그 밖의 심장근육병은 근섬유분절(sarcomere)에 대한 단백질 코딩 유전자 돌연변이에 의하여 발생한다. 근섬유분절은 심장근육세포(myocyte)의 수축단위이며 근섬유분절에 구조적 문제가 발생하면 심장은 효과적으로 수축할 능력을 잃게 된다. 비대심장근육병은 12개의 유전자에서 900건이 넘는 돌연변이가 발생하여 질병으로 진행된다. 이러한 유전자는 β-미오신 중쇄, 미오신 결합 단백질 C, 트로포닌 T, 트로포닌 I, 트로포미오신, 액틴과 같은 단백질을 암호화한다.

좌심실비대는 비대심장근육병을 일으킨다고 보는데, 이것이 유전질환은 아닐지 논란이 되고 있다. 일부 좌심실비대의 유전적 원인은 폼페병(Pompe disease)이나 누난증후군(Noonan syndrome)과 같이 대사성 또는 침윤성 질환이다. 이와 같은 질환은 표 11-1에 제시하였는데, 일부 전문가는 비대는 분명하게 알려진 질환에 의하여 발생하기 때문에 표에 제시한 질환을 비대심장근육병으로 보아서는 안 된다고 말하고 있다(Elliott and McKenna, 2009; Maron et al., 2009).

비대심장근육병의 원인은 유전적이기 때문에 가족 중에 한 명 이상 심장근육병이 있다면 유전에 의한 것이라고 본다. 가족력을 3대 또는 4대에 걸쳐 완벽하게 기록하고 자주 새로운 정보를 추가하는 것은 매우 중요하다. 비대심장근육병은 주로 초기에는 증상이 없으며 발병시기가 다양하며 침투가 감소할 수 있다. 많은 환자가 청소년기에 질환이 있음을 발견한다. 그러나 비대심장근육병은 신생아에서 90대까지 고루 진단할 수 있다. 비대심장근육병인 사람은 임상유전진단검사로 쉽게 진단받을 수 있다. 환자의 가족 관리를 위하여 1촌지간인 가족은 심전도나 심초음파를 실시하여 질환 유무를 확인하도록 권장하고 있다. 그러나 발병시기가 다양하기 때문에 심초음파에서 정상이라고 하여 영향을 받지 않았다는 의미는 아니다. 일부는 중년이 될 때까지 증상이 나타나지 않으며 심초음파에서도 정상일 수 있다. 미국심장학대학(American College of Cardiology), 미국심장협회(American Heart Association), 기타 기관에서 진단지침을 제시하고 있다.

비대심장근육병을 가진 것으로 확인된 사람에게 나타나는 문제 중 하나는 천식, 불안, 승모판탈출증, 우울, 생리적 잡음으로 오진될 가능성이 있다는 점이다. 가끔 이들에게 '운동선수심장(athletic heart)' 또는 운동유발천식이 있다고 한다. 비대심장근육병협회는 3,000건 이상의 자료를 분석하여, 40% 이상에서 적절한 진단을 받지 못하며, 또한 35세가 지나서야 정확한 진단을 받았다는 결과를 보고하였다(Maron and Salberg, 2006). 이런 점에서 유전자검사가 도움이 된다고 볼 수 있다.

젊은 운동선수에게 나타나는 대부분의 심장발작사는 비대심장근육병이 원인이다. 30세 이전에 갑작스러운 심장발작으로 사망한 운동선수의 1/3이 비대심장근육병이었다. 비대심장근육병 환자에게는 활동 제한을 권장한다. 일반적으로 이환된 사람은 역도나 농구와 같은 고강도의 신체활동을 피하고 적절한 강도의 신체활동을 하도록 권한다(Maron, 2003; Maron et al., 2003). 문제는 비대심장근육병으로 사망한 대부분의 사람이 진단을 받지 못한 상태에서 사망한다는 점이다. 그렇기 때문에 젊은 운동선수의 경우 시합 전에 건강검진을 받는 것이 매우 중요하다. 미국심장협회는 비대심장근육병협회(Hypertrophic Cardiomyopathy Association)에서 권고한 운동경기 참여 전에 시행할 검진 지침을 개발하였다(표 11-2).

가족성 확장심장근육병

가족성 확장심장근육병(familial dilated cardiomyopathy, DCM)은 좌심실 확장과 혈액 배출 곤란을 동반한다. 확장심장근육병은 심부전을 일으키고, 일반적으로 심장이식이 필요하다. 심장은 확장되어 심실의 수축이 힘들다(수축성 기능장애). 확장심장근육병은 허혈성 심

표 11-2 운동참여 전 검진 지침

병력*	
개인 병력	1. 운동성 흉통/불편감
	2. 불분명한 원인의 실신
	3. 과도한 운동성 및 불분명한 원인의 호흡곤란/운동과 관련된 피로
	4. 심장 잡음
	5. 혈압 상승
가족 병력	6. 친척 중 50세 이전에 심장질환으로 인한 조기사망(갑작스럽고 설명할 수 없는 사망) 유무
	7. 가까운 친척 중 50세 이전에 심장질환으로 인한 불구 유무
	8. 가족 중 특정 심장질환에 대한 지식 유무: 비대 또는 확장심장근육병, 긴QT증후군, 그 밖의 이온통로병증, 마르팡증후군, 임상적으로 중요한 부정맥
신체 검진	9. 심장 잡음
	10. 대동맥축착을 배제하기 위한 넙다리맥박
	11. 마르팡증후군의 신체적 특징
	12. 위팔동맥혈압(앉은 자세)

*중고등학교 운동선수는 부모의 증명을 권장한다.
운동과 관련하여 특별한 상황에서 발생하는 미주신경성으로 판단하면 안 된다.
누운자세와 앉은자세[또는 발살바수기(Valsalva maneuver)] 모두에서 청진하고, 특히 좌심실의 과폐쇄로 나타나는 심장 잡음을 구분하여야 한다.
양쪽 팔에서 측정할 것을 권장한다. 검사자의 재량에 따라, 양성반응이나 위의 12가지 항목 중 1가지 이상이 해당한다면, 심혈관검사를 받도록해야 한다. 중고등학생이라면 이러한 반응에 대해 부모에게 확인을 받는 것이 중요하다.

장질환의 결과로 나타나며, 독소에 노출되거나 감염원에 민감한 경우 발생한다. 의사는 임상징후가 나타나고 원인을 찾지 못할 경우 특발 확장심장근육병(idiopathic DCM)이라고 진단한다. 임상징후에는 심장기능장애 증상, 예를 들어 울혈(부종 또는 호흡곤란), 심장박출 감소와 관련된 증상(피로) 등이 있고, 부정맥이나 심장전도체계의 문제, 또는 혈전이나 뇌졸중 등이 있다.

확장심장근육병은 가족 내 두 명 이상에서 발견될 때 가족력이 있다고 말한다. 연구에 의하면 20~50%의 확장심장근육병 사례가 유전성이지만, 일부 가계에서는 침투가 감소하여 가족 내 병력이 발견되지 않을 수 있으나 그렇다고 질환이 유전성이 아니라고 말할 수는 없다. 확장심장근육병을 일으키는 데는 약 20개의 유전자가 관여하고, 이는 상염색체 우성으로 유전되며 발병시기는 매우 다양하다. 확장심장근육병은 또한 X 연관이나 상염색체 열성으로도 유전된다. 비대심장근육병에서와 같이 확장심장근육병을 일으키는 대부분의 유전자는 근섬유분절 내에서 단백질을 부호화하는 데 작용한다.

2009년, 미국심부전학회(Heart Failure Society of America)는 가족 중에 확장심장근육병을 진단받은 사람이 있을 경우 가족력을 꼭 확인하고 가족을 필히 검진하며 유전자검사와 함께 유전상담을 받도록 권장하고 있다. 확장심장근육병이 있는 가족의 모든 1촌은 심초음파검사, 심전도, 신체검진 및 완벽한 병력과 부정맥이나 실신과 같은 증상에 대하여 확인하여야 한다. 성인이 될 때까지도 임상 양상이 나타나지 않는다고 하더라도 이와 같은 검진은 규칙적으로 시행하는 것이 중요하다(Hershberger et al., 2009).

가족성 제한심장근육병

제한심장근육병은 다른 심장근육병에 비하여 흔하지 않으며 일부 자료에 의하면 유전성 질환이 아니라고 본다. 이 경우는 심실이 단단하여 제대로 확장을 못하며 이완기 동안 혈액 충만이 감소하며 일반적으로 수축기 기능은 정상이다. 일부 사례는 특발성이고, 그 밖의 경우는 피부경화증(scleroderma), 사르코이드증(sarcoidosis), 아밀로이드증(amyloidosis), 림프종(lymphoma), 혈색소침착증(hemachromatosis)과 같은 질환에 의한 2차성이다. 제한심장근육병의 대부분은 아마도 단일유전자 문제에 의한 것만은 아니고 상염색체 우성으로 유전된다는 자료도 있고 일부는 트로포닌(troponin) I을 암호화하는 유전자의 돌연변이가 발견되었으며, 또 다른 유전자도 관여하는 것으로 보인다.

유전적 원인을 확인하기 어려운 문제 중 하나는 아동기에 증상이 나타나더라도 50~60세까지 지속되지 않는다는 점이다. 다른 형태의 심장근육병에서와 같이 침투가 감소하며 일부 가족에서는 환자가 심장의 전도장애나 골격근육 약화 등을 경험하기도 한다.

부정맥 유발 우심실 형성이상/심장근육병

부정맥 유발 우심실 형성이상/심장근육병(arrhythmogenic right ventricular dysplasia/cardiomyopathy, ARVD/C)은 진단이 제대로 되지 않는 것으로 보인다. 유병률은 1,000명당 1명에서 5,000명당 1명으로 보고되었다(Lahtinen et al., 2011). 부정맥 유발 우심실 형성이상/심장근육병은 심실의 심장근육벽이 섬유 · 지방조직으로 대체되어 심실성 부정맥의 위험이 높아진다. 질환이 진행되면서 좌심실을 침범하며, 이와 같은 구조적 변화는 환자에게 심실 빈맥과 심장돌연사를 일으킨다. 얼마나 많은 사례에서 부정맥 유발 우심실 형성이상/심장근육병으로 돌연사가 발생하는지는 알 수 없으나 젊은이의 돌연사 중 20% 정도를 차지하는 것으로 보인다.

부정맥 유발 우심실 형성이상/심장근육병은 상염색체 우성으로 유전되며 8개의 관련 유전자가 확인되었다. 이러한 유전자는 막경유 단백질(*TMEM43*), 칼슘통로(*RyR2*), 전환성장인자 β-3(*TGFB-3*)을 부호화한다. 부정맥 유발 우심실 형성이상/심장근육병 코드와 관련된 5개의 유전자는 부착반점(desmosome)이나 세포연결에 대한 것이다. 다른 부위도 관련되어 있으며 더 많은 유전자가 향후 확인될 것이다. 약 30%의 사례가 가족성이며, 일부는 낙소스병(Naxos disease)과 같이 전신성 유전질환과 결합되어 발생한다. 낙소스병은 상염색체 열성으로 유전된다. 상염색체 열성으로 유전되는 부정맥 유발 우심실 형성이상/심장근육병은 상염색체 우성 유전보다 덜 일반적이다. 다른 형태의 심장근육병처럼 침투가 감소하므로 가족력을 세심하게 확인하는 것이 필수적이다.

요약

심혈관질환은 단일유전자와 다인성으로 발생하며, 단일유전자 장애는 드물고 다인성 장애가 일반적이다. 그렇더라도, 심장근육병으로 진단받는 사람이 증가하고 있으며 젊은 운동선수는 특히 확장심장근육병을 제대로 진단받지 못한 상태에서 돌연사를 당할 위험이 높다. 죽상경화증은 관상동맥질환, 뇌졸중, 고혈압의 주요 원인이다. 이러한 질환에 관여하는 유전자의 완벽한 영상은 찾기 힘들겠지만, 관련 연구들은 유전자가 관련되어 있다는 중요한 정보를 제공하고 있다. 고혈압과 같은 대부분의 다인성 장애는 비록 여러 유전자에 의한 각각의 효과는 미미하지만 연합작용에 의하여, 그리고 환경적 위험요인이 합쳐져서 발생한다. 그런 점에서, 우리는 심방세동, 관상동맥질환, 뇌졸중과 같은 복합질환이 다유전자 위험요인을 가지고 있음을 발견하게 되었으나 아직은 이에 대한 완벽한 그림을 제시하기 어렵다.

핵심정리

- 죽상경화증 위험의 50%는 유전에 의한 것으로 본다.
- 가족성 고콜레스테롤혈증은 관상동맥질환의 위험을 크게 증가시키는 단일유전자 문제이다.
- 허혈성 및 출혈성 뇌졸중 모두 유전적 원인으로 발생한다.
- 뇌졸중의 1% 미만은 단일유전자 문제로 발생하며, 마르팡증후군이나 파브리병과 같은 유전 장애가 있는 사람에게 일차적으로 발생한다.
- 대부분 뇌졸중은 여러 유전자 변이와 환경적 위험요인이 복합적으로 작용하여 발생한다.
- 혈전성향은 뇌졸중 위험을 증가시키고, 혈액응고 제5인자의 돌연변이와 같은 단일유전자 유전질환에 의하여 발생한다.
- 고혈압은 여러 유전자 변이와 환경적 위험요인이 복합적으로 작용하여 발생한다.
- 레닌-안지오텐신-알도스테론 체계(RAAS) 경로에 포함된 유전자 돌연변이는 고혈압과 연관되어 있다.
- 이온통로 유전자에서 발생한 다양한 돌연변이는 다양한 부정맥 표현형을 일으킨다.
- 심방세동은 유전성 비균질성이 높다.
- 이온통로 단백질에 대한 코드에 유전적 변이가 있는 유전자에 의하여 발생한 심장 리듬과 전도 문제는 이온통로병증(chennelopathy)이라고 한다.
- 긴QT증후군의 종류는 최소 8가지가 있다.
- 긴QT증후군을 일으키는 유전자는 염전성심실빈맥을 일으키는 특정 유발자에 영향을 미친다.
- 일부 약물은 QT 간격을 연장시키고 획득성 긴QT증후군을 일으킨다.
- 긴QT증후군은 개별적 돌연변이가 일반적이다.
- 가족성 비대심장근육병(FHCM)은 상염색체 우성으로 유전된다.
- 비대 및 확장심장근육병은 근육원섬유마디 단백질에 코드화하는 유전자 돌연변이가 생겨 발생한다.
- 확장심장근육병을 가진 젊은 사람과 운동선수는 운동 중 갑작스러운 심장사의 위험이 높다.
- 가족성 확장심장근육병은 상염색체 우성으로 유전되나, 상염색체 열성 또는 X 연관 열성으로 유전되기도 한다.
- 부정맥 유발 우심실 형성이상/심장근육병은 세포 이음 단백질 코드에 대한 유전자 돌연변이에 의하여 발생한다.

자가평가 문제

1. 40세 여성 환자가 심근경색으로 입원하였는데 지질 수치는 정상이다. 환자가 젊은 나이에 이러한 질병이 발생한 이유를 알기 위해 유전자검사를 하겠다고 했을 때 적절한 설명은?
   a. "심장발작은 환경적 요인과 함께 많은 영향 유전자가 복합적으로 작용하여 발생합니다. 왜 당신에게 발생했는지를 확인할 수 있는 단일유전자검사는 없습니다."
   b. "가족성 고콜레스테롤혈증에 대한 검사 계획에 대하여 임상간호사와 이야기해 보세요."
   c. "유전성 위험에 대하여 걱정할 필요가 없습니다. 당신은 여성이기 때문에 위험이 매우 낮습니다."
   d. "흡연을 한 경력이 있다는 사실과 함께 운이 나빠서 발생한 겁니다."

2. 유전자 변형이 다른 유전자 변형과 상호작용하여 질환을 일으키는 과정은?
   a. 표현형 변이
   b. 감퇴발현
   c. 상위(분비억제)
   d. 변형된 표현도

3. 유전자 변형이 고혈압을 일으킨다는 것에 대한 알맞은 설명은?
   a. 고혈압 발생이 기여하는 일부 유전자가 확인되었다.
   b. RAAS 통로의 단백질 코드화에 유전자가 관여한다.
   c. 고혈압은 다른 유전질환의 2차성으로 발생한다.
   d. 다형태는 고혈압 표현형에 거의 또는 전혀 영향을 미치지 않는다.

4. 긴QT증후군이 심장 리듬에 일으키는 문제는?
   a. 긴QT증후군은 선천성 유전질환으로 생후 2년 이내에 나타난다.
   b. 긴QT증후군은 원인이 무엇이든 같은 방법으로 치료한다.
   c. 심장문제는 어떤 유전자가 관여했는지에 따라, 다양한 환경적 요인에 의하여 유발된다.
   d. 청력장애는 항상 긴QT증후군을 동반한다.

5. 가족 내에 비대심장근육병의 병력이 있는 청소년이 고강도 운동을 하기 전에 심초음파를 해야 하는 이유는?
   a. 비대심장근육병은 상염색체 우성으로 유전되고 운동 중 심장발작을 일으킬 수 있다.
   b. 비대심장근육병은 상염색체 우성으로 유전되고 대부분 수영 중 문제가 발생한다.
   c. 비대심상근육병을 가진 청소년은 정규 농구시합이 아닌 놀이 형태로만 운동하도록 권유한다.
   d. 가족 중에 비대심장근육병이 있는 사람은 엘러스-단로스(Ehlers-Danlos)증후군이 있을 수 있다.

6. 미토콘드리아병인 MELAS는 뇌병증, 젖산증과 함께 뇌졸중과 같은 질환을 초래한다. 이 질환은 어머니로부터 자녀에게 유전되며 아버지로부터는 유전되지 않는다. 그 이유는?
   a. 미토콘드리아는 세포질에 있고, 사실상 모든 세포질은 난자에서 생산된다.
   b. 이것은 X-연관 열성으로, 아버지는 아들이나 딸에게 질환을 유전하지 않고 보인자일 뿐이다.
   c. 이것은 X-연관 우성으로 남성은 영향을 받지 않는다.
   d. MELAS는 남성에게 불임을 일으킨다.

7. 혈액응고 제5인자의 돌연변이가 뇌졸중 가능성을 증가시키는 방법은?
   a. 혈액응고 제5인자의 돌연변이는 단백질 C를 활성화시킨다.
   b. 혈액응고 제5인자의 돌연변이는 트롬빈 형성을 증가시킨다.
   c. 혈액응고 제5인자의 돌연변이에 영향을 받은 사람은 혈액의 점도가 높다.
   d. 영향을 받은 사람은 단백질 C를 활성화시키는 제5인자의 유형을 가지고 있다.

사례 연구

John은 16살이며 축구를 좋아한다. 그의 형인 Andre는 18살이며 과거에 농구를 하다가 의식을 잃었으며 현재 긴QT증후군을 진단받았다. 심장전문의는 Andre의 형제에게 경기 전에 심초음파를 포함한 심장 검사를 할 것을 제안하였다. John의 심전도에서는 활동 중에 경계수준의 긴QT를 보여 심장전문의는 유전자검사를 제안하였다. John은 Andre가 가진 *KCNQ1*(LQT1) 유전자의 돌연변이 양성을 보였으며 축구를 중단해야 한다고 들었다. 또한 골프와 같이 강도가 덜한 운동을 할 것을 제안받았다. John은 화가 났으며 왜 이러한 일이 발생했는지 알고 싶어 한다. 이제는 다소 안정되었으나 가장 좋아하는 운동을 할 수 없는 이유를 이해할 수 없다고 한다.

1. 운동제한과 긴QT증후군 간에는 어떤 연관이 있는가?
2. 가족 중에 긴QT증후군이 있다면 누가 또 영향을 받았을지 예측하는 데 유전학과 관련된 내용은?
3. John에게 운동을 변경해야 하는 이유를 설명할 때 어떤 용어로 어떻게 설명하면 좋은가?
4. John이 축구팀에 남아있을 수 있는 방법이 있는가?

참고문헌

AHA. (2009). Hypertension. Retrieved April 9, 2010, from http://americanheart.org.

AHA. Heart disease and stroke statistics. Dallas, TX: American Heart Association, 2010.

Alberts, M. Stroke genomics. In Roden, D. Cardiovascular genetics and genomics. Dallas, TX: American Heart Association, 2009, 177–192.

Arizona Center for Education and Research on Therapeutics (AZCERT). Retrieved from www.qtdrugs.org.

Arnett, D. K. Hypertension. In Roden, D. Cardiovascular genetics and genomics. Hoboken, NJ: Wiley-Blackwell, 2009, 167–176.

Baird, A. E. (2010). Genetics and genomics of stroke: novel approaches. *Journal of the American College of Cardiology, 56*(4), 245–253.

Bierut, L. J. (2009). Nicotine dependence and genetic variation in the nicotinic receptors. *Drug and Alcohol Dependence, 104*(Suppl 1), S64–69.

Consortium, W. T. C. C. (2007). Genome-wide association study of 14,000 cases of seven common diseases and 3,000 shared controls. *Nature, 447*(7145), 661–678.

Darbar, D., and MacRae, C. A. Genomics and atrial arrhythmias. In Roden, D. Cardiovascular genetics and genomics. Dallas, TX: American Heart Association, 2009, 67–79.

Elliott, P., and McKenna, W. J. (2009). How should hypertrophic cardiomyopathy be classified? Molecular diagnosis for hypertrophic cardiomyopathy: Not ready for prime time. *Circulation: Cardiovascular Genetics, 2*(1), 87–89; discussion 89.

Helgadottir, A., Thorleifsson, G., et al. (2007). A common variant on chromosome 9p21 affects the risk of myocardial infarction. *Science, 316*(5830), 1491–1493.

Hershberger, R. E., Lindenfeld, J., et al. (2009). Genetic evaluation of cardiomyopathy—a Heart Failure Society of America practice guideline. *Journal of Cardiac Failure, 15*(2), 83–97.

Hobbs, H. H., Russell, D. W., et al. (1990). The LDL receptor locus in familial hypercholesterolemia: Mutational analysis of a membrane protein. *Annual Review of Genetics, 24*, 133–170.

Horne, B. D., Carlquist, J. F., et al. (2008). Association of variation in the chromosome 9p21 locus with myocardial infarction versus chronic coronary artery disease. *Circulation: Cardiovascular Genetics, 1*(2), 85–92.

Lahtinen, A. M., Lehtonen, E., et al. (2011). Population-prevalent desmosomal mutations predisposing to ARVCM. *Heart Rhythm, 8*, 1214–1221.

Ikram, M. A., Seshadri, S., et al. (2009). Genomewide association studies of stroke. *New England Journal of Medicine, 360*(17), 1718–1728.

Marks, D., Thorogood, M., et al. (2003). A review on the diagnosis, natural history, and treatment of familial hypercholesterolaemia. *Atherosclerosis, 168*(1), 1–14.

Maron, B. J. (2003). Sudden death in young athletes. *New England Journal of Medicine, 349*(11), 1064–1075.

Maron, B. J., Carney, K. P., et al. (2003). Relationship of race to sudden cardiac death in competitive athletes with hypertrophic cardiomyopathy. *Journal of the American College of Cardiology, 41*(6), 974–980.

Maron, B. J., and Salberg, L. Hypertrophic cardiomyopathy for patients, their families, and interested physicians. Malden, MA: Blackwell Futura, 2006.

Maron, B. J., Seidman, C. E., et al. (2009). How should hypertrophic cardiomyopathy be classified? What's in a name? Dilemmas in nomenclature characterizing hypertrophic cardiomyopathy and left ventricular hypertrophy. *Cardiovascular Genetics, 2*(1), 81–85; discussion 86.

Roberts, R., McPherson, R., et al. (2009). Genetics of atherosclerosis. In Roden, D. Cardiovascular genetics and genomics. Hoboken, NJ: Wiley-Blackwell, 2009, 151–166.

Roy, H., Bhardwaj, S., et al. (2009). Molecular genetics of atherosclerosis. *Human Genetics, 125*(5-6), 467-491.

자가평가 정답

1. a 2. c 3. b 4. c 5. a 6. a 7. d

CHAPTER 12

암의 유전

The Genetics of Cancer

학습목표

1. 암 발생과 관련된 유전학적 용어를 사용한다.
2. 양성 종양세포와 암세포의 특성과 성장 조절을 비교한다.
3. 억제유전자와 발암유전자의 돌연변이 발생을 포함한 암 발생에 영향을 미치는 유전요인을 확인한다.
4. 암 발생과정의 개시와 촉진을 비교한다.
5. 암 발생과정의 진행과 전이를 비교한다.
6. 산발암, 가족성 암, 유전성 암이 존재하는 가족을 분석한다.
7. 친척 중 유전성 암의 위험이 높은 사람을 확인한다.

핵심 용어

양성 종양 Benign tumor

암 Cancer

발암물질 Carcinogen

가족성 암 Familial cancer

유전성 암 Inherited cancer

개시 Initiation

암 잠재기 Latency period

악성세포전환 Malignant transformation

전이 Metastasis

신생물 형성 Neoplasia

원발 종양 Primary tumor

진행 Progression

촉진 Promotion

산발성 암 Sporadic cancer

서론

암은 통제되지 않는 세포 성장의 한 종류로서, 유익한 목적이 없고 침습적이며 중재가 없다면 사망에 이르게 한다. 암은 악성 종양이라고 부르기도 한다. 암은 일반적이고 국제적인 건강문제이며, 항상 인간에게 고통을 주고 다른 포유류에서도 드물게 발생한다. 오늘날 암의 종류는 수천 년 전에 발생하였던 것과는 다소 차이가 있는 것으로 보인다. 주로 발생하는 암의 종류 역시 산업화된 국가와 개발도상국가 사이에 차이가 있다. 암 발생에 있어 핵심개념은 세포분열을 조절하는 유전자의 변화로 인해 정상 세포에서 암세포가 발생한다는 것이다. 암 발생과 진행의 유전적인 근거를 이해하기 위해서는 앞에서 언급한 DNA의 기본 구조와 기능, 세포분열의 조절, 단백질 합성, 돌연변이 발생, 멘델 유전과 같은 개념들을 적용해야 한다.

'모든 암은 유전적이다(All cancer is genetic).' 이 진술은 진실인가? 그렇다. 세포분열을 조절하는 유전자의 변화는 암을 유발할 수 있기 때문에 이 진술은 진실이다. '모든 암은 유전된다(All cancer is inherited).' 이 진술은 진실인가? 답은 더 복잡하다. 그렇다. 암은 한 세포 세대(cell generation)에서 다음으로 유전된다. 아니다. 예외가 있지만, 대부분의 암과 암 발생 위험은 부모에게서 유전되지 않는다.

수십 년 동안 암 연구와 치료에 참여한 과학자들과 임상의들은 유전자의 활동이 암 발생과 관련되어 있을 가능성에 대해 고려하였다. 다음에 제시된 것과 같은 일부 초창기의 증거는 유전과 암의 상관관계 가능성을 지지하였다.

- 염색체 이상을 가진 것으로 알려진 사람[예: 다운증후군(21번 세염색체증), 터너증후군(10번 홑염색체)]은 특정 암의 발생 위험이 높다.
- 깨진 염색체 또는 취약한 염색체를 가진 사람(예: 판코니 빈혈, 블룸증후군)은 특정 암의 발생 위험이 높다.
- 어떤 종류의 암(예: 유방암)은 가족력이 없는 사람에게도 발생하지만, 가족력이 나타나기도 하고 때때로 상염색체 우성 유전의 패턴을 따르기도 한다.
- 어떤 가족은 한 종류의 암 또는 여러 종류의 암에 대해 우연히 한 사람에게 설명될 수 있는 것보다 발생 정도가 훨씬 높다.
- 암세포는 보통 비정상적인 숫자이거나 염색체의 구조가 비정상적이다.
- 일반적으로 악성 암세포가 더 많을수록 비정상 염색체가 더 많다.

세포 성장과 암 발생에 영향을 미치는 유전적 변화의 영향력은 더 명확해지고 있다. 결과적으로 이러한 유전적 변화는 암세포의 특성, 반응, 정상 세포를 넘은 암세포의 생존을 최대한 유리하게 하는 성장 이점을 부여한다. 암 발생을 유발하는 돌연변이에 가장 많은 영향을 받는 유전자는 발암유전자와 억제유전자와 같이 정상 세포의 성장을 조절하는 유전자이다. 3장에서 언급한 바와 같이, 발암유전자는 세포주기를 시작하고 완료하도록 촉진하는 단백질을 생성하는 유전자의 큰 그룹이다. 억제유전자는 세포주기를 시작하는 것을 제한하고 세포주기의 한 단계에서 다음 단계로의 이동을 방해하는 단백질을 생성하는 주요 통제유전자의 그룹이다.

양성 종양세포

신생물 형성은 정상적인 발달이나 죽거나 손상된 조직을 대체하기 위해 필요하지 않음에도 불구하고 새롭게 나타나거나 계속되는 세포의 성장이다. 신생물은 양성 또는 악성이 될 수 있다. 양성 종양은 암 세포의 특징이 대부분 나타나지 않는다. 양성 종양은 비정상이기는 하지만, 정상 세포에서 발생하며 정상 세포의 특징을 대부분 유지한다. 양성 종양의 성장은 비침윤적이지만 위치에 따라 사망의 원인이 될 수 있다. 양성 종양의 예로는 자궁유섬유종(leiomyomas, 평활근종), 지방종(lipomas), 대장 용종(intestinal epithelial adenomas, 장상피 선종), 모반(nevi) 등이 있다.

양성 종양의 특징

형태

양성 종양은 정상 세포에서 발생하며 정상적인 분화 형태를 유지한다. 양성 종양의 위치가 모세포와 다른 경우에도 형태학적인 특성은 모세포와 같다. 또한 낮은 핵-세포질 비(nuclear-to-cytoplasmic ratio)를 유지한다.

기능

양성 종양은 대개 특화된 기능이나 모세포의 기능을 유지한다. 예를 들면, 장 선종(intestinal adenoma)는 정상 장 세포처럼 보일 뿐만 아니라 같은 물질을 생성한다.

부착

난소와 자궁이 아닌 곳의 자궁내막 조직성장처럼 양성 종양은 체내의 부적절한 장소에서 성장할 수 있다. 그러나 양성 종양은 대부분 세포부착분자(cell adhesion molecules)를 생성한다. 그 결과 양성 종양세포는 서로 단단히 부착되어 있으며 이동하지 않는다.

배수성

거의 예외 없이 완전한 양성인 종양세포는 배수체이며, 염색체 수 또는 구조의 비정상을 보이지 않는다. 대개 22번 염색체가 사라지는 양성 수막종, 6번, 12번, 13번 염색체의 구조적 전위가 발생하는 지방종은 예외에 속한다.

세포 성장

양성 종양은 정상적인 기능에 필요하지 않은 지속적이거나 부적절한 세포 성장을 보인다. 또한 단순하고 비본질적인 팽창으로 성장하는데, 비록 성장이 적절한 시간 이상으로 지속되지만, 성장속도는 정상이다. 그러나 양성 종양은 유용한 용도가 없다. 양성 종양세포는 증식(hyperplasia)의 형태로 성장하지만 다른 조직이나 장기를 침윤하지 않는다.

병리학적 잠재성

양성 종양세포의 단순한 존재는 성장의 엄격한 통제가 어느 정도 손상되었다는 것을 의미한다. 많은 양성 종양에서 성장은 느리며 결국 멈추기도 한다. 그러나 어떤 양성 종양은 성장 조절이 계속해서 악화되고 결국 악성 종양이 될 위험이 있다. 예를 들어 장 선종(intestinal adenoma)은 상당한 시간이 걸리기는 하지만 악성 종양이 될 잠재성이 높다(이는 50세 이상은 모두 대장 내시경을 해야 하는 이유이다. 이를 통해 용종을 제거할 수 있고 대장암을 예방할 수 있다). 억제유전자의 기능 제한과 발암유전자의 강화 또는 어느 한쪽의 결과로 양성 종양은 암이 된다.

암세포

암은 일반적으로 장기 문제로 표현되지만(예: 폐암, 대장암, 유방암) 세포의 질병이다. 앞에서 설명한 것처럼 암세포는 정상 세포에서 발생한다. 인간은 유전자 돌연변이를 만들고, 세포의 정상적인 조절을 변형할 수 있는 개인적 · 환경적 상황에 끊임없이 노출된다. 이러한 변형은 정상 세포를 암세포로 전환시킬 수 있다. 암 발생의 원인이 되는 이러한 종류의 변화는 암 형성(carcinogenesis), 종양 형성(oncogenesis) 또는 악성세포전환(malignant transformation)이라고 한다. 암 발생을 유발하는 유전적 변화를 일으킬 수 있는 물질을 발암물질이라고 한다. 암세포는 항상 비정상적이며, 유용한 용도를 가지지 않고, 정상 신체 조직이나 장기를 침윤한다. 대부분의 암은 치료를 하지 않으면 사망 원인이 된다.

암세포의 특징

형태

암은 정상 세포가 이제 막 암세포로 변형되어 겨우 악성인 상태부터 세포가 변할 수 있는 심한 악성까지, 진행의 연속체로 나타난다. 따라서 악성의 정도가 존재한다. 시간이 흐름에 따라 암세포는 결국 모세포에서 명확히 분화된 형태를 상실하고 핵–세포질 비(nuclear-to-cytoplasmic ratio)가 큰, 작고 둥근 세포로 역형성(anaplastic)된다. 암 연속체의 초기에 암세포는 정상 세포의 형태 특징 중 일부를 보일 수 있으나 시간이 흐르면 모세포의 특징이 전혀 남지 않게 된다.

기능

거의 보통에서 심한 악성까지 암의 진행에서 암세포는 모세포가 수행하는 특화된 기능의 대부분 또는 전부를 점진적으로 잃는다. 암세포는 형태와 기능 모두 분화도가 낮아진다.

부착

보통 암세포는 세포부착분자(CAMs)를 생산하는 능력을 상실한다. 세포 간의 부착 상태가 좋지 않아 형성된 종양에서 쉽게 떨어질 수 있다. 이러한 약한 부착 상태는 암세포가 주위 조직과 멀리 떨어진 조직으로 이동하기 위한 혈관 내로의 유입을 가능하게 한다. 주변 또는 원격 조직의 침윤은 암세포의 독특한 성질이며 사망의 흔한 원인이다. 예를 들어 유방암이 중요기관이 아닌 유방에만 존재한다면 사망 원인이 되지 않을 것이다. 그러나 유방암은 중요기관(예: 뇌, 골수, 폐, 간)을 침윤하여 사망에 이를 정도로 주요기관의 기능을 방해한다.

배수성

암 진행의 초기에는 암세포의 염색체가 정상적으로 배수체일 수 있다. 그러나 암세포의 악성 정도가 심해지면서 염색체 전체를 얻거나 잃고, 염색체의 손상, 염색체의 구조적 전위가 일어나 홀배수체가 된다. 대부분 암세포의 악성 정도가 심해질수록 암세포가 가지는 홀배수체의 정도도 심해진다. 어떤 염색체 전위는 특정 암에서 고유하게 나타나 특정 암을 확인하는 데 사용될 수 있다. 이러한 고유한 홀배수체는 종양에서 어떤 발암유전자가 과하게 발현되었는지를 나타내며, 표적치료를 통해 조절될 수 있을 것이다. 예를 들어 22번 염색체의 긴 팔(q arm) 끝이 9번 염색체의 긴팔에 전위되어 있는 형태의 염색체 전위는 골수세포를 만성 골수성 백혈병으로 전환하는 특정한 티로신인산화효소(tyrosine kinase, TK)를 활성화시킨다. 이 특정한 티로신인산화효소는 표적치료 약물인 imatinib mesylate(Gleevec)에 의해 억제된다. 이 약은 이 특정한 티로신인산화효소의 과발현으로 발생한 암세포에만 작용한다.

세포성장

암세포는 더 이상 외부 또는 내부의 신호에 반응하지 않는다. 이는 세포분열이 필요하지 않다는 것을 의미한다. 암세포는 접촉 저지 없이 이미 너무 많은 세포가 존재하고 영양분의 저장이 낮을 때에도 분열을 계속한다. 치료를 하지 않는다면 숙주가 죽을 때까지 세포분열을 지속할 것이다. 접촉 저지의 상실은 주어진 공간을 얼마나 많은 암세포가 차지하고 있는지에 관계없이 암세포의 분열을 가능하게 한다.

암세포는 또한 세포자멸사의 신호에 반응하지 않는다. 암세포는 특별히 긴 종말체를 가지고 있지는 않지만 세포분열에서 DNA 말단부(telomeric DNA)의 감소가 나타나지 않는다. 암세포는 DNA 말단부를 유지하는 끝분절효소(telomerase)를 많이 가지고 있다.

암세포는 세포분열에서 억제유전자의 조절이 사라지거나 불완전하게 나타나며, 조절되지 않는 유사분열을 유발하는 발암유전자가 과도하게 발현된다. 암세포의 세포주기가 정상 세포보다 빠르지는 않다. 단지 암세포다 더 빨리 세포주기에 재진입하며 G_0의 재생산 휴식기(the reproductive resting state)를 아주 짧게 거친다. 세포주기 검문지점(cell cycle checkpoint)은 효과적이지 않으며 promitotic force는 어떠한 방해도 받지 않는다. 일반적으로 하나 또는 그 이상의 억제유전자가 제한되며 발암유전자의 발현을 제한할 수 없다. 발암유전자의 과도한 발현으로 사이클린과 세포분열효소(CDKs)가 과생산되고 세포분열은 부적절하고 계속적으로 일어난다(3장에서 설명한 자동차의 예를 인용하면, 운전자와 브레이크 모두 또는 둘 중 하나가 기능을 하지 않아 가속이 통제되지 않게 되는 것이다). 악성도가 높은 암세포는 거의 끊임없이 분열하기 때문에 분열지수(mitotic index, 한 단위의 조직에 실질적으로 세포주기의 어떤 단계에 있는 세포의 비율)가 상대적으로 높으며, 보통 50% 이상이다.

불멸

암세포는 세포자멸사의 신호에 반응하지 않고 자연적인 세포사에 저항하기 때문에 불멸(immortality)인 것으로 생각된다. 사전에 설정된 세포분열의 수가 없으며, 아주 낮은 수준의 영양상태도 견딜 수 있다. 암세포의 또다른 특징은 세포막이 모든 가능한 영양소를 흡수할 수 있도록 강화되는 방향으로 추가적인 유전자 변화가 계속된다는 점이다. 영양성분이 제한된 환경에 있을 때 암세포는 정상 세포보다 영양소를 효율적으로 흡수할 수 있으며 정상 세포는 영양소가 결핍되고 상태가 약해진다.

암 발생

악성세포전환

정상 세포가 암세포로 전환되는 과정을 말하는 악성세포전환의 다른 이름은 발암(carcinogenesis, oncogenesis)이다. 이 과정은 신체의 본능적인 암에 대한 저항을 극복하기 위해 시간이 걸리며 많은 단계를 거친다(그림 12-1). 악성세포전환은 그림 12-2에 나타낸 것과 같이 개시, 촉진, 진행, 전이의 단계를 거친다.

개시

정상 세포는 발암유전자의 과도한 발현으로 인해 세포분열이 통제되지 않을 때 암세포가 된다. 악성세포전환의 첫 단계는 억제유전자가 세포 성장을 조절하는 기능을 수행하지 못하거나 발암유전자가 억제유전자의 통제에 저항력을 가지는 것과 같은 DNA의 돌연변이 발생이다. DNA에 손상을 입힐 수 있는 어떤 물질이나 사건은 억제유전자 또는 발암유전자를 변이시킬 수 있는 잠재성을 가지고 있으며, 이를 발암물질(carcinogen)이라고 한다. 암 발생에 있어서 이러한 형태의 변이를 개시(initiation)라고 한다. 만약 세포의 유사분열 능력이 온전하게 남아 있다면 개시는 암 발생을 유발할 수 있는 비가역적인 사건이다. 만약 암세포가 분열할 수 없다면 광범위하게 퍼지는 악성 질환으로 진행될 수 없다. 그러나 단 하나의 전환된

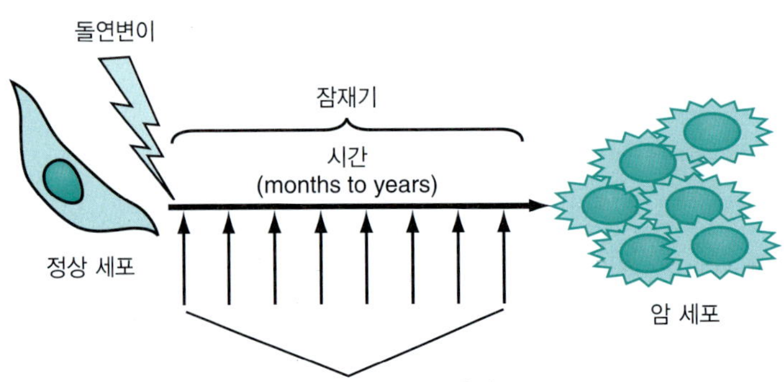

그림 12-1 ■ 돌연변이 사건에 노출된 후 정상 세포에서 암세포로의 악성세포전환

세포라도 끊임없는 성장을 촉진하는 조건에서는 광범위하게 퍼지는 악성 질환으로 진행될 수 있다. 이는 암의 단세포군 기원(monoclonal origin)으로 알려져 있다. 개시는 발암에 필요한 한 단계이다. 개시가 없다면 나머지 단계가 발생한다고 하더라도 암은 발생하지 않는다.

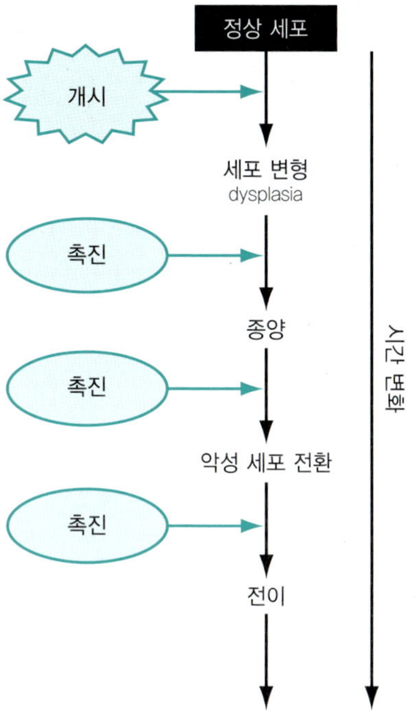

그림 12-2 개시의 단계와 정상 세포를 암세포로 전환시키고, 심한 악성으로 진행되도록 하는 지속적인 촉진, 전이 상태의 단계

일반적으로 대부분의 암은 유사분열 능력이 유지되는 조직에서 발생한다. 이는 하나의 장기에 있는 모든 세포가 유사분열 능력이 있다는 것을 의미하지 않는다. 장기를 구성하고 있는 세포의 혼합 중에 유사분열 능력을 가진 군이 그렇지 않은 군보다 발암이 더 많이 나타난다는 것을 의미한다. 예를 들면 자궁목(자궁경부)에는 세 종류의 정상 세포가 있는데, 편평상피세포, 점액을 분비하는 샘세포, 신경내분비세포이다. 이중 편평상피세포만 유사분열 능력을 가지고 있으며, 약 90%의 자궁경부암은 이 세포에서 발생한다. 유사분열 능력이 없는 심장 근육세포에서도 암이 발생할 수 있지만 이는 매우 희귀한 형태의 암이다. 표 12-1에 북미에서 가장 일반적인 암의 유형과 발생률을 정리하였다.

개시를 유발할 수 있는 발암성 물질에는 다양한 범위의 화학적 · 물리적 물질과 바이러스가 있다. 또한 개시는 자연발생적인 DNA 복제오류를 통해서도 일어날 수 있으며, 이러한 DNA 복제오류는 감염 중이나 손상 후처럼 세포분열이 빈번하게 일어날 때 더 잘 발생한다. 생식세포(난자 또는 정자)에서 개시가 일어난 경우 암 발생의 위험은 다음 세대로 전달될 수 있다. 두 개의 생식세포 중 하나가 이미 개시된 상태로 수정되어 태어난 아동의 경우 기본적으로 모든 세포가 이미 발암의 개시 단계를 지났다고 할 수 있다. 이러한 사람은 만약 발암의 다른 단계가 삶의 어느 시점에서든지 발생한다면 암 발생 위험이 매우 높다.

세포 개시는 암 발생보다 더 빈번하게 발생한다는 사실을 기억하는 것이 중요하다. 우리는 환경적인 발암물질에 지속적으로 노출되고 매일 개시되는 세포들을 가지고 있을 것이다. 그러나 우리가 매일 암을 발생시키는 것은 아니며, 대부분의 사람은 전혀 암에 걸리지 않을 것이다. 북미에 사는 3명 중 단 1명 만이 인생의 어떤 시점에서 암을 경험할 것이다. 개시된 세포가 악성이 되기 위해서는 발암의 다른 단계가 필요할 뿐만 아니라 개인요인에 의하여 어떤 사람이 다른 사람보다 암 발생에 더 잘 저항하도록 해준다.

표 12-1 북미의 일반적인 암 발생

암 종류	발생(2010년 추정치)
모든 암	1,703,360
폐와 기관지	246,620
전립샘	242,330
유방	232,460
대장	165,070
림프종(모든 종류)	81,130
방광	78,530
흑색종	75,400
신장(및 신우)	64,040
갑상샘	49,000
자궁(몸통)	48,510
이자(췌장)	48,050
백혈병	47,900
난소	25,090
자궁목(자궁경부)	14,200

Data compiled from American Cancer Society. (2010). Cancer facts and 그림 2010. Report No. 01-300M-No. 5008.10. Atlanta: Author; Canadian Cancer Society. (2010). Canadian Cancer Statistics, 2010.

촉진

비록 발암물질에 의해 개시된 하나의 세포가 암으로 진행될 수 있지만 이는 개시 후에 촉진(promotion)이 일어났을 때만 가능하다. 촉진은 시간이 흐르면서 개시된 세포의 성장이 강화되는 과정으로(그림 12-1, 12-2), 개시된 세포가 악성 종양이 되는 길고 느린 과정이다. 발암물질이 특별히 강력한 경우에도 발암물질에 노출된 다음날 인식 가능한 종양이 발생하지는 않는다. 시간과 촉진을 유발하는 물질(촉진물, promoter)에 지속적인 노출이 필요하다[촉진물(promoters)은 2장에서 다루었던 단백질 합성을 위한 DNA의 촉진부(promoter regions)와는 다르다]. 개시와 인식 가능한 종양의 발생 사이의 시간을 암 잠재기(latency period)라고 하며, 한 달에서 수 년의 범위를 가진다(첫 흡연 1주일 후에는 절대로 폐암에 걸리지 않는다). 암 잠재기의 길이는 발암물질의 힘(강력한 발암물질일수록 암 잠재기가 짧다), 해당 조직이 추가적인 발암물질에 노출 여부(공동발암물질), 노출된 촉진물의 양(노출량이 클수록 암 잠재기가 짧아진다), 암 발생에 대한 개인의 저항능력('암 발생과 관련된 개인적 요소' 부분에서 논의한다)과 같은 요인에 따라 다양해진다.

촉진물은 개시된 세포의 성장을 강화(촉진)하는 물질 또는 조건이다. 또한 촉진은 암 잠재기를 짧게 만들 수 있다. 촉진물에는 자연적으로 생성되는 에스트로겐, 테스토스테론, 인슐린 같은 호르몬, 약물, 다양한 범위의 화학물질 등이 있다. 예를 들면 자궁목 상피세포가 바이러스 감염 또는 흡연이나 다른 화학물질에 노출에 의해서 개시되었을 때, 여성 스스로 자연적으로 분비하는 에스트로겐 또는 프로게스테론에 의해 성장이 강화된다. 따라서 이 경우 호르몬이 촉진물로 작용한다.

어떤 발암물질은 개시능력과 촉진능력을 모두 가지고 있다. 이러한 물질은 암 발생을 위해 다른 촉진물의 추가적인 노출이 필요하지 않기 때문에 완전 발암물질(complete carcinogen)이라고 한다. 완전 발암물질의 몇 가지 예로 방사선, 벤조피렌, 나프틸라민, 나이트로퀴놀린 등이 있다.

진행

인식 가능한 종양이 존재할 수 있을 만큼 충분한 암세포들이 촉진된 후 이 종양이 악성이 되기 위해서는 다른 조건이 필요하다. 진행(progression)은 암세포의 물리적 · 생화학적 · 대사적 과정을 변화시키고 이 세포에게 생존 이득을 부여하는 지속적인 유전적 변화이다. 대부분의 중요한 변화는 암세포와 종양이 별도의 혈액공급을 발생시키고 세포 영양을 강화하는 것을 가능하게 한다. 작은 종양에서는 영양공급이 확산에 의해 일어나며 확산은 종양의 크기가 1cm보다 클 때는 효율적이지 않다. 성장이 증가함에 따라 종양세포들은 저산소 상태가 되며 종양혈관형성인자(tumor angiogenesis factor, TAF)를 분비하기 시작한다. 종양혈관형성인자는 정상 조직에서 저산소 상태일 때 분비되는 혈관형성인자와 유사하다. 종양혈관형성인자는 인접한 혈관과 모세혈관이 갈라져 나오도록 자극하여 종양의 혈액공급을 확보하고 종양의 영양공급을 증진한다.

진행에 의한 다른 변화로는 막투과성의 변화가 있다. 많은 정상 세포는 포도당을 세포 내로 흡수하기 위해 인슐린과 인슐린 수용체가 필요하다. 암세포의 세포막은 포도당이 직접 투과할 수 있기 때문에 인슐린과 인슐린 수용체가 필요하지 않다. 그러나 포도당의 흡수는 인슐린이 존재할 때 증가한다. 암세포의 막은 아미노산 흡수에 더욱 효율적이다. 암세포는 이러한 변화들의 결과로 증가된 대사적 요구를 빠르게 만족시킬 수 있다.

암세포는 분화된 기능이 필요하지 않기 때문에 진행을 통하면서 분화된 기능의 상실을 초래한다. 이 상실은 분화된 기능에 낭비되는 에너지 소비를 줄이고, 그 에너지를 보다 효율적인 세포분열을 위해 사용할 수 있게 한다. 따라서 진행을 통해 암세포와 종양은 암세포가 주변 환경의 변화와 상관없이 살고 분열할 수 있도록 해주는 선택 이득을 획득한다. 시간이 경과함에 따라 암세포는 점점 악성이 되어가고 정상 세포 특징의 표현은 적어진다.

원발 종양은 본래의 종양(original tumor)이며 일반적으로 최초로 발생된 조직에 의해 정의된다(예: 난소암, 대장암, 전립샘암). 원발 종양이 뇌나 폐와 같은 중요기관에 위치한 경우 종양의 과도한 성장은 중요기관의 기능을 방해하고 사망의 원인이 된다. 그러나 악성 종양은 그들이 발생한 조직에 머무르지 않는다.

전이

전이(metastasis)는 암세포가 원발 종양에서 신체의 다른 부분으로 퍼지는 것을 말한다. 신체의 다른 부분에서 암세포가 성장하고 추가적인 조직과 기관을 손상시키며 대개 사망 원인이 된다. 진행 단계에서 얻은 전이가 일어날 수 있도록 하는 암세포의 특징은 세포부착분자(CAMs)의 상실이다. 세포부착분자의 상실은 암세포의 세포 간 부착상태를 나쁘게 만든다. 또 다른 암세포의 특징은 암세포가 다른 조직과 혈관벽을 뚫고 들어갈 수 있게 하는 암세포 표면의 효소 표현이다. 암세포는 원발 종양에서 떨어져 나와 이차종양(전이성 종양)을 형성한다. 이차종양은 주변 조직으로의 확장으로 형성될 수 있으며 혈류로 들어가서 먼 조직에 군집을 형성할 수 있다. 현재 다른 장기에 종양이 존재한다고 할지라도 그것은 여전히 본래의 부모조직(original parent tissue)에서 나온 암이다. 예를 들어, 전립샘암이 뼈와 림프절에 퍼졌다면 그것은 뼈암이나 림프종이 아닌 뼈와 림프절에 있는 전립샘암이다.

전이는 시간에 걸쳐 여러 단계가 요구되는 복잡한 과정이다. 대부분의 단계는 진행을 통해 계속된 유전적 변화의 결과로 나타난다. 많은 암은 예측 가능한 전이 패턴을 보인다. 표 12-2에 일반적인 암의 전이에서 이차종양의 부위를 나열하였다. 떨어져 있는 부위에 암을 전이시키는 다른 기전들이 존재하지만, 혈류를 통한 전이가 암이 퍼지는 가장 일반적인 방법이다. 그래서 광범위한 모세혈관망을 가진 기관이 자주 전이 부위가 된다.

표 12-2 암이 전이되는 일반적인 부위

암 종류	전이 부위
전립샘암	뼈(특히 척추, 다리)* 골반결절 간
폐암	뇌* 뼈 간 림프절 이자
유방암	뼈* 폐* 간 뇌
대장암	위장관 림프절 폐 뇌
췌장암	간* 폐 뼈 지라 부신 림프절 혈관

*특정한 암의 전이가 가장 흔하게 일어나는 부위

암의 원인과 위험

앞에서 논의한 것과 같이 암 발생은 수 년이 걸리며, 각각의 종양과 환자 요인에 의해 결정된다. 발암과 전이에 영향을 미치는 세 가지 요인은 발암물질의 환경적 노출, 면역기능, 유전적 소인이다. 이 세 가지 요인으로 같은 환경에 노출되어 있는 개인 간에 존재하는 암 발생의 몇 가지 차이가 설명된다.

발암에서 주요한 결함은 구체적인 원인에 상관없이 부적절하고 과도한 발암유전자의 표현이다. 일반적으로 유전자 손상은 유전자 기능을 강화시키기보다는 기능을 상실하게 함에도 불구하고, 이론상으로 발암유전자의 변형은 유전자의 활동을 증가시킬 수 있다. 증가된 발암유전자의 발현을 유발하는 발암유전자 돌연변이의 한 방법은 돌연변이가 영향을 받은 세포에서 발암유전자의 복제 증가를 일으킬 때이다(증폭, amplification). 한 세포의 특정한 발암유전자를 위한 두 대립유전자의 한 복제 대신 아마 무려 500개나 되는 복제가 있을 것이다(자동차의 비유에서 이것은 작은 자동차가 제트엔진을 가졌지만 보통의 브레이크를 가진 것과 같다. 가스 페달에 가해지는 아주 작은 압력만으로도 자동차는 매우 빠르게 달리게 되고, 가지고 있는 브레이크로는 멈출 수 없을 것이다). 또 다른 방법은 발암유전자를 억제유전자의 조절 아래 있지 않은 유전체 영역으로 이동시키는 것이다(자동차의 엔진을 브레이크가 없는 쇼핑 카트에 두는 것을 생각해보라).

개시가 발암유전자의 과도한 발현을 일으키는 보다 흔한 방법은 많은 억제유전자 중 하나를 손상시키는 것이다. 억제유전자가 손상되었을 때, 억제유전자는 발암유전자를 조절하기 위한 적절한 양의 생산물을 더 이상 표현할 수 없다. 억제유전자는 대부분의 단일유전자처럼 두 개의 대립유전자를 가지고 있다. 한 대립유전자가 손상되고 기능을 하지 못할 때, 영향 받은 세포는 억제유전자 생산물의 양이 약 50%로 줄어들고, 발암유전자의 발현 통제가 덜 엄격해진다(그림 12-3, 자동차에 비유하자면 앞쪽의 브레이크가 기능하지 않는다면 자동차는 충돌 전에 멈출 수는 있지만, 남아있는 브레이크를 이용해 멈추기 위해서는 운전자가 생각한 것보다 더 먼 거리가 필요하다). 억제유전자의 두 가지 대립유전자가 모두 기능을 하지 않을 때, 발암유전자의 표현은 어떠한 저지도 받지 않고 끊임없는 유사분열이 일으킨다(두 개의 브레이크가 모두 기능하지 않으면, 엔진을 통제할 수 없고, 운전자는 충돌 전에 차를 멈출 수 없다).

암 발생과 관련된 외부 요인

발암물질의 환경적 노출을 포함한 외부 요인은 북미지역에서 발생한 암의 적어도 80%에서 원인이 된다. 화학적 발암물질은 잠재적인 발암성의 영향이 다양하다. 예를 들면, 담배와 알코올은 암이 발생하기까지 많은 양의 물질에 오랜 시간 노출되어야 하는, 단지 약한 정도의 발암성을 가진 것으로 나타났다(이 두 가지 물질은 함께 사용되었을 때 서로의 잠재적인 발암성을 강화시켜주기 때문에 공동발암물질로 작용할 수 있다). 잠재적인 발암성을 가진 화학물질은 먹이사슬이 있는 환경의 거의 모든 곳에서 찾을 수 있다. 발암에서 음식물의 영향은 손상된 세포를 회복시키고 유사분열에서 돌연변이 발생 효과를 줄여주는 항산화 물질이 부족한 식사와 음식의 화학물질이 있다.

물리적인 발암은 물리적인 물질에 의한 직접적인 유전자 손상과 돌연변이에 의해 일어난다. 암을 유발하는 대표적인 두 가지 물리적인 물질은 방사선과 만성 자극이다. 방사선은 직접적으로 DNA를 변형시킬 수 있다. 방사선의 잠재적인 근원은 많은 양의 우라늄과 라듐을 포함한 돌이나 토양, 질병의 진단과 치료를 위한 엑스레이, 우주방사선(cosmic radiation), 태양으로부터의 태양 방사, 일광욕용 베드(tanning bed), 살균 등과 같은 물질에 노출되는

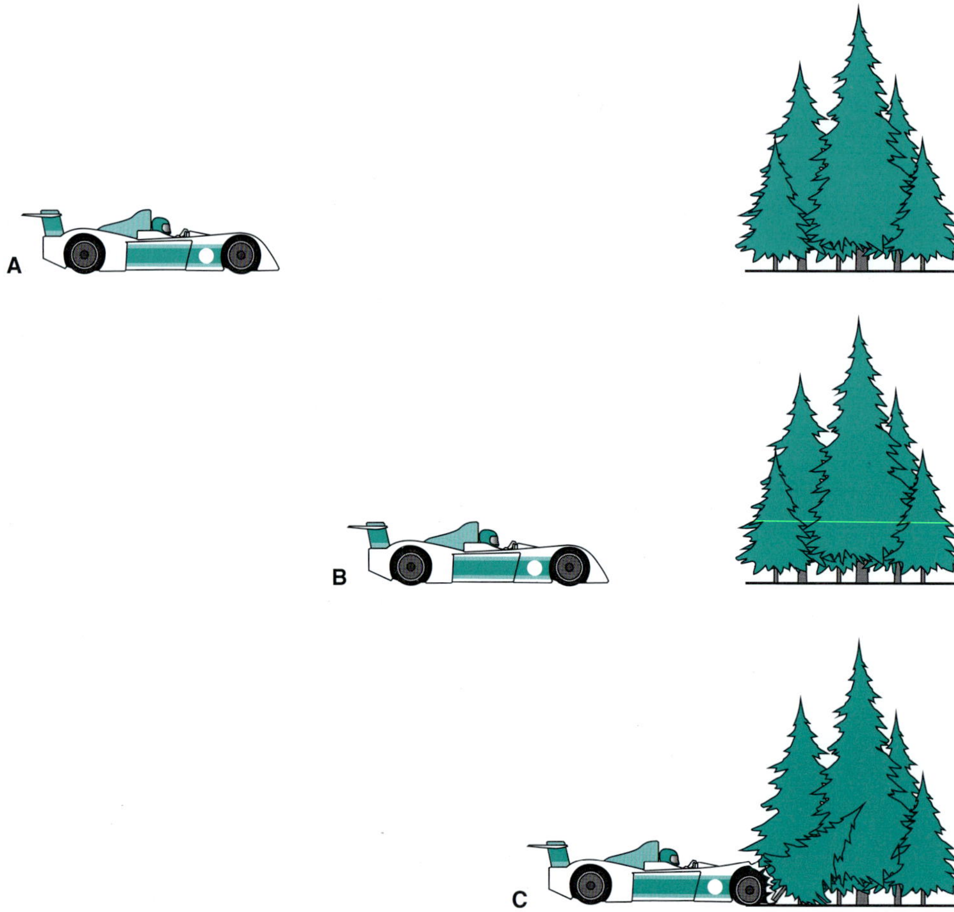

그림 12-3 A: 자동차의 두 개의 브레이크(억제유전자 대립유전자)가 적절히 작동하여 자동차가 나무 앞에서 잘 정지한다. B: 앞쪽의 브레이크(하나의 억제유전자 대립유전자)가 기능하지 않아 자동차가 정지하는 데 더 많은 거리가 소요되었으나 여전히 나무와 부딪히지 않는다. C: 앞과 뒤의 브레이크(두 개의 억제유전자 대립유전자)가 모두 기능하지 않는다. 자동차는 정지할 수 없고 나무에 부딪힌다.

것이다. 만성 자극은 영향을 받은 조직의 유사분열을 상당히 증가시키고, 수리되지 않은 자연발생적인 DNA 복제오류의 가능성을 증가시킨다.

종양바이러스(oncoviruses)로 알려진 특정한 형태의 바이러스로 인한 세포감염은 발암을 유발할 수 있다. 이 바이러스는 그들이 감염시킨 세포의 DNA를 파괴하고 인간의 DNA에 자신의 고유한 유전물질을 삽입한다. 바이러스의 유전자가 삽입된 DNA는 정상 세포의 DNA를 변형시킨다. 이러한 변이는 억제유전자를 손상시킬 수 있으며, 발암유전자의 과도한 발현을 가능하게 한다.

암 발생과 관련된 개인적인 요인

나이, 면역 기능, 유전적 위험과 같은 개인적인 요인은 발암물질의 환경적 노출과 함께 암 발생에 영향을 미친다. 노화는 암 발생의 주요 요인이다. 20~40세 여성과 비교하여 60세

이상의 여성에서 얼마나 더 많은 유방암 환자가 발생하는지에 대해 생각해보면 알 수 있다. 나이가 들면서 환경적 발암물질에 노출된 효과가 축적됨과 동시에 면역기능이 감소한다.

잘 기능하는 면역체계는 손상된 세포나 암세포와 같이 더 이상 정상이 아닌 세포로부터 신체를 보호한다. 면역체계세포, 특히 대식세포와 자연살해세포(natural killer cells)는 건강하지 않은 세포를 인식하고 공격하여 파괴한다. 이는 아마도 매일 일어나는 돌연변이 사건(몇몇 세포의 개시를 유발함)이 신체에 계속될 만큼 오래 남아 있는 것을 방지하고, 발암의 나머지 단계들과 인식 가능한 종양의 발달을 막기 위한 보호일 것이다. 면역기능이 최상의 상태보다 낮은 사람은 암의 위험이 증가한다. 돌연변이와 개시가 더 자주 일어나는 것은 아니지만 인식되지 못하는 경우가 잦아지고 암이 발생할 수 있는 기반을 확보하게 된다. 암 발생에 맞서는 면역 기능의 역할은 면역이 손상된(immunocompromised) 사람들에게서 나타나는 암 발생의 증가로 알 수 있다. 면역이 손상된 사람의 예는 다음과 같다.

- 면역체계가 완전하게 발달하지 않은 2살 미만의 어린이
- 면역기능이 점차 감소하는 60세 이상 성인
- 어떤 형태의 장기 면역결핍을 가진 환자(특히 HIV/AIDS)
- 장기이식 거부를 예방하기 위해 면역억제제를 투여한 장기이식 수혜자
- 심각한 자가면역 또는 감염성 질환을 가지고 있으며, 질병의 조절을 위해 반드시 코티솔 또는 다른 강력한 면역억제제를 투여해야 하는 환자

암 발생과 관련된 유전적 요인

비록 모든 암이 유전적(genetic)이기는 하지만 모든 암이 유전(inherited)되지는 않는다. 암은 얼마나 빈번하게 친족 중에서 발생하고, 유전되는 유전적 돌연변이가 위험성을 높이는 원인이 되는지를 기준으로 분류할 수 있다. 이러한 분류에 따라 산발암, 가족성 암 및 유전성 암으로 나눌 수 있다. 유방암, 대장암, 전립샘암과 같은 일부 암은 이 분류의 어디에나 포함될 수 있고, 어떤 가족은 친족이 한 가지 암의 세 가지 분류를 모두 가지고 있어 혼란 요소가 된다.

산발암

산발암(sporadic cancer)은 일반적으로 환경적 노출 또는 알 수 없는 요인에 의해 발생하고 혈연관계에서 유전적인 패턴이 관찰되지 않는 암이다. 세포 수준에서 돌연변이부터 발암까지 대개 체세포 사이에서 세포분열의 정상적인 조절을 방해하여 발생한다. 이러한 암은 3대 또는 그 이상의 세대에서 예상되는 수준을 넘어서서 존재하지 않는다. 암의 원인을 항상 알 수 있는 것은 아니지만(1차 예방이 어려움) 특별한 소인은 없다. 예를 들면, 유방암은 60세 이상의 북미 여성 8명 중 1명에게서 나타나는 흔한 암이다. 그림 12-4는 최근 유방암을 진단받은 72세 여성 노인의 가족력을 조사한 결과이다. 부계와 모계의 3대에서 총 15명의 여성 친척이 있지만 일촌관계에 있지 않은 3명의 다른 여성만이 유방암을 진단받았으며, 모두 유방암 진단 당시 60세 이상이었다. 체세포 조직에서 산발암의 중요한 특징은 이 돌연변이는

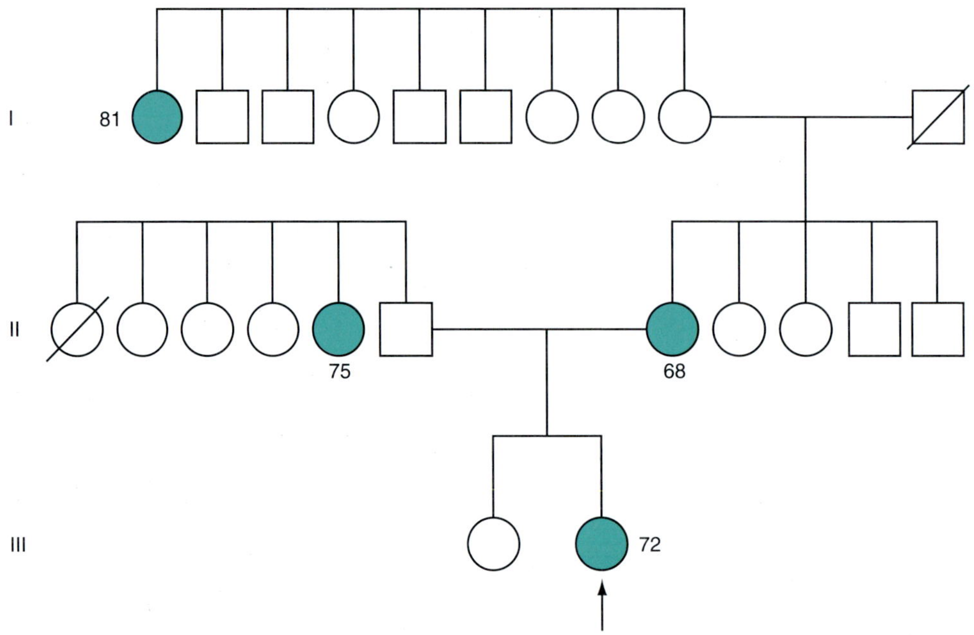

그림 12-4 산발성 유방암을 보여주는 전형적인 가족력과 가계도

암을 발생시킨 조직에서만 획득되기 때문에 소인을 자녀에게 전달할 수 없다는 것이다(자녀는 부모로부터 체세포를 물려받지 않는다. 체세포를 발생시키는 데 사용되는 생식계열 세포 유전자만 물려받는다).

다른 억제유전자와 발암유전자의 체세포 돌연변이는 다른 종류의 암과 관련되어 있다. 표 12-3에 체세포의 특정한 유전자 돌연변이와 관련된 것으로 알려진 암을 정리하였다.

가족성 암

가족성 암(familial cancer)은 일가친척에서 예상보다 더 높은 빈도로 나타나지만 관찰 가능한 유전적 패턴으로 정의되지는 않는 암이다. 그 가족은 아마도 다른 암의 유형보다 발생률이 더 높을 것이다. 그러나 암이 발생한 대부분의 가족구성원은 나이가 많을 때 암이 발생한다. 유방암은 가족성이 될 수도 있다. 그림 12-5는 가족성 유방암의 전형적인 가계도이다. 일가친척 여성 15명 중 5명에게 유방암이 있으며, 모두 진단 당시에 60세 이상이었다(1명에게 발생할 것으로 예상되는 것보다 약간 더 높음). 게다가 다른 가족구성원 4명도 암을 가지고 있고 그들 중 몇몇은 서로 일촌관계에 있다. 동시에 특별한 유전성 패턴이 나타나지 않으며, 특별한 유전자검사도 추천되지 않는다. 결국 가족성 암의 위험성에 대한 통찰력을 제공할 수 있는 전장유전체 연관분석(genome wide association study, GWAS)이 이루어질 것이다(전장유전체 연관분석에 관한 자세한 정보는 14장에 있다).

표 12-3 억제유전자, 발암유전자, DNA 복구 유전자의 돌연변이에 의해 발생되는 암의 예

변이된 유전자	암 종류
억제유전자	
APC	대장암, 위암, 췌장암
ATM	유방암, 위암, 방광암, 췌장암, 폐암, 난소암
BRCA1	유방암, 난소암, 비뇨생식기암, 위장암
BRCA2	난소암, 유방암, 전립샘암
DCC	대장암
Rb1	망막세포종, 육종, 방광암, 유방암, 식도암, 폐암
PTEN	유방암, 전립샘암, 자궁암; 흑색종; 뇌종양(아교모세포종, 별아교세포종)
Tp53	방광암, 유방암, 대장암, 식도암, 간암, 폐암, 난소암, 중추신경계 육종; 림프종; 백혈병(리-프라우메니 증후군)
WT1	윌름즈 종양
발암유전자	
abl	만성 골수성 백혈병과 기타 백혈병
c-myc	버킷림프종, 기타 림프종, 유방암, 위암, 폐암
Hras	많은 암종과 육종
Kras	대장암, 췌장암, 다양한 기타 암종과 육종
Nras	신경모세포종
met	골육종
myb	대장암, 백혈병
PTCH	방광암, 유방암
ret	갑상샘 종양
trk	대장암, 갑상샘 종양
DNA복구유전자	
MLH1	유전적 비용종증 대장암(린치증후군); 자궁내막암, 난소암, 위암, 소장암, 간암, 담관암, 상부요로암
MSH2	유전적 비용종증 대장암(린치증후군); 자궁내막암, 난소암, 위암, 소장암, 간암, 담관암, 상부요로암, 뇌종양, 피지샘피부암(sebaceous skin cancer)
MSH6	유전적 비용종증 대장암(린치증후군); 자궁내막암, 난소암, 위암, 소장암, 간암, 담관암, 상부요로암, 뇌종양, 피부암; 신경섬유종증, 백혈병, 림프종
PMS1	유전적 비용종증 대장암(린치증후군)
PMS2	유전적 비용종증 대장암(린치증후군); 아교모세포종, 백혈병, 림프종

자료수집: the National Cancer Institute (http://ghr.nlm.nih.gov/gene/)

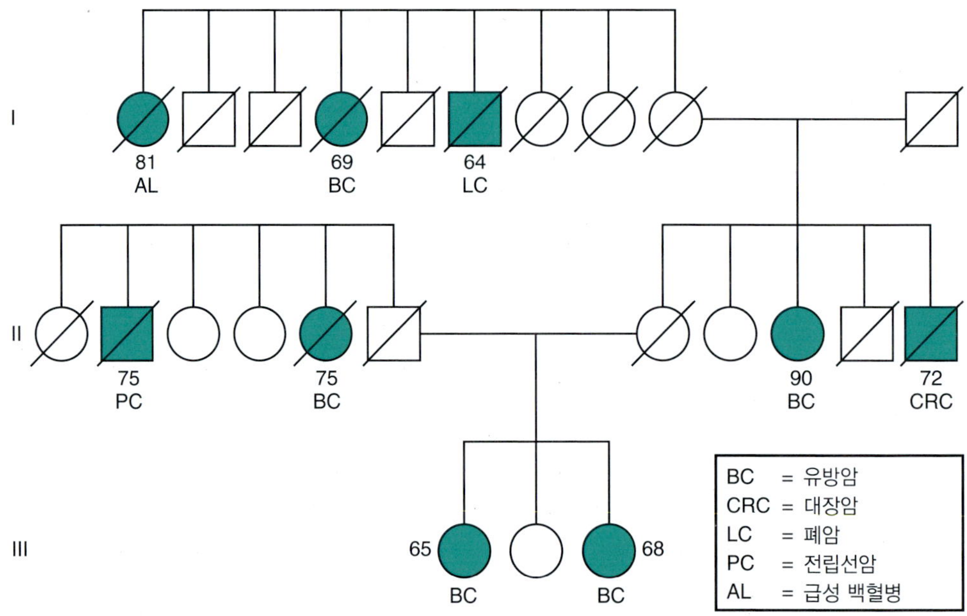

그림 12-5 가족성 유방암을 보여주는 전형적인 가족력과 가계도

유전성 암

유전성 암(inherited cancer)은 관찰 가능한 상염색체 우성의 유전패턴으로 친척 중 예상되는 것보다 훨씬 더 젊은 개인에게 일어난다. 그림 12-6은 *BRCA1* 억제유전자의 돌연변이 결과로 나타난 가족성 유방암과 난소암을 가진 가족의 가계도이다. 이것은 배선 돌연변이(germline mutation)이고, 한 사람의 모든 세포에 있는 하나의 *BRCA1* 대립유전자에 존재한다. 이 세포들은 기본적으로 수정 단계에서 이미 개시의 절반이 진행되었고, 악성이 되기 위한 진행 단계로 넘어가기 위해 추가적으로 단 하나의 대립유전자 변이가 필요하다. 이것이 그 암이 예상되는 것보다 이른 나이에 나타나는 이유이다. 비록 돌연변이의 존재가 그 사람에게 유방암과 난소암 또는 둘 중에 하나가 발생할 것이라는 것을 절대적으로 의미하지는 않지만, 그 위험성은 매우 높다. 게다가 모든 세포에 하나의 변이된 *BRCA1* 대립유전자를 가지고 있는 사람은 변이된 대립유전자와 그 소인을 자녀에게 물려줄 수 있는 확률이 50%이다.

암 발생 위험을 상당히 증가시키는 유전된 억제유전자 또는 발암유전자의 배선 돌연변이는 많다. 또한 DNA 복구를 조절하는 유전자의 돌연변이도 암 위험을 증가시킨다. 상염색체 유전패턴과 더불어 *BRCA1* 돌연변이의 가능성을 나타내는 가족 특징은 다음과 같다.

- 국가 평균보다 몇십 년 어린 나이에 나타나는 암
- 남자 친척의 유방암
- 양쪽 유방의 유방암

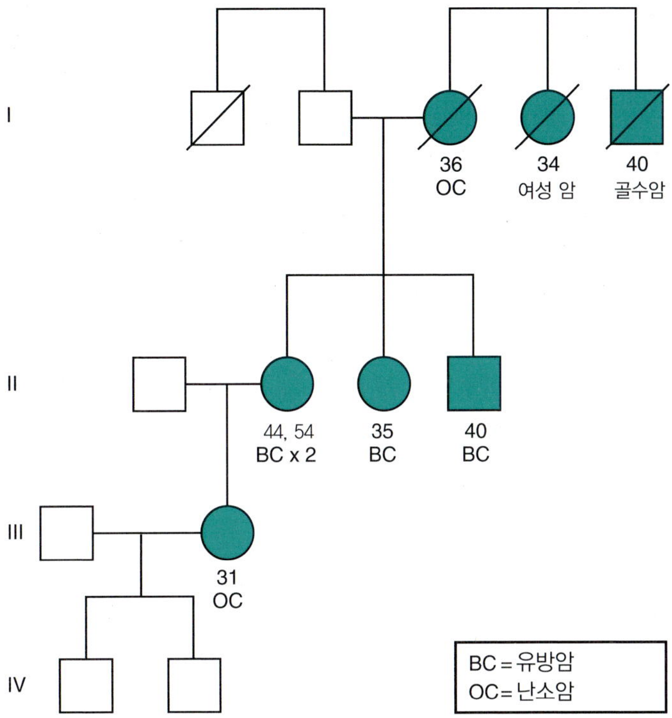

그림 12-6 유전성 암의 체세포 우성 유전패턴을 보여주는 가계도(*BRCA1* positive)

- 같은 환자의 두 번째 원발 종양의 존재
- 드문 형태의 비뇨생식기 또는 위장암을 가진 가족구성원의 존재

전반적으로 배선 돌연변이 유전의 결과로 나타난 암의 발생비율은 5~15% 범위이다. 비록 낮은 비율이지만, 이러한 돌연변이를 가지고 있는 사람은 암 발생의 위험이 상당히 높다. 몇 가지 특정 유전성 암의 유전적 위험을 확인하거나 배제하기 위한 암 소인을 확인하기 위한 유전검사가 가능하다. 이러한 검사는 암의 존재를 진단하지 않으며 100%의 예측도 아니고, 단지 높은 위험도를 보여준다. 그러므로 만약 가족력이 명확하게 높은 위험도를 보이지 않고 환자가 검사 결과를 알고 싶어 하지 않는다면 유전성 암의 소인검사는 실시되어서는 안 된다. 소인검사 및 이와 관련된 이슈 또는 잠재적인 문제에 대한 더 많은 정보는 14장에 있다.

요약

모든 암은 억제유전자 또는 발암유전자에 돌연변이를 가진 정상 세포에서 발생한다. 이 돌연변이들은 정상 세포가 가진 유사분열의 엄격한 통제를 상실하게 만든다. 비록 모든 암이 유전적(genetic)이지만 단지 5~15%의 암만 유전된다(inherited). 한 사람에게 암이 발생하는지 발생하지 않는지의 여부는 연령, 발암성 물질 또는 사건의 노출, 효과적인 면역기능의 정도, 유전적 구성요소와 소인 등과 연관되어 있다.

핵심정리

- 암세포는 정상 세포에서 발생한다.
- 억제유전자 생산물이 발암유전자 발현 통제를 통해 세포분열을 제한하기 때문에 유사분열이 필요한 정도로 필요한 때에만 일어난다.
- 발암유전자는 정상 유전자이며 그들의 생산물은 promitotic이다.
- 양성 종양은 단순하고 비본질적인 팽창으로 성장한다.
- 정상 세포에서 암세포로의 전환은 유전적 돌연변이에 의해 발생한다.
- 정상적인 성장과 발달이 완료된 후에 언제든지 발암유전자가 과도하게 발현되면, 그 사람은 암 발생의 위험이 있다.
- 유사분열 능력을 유지하는 조직은 유사분열을 통해 죽거나 손상된 세포의 대체를 지속하지 못하는 조직보다 발암을 겪을 가능성이 더 많다.
- 악성 종양은 악성 종양이 살아남고 다른 조직에 침투할 수 있게 해주는(전이) 물리적 · 생화학적 · 대사적 이점을 가진다.
- 만약 조건들이 맞다면, 단 하나의 세포에서 시작된 악성전환의 결과로 광범위한 암이 발생할 수 있다.
- 이차종양은 여전히 부모조직의 종양으로 표시된다.
- 상호작용을 통해 암 발생에 영향을 미치는 주요요인은 나이, 환경적 발암물질 노출, 면역기능의 효과성, 유전적 소인이다.
- 암 발생을 일으키는 체세포 돌연변이는 자녀에게 암의 소인으로 전달될 수 없다.
- 암 발생을 일으키는 생식세포 돌연변이는 자녀에게 전달될 위험이 50%이며, 암의 소인이 된다.
- 전체 암 중 단지 5~15%만이 유전된 돌연변이에 의해서 나타난다.

자가평가 문제

1. 가장 악성 종양으로 해석될 수 있는 종양의 병리적 서술은?
   a. 분화되지 않은, 유사분열지수 60%, 이수배수체
   b. 고도로 분화된, 유사분열지수 10%, 이수배수체
   c. 저조하게 분화된, 유사분열지수 25%, 정배수체
   d. 중정도로 분화된, 유사분열지수 50%, 정배수체

2. 악성세포 성장(암세포 성장)은 통제되지 않는 것으로 생각되는 이유는?
   a. 암세포는 항상 정상 세포보다 빠르게 분열하기 때문에
   b. 악성세포의 유사분열은 보통 2개 이상의 딸세포를 만들기 때문에
   c. 악성세포가 더 자주 세포주기에 다시 들어가고, 그래서 세포분열이 계속되는 과정이기 때문에
   d. 악성세포는 유사 세포분열 동안 세포주기에 하나 또는 그 이상의 우회로를 형성할 수 있기 때문에

3. 다음 발암 이론 중 가장 많은 지지를 받는 것은?
   a. 발암유전자의 과도한 발현을 허용하는 DNA 손상
   b. 불완전한 단백질 형성을 유발하는 RNA 손상
   c. 특정한 자기 조직과 장기를 공격하는 자기항체
   d. 배아조직의 정상 분화 실패

4. 암의 발생을 촉진하는 과정은?
   a. 노출된 세포의 DNA의 특정 부위에 돌연변이를 발생시킴
   b. 발암물질에 의해 손상된 세포의 세포분열을 자극하거나 강화함
   c. 변형된 세포의 오류 없는 DNA 회복 능력을 증가시킴
   d. 암세포가 정상처럼 보이게 하여 면역감시를 피하게 함

5. 진행과 전이의 차이점은?
   a. 진행은 전이의 과정이 먼저 일어나지 않으면 일어날 수 없다.
   b. 전이는 양성과 악성 세포 모두에서 발생하지만 진행은 악성 세포의 독특한 특징이다.
   c. 전이는 억제유전자의 유전자 돌연변이에 의존하고, 진행은 발암유전자의 유전자 돌연변이에 의존한다.
   d. 진행은 악성 정도를 높이는 암세포의 계속적인 유전자 변화를 포함하는 반면 전이는 다른 조직에 침투하는 세포의 능력이다.

6. 85세의 환자가 당신에게 자신의 가족이 유방암 가족력을 가지고 있지 않기 때문에 유방자가검진을 하지 않는다고 이야기한다. 당신이 할 수 있는 최선의 대답은?
   a. "당신이 옳아요. 유방암은 유전성 악성 종양이고, 당신의 가족력은 당신이 낮은 위험을 가지고 있다는 것을 의미합니다."
   b. "유방암은 가족에게서 빈번하게 발견되기는 하지만, 산발성 유방암의 일반적인 위험도는 연령이 증가할수록 높아집니다."
   c. "당신의 유방은 당신이 젊었을 때 만큼 밀도가 높지 않기 때문에 지금 당신의 유방암 위험도는 낮아졌습니다."
   d. "당신과 같은 가족력을 가진 경우 1년에 한 번 당신이 유방조영(mammogram)을 할 때 검진하는 것으로 충분합니다."

7. 의심스러운 유방조영상을 보이는 36세의 환자가 당신에게 그녀의 어머니가 40세에 골암으로 돌아가셨다고 말한다. 이 환자를 위한 당신의 다음 질문은?
   a. "가족 중에 골암을 앓고 있는 다른 가족이 있나요?"
   b. "당신의 어머니는 다른 종류의 암도 앓으셨나요?"
   c. "당신은 몇 살 때 초경을 했나요?"
   d. "당신의 어머니는 정기적으로 유방조영을 하셨나요?"

사례 연구

28세의 대상자 Lesile은 양성 유방 질환(benign breast disease)을 진단받았다. 그녀는 가족력 때문에 유방암 발생 가능성에 대해 걱정하고 있다. 그녀의 어머니 Margaret는 64세이고, 유방조영술을 통해 2년 전 일측성 유방암(in situ)을 진단받았다. Margaret는 종괴절제술(lumpectomy) 후 방사선 치료를 받았다. Margaret에게는 자매 2명과 형제 2명이 있으며 그들 중 암을 진단받은 사람은 없다. Margaret의 어머니와 이모는(9형제 중 2명) 모두 70세에 일측성 유방암을 진단받았고, 둘 다 유방절제술을 받았다. 이모는 현재 81세이며 최근에 암이 재발하였다. Margaret의 어머니는 97세이며 무병(disease-free) 상태이다. Lesile의 아버지는 54세에 흑색종으로 돌아가셨다. 아버지는 여자형제가 5명 있었는데, 한 명은 60세에 자동차 사고로 돌아가셨다. 64세의 막내 여동생은 2년 전에 자궁목암으로 치료받았고, 지금은 무병 상태로 간주되고 있다. 가장 나이가 많은 여자형제는 5년 전 그녀가 75세 때 일측성 유방암을 진단받았다. 종괴절제술과 항에스트로겐 수용체 제제를 이용한 치료를 받았고, 현재는 무병 상태이다. 이 가족 중에 암으로 밝혀진 다른 경우는 없다.

1. 이 가족의 가계도를 그리시오.
2. 이 가족의 암 관련 가계도에서 발견할 수 있는 특별한 유전패턴은 무엇인가?
3. 당신이 이 건강문제에서 발견한 유전패턴을 지지하는 가계도의 기준은 무엇인가?
4. 이 가족 중에서 유전상담과 가능한 유전검사로 이익을 볼 수 있는 사람은 누구인가? 그 이유는 무엇인가?

참고문헌

American Cancer Society. (2011). Cancer facts and figures 2011. Report No. 01-300M-No. 5008.11. Atlanta: Author.

Calzone, K., Masny, A., and Jenkins, J. (eds). Genetics and genomics in oncology nursing practice. Pittsburgh: Oncology Nursing Society, 2010.

Canadian Cancer Society. (2010). Canadian Cancer Statistics, 2010.

Feero, G., Guttmacher, E., and Collins, F. (2010). Genomic medicine—An updated primer. *New England Journal of Medicine, 362*, 2001-2011.

Markowitz, S., and Bertagnolli, M. (2009). Molecular origins of cancer: Molecular basis of colorectal cancer. *New England Journal of Medicine, 361*(25), 2449-2460.

자가평가 정답

1. a 2. c 3. a 4. b 5. d 6. b 7. b

CHAPTER 13

정신질환과 행동장애의 유전적 원인

Genetic Contributions to Psychiatric and Behavioral Disorders

학습목표

1. 정신질환 또는 행동장애와 연관되는 유전학적 용어를 사용한다.
2. 흔한 정신질환 또는 행동장애의 유전적 원인을 토론한다.
3. 정신장애에서 복제 수 변이와 단일 뉴클레오티드 다형태 사이의 잠재적 영향을 구분한다.
4. 정신질환과 중독행동의 이중진단이 흔한 이유를 정의한다.
5. 정신과적 문제의 유전적 원인을 찾는 것에 대한 장애를 설명한다.
6. 가정 안에서 물려받지 않은 질병이 어떻게 80%의 유전적 추정치를 가질 수 있는지 설명한다.

핵심 용어

자폐증 Autism

행동 표현형 Behavioral phenotype

복제 수 변이 Copy number variants, CNVs

자폐 스펙트럼 장애 Autism spectrum disorder, ASD

생물학적 타당성 Biologically plausible

외현적 정신병리학 Externalizing psychopathology

행동유전학 Behavioral genentics

서론

많은 정신적 문제는 가정 안에서 발생하는 것처럼 보인다. 그러나 주요 정신질환을 일으키는 대부분의 유전자 변종은 정신장애가 유전적 원인이라는 것을 규정한다. 전장유전체연관분석과 복제 수 변이를 사정하는 것과 같은 새로운 기술은 설명하기 힘든 일부 정신질환의 원인을 밝혀줄 것이다. 의료전문가로서 진보된 유전지식을 지니는 것은 정신질환을 가진 환자를 효과적으로 진단하고 치료하는 데 기여할 것이다.

정신과 환자에 대한 유전학의 적용

약물유전학과 약물유전체학

정신질환을 치료하기 위해 적합한 약물을 찾는 것은 매우 어려울 수 있다. 환자는 적합한 하나의 약을 찾기 전까지 많은 약물을 처방받기도 한다. 어떤 경우에는 처방받은 정신과 약물이 일부 환자 집단에서만 효과가 있다거나 또는 부분적으로만 효과적일 수도 있다(Zandi and Judy, 2010). 정신질환의 증상을 완화시키기 위해 약물을 사용할 때도 불쾌함에서부터 증상을 악화시키는 것까지 광범위한 부작용이 발생한다. 한 연구에서 조현병 환자를 약 18개월 이상 추적하였는데, 이 중 74% 이상이 약물을 복용해도 도움이 되지 않거나 견딜 수 없는 부작용 때문에 약물복용을 중단하였다(Lieberman et al., 2005). 체중증가와 지연성 안면마비(주로 얼굴 하부가 반복 · 불수의적으로 움직이는 틱과 같은 운동성 장애)는 유전적으로 취약한 환자가 처음으로 1세대 항정신병약을 복용할 때 나타날 수 있다(Lencz and Malhotra, 2009).

백혈구감소증(감염과 싸우는 백혈구가 정상 수치보다 낮은 것)은 2세대 항정신병약인 clozapine을 복용하는 사람의 생명을 위협할 수 있는 부작용이다. 새로운 2세대 항정신병약은 부작용이 적고 증상에 더 효과적이기는 하지만 일부에서 체중증가, 대사증후군, 진정, 당뇨병을 유발하기도 한다(Zandi and Judy, 2010). 부작용은 일부 환자가 약물 복용을 불이행하는 원인이 되기도 한다. 처방된 항정신병약을 복용하지 않으면 약물을 정기적으로 복용하는 것보다 재발률이 5배 이상 증가한다(Lencz and Malhotra, 2009). 이러한 이유 때문에 정신과 건강관리전문가는 환자에게 적합한 약물을 찾기 위해 유전학을 연구하는 데 가장 중요한 위치에 있어 왔다(Potash, 2010).

비록 유전자 정보를 개별화된 정신질환자의 약물 치료에 사용 것이 흥미로운 것은 사실이지만, 시행에 앞서 이 대상자들에게 광범위한 약물유전학 검사가 시행되어야 한다. 이는 유전자변이가 어떻게 인간의 약물 반응에 영향을 미치는지가 아직까지 명확하지 않다는 것이다. 연구들은 각기 다른 연구 결과물로 혼란을 가져왔다. 아마도 많은 다양한 생물학적 경로(수많은 다양한 유전자)가 약물의 흡수와 배설에 관여하고 있기 때문일 것이다. 덧붙여 흡연, 음주, 비만과 같은 다양한 환경적 변인도 유전자에 근거한 약물반응을 예측하기 어렵게 만든다(Zandi and Judy, 2010). 약물반응검사(drug response testing)라고 불리는 유전자검사의 특수한 형태를 포함해 더 자세한 내용은 15장에서 논의될 것이다.

유전자검사

유전자검사는 의사가 환자를 위해 최선의 진단을 내리고 가족 사이의 유전적 위험을 알아보는 데 도움이 될 수 있다. DNA에 근거한 검사는 헌팅턴병이나 취약X증후군과 같은 단일유전자 신경정신질환과 발달장애를 진단하는 데 성공적으로 사용되어 왔다. 과학자들은 질환의 원인과 관련된 것으로 한 번도 의심하지 않았던 생물학적 경로를 찾기 위해 전장유전체 연관분석를 사용할 수 있다. 이는 의사가 질병의 과정 그 자체를 좀 더 명확하게 이해하는 데 도움을 줄 수 있으며, 치료법이 알려지지 않은 질병을 치료하기 위한 새로운 방법을 찾을 수 있도록 한다.

최근 회사들은 정신질환의 예측과 검사를 위해 DTC 유전자검사를 홍보해왔다. 한 DTC 검사는 양극성 장애가 발생할 위험성을 두세 배 증가시킬 수 있는 단일 뉴클레오티드 다형체의 출현이나 부재를 보고하였다. 문제는 이 연관성이 한 연구에 의해서만 지지되었다는 것이다. 이 결과를 홍보하는 웹사이트는 만약 당신이 이러한 유전자를 가지고 있다면 당신은 '양극성 장애를 가질 확률이 3배 이상 된다.'라고 하였다(Psynomics, 2010). 이것은 오해의 소지가 있으며, 검사결과가 양성이지만 이 결과를 해석하기 위해 적절한 상담사를 찾지 못한 사람에게는 대단히 파괴적일 수 있었다.

대부분의 정신과 전문가는 임상진단을 확진하는 데 도움이 되는 유전자검사를 환영한다. 그러나 이러한 검사가 모두 의미있을 수 있다는 것에는 강력히 반대하고 있으며 대상자에게 직접적으로 정신질환에 대한 '진단검사'를 실시하는 것에는 우려의 소리도 있다. 정신질환에 대한 유전자검사는 매우 초기 단계의 시도이며, 임상적 유용성이나 신뢰성은 매우 적다. 이는 의사가 최근에 유용하다고 알려진 정신유전학적 검사를 했다고 해서 검사를 하지 않는 것보다 환자에게 더 도움을 주는 것은 아니라는 것을 의미한다(Mitchell et al., 2010). 유전자검사와 관련된 더 자세한 논의는 14장에서 이루어질 것이다.

행동유전학

유전자는 행동을 직접 통제하지 않는다. 우리는 어떤 사람이 아버지로부터 '도둑질'의 유전자를 물려받았다고 해서 그를 도둑이라고 말할 수 없다. 우리는 인간이 어떻게 발달하는지, 어떻게 효과적으로 단백질을 만들 수 있는지를 결정하는 데 유전자가 중요하다는 것을 알아야 한다. 인간이 어떻게 행동하는지에 유전자 변형체가 영향을 미치는 방법에 초점을 두는 영역이 바로 행동유전학이다. 특히 인간이 다른 것과 상호작용하는 환경에 대해 고려한다면 많은 유전자는 행동에 대하여 중요한 영향력을 미칠 수 있다. 유전자, 환경, 행동의 상호작용은 매우 복잡하며, 특정한 행동에 대한 유전경향은 식이와 양육의 변화로 시간이 지남에 따라 변할 수 있다(Backer, 2004).

많은 건강전문가는 행동장애와 같은 정신질환을 고려한다. 조현병, 성격장애, 기분장애와 같은 질환의 증상이 행동으로 나타난다는 것이 처음에는 분명하게 보이지 않을 수 있다. 행동유전학 영역을 특성화하려는 과학자는 우리의 행동에 있는 다양한 유전체의 영향력에 대해 연구한다. 이 장에서 우리는 자폐 스펙트럼 장애, 주의력결핍 과잉행동장애, 정서장애, 조현병, 물질장애, 성격장애에 대한 유전적 영향에 대해 살펴볼 것이다. 이러한 각 질환의 표현형과 병리학을 잘 이해하기 위해서는 분명하게 논의되고 있는 정신질환에 중점을 둔 참고문헌을 살펴보는 것이 매우 중요하다.

자폐증

자폐증(autism)은 사회적 상호작용과 언어 발달에 어려움을 가지고 있는 것을 의미하며 좁은 의미로는 반복적 행동과 관심에 의해 설명되기도 한다(El-Fishawy and State, 2010). 자폐증은 전반적 발달장애(pervasive developemental disorders, PDDs)로 분류되는 다양한 증상 중 하나이다. 여기에는 아스퍼거장애(Asperger disorder)와 레트 장애(Rett disorder)와 같이 잘 알려지지 않은 몇몇 질환이 포함된다. 자폐 스펙트럼 장애 범주는 자폐와 같은 증상을 공통적으로 설명하지만 PDD에 대한 정확한 정의는 하지 않는다. 자폐증은 세계적으로 흔하여 유병률은 전체 인구의 약 0.1%로 추정된다. 전체 자폐 범주에서 실제 유병률은 추정하기는 매우 어렵다. 왜냐하면 표현형이 정확하지 않기 때문이다. 그러나 다양한 증거에서 자폐 스펙트럼 장애의 유병률이 1/166이라고 나타난다(El-Fishawy and State, 2010).

자폐증 자체는 신경학적 기초를 가지는 수백 가지 증상의 집합으로서 변수가 많다(표 13-1). 예를 들면 자폐증 환자의 1~3%는 취약X증후군을 가지고 있지만, 취약X증후군의 50%만 자폐증과 관련된 행동을 보인다. 취약X와 같은 특정한 유전적 원인은 자폐증 어린이의 약 25%에서만 식별될 수 있다. 또한 몇몇 기형유발물질(임신기간 동안 선천적 장애의 원인이 발생할 수 있는 물질, 장애 또는 상태)의 노출는 일부 사례에서 확인할 수 있다. 그러나 영향받은 사람의 최대 80%는 이러한 원인으로는 알 수 없다(Miles st al., 2010). 자폐증의 유전적 원인은 약 5%가 염색체 기형이며, 약 10~20%는 매우 작은 결손이나 복사와 같은 복제 수 변이이다. 자폐 스펙트럼 장애의 특징적인 단일유전자 신경학적 장애는 또 다른 5%를 설명한다. 대부분의 자폐 스펙트럼 장애 사례는 다양한 유전자가 함께 작용하며, 일부 환경적 자극이 더해져 생긴 결과라는 것은 명확한 사실이다.

남성은 여성보다 자폐 스펙트럼 장애에 영향을 받을 확률이 4배나 높다. 아스퍼거증후군(Asperger syndrome)의 남녀 발생비율도 남성이 여성보다 14배 높다. 이러한 통계는 자폐 스펙트럼 장애에서 남성과 여성에 대한 위험요소가 일부 유전적인 생물학적 차이 때문이라는 것을 보여주고 있다. 아주 오래전부터 자폐증이 다른 신경학적 장애보다 유선석 영항을 더 많이 받는다고 믿어왔다.

많은 연구에서 일란성 쌍둥이의 일치가 70~90% 사이라는 것을 발견하였다. 이것은 쌍둥이 중 한 명이 자폐증이라면 다른 쌍둥이도 약 90% 영향을 받을 수 있다는 것을 의미한

표 13-1 자폐 스펙트럼 장애의 유전적 원인

염색체 이상	모계에서 파생된 복제(엔젤만증후군과 프래더-윌리증후군) 21번 세염색체증(다운증후군) 성염색체 이수성(XYY, XXY, XO)
복제 수 변이	16p 11.2 결손 15q 13.3 결손
단일유전자장애	취약X증후군 PTEN 이상대두증후군 소토스증후군(Sotos syndrome) 레트증후군(Rett syndrome) 결절성 경화증(Tuberous sclerosis complex) 신경섬유종 type 1(Neurofibromatosis type 1) 티모디증후군(Timothy syndrome) 스미스-램리-오핏스증후군(Smith-Lemli-Opitz syndrome)
신진대사 상태	미토콘드리아 장애(Mitochondial disorder) 페닐케톤뇨증(Phenylketonuria) 아데닐로숙신산리아제 결핍(Adenylosuccinate lyase deficiency) 크레아티닌 결핍증후군(Creatinine deficiency syndrome)

Source: Miles, J. H., McCatherns, R. B., and Shirawi, M. (2010). Autism spectrum disorders. Retrived November 25, 2010, from www.ncbi.nlm.nih.gov/books/NBK1442/.

다. 이 양쪽 모두는 자폐증의 행동학적 표현형을 가지고 있을 것이다. 이란성 쌍둥이의 경우는 약 10%이다. 언뜻 보기에는 이러한 차이가 그리 높지 않은 것처럼 보여지지만 이는 일반 인구집단과 비교해서 약 100배 이상 높다는 것을 의미한다. 이는 자폐증이 유전적 성향이 매우 높다는 것을 말한다. 유감스럽게도 자폐증에 대한 민감성을 증가시키는 특정한 유전자 변형체에 대해서는 아주 조금밖에 알려져 있지 않다(El-Fishawy and State, 2010).

환경적 기여

자폐증은 복합적인(다원인적인) 장애이지만 많은 유전자와 환경의 작용과 연관되며, 임신기간 중에 valproic acid, terbutaline, thalidomide와 같은 약물의 노출이 자폐증의 원인이라고 설명한다. 이는 자폐증에 대한 다른 환경적 유발의 경우와 연관된다. 아동은 자폐증 증상이 대부분 천천히 발달한다. 영향을 받는 인구는 30% 정도이며, 증상은 18~24개월 사이에 시작된다. 이를 퇴행적 발생 자폐증이라고 한다. 불행히도 이 나이는 많은 아동이 면역예방접종을 시작하는 나이이며, 아동기의 면역접종이 자폐증의 원인인지에 대한 논쟁이 이루어지고 있다. 많은 연구가 이 연관성을 반박해 왔으며, 이 주장을 했던 최초의 논문을 연구하고 있다. 또한 많은 부모는 면역예방주사가 자폐증의 원인이라는 것에 불안해하고 그들의 자녀에게 예방접종을 하지 않고 있다. 이것은 홍역의 발생과 아동사망이 증가하는 결과를 가져왔다(Miles et al, 2010).

유전적 연관성의 결과

전장유전체연관분석은 자폐 스펙트럼 장애에 다양한 유전자를 연관시켰다. 여기에는 시냅스 형성과 기능 그리고 뉴런세포의 접착과 조절에 중요한 역할을 하는 단백질에 대한 유전자 부호도 포함된다. 또한 신경발달 유전자의 수와 나트륨과 칼슘 채널, 신경전달물질의 유전자 부호도 자폐 스펙트럼 장애와 연관되어 왔다. 이러한 단백질은 전기적 화학적 신호를 뇌 안에 있는 뉴런 사이에 전달하는 데 매우 중요하다.

자폐 스펙트럼 장애를 진단하기 위해서 적어도 3세대의 가족력을 기록하는 것은 필수적이다. 자폐 스펙트럼 장애일 수 있는 행동적 · 언어적 문제를 가진 가족이나 친척이 있는지 질문해야 한다. 대부분 사람은 자폐 스펙트럼 장애의 기원이 여전히 불명확하기 때문에 모든 장애에 있어 가능성이 있는 가족력은 반드시 포함되어야 한다. 알코올 중독이나 다른 중독장애, 다른 사회적 · 정신과적인 문제에 대한 가족력도 묻고 기록해야 한다(Miles st al., 2010). 이러한 정보를 수집하는 것은 매우 복합적이고 점점 더 일반적인 문제가 되고 있는 이러한 질병을 이해하기 위해 유용할 수 있다.

주의력결핍 과잉행동장애

전 세계적으로 아동의 약 5%가 주의력결핍 과잉행동장애(ADHD)이거나 그러한 장애의 일종이다. 주의력결핍 과잉행동장애는 주의집중장애 아형, 과잉장애/충동장애 아형, 그리고 이 두 개가 혼합된 아형이 있다. 이들은 결과적으로 사회적 관계와 학습적인 면에서 어려움을 겪는다. 반면 ADHD가 없는 아동도 가만히 있지 못하거나 집중하지 못할 수 있다. 이러한 문제는 이 질환을 앓고 있는 아동을 극심히 쇠약하게 만든다. ADHD를 진단을 위해서 관찰된 행동은 아동의 나이와 발달적 수준만으로는 불충분하며 다양한 상황이 표현되어야 한다. 예를 들면 한 아동이 학교에서는 주의집중을 하지 못하지만 자신이 관심을 보이는 텔레비전 프로그램에는 쉽게 집중할 수 있다면 이를 ADHD라고 보지는 않을 것이다. 아동이 과잉행동에 있는지 아니면 에너지가 충만한 것인지를 구분하기란 쉽지 않다. 이 진단은 과잉행동장애를 가진 아동을 돌본 경험과 지식이 있는 전문가에 의해서만 내려져야 한다.

과잉행동은 나이 들면서 줄어들지만 2~4%는 성인이 될 때까지 지속된다. 이 장애를 가진 일부 성인은 중독이나 성격장애가 될 수 있다고 보고한다. 자폐증의 경우 남아가 여아보다 2배 정도 많으며 자폐와 ADHD 사이의 진단이 종종 겹치기도 한다.

유전적 연관성의 결과

ADHD는 가족력이 있으며, 사람들도 오랫동안 유전적 관계를 의심해왔다. 그러나 원가족으로부터의 유전에 대한 명백한 패턴이 없다는 것은 ADHD가 단일유전자의 작용에 의해 생긴다는 것을 반박한다. 유아기에 과잉행동이 있었다고 보고한 사람의 25%만이 ADHD였다(Sharp, McQuillin, and Gurling, 2009).

전장유전체연관분석은 ADHD가 다양한 유전자변형(gene varients)과 환경과의 작용에 의해 생기는 복합적인(다원인적인) 장애라는 것을 지지한다. 전장유전체연관분석은 일부 사람에게서 ADHD와 연관된 10개 이상의 염색체 영역이 있음을 발견하였다. 더 강력한 근거는 7개의 연구 결과를 분석하고 융합한 메타분석에서 찾을 수 있다. ADHD 민감성이 16번 염색체의 특정 부위에 있는 유전자변형에 의해 생긴다는 것을 강하게 지지한다(Sharp, McQuillin, and Gurling, 2009).

몇몇 대규모 연구에서 일부 아동에게 ADHD와 연관 있는 복제 수 변이, 유전자 복제 또는 결손이 발견되었다. 많은 유전자가 학습과 행동을 수행하는 것과 관련되어 있으며, 생물학적 타당성을 갖는다. 이는 주어진 유전자(given gene)가 단백질 암호에 관한 정보와 관련 있다는 것을 의미한다. ADHD와 연관되어 온 일부 유전자는 뉴런의 발달과 시냅스 사이의 전달과 관련되어 있는데, 이 유전자와 동일한 일부 유전자가 자폐와 연관되어 있다. 한 연구에서는 하나의 유전자가 4개의 다른 구역 안에서 서로 연관되어 있음을 발견하였는데, 이는 ADHD를 가진 사람에게서 흔히 발견되는 하지불안증후군과 관련된다(Sharp, McQuillin, and Gurling, 2009).

ADHD를 일으키는 특정한 유전자 기여도의 발견은 발병의 많은 원인을 찾는 데 도움이 될 수 있다. ADHD로 진단받은 많은 사람을 위한 효과적인 치료방법이 있지만 모든 사람에게 효과적인 것은 아니다. 나아가 치료는 완치가 아니며, 약물의 사용은 가끔 원치 않는 부작용을 유발할 수 있다. ADHD와 관련 있는 유전자의 발견은 과학자가 문제의 원인을 밝히는 병리학을 이해하고 치료를 향상시킬 수 있도록 하였다. 임상진단이 가능할 때도 유전학/유전체학 정보는 효과적인 간호를 제공할 수 있도록 한다.

조현병

조현병(schizophrenia)은 이 병에 발병된 1,000명 중 4명이 만성 정신질환이 될 가능성을 가진 질병이다. 이 증상은 환각과 망상을 가진 정신병적 삽화를 보인다. 조현병 환자는 지체된 감정, 와해된 생각과 언어, 조증과 우울증의 증상들을 보이고, 증상은 보통 청소년기 또는 초기 성인기에 시작하여 자주 삶이 황폐화된다.

조현병이 있는지 없는지를 구분할 수 있는 임상검사는 없으며, 가끔 표현형의 변이성이 임상증상 관찰과 자가 보고에 근거하여 진단이 내려진다. 명확하고 구체적으로 표현형을 정의 할 수 없는 것이 오히려 훨씬 더 어려운 문제의 유전학을 연구하게 한다. 어려운 점은 우리는 조현병의 병태생리학을 완벽히 이해할 수 없거나 심지어 고도의 뇌 기능이 필요할 수도 있다는 것이다.

다시 한 번 말하지만, 복합적(다요인적) 질환은 각기 작은 역할을 하는 많은 유전자와 환경이 결합하는 많은 유전자의 상호관계에 의해 만들어진다. 후생유전학적 기전 또한 조현병의 발생에 중요한 하나로 설명되었다. 후생유전학은 메틸화 패턴이나 히스톤 단백질의 변화와 같이 DNA 염기서열 이외의 변화로 발생한다. 후생유전학적 변화 또한 유전될 수 있다.

표 13-2 친척이 영향을 받았을 때 조현병을 얻을 위험성 추정

조현병을 가진 사람과의 관계	관계의 정도(유전자 공유)	조현병이 발병될 위험성
일반 인구	없음	1%
사촌	3차적 관계(12.5%)	2%
삼촌 또는 고모(이모)	2차적 관계(25%)	2%
조카	2차적 관계(25%)	4%
손주	2차적 관계(25%)	5%
부모	1차적 관계(50%)	6%
형제자매	1차적 관계(50%)	9%
자녀	1차적 관계(50%)	13%
이란성 쌍생아	1차적 관계(50%)	17%
일란성 쌍생아	일란성 쌍생아(100%)	48%

출처: Gottesman, I. I. Schizophrenia genesis: The origin of madness. New York: Freeman, 1991

후생유전학적 차이는 조현병 발생에 있어 일란성 쌍둥이의 일치가 40~50% 정도이다. 표 13-2는 친족 중에 조현병이 있는 경우 개인의 발병 위험성을 추정한 것이다. 조현병에 대한 유전학적 추정치는 약 80%이다. 유전학적 추정은 일반 인구집단에서 발생하는 표현형의 변화를 말하는 것이지 원가족 내의 것은 아니다. 예를 들어 유전학적 추정치가 80%라는 것은 어머니가 조현병이라고 해서 그 자녀의 80%가 조현병이 발생한다는 것을 의미하지는 않는다. 만약 우리가 특정한 인구집단에서 표현형의 변화를 찾고 있을 때, 80%라는 의미는 유전학적인 영향이 80%이고 나머지 20%는 환경적인 영향이라고 해석할 수 있다.

환경의 기여

환경이 조현병의 위험성을 높이는 역할을 한다는 것은 역학연구로 명확해졌다. 예를 들어 조현병의 위험성은 다음 조건에서 높아진다.

- 산과적 합병증
- 도시환경에서 태어난 경우
- 기근 동안 태어난 경우

태아감염 또한 영향을 주며, 아버지의 연령이 고령일 경우에도 영향을 받는다. 아버지의 연령이 고령일 경우는 상염색체 우성 장애를 일으키는 중요한 위험요소이다. 물론 거기에는 아직 밝혀지지 않은 더 많은 환경적 요인이 있을 수 있다. 그러나 환경적 요인이 조현병의 위험을 높인다는 것이 명백하다고 해도 그들의 기여는 유전학적 민감성의 기여와 비교하면 매우 작은 것이다.

유전적 연관성의 결과

전장유전체연관분석은 복제 수 변이가 조현병의 위험성에 중요한 역할을 할 수 있다고 밝혔다. 복제 수 변이는 유전체 전체에 흔한 것이지만 가끔은 질병과 연관된다. 한 대규모 연구에서는 가장 큰 유전자 결손(2백만 개 염기쌍보다 더 긴)이 일반 대조군(조현병이 없는 사람)이 아니라 조현병을 가지고 있는 사람에게서 발견되었다. 이 연구의 저자는 이 유전자 결손이 복제 수 변이가 될 가능성이 있는 유전체에서는 매우 드문 변형으로, 단일 뉴클레오티드 다형태보다 더 조현병에 기여할 수 있다고 말한다. 조현병의 유전적 원인은 사람마다 다를 수 있다. 이 때문에 조현병의 유전성이 매우 높음에도 불구하고 명확한 유전적 원인을 찾는 것이 매우 어렵다(Need et al., 2009).

주요 조직적합성 복합체(6p22.1)가 조현병과 관련이 있다는 일부 연구가 있다. 신경발달에 매우 중요한 유전자 *NOTCH4*가 이 부위에서 발견되었는데, 이는 생물학적으로 *NOTCH4*의 결함이 조현병의 위험과 관련 있을 수 있다는 가능성을 보여준다. 관련된 다른 유전자는 도파민, 글루타메이트, 세로토닌의 신호, 글루타메이트의 합성, 카테콜아민 대사(COMT)와 같은 시냅스 형성에 매우 중요하다(Tiwari et al., 2010). 증상이 겹치는 부분이 있는 것처럼 조현병과 관련 있는 유전자도 일부가 겹치는데, 이들은 양극성 장애와도 관련이 있다.

정동장애

주요 우울증과 양극성 장애가 정동 또는 기분장애이다. 전형적으로 우울증(단일 우울증)만 있는 사람은 조증을 가지지 않는다. 그러나 대부분의 사람은 조증 삽화가 있는 우울증을 가진다. 이를 양극성 장애라고 한다(예전엔 조울증이라고 불렀다). 이 두 가지 유형의 정동장애는 연관성이 있다. 많은 가정이 자신의 친족 중에 우울증과 양극성 장애의 병력이 있음을 보고한다. 우리는 이들의 공통점과 차이점을 유전학적인 관점에서 보기를 기대한다. 다양한 전장유전체연관분석 중 하나인 메타분석은 우울증과 양극성 장애 환자의 연구에서 3염색체 영역을 발견하였다(McMahon et al,, 2010).

주요 우울증

주요 우울증(major depression)은 매우 흔하여, 미국 인구 6명당 1명이 일생 중에 한 번은 영향을 받는다. 우울증의 발병은 여성이 남성보다 2배가량 높다. 주요우울장애(MDD)는 우울증 삽화가 2주 이상 될 경우로 정의한다. 주요 우울증에 발병된 사람의 직계가족은 일반 사람보다 우울증에 걸릴 위험이 3배가량 높다. 주요우울장애의 아형으로는 불안우울증, 멜랑콜리 우울증, 정신증적 우울증, 산후우울증이 있다. 전체 유전의 약 50%로 추정되는데, 이 통계적 수치에 혼돈되지 말아야 한다. 이 수치가 모든 가정에서 그렇다는 것은 아니며, 위험요인의 반이 유전적이며, 나머지 반은 환경적인 것이라는 뜻이다. 사실 우리가 우울증

인구를 볼 때 유전이 50%라는 것의 의미는 전체 가구의 반이라고 할 수 있는데, 다시 말하면 50%의 가정에서는 100% 유전이 될 수 있지만 나머지 50%의 가정은 0%의 유전이라고 볼 수 있다. 만일 당신의 환자가 우울증을 앓고 있는 직계가족이 있다면 그들은 직계가족 중 우울증이 없는 일반 인구보다 우울증의 위험이 두세 배는 높을 수 있다. 만약 우울증의 다양한 삽화를 가지고 있는 직계가족이 있다면 그 위험성은 더욱 높다.

양극성 장애

양극성 장애(bipolar disorder, BPD)는 조증과 우울증의 삽화를 가지고 있으며, 보통 주기를 가지고 있는 심각한 정신건강문제이다. 이 질환은 삶이 완전하게 황폐화될 수 있으며 높은 자살률과도 관계가 있다. 일생 중 양극성 장애에 발병될 위험성은 약 1% 정도이며, 다른 원인에 의해 더 높아질 수도 있다. 조증 삽화는 고양되고 흥분된 기분이 적어도 1주일 이상 지속되는 것으로 사고가 빠르게 진행되며 말의 양이 지나치게 많아지는 특징이 있다. 발병된 사람은 쉽게 주의가 산만하고 불안하며 위험한 행동이 증가하는데, 성욕이 지나치게 증가하고 평상시와는 다르게 행동을 조절할 수 없게 된다. 경조증은 조증에 비해 가벼운 것으로 적어도 4일 이상 지속된다(Barnett and Smoller, 2009).

양극성 장애의 유전적 영향은 상당히 높다. 60~85%가 유전적인 영향으로 추정된다. 직계가족 중 양극성 장애가 있는 사람은 일반 인구집단보다 양극성 장애가 발병할 확률이 10배 이상 높다. 또한 단극성 우울증을 가진 사람보다도 4~5배가량 높다. 일란성 쌍둥이의 일치율은 약 40%이다. 명확하게 양극성 장애와 주요 우울증은 복합적(원인이 다양한) 질환이다.

환경적 위험 요인

어떠한 환경에 노출되어야 정동장애의 위험이 증가하는지에 대한 논란의 여지가 있다. 대마초나 알코올과 같은 기분전환 약물의 사용은 정신질환자에게 흔하지만, 이것이 약물로 인해서 이 증상이 나타난 것인지 아니면 증상으로 인해 약물에 빠지게 된 것인지를 구분하는 것은 어렵다. 환자는 정신과적인 증상으로 인한 스트레스를 경감시키기 위해 이러한 약물을 스스로 복용할 수도 있다. 덧붙여 다음에 보게 될 중독장애도 유전적 영향력이 명확히 있다. 이는 약물의 사용과 정동장애의 발병시기와의 관계에 대해서 임상적으로 유용한 정보이다.

몇몇 사람은 DNA의 메틸화(후생 유전학적 현상)가 다른 정신과적인 질환의 발병시기에 있어 중요할 수도 있다고 말한다. 예를 들어 양극성 장애는 아버지가 고령일 때(부모의 나이가 많을수록) 태어난 아이일수록 더 흔하다. 이는 아버지가 환경적 스트레스에 노출된 시간이 많을 경우 후천적으로 그 위험성이 증가할 수 있기 때문이다(Barnett and Smoller, 2009).

유전적 연관성의 결과

전장유전체연관분석은 중증 양극성 장애 치료를 위한 새로운 방법을 찾을 수 있는 잠재성을 가지고 있다. 이러한 영역을 다룬 연구는 양극성 장애가 상당히 다유전적이라는 것을 보고하는데, 각각의 작지만 다른 역할을 하는 많은 유전자가 양극성 장애의 원인인 것이다. 전유전체 연구에는 아주 다양한 환자의 인구집단이 포함되어야 하고 이 질환의 발병 과정에 연관되는 모든 유전체를 알아내기 위한 조정이 반드시 필요하다. 목표는 양극성 장애가 왜, 그리고 어떻게 발생하는지를 더 잘 이해하는 것뿐만 아니라 그것을 치료하는 데 더 좋은 방법을 찾는 것이다.

양극성 장애 발생의 유전적 영향에 대한 하나의 예는, 도파민 D2 수용체(DRD2)의 변종과 양극성 장애와의 연관성이다. 도파민은 신경전달물질로 감정, 동기, 보상의 감정을 느끼게 하는 능력을 활성화시키는 데 매우 중요하다. 또한 뇌에 있는 가장 흔한 카테콜아민성 신경전달물이다. 이것은 유전자가 도파민 생성과 관련되거나 기분장애의 발병 시기와 관련한 어떤 역할을 할 수도 있다는 생물학적 타당성이다. 예를 들어 파킨슨병을 가진 사람에게서 우울증이 더 흔한데, 이는 도파민의 양이 줄어들어 발생하는 것이다. 그동안 도파민 약은 습관적인 항우울제의 내성을 보이는 우울증 환자에게 사용되었다. 그래서 많은 연구자가 도파민과 양극성 장애와의 관계를 연구해왔다. 14개의 연구에 대한 메타분석은 DRD2 변종과 양극성 장애와의 관계를 설명했다(Zou et al., 2010). 이것이 전체를 다 설명할 수는 없지만 이 연구는 과학이 한 걸음 더 나아가게 하는 역할을 하였다.

기술의 발전으로 복제 수 변이와 전장유전체연관분석이 가능해졌다. 연구에 의해 많은 정보가 만들어졌지만 일부 연구자는 결과물의 변수가 극히 적어 유용하지 않으며, 아주 적은 사람에게서 그 연관성을 발견할 수 있기 때문에 질병과 연관성을 말하는 것에 의구심을 갖는다(Alaerts and Del-Favero, 2009). 정동장애에 대한 유전적 관계의 발견은 조현병에 대한 유전적 관계의 발견과 유사하다. 이 둘은 확실히 가족과 연관이 있지만 표현형은 다소 다양하며 다른 질환과도 겹칠 수 있다. 더욱이 질병은 매우 복합적이며 많은 유전자와 환경의 역할이 연관되어 있다. 우리는 유전자의 기여가 이러한 다양한 질병을 위해 어떤 역할을 하는지 더 배울 수 있기를 기대한다.

중독장애

물질사용장애는 지속적인 적응력 상실과 심각한 이상반응에도 불구하고 약물사용에 대해 조절이 되지 않는 것을 말한다. 인간은 내성이 나타나기 시작할 때 의존이 된다. 점점 더 많은 양을 요구하게 되고 약물을 중단하였을 때 위축되는 증상이 나타난다. 불행히도 이 장애는 매우 흔하다. 알코올과 니코틴 의존과 남용은 미국인의 13%가 영향을 받는다. 또 다른 6%는 다른 약물에 영향을 받는다(Hartz and Bierut, 2010).

중독장애를 가진 사람은 종종 이중진단(공존이환)을 받는다. 한 연구에 의하면 물질(니코틴 외에 다른 물질)중독자는 중독되지 않는 사람에 비해 정신과적인 질병을 보일 확률이 거의 3배 이상이라고 발표했다. 미국 인구의 약 13%는 니코틴에 중독되었다. 니코틴 중독률은 정신질환으로 진단받은 사람에게서 30~70% 더 높다. 정신질환을 가진 사람의 가장 흔한 사망원인은 암과 심장질환인데, 이 둘은 흡연과 직접적으로 연관될 수 있다. 이 두 문제는 유전적 원인만이 문제가 아닐 수도 있다는 연구를 하도록 만들었다(Hartz and Bierut, 2010).

알코올 의존

알코올 의존은 복합적인 문제이다. 이것은 유전자와 환경의 영향을 결합되어 있다. 환경적 원인은 상당히 명백하다. 왜냐하면 인간은 의존하기 위해서 특정한 형식으로 알코올을 소비해야하기 때문이다. 그러나 유전적 기여 또한 명확하다. 알코올 중독의 유전성은 남녀 모두 50~60%로 추정된다(Hartz and Bierut, 2010). 만약 직계가족 중 알코올 의존이 있는 사람은 일반 사람에 비해 알코올 의존이 될 위험성이 3~8배 높다. 물론 본성(유전적)과 양육(환경적)을 분리하면 더 복잡해질 수 있다. 음주 또는 알코올 남용을 하는 가족구성원이 유전적 소인 때문인지 또는 그들이 음주와 알코올 남용을 배웠기 때문인지는 유용한 대처 전략을 준비하는 데 중요하지 않을까?

음주 또는 알코올 남용과 관련된 첫 번째 유전적 정보는 아시아인에 대한 연구가 기반이 되었다. 아시아인의 상당수는 술을 마셨을 때 불쾌한 얼굴홍조와 구토가 나타난다. 이 반응은 에탄올을 대사하는 신체 능력에 매우 중요한 알데하이드 디하이드로제나제(ALDH2) 효소의 부족 때문이다. 이 효소의 부족은 알코올 중독의 위험성으로부터 사람을 실제적으로 보호할 수 있다. 이 효소의 결핍 원인이 되는 돌연변이가 일본인의 41%에서 발견되었지만 오직 2%만이 알코올 중독이었다(Hartz and Bierut, 2010).

이 결과는 간에서 두 단계 과정을 거쳐 일어나는 알코올 대사와 관련된 단백질 코드 유전자를 더 주의 깊게 보도록 하였다. 이 과정과 연관된 효소가 알코올 디하이드로나아제(ADH)이다. 두 번째 단계는 아세트알데히드가 물과 아세테이트로 분리되는 것이다. 이 과정에서 사용된 효소가 알데히드 탈수소효소(ALDH)이다. 인간은 이 효소에 대한 유전자(대립유전자) 코드를 다르게 가지고 있다. 어떤 사람은 다른 사람에 비해 알코올을 분해하는 데 더 효과적인 효소를 만들 수 있다. 연구를 통해 이 단백질보다 더 강력한 버전의 대립유전자를 가진 사람은 알코올 중독자가 될 가능성이 높다는 것이 밝혀졌다. 또한 이러한 효소의 더 효과적인 버전을 가지고 있는 사람은 다른 물질로의 중독이 증가하는 것으로 보인다. 이는 발표되었던 연구에 대한 단순한 관찰이다. 유감스럽게도 연구자는 왜 거기에 이 연결이 있는지 정말로 이해하고 있지는 않다(Dick and Agrawal, 2008).

GABA(gamma-aminobutyric acid) 또는 아세틸콜린과 같은 신경전달물질의 단백질을 부호화한 유전자도 알코올 의존과 관련 있다. GABA는 가장 중요한 억제성 신경전달물질이다. 만일 당신이 더 많은 GABA(또는 더 많은 GABA 수용체)가 있다면 더 적은 자극이 시냅스를 통과하게 될 것이다. 이러한 근거는 GABA 수준의 변화가 불안의 감소, 조절력 감소,

증가된 진정과 같은 알코올 중독 관련 행동의 변화를 일으킨다는 것을 시사한다. $GABA_A$ 수용체는 5개의 하위 단위로 만들어졌는데, 이는 $GABA_A$ 수용체가 효과적으로 작용하기 위한 많은 유전자가 있으며, 또한 제대로 역할을 하지 않는 수용체가 나타날 기회가 있다는 것을 의미한다(Dick and Agrawal, 2008). 아세틸콜린은 기억, 보상, 학습과 관련된 신경전달물질이다. 이것은 전형적으로 흥분하는 기능을 한다. 아세틸콜린 수용체 중의 하나는 알코올 의존과 관련된 변종 유전자에 의해 부호화된다.

또 다른 유전자 그룹은 내인성 아편 시스템과 관련이 있으며, 약물의존과 연관되어 있다. 이 시스템은 morphin과 heroin에 의해 생산되는 것과 유사한 반응을 만드는 단자로 구성된다. naltrexone은 내인성 아편시스템의 작용을 억제하기 때문에 알코올 의존을 치료하는 데 유용하다. *OPRM1* 유전자는 μ-아편 수용체에 대해 부호화하며 이 유전자의 변형들은 알코올 의존과 관련된다. 일부 유전자는 내인성 카나비노이드 시스템과 연관된다고 알려져 있다.

중독장애 요약

일부 정신질환과 중독장애 사이의 연결은 명확하다. 몇몇 연구자는 외인적 정신병리라고 불리는 중요한 범주가 있다고 말한다. 여기에는 알코올과 다른 약물 의존과 같은 문제가 포함된다. 또한 품행장애와 반사회성 성격장애도 포함된다. 전문가들은 알코올과 다른 약물 의존에 대한 특별한 유전자 변형, 즉 이 모든 범주에 대한 민감성을 증가시킬 수 있는 유전자 변형 그룹이 있다고 말한다. 우리는 중독성 행동의 증가를 보이는 사람에 대한 많은 연구 사이의 연계성에 관한 더 많은 정보를 얻고자 한다.

성격장애

성격장애는 인간의 문화에서 기대되는 것과는 다르게 사회적으로 우울한 감정과 행동, 일상생활의 어려움 등의 집합체이다. 성격장애는 청소년기나 성인 초기에 발병하는 경향이 있으며 오랫동안 배운 행동과 연관되는 경향이 있다. 이는 전형적으로 약물과 치료요법에 잘 반응하지 않는 일생의 문제이다. 특정한 형질은 사람마다 다양하며, 이 특징은 인생의 전 기간 동안 꽤 일관되고 경직되게 지속되는 경향이 있다. 미국 성인의 약 10~15%는 성격장애 중에 적어도 하나를 경험한다. 미국 정신의학협회(APA, 2000)의 DSM IV-TR에서는 10가지의 성격장애를 3개 군으로 구분하고 있다. 미국 인구에 대한 각각의 유병률이 표 13-3에 정리되어 있다(Shadler and Westen, 2004). 각 성격장애에 대한 전부를 설명하는 것은 이 텍스트의 범위를 벗어난다.

다른 정신질환과 마찬가지로 인경장애는 매우 복잡하고(다원적) 많은 유전자(각각의 작은 효과를 발휘)와 환경에 의해 형성된다. 최근까지 인경장애의 유전학적인 지식은 거의 알려지지 않았다. 전장유전체연관분석의 보급이 증가하면서 우리는 조금씩 인격장애의 유전학적인 영향에 대해 배워가기 시작했다. 그러나 성격장애의 유전학적인 기여에 대해 완전히

표 13-3 미국 인구의 성격장애 발병률

A군(특이함, 기이함)	편집성 성격장애: 0.5~2.5% • 불신과 의심 • 공격적인 분노폭발이나 매우 차갑게 보일 수 있음 정신분열성 성격장애: 3% • 분리 • 감정의 범위가 제한적임 정신분열형 성격장애: 3% • 기이한 사고와 행동 • 특이한 믿음과 마술적 사고
B군(연극적, 감정적)	반사회성 성격장애: 남성 3%, 여성 1% • 공감 결여 • 조종 • 충동조절의 문제 경계성 성격장애: 2% • 불안정한 정서 • 충동적인 행동 • 관계형성의 어려움 히스테리성 성격장애: 2~3% • 지나치게 감정적 • 주목받은 것을 갈망함 자기애적 성격장애: 1% 미만 • 특권의식 • 과대적인 사고 • 오만함
C군(불안, 공포)	회피성 성격장애: 0.5~1% • 사회적 상황에서 불안정함 • 거절에 대한 두려움 의존적 성격장애: 0.5% • 타인에게 달라붙는 행동 • 돌봄에 대한 욕구 강박적 성격장애: 1% • 질서, 청결, 조정에 대해 지나치게 사로잡힘 • 융통성의 결핍

Source: APA. Diagnostic and statistical manual of mental disorder, 4th ed., text revision ed. Washington, DC: APA, 2000: Shedler, J., and Westen, D. (2004). Refining personality disorder diagnosis: Integrating science and practice. American Journal of Psychiatry, 161(8), 1350-1365.

이해하기에는 아직 부족하다.

주요 문제 중 하나는 완벽한 표현형을 정의하기 어렵다는 것이다. 이는 항상 어려운 문제이다. 만약 유전학적 연구가 더 이상 의구심이 들지 않을 정도로 완전해진다면 표현형을 충분히 설명하기 위한 능력을 갖는 것은 필수적이다. 전문가들은 성격장애를 각기 다른 범주로 보아야 하는지 아니면 여러 가지 다른 차원을 가진 하나의 범주로 보아야 하는지에 대해 논쟁한다. 각기 다른 분리된 범주로 보는 것은 명확한 표현형이 있을 것이기 때문에 유전학적 연구를 훨씬 쉽게 만든다. 그러나 지금까지의 의견으로는 공통으로 공유되는 몇 가지 핵심 요인으로 인해 차원적인 성격장애로 보는 것을 지지한다(Reichborn-Kjennerud, 2010).

정상적인 성격의 특징은 다른 유전에 기인하더라도 30~60%는 매우 비슷한 경향이 있다. 만약 당신의 부모가 수줍음이 많고 내성적이라면 당신은 부모가 외향적인 사람이었을 때보다 더 수줍고 내성적일 것이다. 물론 자녀의 정상적 성격 특징은 가정마다 매우 다양하기 때문에 결코 단순하지 않다. 같은 가정에 있는 아이는 환경이라는 요인 또한 공유한다. 많은 전문가는 환경적인 요인이 아동의 성격에 핵심적인 영향을 미치지 않을 수도 있다고 믿는다(Reichborn-Kjennerud, 2010). 다른 강한 반대 의견은 사회 환경은 유용하지 않을 수도 있는 대처지지를 요구하는 스트레스원을 만들 수 있다는 것이다. 이것은 심리적 취약성과 기능장애와 같은 행동을 초래할 수 있다(Eccles et al., 1993).

일부 성격장애는 다른 것보다 오랫동안 연구되었다. 예를 들어 A군 성격장애는 중요한 유전학적 기여가 있다. 여기에는 편집성, 정신분열성, 정신분열형 인격장애가 속한다. 정상적인 성격의 경우는 약 30~60%의 유전력을 보고한다. 반사회성 성격장애의 유전력은 75~80% 사이로 보고되고 있다(Gunter, Vaughn, and Philibert, 2010). 자폐 스펙트럼 장애(autism spectrum disorder)와 같이 반사회성 성격은 정상적인 성격 특성 속에서는 장애가 될 수 있다.

일부 성격장애는 성별에 따른 발병률에서 차이가 크다. 예를 들어 반사회성 성격장애는 남성이 여성보다 3배 높으며, 경계성 성격장애는 여성이 남성보다 보통 3배 더 높다. 만약 이 차이가 문화적 또는 생물학적인 차이라고 한다면 알기가 너무 어렵다.

성격장애 발병률에 대한 통계를 볼 때는 주의해야 한다. 특히 경계성과 반사회성 성격장애는 진단을 내리기가 어려울 수 있다. 진단은 행동에 근거하며 엄격한 기준을 따르지 않는다. 어떤 사람이 특정 진단을 받을 때는 이것이 충분한지 그렇지 않은지 충분히 살피기 마련이다. 의사는 성격장애의 명확한 진단을 위해 환자가 언제부터 그러한 증상을 보였는지와 같은 충분한 병력을 수집하고 기록해야 한다(Dr. Connie Wilson, personal communication, December 20, 2010).

전체적으로 성격장애의 위험성을 높이는 데 유전적 기여가 중요한 것으로 보인다. 또한 비유전적인 것과 환경적인 위험요인은 여전히 중요한 역할을 하지만 그 역할은 유전적인 위험요인보다 적다. 물질남용, 품행장애, 반사회성 성격장애와 같은 다양한 문제를 가진 사람은 특정한 유전적 관계를 찾는 데 어려움이 있다. 그럼에도 불구하고 전장유전체연관분석의 결과를 보는 것은 성격장애에 대한 병리학적 이해와 의구심을 해결하는 데 중요한 역할을 할 것이다.

요약

정신과 질환은 다양한 원인으로 인해 도전을 받고 있다. 환자가 각기 다른 약에 반응을 보이기 때문에 치료가 어려우며, 표현형도 다양하기 때문에 진단을 내리기가 어렵다. 유전학/유전체학 연구는 의사의 진단과 치료를 돕는 데 큰 영향을 미친다. 약물유전학과 유전체약학은 약물의 반응정보를 제공함으로써 이를 환자간호 향상을 위한 임상 지식에 결합시킬 수 있다. 그러나 정신질환을 진단하고 치료하기 위한 유전학적 검사를 임상적으로 적용시키기에는 시간이 좀 더 필요하다. 많은 연구들이 진행 중이며, 유전학/유전체학의 기술이 향상된다면, 우리는 환자에게 유용한 유전적 정보를 보기 위한 전문가가 될 수 있을 것이다.

핵심정리

- 미래에는 약물유전학이 의사로 하여금 정신과 환자를 치료하는 데 있어 부작용을 최소화하는 안전하고 효과적인 정신약물을 발견하도록 도울 수 있다.
- 생물학적 사회환경적인 영향이 매우 복잡하게 얽혀 있기 때문에 정신과 약물의 반응을 예측하기가 어렵다.
- 헌팅턴병과 취약X증후군과 같은 일부 신경정신적 질환은 다인유전자의 문제로 인해 발생한다.
- 대부분의 정신과적인 문제는 복합적이며(다요인적) 환경 안에서 많은 유전자가 함께 작용하여 발생한다.
- 전장유전체연관분석은 정신과적인 질환이 생길 수 있다고 의심되는 다양한 유전자를 정의하는 데 도움이 될 수 있다.
- DTC 유전자검사는 일반적으로 정신질환을 진단하는 유전적 검사이기는 하나 그 임상적 유용성에는 의문이 있다.
- 행동유전학은 유전자 변형체가 어떻게 인간의 행동에 영향을 주는지에 초점이 맞춰진 분야이다.
- 자폐는 자폐 스펙트럼 장애로 불리는 전반적인 발달장애로, 사회적 관계와 언어사용의 장애가 있다. 이 장애는 대개 유전적으로 위험요인을 가지고 있다.
- 일란성 쌍둥이의 경우 자폐 일치율은 70~90%이며, 이는 유전적인 기여가 매우 높다는 것을 의미한다.
- 퇴행적으로 발병된 자폐의 특징은 18~24개월에 시작하며 이 시기는 아동이 예방수사를 맞기 시작하는 때이지만 면역과 자폐가 관계가 있다는 근거는 없다.
- 생성 및 신경 자극의 전달에 중요한 단백질을 코딩하는 유전자가 자폐증 민감성과 연관되어 있다.

- 주의력결핍 과잉행동장애는 가계에 따라 발생하는 것으로 보이지만 전달은 명백한 패턴을 따르지는 않는다.
- 조현병과 같이 표현형이 매우 다양한 경우 유전학적 연구가 어렵다.
- 후생 유전학적 요인은 조현병과 같은 정신질환에서 매우 중요할 수 있다.
- 유전적인 것과 환경적인 것 모두는 조현병에 대한 민감성을 파악하는 데 중요하다.
- 주요우울장애와 양극성 장애의 유전력은 매우 높으며 이 두 가지 질병은 같은 가족에서 발견될 수 있다.
- 중독장애는 다른 정신과적인 문제와 밀접한 관계가 있으며, 민감성에 대해 유전학적 · 환경적 기여를 보인다.
- GABA와 같은 신경전달물질을 부호화하는 유전자의 변화는 알코올 중독과 관련되어 있다.
- 개별 범주에서 성격장애를 확인하는 것의 어려움은 유전학적 연구를 더 어렵게 만든다.
- 성격장애는 일반적인 성격특성보다 더 유전적이다.

자가평가 문제

1. 조현병은 80% 이상이 유전성을 띤다고 보고되었다. 이것이 의미하는 것은?
   a. 만약 부모가 조현병이라면 각 자녀가 조현병이 될 위험성이 80%이다.
   b. 만약 우리가 한 인구집단을 살펴보았을 때, 유전에 의해 조현병에 걸릴 위험성이 80%라는 것이다.
   c. 만약 부모의 형제자매가 조현병을 앓고 있다면 그녀가 조현병이 될 위험성이 80%이다.
   d. 조현병의 위험성이 될 유전적 기여는 20%이다.

2. 다음 중 정신과적인 문제의 유전적 원인을 발견하는 데 가장 큰 장애가 되는 것을 잘 설명한 것은?
   a. 대부분의 정신과적인 문제는 단일유전장애로, 전달에 표준적인 방식을 따른다.
   b. 정신과적 장애는 드물기 때문에 연구 대상자를 구하기가 매우 어렵다.
   c. 조현병과 성격장애와 같은 질환은 표현형이 매우 다양하고 광범위하다.
   d. 이 질환의 대부분은 일차적으로 환경적인 요인에 의해 발생하며, 유전적인 기여는 그 위험성의 아주 작은 부분을 차지한다.

3. 정신질환이 있는 사람이 중독성 문제를 보이는 것이 흔한 이유는?
   a. 유전자의 같은 작은 그룹에 의해 발생하기 때문이다.
   b. 이들 장애는 일부 유전적 또는 환경적 요인을 공유하는 것이 흔하다.
   c. GABA 신경전달물질은 니코틴 의존과 조현병을 연결시킨다.
   d. 마약 수용체는 정동장애와 알코올 의존에 연관되어 있다.

4. 성격장애가 가계를 통해 전달된다는 것을 의미하는 것은?
   a. 일반적인 인격적 특징은 매우 유전적인 경향이 있다.
   b. 이것은 명확하게 환경을 공유하기 때문이다.
   c. 성격장애에 대한 환경적인 기여는 없다.
   d. A군 성격장애에 대한 쌍둥이 일치율은 100%에 가깝다.

5. 정신적, 중독적인 장애의 유전성을 설명하는 데 '외현화하는 정신병리'의 개념이 바르게 사용된 것은?
   a. 품행장애는 중독성 행동을 포함한다.
   b. 반사회성 성격장애는 매우 유전적이다.
   c. 이러한 장애에 대한 모든 유전자는 공유되는 것이 보통이다. 어떤 장애가 발생할 것인가를 결정하는 것은 바로 환경이다.
   d. 모든 질환에 대한 민감성을 증가시키는 유전자 변종이 있으며, 각 개별적인 장애에 대해서는 각각 특별한 것이 있다.

사례 연구

Margaret은 정신과 간호사로서 일생 동안 우울증이 있다 없다를 반복하는 것으로 고통받았다. 그녀의 아버지는 알코올 중독자로, 그녀의 어린 시절 동안 폭언을 일삼았다. Margaret은 성인기에 자신의 역할을 잘 수행했다. 그녀는 매우 잘 이해해주는 남편과 결혼했으며 항우울제를 이용한 우울증 치료도 성공적이었다. 5년 이상 주요 삽화가 보이지 않았다. Margaret은 성인 초기의 두 딸이 있다. 둘째 딸 역시 단기 항우울제로 치료했던 우울증 삽화가 있다. Margaret은 비정상적이며 무책임한 삶을 사는 것과 몇 주간 아무 말도 하지 않고 기분이 저하된 삶을 사는 것을 번갈아 경험하고 있는 첫째 딸을 가장 걱정하고 있다. 큰 딸은 치료를 받을 생각도 없으며 자신이 무엇이 잘못되었는지에 대한 인식도 없다. Margaret은 큰 딸이 겪는 어려움의 원인에 대하여 죄의식을 느끼고 있으며 양극성 장애가 되지 않을까 두려워하고 있다.

1. 당신은 Margaret, Margaret의 아버지, 큰 딸의 문제가 유전적 연관성이 있다고 생각하는가?
2. 유전학적 상담을 의뢰하는 것이 이 가정에 도움이 되겠는가? 그 이유는 무엇인가?
3. 당신은 Margaret의 우울증을 치료하는 항우울제가 그녀의 딸이 가지고 있는 우울증에도 효과가 있을 것으로 생각하는가? 그 이유는 무엇인가?
4. 어떻게 유전자 정보가 Margaret의 큰 딸이 자신의 문제에 대한 진단과 치료에 동의하도록 도울 수 있는가?

참고문헌

Alaerts, M., and Del-Favero, J. (2009). Searching genetic risk factors for schizophrenia and bipolar disorder: Learn from the past and back to the future. *Human Mutation, 30*(8), 1139–1152.

APA. Diagnostic and statistical manual of mental disorders, IV–TR, 4th ed., text revision ed. Washington, DC: APA, 2000.

Baker, C. *Behavioral genetics.* Washington, DC: American Association for the Advancement of Science, 2004.

Barnett, J. H., and Smoller, J. W. (2009). The genetics of bipolar disorder. *Neuroscience, 164*(1), 331–343.

Dick, D. M., and Agrawal, A. (2008). The genetics of alcohol and other drug dependence. *Alcohol Research & Health, 31*(2), 111–118.

Eccles, J. S., Midgley, C., Wigfield, A., et al. (1993). Development during adolescence. The impact of stage-environment fit on young adolescents' experiences in schools and in families. *American Psychologist, 48*(2), 90–101.

El-Fishawy, P., and State, M. W. (2010). The genetics of autism: Key issues, recent findings, and clinical implications. *Psychiatric Clinics of North America, 33*(1), 83–105.

Gejman, P. V., Sanders, A. R., and Duan, J. (2010). The role of genetics in the etiology of schizophrenia. *Psychiatric Clinics of North America, 33*(1), 35–66.

Gunter, T. D., Vaughn, M. G., and Philibert, R. A. (2010). Behavioral genetics in antisocial spectrum disorders and psychopathy: A review of the recent literature. *Behavioral Sciences & the Law, 28*(2), 148–173.

Hartz, S. M., and Bierut, L. J. (2010). Genetics of addictions. *Psychiatric Clinics of North America, 33*(1), 107–124.

Lencz, T., and Malhotra, A. K. (2009). Pharmacogenetics of antipsychotic-induced side effects. *Dialogues in Clinical Neuroscience, 11*(4), 405–415.

Lieberman, J. A., Stroup, T. S., McEvoy, J. P., et al. (2005). Effectiveness of antipsychotic drugs in patients with chronic schizophrenia. *New England Journal of Medicine, 353*(12), 1209–1223.

McMahon, F. J., Akula, N., Schulze, T. G., et al. (2010). Meta-analysis of genome-wide association data identifies a risk locus for major mood disorders on 3p21.1. *Nature Genetics, 42*(2), 128–131.

Miles, J. H., McCathren, R. B., Stichter, J., et al. (2010). Autism spectrum disorders. Retrieved November 25, 2010, from www.ncbi.nlm.nih.gov/books/NBK1442/.

Mitchell, P. B., Meiser, B., Wilde, A., et al. (2010). Predictive and diagnostic genetic testing in psychiatry. *Psychiatric Clinics of North America, 33*(1), 225–243.

Need, A. C., Ge, D., Weale, M. E., et al. (2009). A genome-wide investigation of SNPs and CNVs in schizophrenia. *PLoS Genetics, 5*(2), e1000373.

Potash, J. B. (2010). Preface: Promises kept: robust discovery in psychiatric genetics. *Psychiatric Clinics of North America, 33*(1), xiii–xvi.

Psynomics. (2010). Psynomics, genetics for the new psychiatry. Retrieved December 10, 2010, from www.psynomics.com/.

Reichborn-Kjennerud, T. (2010). Genetics of personality disorders. *Clinics in Laboratory Medicine, 30*(4), 893–910.

Sharp, S. I., McQuillin, A., and Gurling, H. M. (2009). Genetics of attention-deficit hyperactivity disorder(ADHD). *Neuropharmacology, 57*(7–8), 590–600.

Shedler, J., and Westen, D. (2004). Refining personality disorder diagnosis: Integrating science and practice. *American Journal of Psychiatry, 161*(8), 1350–1365.

Tiwari, A. K., Zai, C. C., Muller, D. J., et al. (2010). Genetics in schizophrenia: Where are we and what next? *Dialogues in Clinical Neuroscience, 12*(3), 289–303.

Zandi, P. P., and Judy, J. T. (2010). The promise and reality of pharmacogenetics in psychiatry. *Psychiatric Clinics of North America, 33*(1), 181–224.

Zou, Y. F., Wang, F., Feng, X. L., et al. (2010). Association of DRD2 gene polymorphisms with mood disorders: A meta-analysis. *Journal of Affective Disorders.*

자가평가 정답

1. b 2. c 3. b 4. a 5. d

UNIT 5

유전체학과 질병관리

Genomics and Disease Management

CHAPTER 14

유전자와 유전체검사

Genetic and Genomic Testing

학습목표

1. 유전자검사와 관련된 유전적 용어를 사용한다.
2. 유전자검사의 여러 다른 유형을 비교한다.
3. 인구에서 보인자의 각기 다른 빈도가 유전자검사 결과의 적합성에 영향을 주는지 설명한다.
4. DTC 유전자검사의 영향을 설명한다.
5. 유전자검사의 위험과 이점을 설명한다.
6. 유전자검사에 대한 최신 정보는 신뢰할 수 있는 인터넷을 기반으로 하는 자원으로 확인한다.

핵심 용어

보인자검사 Carrier test

유전자검사 Genetic test

착상 전 유전진단 Preimplantation genetic diagnosis(PGD)

세포유전학 진단적 검사 Cytogenetic test

전장 유전체 연관분석 Genome-wide association study(GWAS)

출생 전 검사(산전검사) Prenatal test

진단적 검사 Diagnostic test

신생아 선별 Newborn screening

증상 전 예측검사 Presymptomatic test

DTC 유전자검사 Direct-to-consumer(DTC) genetic testing

중합효소연쇄반응 Polymerase chain reaction(PCR)

DNA 염기서열법 DNA sequencing

예측검사 Predictive test

형광제자리부합법 Fluorescent in situ hybridization(FISH)

소인검사 Predispositional test

서론

유전자검사는 유전자 또는 염색체 유전변이를 식별하기 위해 DNA, RNA, 염색체, 단백질, 및 단백질 대사산물을 분석하는 것이다. 전통적으로 유전자검사는 임상 및 연구의 목적으로 사용되었지만, DTC 유전자검사의 도래와 함께 광범위하게 사용되고 있다. 우리는 이번 장의 앞부분에서 유전자검사의 종류에 대해, 뒷부분에서는 DTC 유전자검사와 이 검사의 위험과 이점에 대해 논의할 것이다.

현재 임상 유전자검사는 2,000개 이상의 질환에 사용되지만, 유전자검사는 질환의 유전자 변형 또는 변이의 관계와 검사의 목적에 따라 의미가 많이 다를 수 있다. 일부 유전자 변종은 특정 질환을 일으키는 것으로 밝혀졌다. *CFTR* 유전자의 ΔF508 돌연변이는 낭성섬유증의 원인이다. 다른 변종은 단지 질환과 관련되어 있는데, 이는 변종이 질환을 가진 사람에게서 발견되는 경우가 많다. 질환과 관련되어 있다는 것이지 여기에 병을 유발하는 원인이 존재하는지의 여부는 알 수 없다. 예를 들어 염색체 1번, 10번 및 15번에 위치한 다형성들은 관상동맥질환과 관련되어 있다. 그러나 이러한 다형성 중 하나 또는 모두를 가지고 있는 사람 전체가 관상동맥질환을 가지고 있을 것을 의미하지는 않는다.

유전자검사의 가용성에 대한 최신 정보는 'www.genetests.org'에서 찾을 수 있다. 이 웹 사이트는 건강국립연구소가 후원하고 시애틀의 워싱턴대학에서 운영하고 있다. 유전자검사에 대한 정보뿐만 아니라 추가적인 정보는 'gene.tests.org'를 통해 얻을 수 있다. 여기에서는 일반적인 유전학 교육자료와 유전적 요소와 질환에 대한 논문, 전문가의 견해 등 다양한 교육자료를 찾을 수 있다.

유전자검사에 대한 정확한 환자 정보를 다수의 의료센터로부터 찾을 수 있다. 표 14-1은 신시내티 아동병원의료센터에서 제공하는 혈우병의 유전자검사에 대한 환자 정보를 예시로 제공한 것이다. 여기에는 질환이 어떻게 유전되는지와 보인자검사 수행방법에 대한 정보가 포함되어 있다.

유전자검사 샘플

만약 당신이 범죄수사드라마를 시청하고 있다면 여기에서 유전물질은 가장 가능성 있는 근거가 되고 범인을 식별하는 데 사용된다는 것을 알 수 있다. 혈액, 타액, 피부, 모낭, 수술에서 얻은 조직 또는 사망한 사람이나 일상으로부터 얻은 생체검사 샘플을 통해 DNA를 추출할 수 있다. 가장 일반적으로 사용되는 샘플은 혈액의 백혈구세포와 침 또는 볼 점막에서 면봉을 이용하여 채취한 상피세포이다. 임상 유전자검사의 종류에는 여러 가지가 있다.

표 14-1 혈우병에 대한 유전자검사

그것은 어떻게 유전되는가?

혈우병은 유전물질 결함의 결과이다. 이 유전물질은 디옥시리보핵산 또는 DNA라고 불린다. 유전된 특성을 조절하는 DNA의 일부를 유전자라고 한다. 유전된 특성의 예로는 눈 색깔, 머리 색깔, 혈액형이 있다. 혈우병의 가장 일반적인 형태는 혈액응고인자 VIII 또는 IX의 생성을 조절하는 유전자 결함의 결과이다.

유전자는 염색체라 불리는 패키지에 있는 세포 내에 존재한다. 신체 세포의 대부분은 염색체와 그 유전자의 완전복사본을 가지고 있다. 부모로부터 유전된 인간의 염색체에는 X와 Y라고 분류된 성염색체가 있다. 모든 남성은 자신의 어머니로부터 X 염색체를, 아버지로부터 Y 염색체를 받는다. 여성은 각각의 부모로부터 하나씩 유전된 2개의 X 염색체를 가지고 있다.

응고인자 VIII과 IX의 생산을 조절하는 유전자는 X 염색체에 위치하고 있다. 남성은 단일 X 염색체를 가지고 있기 때문에 혈액응고인자 VIII 또는 응고인자 IX의 영향을 받은 경우 혈우병에 걸린다. 여성의 경우는 단 하나의 X 염색체가 혈우병 유전자의 복사본을 가지고 있기 때문에 보인자 여성은 일반적으로 혈우병의 증상이 나타나지 않는다. 다른 X 염색체의 유전자가 응고인자 VIII 또는 IX을 정상적인 수준으로 생산하기 때문이다. 단지 1개의 유전자에 영향을 받은 여성을 혈우병 보인자라고 부른다. 혈우병을 가진 모든 남성은 어머니가 보인자이다. 때때로 혈우병에서 돌연변이(유전적 변화)가 나타난다. 하지만 현재 돌연변이의 발생 이유는 밝히지 못하고 있다.

혈우병 유전자를 보유하고 있는 여성의 아들의 경우 유전자를 상속받고 혈우병에 걸릴 확률은 50%이고, 딸의 경우 혈우병 보인자가 될 확률 역시 50%이다. 단 한 명의 남성이 혈우병을 가지고 있는 가족의 경우, 일반적으로 유전자를 가지고 있는 보인자 어머니로부터 또는 혈우병을 가진 사람에게서 발생된 새로운 돌연변이인지를 확인하는 것이 가능하다.

보인자검사 절차

신시내티 아동병원 의료센터의 혈우병과 혈전증 센터에서는 혈우병의 유전자검사와 유전상담을 수행하고 있다.

유전상담의 한 부분으로 의사나 유전상담사는 가족력을 수집하고 가계도를 그릴 것이다. 가계도는 일반적으로 3세대(아이들, 부모, 이모, 삼촌, 사촌, 조부모)가 포함되어 있다. 가계도는 보인자가 될 수 있는 가족구성원을 확인하는 데 도움을 준다. 혈우병 보인자가 가능한 여성은 검사를 선택할 수 있다.

직접 돌연변이 검사

혈우병 A와 B에 대해 그 유전자 내의 돌연변이를 찾는 것이 가능하다. 이 방법을 직접 DNA검사라고 하고 보인자를 식별하기 위한 가장 정확한 방법이다. 혈우병을 가진 남성의 가족으로부터 혈액샘플을 먼저 확인한다. 사례의 약 98%에서 돌연변이가 식별될 수 있다. 다음으로, 보인자검사를 희망하는 여성으로부터 혈액샘플을 얻고 그녀의 DNA로 특정 돌연변이에 대해 검사를 시행한다. 이러한 검사는 전문검사실에서 수행된다. 결과는 일반적으로 몇 주 후에 알 수 있다.

결합(간접) 검사

일부 혈우병 A와 B의 경우에서 돌연변이가 확인되지 않았다. 그러나 이것은 가족 유전자를 추적하여 여성 유전 보인자 상태를 확인하기 위해, 간접 또는 연동 검사를 시행함으로써 가능할 수 있다. 혈액샘플은 혈우병을 가진 남성과 다른 가족구성원에게 얻을 수 있다. 혈우병을 가진 사람의 DNA 패턴과 동일한 패턴을 확인하기 위해 가족구성원의 DNA와 비교한다. 결합검사는 직접검사만큼 정확하지 않으며 모든 가족에 대한 정보를 제공하지는 않는다. 유전상담사는 가족과 함께 개별적으로 이 문제를 논의해야 할 것이다.

누가 혈우병에 대한 보인자검사를 하는가?

여성은 거의 혈우병의 증상을 보이지 않기 때문에 자신이 보인자인지 모를 수 있다. 어머니와 가까운 자매, 이모 또는 사촌과 같은 혈우병을 가진 남성과 관련되어 있는 여성은 보인자가 될 수 있으며 보인자검사를 할 수 있다. 혈우병을 가진 남성의 딸은 항상 혈우병의 보인자이다.

보인자검사에 대한 여성의 결정과 어떠한 정보를 사용할 것인가를 선택할 때에는 많은 요인에 의해 영향을 받을 수 있다. 이러한 결정에 영향을 미치는 요인으로는 그녀의 파트너뿐만 아니라 그녀 자신의 바람이나 신념, 그녀의 가족에게 발생할 혈우병에 대해 느끼는 심각성 등이 있다. 임신을 고려하는 여성은 임신 전에 보인자검사를 하는 것이 가장 유익하다. 여성은 일반적으로 그들이 정보에 따른 결정을 할 수 있을 충분한 나이, 보통 십대 또는 그 이상의 나이가 되었을 때 보인자 상태를 검사한다.

산전검사(출생 전 검사)

혈우병 A 또는 B의 가족력을 가진 여성은 임신 중에 태아 검진을 할 수 있다. 산전검사를 하기 결정을 하는 것은 개인의 선택이며 많은 요인을 포함한다. 산전검사의 위험과 이점은 산부인과 의사 또는 유전상담사와 함께 논의하여야 한다.

임신 10주 또는 12주 기간 사이에 외래에서 융모막융모검사(chorionic villus sampling)가 시행될 수 있다. 발달 중인 태반의 소량을 채취하여 검사한다. 외래에서 시행하는 또 다른 검사의 하나인 양수검사(amniocentesis)는 임신 13주 이후에 시행할 수 있다. 양수 검사 동안 태아 세포를 함유하는 소량의 체액은 제거되어지고 만약 태아가 남아(XY)일 경우 혈우병 검사를 실시한다.

문의

유전자검사 또는 유전상담에 대한 자세한 내용은 the Division of Human Genetics인 513-636-476에 문의하시오.

마지막 업데이트: 2010년 10월

유전자검사의 종류

진단검사

진단검사(diagnostic testing)는 증상이 있는 사람에게 부분적인 진단을 확인하거나 가진단하는 목적으로 사용된다. 상염색체 우성 방식으로 전달되는 마르팡증후군(MFS)은 일반적으로 임상적 특징에 기초하여 진단하지만, 일부 건강한 환자도 마르팡증후군 환자와 비슷한 체형을 가진다. 일부 경우에는 심지어 전문가도 마르팡증후군의 정확한 진단을 확신하지 못한다. 마르팡증후군을 일으키는 것으로 알려진 유전자 변종에 대한 유전자검사를 하여 명확하게 진단할 수 있다. 일부 질환에 대한 표준임상 또는 생화학검사가 유전자검사보다 더 나을 수 있다. 낭성섬유증(CF)을 예로 들자면, 우리는 결함이 있는 낭성섬유증을 유발하는 원인이 되는 유전자를 알고 있지만 땀 유발 염소농도검사(sweat chloride test)는 낭성섬유증의 정확한 진단을 제공하는 데 가장 좋은 방법이다. 진단적 유전자검사는 검사를 받는 대상자뿐만 아니라 다른 가족구성원에 대한 정보도 제공한다. 예를 들면 환자의 부모는 그녀의 낭성섬유증 진단을 확인하기 위해 유전자검사를 요청할 수 있다. 만약 그녀가 양성이면 그녀의 친부모는 모두 낭성섬유증 보인자가 거의 확실하고, 그녀의 현재 또는 미래의 형제자매는 보인자가 될 위험이 50%, 낭성섬유증에 걸릴 위험은 25%이다. 가족 중 한 사람의 유전자검사는 여러 가족구성원의 유전적 위험에 대한 정보를 제공해 준다.

예측검사

예측검사(predictive testing)는 미래에 유전질환에 걸릴 위험에 대한 정보를 얻으려는 자각 증상이 없는 사람을 위한 검사이다. 예측검사에는 두 가지 유형이 있다. 증상 전 예측검사가 양성인 경우, 그가 어떤 다른 원인으로 사망하지 않는다면 미래에 어떤 시점에서 예전에 시행한 증상 전 예측검사에서 양성이었던 그 질환에 걸릴 것이다.

헌팅턴병(HD)에 대한 검사는 증상 전 예측검사이다. 헌팅턴병 유전자에서 질환을 유발하는 3염기반복배열이 양성일 때 오랫동안 산다면 헌팅턴병에 걸릴 것이다. 물론 헌팅턴병은 연령과 관련된 침투도를 가지고 있으며, 일반적으로 증상은 35~55세에 나타난다. 헌팅턴병은 거의 80세의 나이에 100% 침투도가 있다. 이것은 헌팅턴병의 위험에 대한 매우 어려운 선택에 대해 유전자검사를 필요로 했다. 우리는 이후의 다른 장에서 헌팅턴병 검사의 법적 · 윤리적 문제 중 일부를 다시 논의할 것이다.

소인검사는 유전자 변형을 가진 사람이 유전적 질병을 얻을 가능성은 높지만 확실하지는 않는 경우 시행한다. 유방암의 위험을 높이는 유전자에 대한 검사는(*BRCA* 1과 2 변이) 유방암에 대해 소인이다. 문서화된 돌연변이에 대하여 양성반응을 보이는 사람의 경우 일생동안 유방암에 걸릴 위험은 85%이다. 이렇게 위험이 높은 반면 100%는 아니다. 그래서 실제로 유방암에 걸릴 남성과 여성에게 우발적 사건(환경적 또는 추가적인 유전자 변종)이 발생해야 한다.

결정적인 결과

불행하게도 양성이나 음성 이외의 다른 결과가 나올 수 있다. 만약 검사를 받은 사람에게서 유전자 변형이 발견된 것으로 나타나도 아직 해당 질환과 연결되지 않은 경우, 결과는 '결정적이지 않은'으로 간주된다. 예를 들어 당신의 환자가 유방암 위험이 있고, *BRCA1* 또는 *BRCA2* 변이를 가지고 있더라도 그것이 유방암의 위험을 증가시키는 것으로 설명되지 않을 뿐만 아니라 결과는 '결정적이지 않은'으로 보고될 수 있다. 환자는 유전자검사를 받고 결과를 받은 후 혼란스러울 수 있다. 우리는 '결정적이지 않은'이라는 결과를 들은 사람이 의료진의 권고에 따라 고도의 위험 모니터를 지속해줄 것을 기대하지만, 그들에게는 그들 자신의 결과가 실제로 무엇을 의미하는지 이해하는 데 도움이 되는 적절한 상담을 받는 것이 필수적이다.

보인자검사

보인자검사(carrier testing)는 유전적 질병에 걸린 가족구성원이 있을 때 수행하지만 그들 자신은 영향을 받지 않는다. 보인자검사는 그들의 민족에 근거하여 유전질환 위험이 높은 사람도 받을 수 있다. **표 14-2**는 일부 특수한 민족성에 따른 유전질환의 보인자 빈도를 보여

표 14-2 선택된 유전자 조건에서 보인자 빈도

질병	인구	보인자 빈도
낭성섬유증(CF)	유럽계 미국인	1/29
	아슈케나지 유태인	1/29
	스페인	1/46
	아프리카계 미국인	1/65
겸상적혈구병	아프리카계 미국인	1/10
	지중해	1/40
테이-삭스병	아슈케나지 유태인	1/30
	프랑스계 캐나다인/케이준	1/30
B-지중해 빈혈	지중해	1/25
	아프리카계 미국인	1/75

Data from: Basic Ashkenazi Genetic Disease Screen (Tay-Sachs, Canavan disease, familial dysautonomia, cystic fibrosis). Emory University, 2005; http://genetics.emory.edu/pdf/Emory_Human_Genetics_Basic_AJ_Panel.PDF; Jorde, L. B., Carey, J.C., and Bamshad, M. J. Medical genetics, 4th ed. Philadelphia: Elsevier, 2010.

준다. 대부분의 보인자검사는 임신을 계획하는 부부가 받는다. 예를 들어, 아슈케나지 유대인(동유럽) 배경의 부부가 임신을 계획하고 있을 때, 이 민족의 일반적인 위험 대립유전자와 질병 보인자에 대한 검사 시행을 권고하는 경우가 있다. 이러한 질환은 상염색체 열성 또는 X 염색체 열성질환으로, 부부 중 한 명 또는 두 사람이 전달하기 때문에 위험 대립유전자를 찾는 것은 아이를 가질 것인지 여부를 결정하는 데 도움이 될 수 있고, 기술적 보조 생식술을 사용하거나('착상 전 유전진단' 부분 참조) 아픈 아이를 갖는 가능성에 대해 미리 준비할 수 있다. 표 14-3은 아슈케나지 민족의 사람에게서 잘 발현되는 질환을 나열한 것이다. 이 그룹의 질병에 대한 보인자검사는 동시에 수행할 수 있고, 몇몇 임상 실험실에서 '아슈케나지 패널'이라고 한다.

일부 유전자검사 패널은 특정 민족의 사람을 대상으로 하고 있다. 예를 들어 낭성섬유증의 경우 질환을 일으키는 1,000개 이상의 서로 다른 돌연변이가 있다. 낭성섬유증에 대한 유전자검사는 가장 일반적인 돌연변이를 찾는다. 낭성섬유증의 돌연변이 검사는 사람의 인종과 민족성에 기초를 두고 있다. 아시아 환자가 유럽계 사람에게 가장 흔한 변이에 대한 검사를 하는 경우, 그(그녀)가 전달하는 돌

표 14-3 아슈케나지 검사 패널

블룸증후군
카나반병
낭성섬유증
가족성 자율신경 실조증
판코니빈혈증
고셰병
니만-피크병 A, B 유형
테이-삭스병

Adapted from www.cigna.com/healthinfo/tv7879.html.

연변이가 유럽인 사이에서는 드물기 때문에 낭성섬유증 보인자인 아시아 환자는 검사결과가 음성으로 나타날 수 있다.

출생 전 검사(산전검사)

여성이 임신을 하면 태아가 특정 유전자의 변형 또는 염색체 장애가 있는지의 여부를 확인하기 위해 출생 전 검사(prenatal testing)를 할 수 있다. 출생 전 실시하는 유전자검사에는 여러 종류가 있다. 이러한 검사는 검사과정의 침습성과 검사할 질환에 따라 다양하게 시행된다. 혈액검사는 가장 간단한 검사이고 일반적으로 임신초기인 임신 9~13주 또는 태아기형인자선별검사(임신 14~20주)으로 의뢰한다. 모체혈청알파태아단백(MSAFP) 선별검사는 신경관 결함의 위험을 나타내는 지표이다. MSAFP는 비결합에스트리올(unconjugated estriol)과 인간융모성선자극호르몬(human chorionic gonadotropin) 수치와 함께 다운증후군의 선별검사에 사용된다(NHGRI, 2006).

많은 출생 전 검사는 진단이 아니라는 것을 기억해야 한다. 이러한 출생 전 검사는 선별검사이다. 따라서 아기가 이러한 유전질환에 영향을 받는지에 대해 결정적인 답변을 제공하지는 않을 것이다. 대신 그들은 질환의 이환을 가진단하거나 질환의 확진을 위해 요구되는 추가적인 검사에 대한 정보를 제공한다.

임신 2기 동안 초음파를 이용하여 태아를 시각화할 수 있다. 초음파는 특정 유전정보를 제공하지는 않지만 알려진 유전질환과 일치하는 기능에 대한 평가를 할 수 있다. 태아에게 나타날 수 있는 가능한 유전문제를 진단하기 위해 태아심초음파검사, 자기공명영상, 태아경검사를 수행할 수 있다.

조직샘플과 실제 유전자검사는 임신 10~12주에 융모막융모검사(CVS)를 통해 또는 일반적으로 14주 후에 양수검사로 실시할 수 있다. 이 두 가지 검사절차는 자연유산이나 자궁 내 감염을 일으킬 위험이 있지만 이 검사를 통해 아기의 염색체 보체의 직접적인 평가를 가능하게 한다.

착상 전 유전진단

착상 전 유전진단(prenatal testing, PGD)은 체외 수정과 함께 수행하는 과정이다. 배아의 그룹은 하나 또는 두 개의 세포가 8세포 낭포에서 제거될 때 착상에 앞서 검사된다. 각각의 배아로부터 세포는 단일유전자질환, 염색체 문제 또는 성의 결정을 일으키는 유전자 변종을 발견하기 위해 검사할 수 있다. 하나 또는 두 개의 '건강한' 배아가 착상을 위해 선택된다. 만약 부모가 주로 소년에게 영향을 미치는 X 연관 열성장애에 대해 우려하는 경우, 그들은 단지 여성의 배아를 이식할 수도 있다. 착상 전 유전진단을 이용하는 사람은 모친과 부친의 나이가 아기의 건강에 영향을 미칠 것에 대해 우려할 수 있다. 착상 전 유전진단은 비용이 비싸고, 일부 도시에서만 이용 가능하다. 착상 전 유전진단은 출생 전 검사와 커플의 자발적 임신 종료의 대안을 제공하고 그러한 절차를 가능하게 하지만 원치 않는 배아는 폐기될 수 있기 때문에 모든 가족에게 윤리적으로 허용되지 않을 수 있다.

신생아 선별검사

신생아 선별검사(newborn screening)는 즉각적인 치료 또는 중재할 수 있는 다양한 질환의 위험에 있는 영아를 선별하기 위해 시행한다. 신생아 선별검사는 유전자 기반이라기보다 생화학적이지만, 그 결과는 유전질환 존재의 가능성을 나타낼 수 있다. 신생아 선별검사는 Robert Guthrie가 페닐케톤뇨증에 대한 선별검사를 개발하였던 1960년대부터 수행되었다. 선별 프로그램은 미국의 각 주마다 다소 다를 수 있다. 신생아 검진 프로그램은 공공의 건강을 보호하도록 설계되어 청력장애, 심장질환, 전염성 질환을 포함한 최대 30개 이상의 질환 각각의 상태를 검사한다. 이중질량분석법의 출현으로 더 많은 질환에 대한 선별이 쉬워지고 국가 검진 프로그램에 추가되고 있다. 가장 일반적으로 검사하는 네 가지 장애는 PKU, 선천성 갑상샘 기능저하증, 갈락토오스혈증, 겸상적혈구병이다. 이러한 장애 모두는 상염색체 열성 유전이다. 미국은 또한 검사결과가 양성일 경우의 추후 조치에 책임을 지고 있으며, 국가가 목록에 신생아 검사를 추가할 때, 그 결정은 재정에 영향을 미친다(NNSGRC, 2009).

유전자검사의 다른 유형

질환의 위험과 관련이 없는 질문에 대한 답변을 위해 소비자에 의해 시행되는 몇 가지 다른 유전자검사가 있다. 접합자 검사는 일란성(동일) 또는 이란성(형제) 쌍둥이 여부를 확인하는 데 사용된다. 때때로 이란성 쌍둥이는 그들의 유전자형 검사 없이는 말하기 어려울 정도로 매우 유사해 보인다. 친자검사는 일부 TV 프로그램에서 매우 인기를 끌고 있다. 그것은 가족 관계가 본질적으로 생물학적인지 확인하는 데 사용된다. 자신의 생물학적 부모를 아는 것은 정확한 의학적 가족력을 보고할 수 있도록 해준다. 표 14-4는 유전자검사의 종류와 해석 및 추후관리에 대해 제시한 것이다.

유전자검사의 감독

유전자검사를 고려할 때 위험성은 높다. 산전검사에서 가음성은 중증으로 아픈 아이의 예상치 못한 출생을 초래할 수 있는 반면, 가양성은 정상 임신을 종료하게 할 수도 있다. 이러한 검사를 수행하는 모든 실험실은 임상 실험실 개선법(CLIA)에서 인증을 받아야 한다. 때때로 가족은 유전자검사를 통합하는 조사연구에 참여하도록 선택되기도 한다. 검사를 하는 실험실이 CLIA 인증을 받은 경우, 그들이 자신의 유전자검사 결과를 받을 수 있는지 확인하는 것이 중요하다. 많은 연구소가 CLIA 인증을 받지 않았기 때문에 그들이 제공한 결과는 건강관리 결정에 사용하지 않아야 한다(NHGRI, 2006).

미국의 유전자검사는 질병통제예방센터(CDC), 메디케어 및 메디케이드 서비스, 식품의약품안전청, 인간연구보호기관의 네 가지 다른 연방기관에 의해 감독된다. 미국보건복지부는 유전자검사를 제공하는 임상 실험실의 감독을 개선하기 위해 노력하고 있다. 다만 정확성뿐만 아니라 모든 유전자검사의 임상적 유용성이 설정되어야 하고, 이러한 시험이 수행되

표 14-4 유전검사, 해석, 추후관리의 유형

검사결과 양성인 경우

검사 목적	해석	유전상담을 포함한 추후 관리
진단검사	임상진단은 확진된다.	의학적 관리 및 치료
예측검사	질병의 증상을 나타낼 가능성이 증가한다.	생활계획에 대한 상담 만약 가능하다면 의학적 관리
보인자검사	그 환자는 보인자이다.	파트너에게 제공되는 검사; 적응증이라면 산전검사 제공
산전검진	태아는 특정 상태에서 진단된다.	임신치료/관리 또는 종료
신생아 선별검사	신생아 질병이 제안된다; 신생아 보인자 상태가 확인될 수 있다.	확실한 검사-양성인 경우 의학적 관리와 치료; 부모에게 보인자검사가 제공됨

*유전상담에는 장애의 예상되는 과정, 가능한 중재, 근본적인 원인, 가족구성원에 대한 위험, 복제의 선택, 지원이 포함된다.

검사결과가 음성인 경우

검사 목적	해석	추후 관리
진단검사	임상증상은 설명되지 않는다.	추가검사/추후 관리 유전상담
예측검사	질병의 증상이 나타날 가능성이 감소한다.	생존자 죄책감과 장기생활계획을 위한 상담; 고위험 감시는 필요하지 않다.
보인자검사	보인자가 아닐 가능성이 높다; 이 상태에 영향을 받을 임신의 위험성 낮다.	만약 적응증이라면 다른 가족구성원에게 검사를 제공
산전검진	태아가 증상(예: 초음파 소견)이 있는 경우, 임상증상은 원인불명으로 남고, 추가 조사가 필요할 수 있다. 태아가 증상이 없는 경우, 검사한 상태의 가능성은 매우 적다.	태아가 증상이 있는 경우, 추가검사 및 임신관리; 태아가 증상이 없는 경우, 추후 관리는 필요하지 않음
신생아 선별검사	신생아는 상태에 대한 검사를 할 필요가 없다.	추후 관리가 필요하지 않음

(Revised March 4, 2009)
www./genetests.org; University of Washington, Seattle

는 방법을 모니터링해야 한다. 유전학, 건강, 사회적 자문위원회(SACGHS)는 2008년에 유전자검사의 감독 개선을 권장하는 보고서를 발표했다.

유전자검사에 사용되는 실험방법

DNA 염기서열 결정법

DNA 염기서열 결정법(sequencing)은 DNA의 신축성 기반분석을 의미한다. 연구실은 가장 일반적으로 단백질 코드와 인트론 경계 또는 스플라이싱 영역에서의 뉴클레오티드의 염기서열 결정을 보여준다. 인트론 자체와 유전자 사이의 영역은 때때로 고려되어야 하는데, 그들은 촉진제(promoters) 또는 억제유전자(silencers)와 같은 조절 염기 부분에서의 염기서열 변이를 포함하기 때문이다. DNA 염기서열 결정법은 유전자 변이를 식별하는 데 사용되는 가장 정확하고 가장 구체적인 검사이다.

염기서열 평가를 위해 체액 또는 조직에서 DNA 샘플을 추출한다. 연구실은 일반적으로 혈액에서 백혈구 또는 타액에서의 상피세포 또는 구강 샘플을 사용하지만, 실제 핵을 가진 모든 세포를 사용할 수 있다(텔레비전 범죄 절차 드라마의 팬이 알고 있듯이). 중합효소연쇄반응(PCR) 과정은 시험을 위한 소량의 DNA를 증폭(크게 양을 늘려)하기 위해 사용된다. 과정이 복잡하지는 않지만 다소 시간이 걸린다.

전기영동도(electropherogram)는 PCR에 의해 증폭된 DNA의 스트레치(strech)에서 뉴클레오티드 서열의 그래픽 예시이다. 다른 색깔의 스파이크가 네 개의 DNA 염기 중 하나에 해당한다(A는 녹색, T는 빨간색, C는 파란색, G는 검정색). 실험실 기술자는 전기영동도를 환자 샘플에서 발견된 순서와 일반적인 염기서열(또는 야생형)로 보고된 순서 사이의 변화를 읽을 수 있다.

세포유전학적 검사

세포유전학적 검사(cytogenetic test)는 구조 또는 숫자 변이에 대한 전체 염색체를 평가하는 것이다. 세포 유전학적 검사는 다양한 상황에서 이루어진다. 예를 들어 불임 또는 발달장애에 대한 가능한 유전적 원인을 평가할 때 염색체 연구가 이루어진다. 암 종양세포 또한 세포 유전학적 시험에 의해 평가될 수 있다. 예를 들어 만성 골수성 백혈병이 있는 사람의 경우, 9:22 전위(필라델피아 염색체)를 찾는 것이 표적치료를 선택하는 의료진을 도울 수 있다. 세포유전학적 검사는 산전검사로 태아가 다운증후군이 있을 수 있음을 진단하는데도 사용된다. 이러한 경우, 양수검사에서 채취한 체액을 통해 추가적인 21번 염색체의 존재 여부를 확인하기 위해 검사를 수행한다.

각각의 염색체를 관찰하고 파악하기 위해 우선 세포를 배양해야 하며, 세포분열의 중기 단계에서 고정되어야 한다. 중기(metaphase) 단계에서 염색체가 응축되어 있기 때문에 개별적으로 식별하기 가장 쉽다. 염색체를 슬라이드에 펴바르고 현미경으로 더 잘 관찰하기 위해 염색한다. 세포유전학에 대해 훈련받은 사람은 염색체의 크기와 밴드형태(banding pattern)를 확인할 수 있다. 그 결과가 5장의 그림 5-1과 5-3에서 살펴보았던 핵형이다.

형광제자리 부합법

형광제자리 부합법(Fluorescence in situ hybridization, FISH)은 염색체에서 관심 영역의 DNA나 mRNA의 가닥에 상보적인 DNA 염기에 형광물질을 표지한 후 이 형광물질을 이용하는 실험방법이다. 형광이 표지된 핵산 조각(strings)을 탐침(probe)라고 하는데 탐침은 특정 염료가 있을 경우 형광을 띈다. 탐침은 일반적으로 DNA 한 가닥의 관심 영역 염기서열에 수소결합한다. 탐침이 상보적인 DNA가닥에 결합되어 있는 세포를 형광현미경하에서 관찰하면 이 부위는 형광을 띄게 된다.

예를 들어 실험실 검사자는 양수에서 채취한 세포가 21번 염색체의 복사본을 두 개 또는 세 개 가지고 있는지의 여부를 확인하기 위해 형광제자리 부합법을 사용할 수 있다. 21번 염색체 영역에 상보적인 형광 탐침(probe)을 환자의 염색체와 결합시킨 후 형광으로 빛나는 염색체의 수를 세보았을 때 각 세포에 빛나는 염색체가 3개 있다면, 검사결과는 다운증후군에 양성인 것이다.

FISH는 염색체의 전위를 확인하는 데도 사용될 수 있다. 각각의 염색체에 대한 탐침(probe)은 다른 색상의 형광 염료로 염색된다. 9번 염색체가 22번 염색체의 색 전체를 나타내고, 22번 염색체는 9번 염색체의 색상을 나타내는 것은 9 : 22 전위가 발생한 것이다. FISH는 결손, 미세결실 또는 염색체 복제를 검출하는 데 사용된다.

전장유전체 연관분석

전장유전체 연관분석(genomic-wide association studies, GWAS)은 질환과 관련 있는 유전체의 영역을 발견하기 위해 연구자들에 의해 시행된다. 이 과정에는 유전자 표지 또는 더 일반적으로는 단일염기다형성(SNPs)의 사용이 포함된다. 특정한 질환을 가진 사람의 수많은 유전체(보통 1,000)는 질환이 있는 사람에서 더 일반적인 유전자 변이를 찾기 위해, 질환이 없는 사람의 유전체(또한 1000)와 비교된다. 일단 관심 영역이 확인되면 그들은 질병에 '연결되었다'라고 하며, 해당 영역에 있는 유전자를 추가로 검사할 수 있다. 이 기술은 2003년에 완료된 인간유전체 프로젝트와 2005년에 완료된 인간 HapMap 프로젝트로 인해 가능하다.

GWAS는 제2형 당뇨병, 파킨슨병, 심장질환, 비만, 천식 같은 복잡한 또는 다인성 질병에 기여하는 유전자 변형 연구에 가장 유용하다. 그러나 일반적으로 환경적 위험 요소와 결합된 위험을 높일 많은 유전자를 포함하기 때문에 복합질환에 대한 유전적 위험 요소를 확립하기가 매우 어렵다. 연구는 계속되고 있으며 일부는 흥미로운 결과를 나타냈다.

2005년에 과학자들은 연령과 관련된 황반변성(AMD), 즉, 노년층에서 가장 흔한 시력장애에 기여한 유전적 위험 인자를 찾기 위해 GWAS를 사용했다. 황반변성은 '직진 시력'을 흐리게 하여 종종 읽는 것을 어렵게 하고, 운전하는 것을 위험하게 한다. 3개의 분리 연구는 염증을 조절하는 단백질을 생산하는 보체 인자 H에 대한 유전자 변이를 발견하였다. 염증이 황반변성의 발병에 중요한 역할을 한다는 생각은 이 질병을 조사하는 사람들에게 새로운 발견이었다(NHGRI, 2010).

DTC 유전자검사

지난 몇 년 동안 많은 기업이 일반적으로 인터넷을 통해 Direct to consumer(DTC) 유전자검사를 제공하기 시작했다. 검사의 범위가 넓어서 몇몇 다요인성 질환과 유전성 유방암과 같은 단일유전자질환검사 등을 이용할 수 있다. 몇몇 회사는 유전상담과 함께 제한적인 접촉을 제공한다. 유전전문가에 의해 광범위한 상담 없이 유전자검사를 사용할 수 있도록 하는 것은 여러 가지 흥미로운 문제를 발생시킨다. 어떤 사람은 스스로 자신의 유전적 위험에 대해 알 권리가 있다고 믿고 있지만 결과를 제대로 이해하는 데 충분한 정보를 가지고 있는지 여부는 완전히 다른 문제이다.

미국유전의학회(American College of Medical Genetics, ACMG, 2008)와 미국인간유전학회(American Society of Human Genetics, ASHG, 2007)는 DTC 유전자검사에 대한 성명을 발표했다. 지식 전문가가 유전자검사를 주문하고 해석에 참여하는 두 조직은 단호하다. ACMG는 "동의의 부족, 부적절한 검사 결과를 잘못 해석, 부정확하거나 임상적으로 유효하지 않은 검사, 후속 치료의 부족..."(ACMG, 2008) 등의 문제를 나열한다.

다른 문제는 테스트를 기반으로 기업이 고객의 개인 정보를 충분히 보호하고 있는지의 여부이다. 임상전문가는 부정확하고 이해할 수 없는 결과로 인해 *BRCA1/2*에 대한 변이 시퀀스(서열)가 없다는 것에 대해 그들이 유방암에 걸릴 위험이 없다고 생각하고 유방 X선 촬영을 하지 않는다던가 심혈관질환의 위험이 낮다고 생각하고 흡연을 지속하는 것과 같은 것이 건강과 생활습관에 위험을 초래할 수 있을까봐 우려하고 있다. 또한 DTC 유전자검사는 저렴하지 않고, 검사의 범위에 따라 300~3,000달러(또는 더 많은)의 비용이 든다(Brody, 2009).

누군가 유전자검사를 고려한다면 인터넷보다 유전학 전문가에게 환자를 안내하는 것이 중요하다. 유전자검사에 대한 연방정부의 감독은 현재 없으며, 11개의 주에서는 소비자가 동의서에 서명할 것을 요구하고 있다. 유전자검사를 제공하는 기업은 이러한 유전자검사가 임상적 의사결정을 위해 사용해서는 안 되며 그들이 가볍게 사용하기 위해 제공한다는 느낌을 넌지시 풍긴다. 그러나 소비자가 이러한 검사 결과를 확인하는 방법과 입장을 어떻게 취할 수 있는지도 불분명하다.

유전자검사의 위험과 이점

유전자검사를 할 때, 잠재적인 위험과 이점이 있다. 예를 들어 당신이 대장암을 유발하는 가족적 유전변이를 가지고 있지 않다는 것을 아는 것은 유전적 위험을 가진 사람에게 더 자주 권고되는 대장내시경검사를 일반적인 권고에 따라 시행하여도 되다는 것을 의미한다. 유전자검사는 불확실성을 감소시킬 수 있다. 예측검사결과가 양성일 경우에는 환자가 아플 가능성에 대비해 준비할 수 있는 시간을 줄 수 있고, 예측검사 결과 음성인 경우는 질환에 대한 걱정을 감소시킬 수 있다. 표 14-5는 신시내티 아동병원 의료센터에서 제공하는 유전자검사

표 14-5 신시내티 아동병원 의료센터의 샘플 실험 보고서:
낭성섬유증과 GJB2(Connexin 26) 유전자 돌연변이 분석

낭성섬유증

결과: 양성 보인자

낭성섬유증은 2,500~3,300명당 약 1명의 발생률과 25~29명 중 1명의 보인자 전이율로, 주로 북유럽 출신의 백인에 영향을 미치는 일반적인 상염색체 열성 질환이다. 낭성섬유증은 7번 염색체의 긴팔(q arm)에 낭성섬유증 막횡단 전도 조절유전자의 돌연변이에 의해 발생한다.

방법론–돌연변이 분석

DNA 샘플에서 분리하고 아래의 23 ACMG/ACOG의 낭성섬유증 돌연변이에 대한 검사를 했다. 분석은 중합효소연쇄반응(PCR)–낭성섬유증 막횡단 전도 조절유전자(CFTR)의 증폭된 분절과 대립형질 특이 올리고뉴클레오티드 교배를 사용하여 시행된다.

2184delA	G551D	3659delC	R117H	1898+1G>A
A445E	R553X	N1303K	621+1G>T	711+1G>T
ΔI507	R560T	W1282X	2789+5G>A	3120+1G>A
ΔF508	1717–1G>A	R334W	3848+10kbC>T	
G542X	R1162X	R347P	G85E	

결과의 의미

개별적으로 낭성섬유증의 가족력이 양성인 경우 자가보고된다. 사용한 방법론은 미국산부인과학회(ACOG)에서 권고하는 23 돌연변이 검사 패널에 대해 위에서 설명한 방법을 사용하여 우리는 이 환자가 다음과 같은 낭성섬유증에 대한 보인자임을 나타내는 돌연변이의 한 복제본을 가지고 있음을 발견했다: INSERT MUTATION

임상적 권고사항

위의 해석과 연구결과는 개인이 임상 낭성섬유증에 영향을 받지 않는 것으로 가정한다. 유전상담은 환자와 친척 그리고 낭성섬유증 돌연변이 보인자라 알려진 생식파트너에게 제공되는 보인자 심사분석을 위해 적극적으로 추천된다.

당신은 (513) 636–4760로 연락해 추가 검사와 유전상담을 할 수 있으며 세부사항을 요청할 수도 있다. 이러한 연구 결과 또는 영향에 관한 추가 질문이 있으면, 연락하는 것을 망설이지 말라.

References

1. Bobadilla J. L., et al. (2002). Human Mutation, 19, 575–606.
2. Grody, W. W., et al. (2001). Genetics in Medicine 3(2), 149–154.

시험 개발의 성능 특성은 분자 유전학 연구소에서 측정하였다. 이것은 미국식품의약청에서 허가 또는 승인되지 않았다. FDA는 허가 또는 승인이 필요 없는 것을 확인했다. 이 연구소는 복잡성이 높은 임상 실험실 테스트를 수행할 자격으로서 1988(CLIA)의 임상 실험실 개선 개정에 따라 인증되었다.

표 14-5 샘플 실험 보고서(계속)

GJB2(Connexin 26) 유전자 돌연변이 분석

결과: 질병에 걸림

청각과 청각장애연구(CHDR)에 대한 분자 유전학 연구소 및 센터에서 종합적인 청력소실 감지 프로그램의 일환으로, GJB2 서열분석은 (환자의 이름)에 완성되었다.

환자는 GJB2에 두 개의 돌연변이가 있다.

The GJB2 finding is: 대립유전자 1:_ 대립유전자 2:_

돌연변이의 명칭은 염기+1은 ATG-번역 개시 코돈의 A로 유전의학의 미국대학에 의한 추천을 기반으로 지정되어 있다.

임상적 의의

난청환자에게서 가장 중요한 원인은 DFN1B이다. 이러한 점에서 미래 진단평가는 아마도 타당하지 않다(Precialdo et al., 2004).

청각과 청각장애연구(CHDR)의 연구에 따르면, DFNB1과 관련 있는 난청은 DFNB1을 가지고 있지 않은 환자의 난청보다 일반적으로 더 심각하다.

특히, 양쪽 모두 대립형질이 정지돌연변이를 가지고 있다면 환자의 70~90%는 매우 심각한 난청을 가지게 될 것이다. 만약 단 한쪽만이 정지돌연변이를 가지고 있다면, 환자의 약 80%는 경도에서 중등도의 난청을 가질 것이다(Lim et al., 2003)

청력도(오디오그램)는 __________을(를) 보여준다. 만약 증폭을 위한 경험이 있는 소아과 청력학자에게 아직 상담을 받지 않았다면 상담을 숙고할 필요가 있다.

유전적 중요성

유전적 위험의 가족-특이적 사정을 위해 유전상담이 강력히 권고된다. GJB2 변이에 의한 이차적 난청은 상염색체 열성 상태로 유전된다. 아이의 부모는 난청과 관련된 DFNB1의 보인자일 것이다. 변이분석을 통한 그들의 이형접합적 보인자 상태의 확인이 권고된다. 이러한 부모의 형제 각각에서 난청의 재발 위험도는 25%이다. 위험이 있는 가족구성원의 보인자검사는 변이분석에 의해 이루어진다.

임상적 권고사항

현재로서는 미래의 임상적 권고사항은 없다. 만약 당신이 달팽이관 이식, 보청기와 같은 치료과 같은 난청과 연관된 다른 문제나 이 검사에 대한 의문이 있다면 청각과 청각장애연구(CHDR)(513-636-4870)의 John Greinwald 의사에게 문의해라. 또한 나는 진찰하면서 환자를 보게 되면 기쁠 것이다.

유전체 DNA는 검체로부터 유리되었다. GJB2 유전자(13q12)의 암호영역과 엑손(axon) 1/인트론 1 경계는 중합효소연쇄반응(PCR)과 참조 M86849 사용하는 서열에 의해 분석된다. DNA 염기서열 결정법의 민감도는 뉴클레오티드 염기 변화, 유전자 일부의 작은 결손, 분석된 영역에서의 삽입을 99% 이상 감지한다. 다중 엑손 결손과 삽입은 이러한 방법론에 의해서 발견되지 않을 것이다. 상세한 방법론은 신청하는 대로 이용 가능하다.

References

1. Preciado, D., et al. (2004)
2. Otolarnygol Head Neck Surg, 131(6), 804-809.
3. Lim, L. H., et al. (2003). Arch Otolarnygol Head Neck Surg, 129(8), 836-840
4. Scott, D. A., et al. (1998). Human Mutation, 11, 387-394.

이 검사는 분자유전학실험실에서 밝혀진 특징으로 개발되었다. 이 검사는 신시내티 아동병원 의학센터 유전자 변이와 유전자발견핵심연구실에 의해 운영되는 생물계 3730xl 유전분석을 이용한다. 그것은 미국 식품의약청에서 허가 또는 승인되지 않았다. FDA는 허가 또는 승인이 필요 없는 것을 확인했다. 이 실험실은 고도로 복잡한 임상 연구검사를 수행하기에 자격이 있는 것으로 CLIA에 의해 증명되었다.

에 대한 두 개의 샘플 실험 보고서에 대한 내용이다. 하나는 낭성섬유증에 대한 돌연변이 분석 결과, 두 번째는 비증후군성 청력소실의 상염색체 열성 형태로 발생할 수 있는 돌연변이에 대한 결과 보고서이다. 이 검사결과는 검사를 의뢰한 보건의료종사자에게 제공될 것이다.

상담은 유전자검사를 시행하기 전에 필수적이다. 유전자검사 시행에 앞서 검사결과의 양성, 음성, 결정적인 결과의 의미는 유전학전문가와 논의해야 한다. 유전전문가로는 유전학상담가, 유전학간호사, 의학유전학자 등이 있다. 현재 미국에서 유전상담사는 1,200명 정도이기 때문에 질적 유전상담에 접근하기 어려울 수 있지만, 그 중요성은 아무리 강조해도 지나치지 않다. 환자와 그 가족은 가능한 결과의 범위를 관리하기 위한 여러 방법에 대하여 논의를 주도해야 한다. 유전상담가는 다양한 종류의 유전자검사를 설명해주는 것과 가족력을 적절하게 검사하는 것 등에 대한 훈련을 받아야 한다. 가장 중요한 것은 유전상담가는 유전자검사 수행 이전과 이후에 어려운 결정을 내려야 하는 가족을 잘 안내할 수 있어야 한다.

유전 서비스는 일반적으로 주요 의료센터 또는 유전학 전문 개인병원에서도 제공된다. 그들은 세부 전문 조직으로 나누어져 있기 때문에 원한다면 산전, 소아과, 성인 또는 암 유전학에서 전문유전상담가 또는 유전간호사를 찾을 수 있다. genetests.org(NCBI, 2009)에서 병원 디렉토리를 참조하면 해당 지역의 유전전문가를 찾는 데 도움이 될 수 있다. 유전전문가에 의해 제공되는 서비스의 유형에 대한 자세한 정보는 16장에서 찾을 수 있다.

개인 정보에 대한 권리, 사전 동의 및 비밀유지와 같은 중요한 이슈는 유전자검사를 고려할 때 매우 중요하다. 이러한 이슈에 대해서는 17장에서 논의될 것이다.

요약

유전자검사는 보편화되고 있다. 유전자검사는 유전질환을 예측하거나 진단하는 데 임상적으로 도움이 되기 위해 사용되고 있다. 고급생식기술은 착상 전 유전진단의 과정에서 성별이나 유전적 특성에 대한 배아를 가리기 위하여 사용하고 있다. 유전자검사는 심지어 인터넷을 통해 소비자에게 직접 판매되고 있다. 많은 유전학전문가는 사람들이 유전적 전문지식을 가진 의료전문가로부터 상담을 받지 않고 유전자검사를 할 것이라고 우려하고 있다. 이는 필요하지 않거나 결과를 잘못 해석하는 결과를 초래할 수 있다. 유전자검사는 종종 우리에게 검사받는 사람뿐만 아니라 가족에 대해 뭔가를 이야기하기 때문에 가족 역학에 대한 부정적인 의미를 가질 수 있다. 유전자검사의 발전은 새롭고 도전적인 윤리적 딜레마를 발생시켰다.

핵심정리

- 유전자검사는 DNA, RNA, 염색체, 단백질 및 단백질 대사 산물을 분석하는 것이다.
- 임상유전테스트는 2,000개 이상의 다른 질병에 사용할 수 있다.
- 일부 유전자 변종은 반드시 질병의 원인이 되지는 않지만, 질병을 가진 많은 사람에게서 찾을 수 있다.
- 유전검사에 대한 최신 정보는 'www.geneteats.org'에서 찾을 수 있다.
- 유전자검사의 샘플은 많은 체액 또는 조직에서 얻을 수 있지만, 가장 일반적인 출처는 구강 면봉, 타액, 혈액이다.
- 예측유전자검사는 이 증상의 유전적 질병을 얻을 가능성이 얼마나 되는지를 찾는 데 사용된다.
- 보인자검사는 가족에게 유전질환이 있는 사람이 자신의 아이에게 질병을 전달할 수 있는지 확인하는 데 사용된다.
- 유전질환에 대한 보인자 빈도율(carrier frequencies)은 인구에 따라 다르다.
- 착상 전 유전진단은 주입에 영향을 받는 배아를 선별하고 선택하는 데 사용할 수 있다.
- 소비자에 대한 직접 유전자검사는 논란이 있다.
- 유전자검사에 대한 잠재적인 위험과 이익이 있다.
- 유전상담은 유전자검사를 하기 전에 필수적이다.

자가평가 문제

1. 변이를 찾아내기 위해 증상이 없는 사람의 DNA 서열을 검사하는 유전자검사로, 미래에 질환에 걸릴 가능성을 알아보는 검사는?
   a. 진단검사
   b. 소인검사
   c. 증상 전 예측검사
   d. 세포유전학검사

2. 건강한 커플이 그들의 아기에게 열성유전자가 전달될지를 알아보기 위해 가장 적절한 검사는?
   a. 융모막융모검사법을 통한 산전검사
   b. 양수천자를 통한 산전검사
   c. 보인자유전검사
   d. 다발성마커검사

3. 일평생 사는 동안 반드시 걸리는 질환을 확인하기 위해 시행되는 유전자검사의 유형은?
   a. 진단적검사
   b. 보인자검사
   c. 증상 전 예측검사
   d. 소인검사

4. 유방암 유전변이의 가족력을 가지고 있는 여성이 *BRCA1* 또는 *BRCA2* 변이에 대한 검사를 받았다. 그녀의 검사결과에 대한 적절한 설명은?
   a. 만약 그녀의 결과가 음성이라면, 그녀는 평생 유방암에 걸리지 않을 것이다.
   b. 만약 그녀의 결과가 음성이라면, 그녀는 일반인보다 유방암에 걸릴 위험이 낮다.
   c. 만약 그녀의 결과가 양성이라면, 그녀는 일생에 유방암에 확실히 걸릴 것이다.
   d. 만약 그녀의 결과가 양성이라면, 그녀는 일반인보다 유방암에 걸릴 위험이 매우 높을 것이다.

5. 유전자검사에 대한 옳은 설명은?
   a. 사람은 의사의 처방 없이는 유전자검사를 받을 수 없다.
   b. 유전상담은 유전자검사를 받기 전에 요구된다.
   c. 유전자검사는 저렴하고 재미있다.
   d. 많은 주에서 유전자검사는 개인에게 직접 권해지는(DTC) 광고를 하는 회사로부터 얻을 수 있다.

6. 임상 · 연구목적으로 유전자검사의 유용성에 대한 최신정보를 얻을 수 있는 곳은?
   a. http://genetictestsforyou.com
   b. www.genetests.org
   c. Your textbook
   d. 'genetic testing'을 인터넷 검색

사례 연구

당신의 환자인 Marge와 그녀의 남편은 겸상적혈구병(SCD)을 앓는 사람의 형제자매를 위한 자조모임에서 만났다. 그들은 아이를 갖기를 원하나 겸상적혈구병(SCD)을 가진 아이를 임신할까 봐 두려워하고 있다. 그들은 이러한 상황에서 착상 전 유전진단(PGD)에 대해 어떻게 생각하는지 질문할 것이다.

1. 착상 전 유전진단(PGD)은 그들에게 적절한 검사인가?
2. Marge는 출생 전 검사를 시행하기 위해 임신할 때까지 기다려야 하는가?
3. 착상 전 유전진단(PGD)에는 어떤 위험이 있는가?
4. 그들의 보인자상태를 결정하기 위해 사용할 수 있는 검사의 다른 종류에는 어떤 것이 있는가?

참고문헌

ACMG. ACMG Statement on direct-to-consumer genetic testing. Bethesda, MD: American College of Medical Genetics, 2008.

ASHG. (2007). ASHG statement on direct-to-consumer genetic testing in the United States. *American Journal of Human Genetics, 81*, 635 - 637.

Brody, J. E. (2009). Buyer beware of home DNA tests. *New York Times.*

GeneTests/University of Washington, Seattle, 1993 - 2010; www.genetests.org.

NCBI. (2009). GeneTests.org. Retrieved August 10, 2009, from www.ncbi.nlm.nih.gov/sites/GeneTests/?db=GeneTests.

NHGRI. (2006). Reproductive genetic testing. Retrieved August 6, 2009, from www.genome.gov/10004766.

NHGRI. (2010). Genome-wide association studies. Retrieved March 17, 2011, from www.genome.gov/20019523.

NNSGRC. (2009). National newborn screening professional resources. Retrieved August 5, 2009, from http://genes-r-us.uthscsa.edu/index.htm.

SACGHS. (2008). Report of the Secretary's Advisory Committee on Genetics, Health, and Society. Retrieved July 15, 2010, from http://oba.od.nih.gov/oba/SACGHS/reports/SACGHS_oversight_report.pdf.

Samani, N. J., Erdmann, J., et al. (2007). Genome-wide association analysis of coronary artery disease. *New England Journal of Medicine, 357*(5), 443 - 453.

자가평가 정답

1. b 2. c 3. c 4. d 5. d 6. b

CHAPTER 15

약물반응에서의 유전변이 사정

Assessing Genomic Variation in Drug Response

학습목표

1. 약물유전학과 관련된 유전적 용어를 사용한다.
2. 약물유전학의 목표를 확인한다.
3. 작용약물이 수용체와 결합할 때와 길항약물이 수용체에 결합할 때 약물 반응의 변이를 설명할 수 있다.
4. 약물반응의 대사저하(poor metabolizers), 막대한 대사(extensive metabolizers)와 초강력 대사(ultrametabolizers) 사이의 약물반응에 기대되는 결과를 비교할 수 있다.
5. 약물의 효과에 영향을 미치는 요인으로 특정 민족의 효과를 설명한다.
6. 고용량의 codeine 사용으로 통증의 경감을 경험하지 못하는 사람이 저용량의 morphine으로 통증이 완화되는 것에 대한 이유를 설명한다.
7. 유전자형이 왜 약물반응 예측에 대해 항상 정확하지는 않은지 이유를 설명한다.
8. 대사효소의 다른 수치에 관련된 특정 약물에 대한 반응의 변이에 대해 설명한다.

핵심 용어

흡수 Absorption

기대작용 Intended action

약동력 Pharmacokinetics

작용제 Agonist

대사 Metabolism

전구약물 Prodrug

길항제 Antagonist

최소유효농도 Minimum effective concentration(MEC)

수용체 Receptors

생체이용률 Bioavailability

약력학 Pharmacodynamics

부작용 Side effects

배설 Elimination

약물유전학 Pharmacogenetics

표적 Targets

장간순환 Enterohepatic circulation

약물유전체학 Pharmacogenomics

치료효과 Therapeutic effect

처음통과소실 First-pass loss

서론

약물유전학(pharmacogenetics) 또는 약물유전체학(pharmacogenomics)은 DNA 유전변이가 사람이 약물에 반응하는 방법에 어떻게 영향을 미치는지에 대해 연구하는 학문이다. 기술적으로 약물유전학은 단일유전자 변이의 영향을 의미하며, 약물유전체학은 유전체 전체의 효과(genome-wide effect)를 의미한다. 많은 사람이 약물유전학과 약물유전체학을 호환성 있게 사용하지만, 단일유전자는 독립적으로 작동하지 않는다. 우리는 단백질의 생산과 사용으로 이어지는 복잡한 경로에 대해 점점 더 많이 배우고 있어서 일반적으로 약물유전체학(PGx)이라는 용어를 선호한다.

약물유전학은 새로운 아이디어가 아니다. 사실 이 용어는 의사가 대사효소의 수준이 변화했기 때문에 사람이 다른 약물에 반응한다는 것을 발견한 후, 1950년대에 처음 사용되었다. 약물유전학은 새롭고 흥미로운 분야처럼 보이지만, 그것의 기초를 형성하는 아이디어는 아주 긴 시간 주위에 있었고, 약물 반응의 변화는 2000년보다 훨씬 전인 피타고라스에 의해 처음 작성되었다.

개인의 약물반응의 변화는 대사효소, 수송 및 수용체(그림 15-1)를 암호화하는 유전자의 다형성을 기반으로 한다. 이러한 차이에 대한 임상반응은 치료효과를 완전히 저하시키는 것부터 생명을 위협하는 부작용(ARDs)에 이르기까지 다양할 수 있다. 약물의 약 20%는 약물이 처음 판매될 때 알려지지 않은 부작용을 유발하고, 약물 유해 반응은 사망의 주요 원인 중 하나로 간주된다.

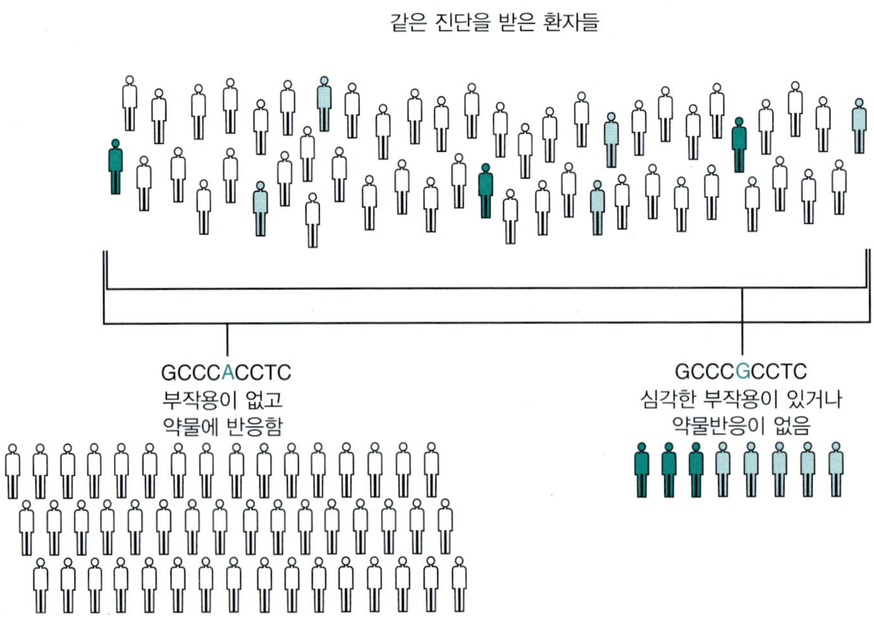

그림 15-1 약물활동과 대사에 대한 유전자 다형성의 영향

많은 것이 우리가 복용하는 약물을 사용해 우리 몸을 변화시킨다. 몇 가지 예로는 나이, 신체질량지수(BMI), 담배 또는 알코올 사용, 동반 질환 및 장기 기능 변화가 있다. 유전자의 다형성에는 사람에서 사람으로 전달되는 변이의 많은 부분을 설명하는 약물반응이 포함된다(표 15-1). 유전적 다형성은 비기능적 · 과도기능적 또는 단백질 부재로 이어질 수 있다. 표현형은 종종 약물반응의 변이에 대한 책임이 알려져 있는 유전 기초로 인식되었다. 환자에게 표준 복용량이 주어질 때 약물에 대한 독성 반응을 나타내는 경우, 이는 그 환자에게 약물 사용에 영향을 미치는 몇몇 변이나 알레르기가 있을 가능성이 있다는 것이다. 그러므로 약물 반응으로 이어질 생리학적 과정을 검토하는 것이 중요하다.

약물은 그 약물의 기대작용 또는 치료효과로서 하나 또는 하나 이상의 조직과 기관에서 기대되는 기능변화를 유발하기 위해 처방된다. 약물의 기대작용이 약물을 처방받은 환자에

표 15-1 약물 대사에 영향을 미치는 개인적 요인

항목	요인
신체적	효소에 있어서의 유전적 다형성은 약물의 대사와 배설에 영향을 미침*
	나이
	알부민과 프리알부민 수치
	심혈관계 기능
	질환
	발열
	성별
	위장계 활동
	면역 활동
	감염
	신장기능
	수유
	간기능
	임신
	정신적 상태
환경적	알코올 섭취
	기압 변화
	행동
	섭취 음식
	약물(치료적, 기분전환, 불법마약)
	운동 수준
	직업적 노출
	사계절의 변화
	태양에 노출
	스트레스
	흡연 여부
	몸무게 및 근육지방비율

*Degree of influence on personal variation of drug responses

게 발생할 것으로 예상되지만, 모든 환자에게 기대작용 또는 동일한 정도의 약물반응이 나타나는 것은 아니다. 환자의 약물반응에서의 변이는 약물의 표적과 약물대사에 영향을 미치는 개인적인 유전적 차이에서 비롯된다.

약력학

약력학(pharmacodynamics)은 약물에 의해 유발되는 신체반응이다. 이러한 반응에는 약물의 기대작용과 부작용 모두가 포함된다. 개인의 유전적 차이는 약물의 약력학에 영향을 미칠 수 있다.

모든 세포는 특정한 개인적 기능이나 적절한 전신 기능에 기여하는 활동을 해야 한다. 약물은 다른 세포 기능의 활동 수준을 변화시켜 약물반응을 유도한다. 어떤 조직이나 기관의 기능은 저하, 중단 또는 특정 약물에 대한 노출에 의해 증가될 수 있다. 많은 약물에서 어떠한 약물에 대한 작용기전은 일반적으로 세포 기능을 조절해 세포수용체와 약물의 상호작용을 일으킨다. 모든 약물이 수용체를 통해 기대작용을 발휘하지는 않지만 대부분은 수용체를 통해 기대작용을 발휘한다.

수용체와 기대작용

수용체(receptors)는 자연적으로 발생하는 물질이 세포의 기능을 결합하고 제어할 수 있는 세포 표면 또는 세포 내에 위치해 있다. 예를 들어 혈관 민무늬근육(평활근) 세포에 있는 β_1-아드레날린 수용체에 에피네프린 또는 노르에피네프린이 결합하면 민무늬근육 수축(세포의 기능적 활성 증가) 및 혈관 수축을 초래하는 내부 세포 반응이 일어난다. 노르에피네프린이 더 많이 결합하면 혈관은 강하게 수축하고, 노르에피네프린이 적게 결합하면 혈관은 더 이완된다. 이 경우 수용체가 제대로 활성화될 때, 세포기능(민무늬근육 수축)이 증가한다. 이 반응은 노르에피네프린이 수용체에 결합되어 남아있는 한 계속된다. 모든 약물은 자연적으로 발생하는 호르몬이나 약물과 같은 반응을 일으키는 세포의 수용체에 결합하는 작용제(agonist)로 알려져 있다(그림 15-2).

서로 다른 세포 유형은 동일한 물질에 다르게 반응할 것이다. 이러한 차이는 수용체의 유형과 관련이 있다. 예를 들어 세기관지 민무늬근육 β_2-아드레날린 수용체에 에피네프린이나 노르에피네프린이 결합할 때, 내부 세포의 반응은 민무늬근육 이완과 기도 확장을 일으킨다. 약물은 여전히 세기관지의 민무늬근육 세포기능이 근육이완을 통해 기도의 개방성을 유지하는 것을 돕기 때문에, 이 경우 작용물질로 기능한다. 이 물질은 동일하지만 세포반응은 수용체가 다르기 때문에 동일하지 않다.

세포의 기능을 자극하는 약물의 경우 세포의 수용체에 정확하고 단단하게 결합해야 한다. 이것은 기능적 적합성(functional fit) 또는 기능적 결합(functional binding)으로 알려져 있다. 일부 약물은 세포의 수용체에 부적절하게 결합되고 세포의 기능을 차단한다(비기능적 적합성, a nonfunctional fit). 이러한 약물은 작용물질(작용제)에 반대반응을 일으키

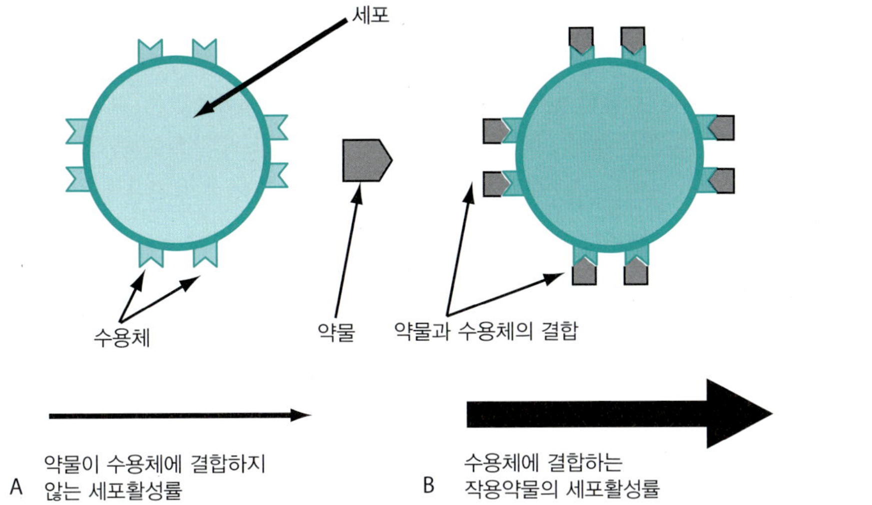

그림 15-2 세포의 활동 제어 수용체

고 작용물질(작용제)과 상호작용하는 수용체를 막아 기대되는 세포기능을 방해하는데, 이러한 약물을 길항제(antagonist)라 한다. 따라서 propranolol(Indral) 같은 β-아드레날린 길항제 약물(β-차단제)이 심장에 있는 $β_1$수용체와 결합하면 심장근육수축은 덜 활발해진다. 이러한 약물이 세기관지 민무늬근육 $β_2$수용체에 결합하면 근육이 수축되고 기도가 좁아진다. 대부분의 세포는 다른 방식으로 동일한 세포에 영향을 미칠 다른 약물을 허용하기 위해 하나 이상의 수용체를 가지고 있다.

약물과 결합할 수 있는 수용체를 가진 세포는 약물의 표적이 된다. 예를 들어 인슐린의 표적은 인슐린 수용체를 가진 세포이다. 인슐린이 인슐린 수용체에 결합할 때, 세포막은 혈액 내의 포도당을 세포 안으로 들여보내기 위해 포도당에 대한 투과성이 높아진다. 이 작용은 혈당을 감소시킨다. 모르핀(아편)의 표적은 통증 인식을 담당하는 뇌의 신경세포의 수용체이다. 이러한 세포는 아편 수용체를 가지고 있으며, 모르핀이 수용체에 결합하게 되면 사람의 통증 지각이 감소한다. 이 반응은 더 많은 아편 수용체가 존재하는 경우와 약물이 그들에게 단단히 결합된 상태로 유지될 때 강화된다. 예를 들어 통증 조절을 위한 하이드로모르핀(Dilaudid)은 아편 수용체에 보다 긴밀하게 결합해 모르핀보다 더 길게 유지되는 아편 작용체(작용물질)이다. 그 결과 하이드로모르핀은 모르핀보다 낮은 복용량에 큰 진통효과를 줄 수 있다.

수용체 세포의 수는 약물기대작용에 영향을 미치는 개개인마다 다를 수 있다. 예를 들어 심장근육세포당 5,000 β-아드레날린 수용체를 가진 사람이 있는 반면 어떤 사람은 심장근육세포당 100,000 β-아드레날린 수용체를 가질 수 있다. 수용체를 많이 가진 사람은 수용체의 작용체(작용물질)에 더 큰 반응을 나타낼 것이고 수용체에 대한 길항제에는 적은 반응을 나타낼 것이다. 유전자 또는 수용체로부터의 코딩 유전자 변이는 한 사람에서 다른 수용체 수의 차이에 영향을 미치는 하나의 요인이다.

수용체와 부작용

완벽한 약물은 그것의 표적에만 효과를 나타내고 약물기대작용만을 나타낸다. 약물은 완전하지 않고, 모든 약물에는 약물의 기대작용뿐만 아니라 부작용도 있다. 부작용은 약물 기대작용의 주목적이 아니다. 약물을 복용하는 모든 사람에게 부작용이 나타날 것이라고는 보지 않지만 약물의 작용기전에 반응하면서 부작용은 나타날 수 있다. 예를 들어 천식으로 흡인 흡입용 β-아드레날린 작용제(작용물질) 같은 약물을 사용하는 사람은 세기관지 민무늬근육확장이라는 약물의 기대작용으로 천식증상을 감소시킬 수 있다. 그러나 이 약물을 복용하는 사람의 다른 조직에도 β-아드레날린 수용체가 존재하기 때문에 약물의 부작용이 나타날 수 있다. 이 약물을 복용하는 거의 모든 사람은 심박동수 증가와 혈압이 상승되는 부작용을 경험하게 될 것이다. 이러한 부작용은 환자를 불편하게 할 수 있으며, 특정 약물을 피하기 위해 선택하는 환자에게서 발생할 수 있다. Albuterol의 추가적인 부작용으로는 피부발진, 입술 · 혀 · 안면의 부종, 불규칙한 심박동수, 흉통의 발생, 실신할 것 같은 느낌 등이 있다. 이러한 부작용은 일반적인 부작용은 아니며, 약물에 개인적인 민감성이 증가하는 유전적 변이와 관련성이 있고, 이 경우 일반적인 표준 복용량에서도 위와 같은 부작용이 드물게 나타날 수 있다.

알려진 부작용이 환자에게서 악화된 수준으로 발생하고 일반적이지 않은 반응이 발생할 때 이러한 반응을 특이체질반응(idiosyncratic response)이라고 한다. 유전적 차이가 약물에 대한 개인적 민감도 증가와 특이체질반응의 결과를 유도할 수 있다. 예를 들어 2일 이상 아편 진통제를 복용할 때 거의 모든 사람이 어느 정도 변비증상이 나타난다. 더 심한 변비를 가진 사람은 쉽게 변비증상이 발생하는 경향이 있다. 일부 사람은 아편 진통제를 복용한 결과 마비성 장 폐색으로 진전될 수 있다. 일부 특이체질반응은 약물의 작용기전과 관련이 없을 수 있으며, 이것은 환자의 개인 특성으로 인한 기대되지 않은 효과이다. 예를 들어 탈수소효소(G6PD)의 효소결핍증에 대한 유전적 변이를 가진 사람은 말라리아를 예방하기 위해 primaquine을 복용할 때 용혈성 빈혈을 일으킬 수 있다.

약동학

대부분의 약물은 그들의 기대작용을 나타내기 위해 체내로 들어가야 한다. 우선, 인체 내 약물은 서로 다른 체액 구획에 분배된다. 다양한 세포와 접촉한 결과 약물은 이러한 세포의 일부를 변화시킨다. 약물이 신체에 하나 또는 그 이상의 효과를 나타내는 동시에 신체 세포는 약물의 화학적 성질에 영향을 미친다. 약물의 물리 · 화학적 성질을 변화시키는 신체 활동은 약동학의 과정으로 알려져 있다. 왜냐하면 약물은 신체에서 '이물질'이며, 약동학에 관련된 대부분의 과정은 결과적으로 약물의 배출을 준비하는 것에 초점을 맞추고 있다. 이 과정에는 약물흡수, 약물대사, 약물배출이 있다.

대부분의 약물은 신체 조직과 장기에 영향을 미치기 때문에 약물은 우선 신체에 들어간

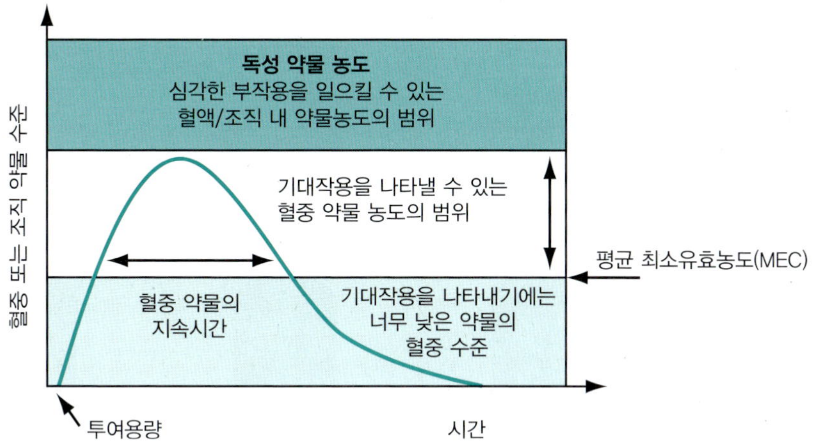

그림 15-3 기대작용에 필요한 혈액이나 조직에서 약물의 최소유효농도(MEC)

후 표적에 도달할 수 있도록 혈류에 들어가야 한다. 기대작용을 발휘하기 위해 약물은 표적조직 또는 혈액에 일정한 정도의 높은 수준으로 도달하여 그 수준을 유지해야 한다. 기대작용을 나타내기 위해 필요한 혈액이나 조직 내의 최소약물농도 수준을 평균 최소유효농도(MEC)라고 한다(그림 15-3). 만약 약물이 흡수되는 것보다 더 빨리 배설되는 경우, 혈액 또는 조직 약물 수준은 기대작용을 생성하기에 충분하지 않을 것이다. 약이 흡수되는 것보다 더 천천히 배설되는 경우, 약물이 혈액이나 조직 수준의 독성 농도에 도달하고 이로 인하여 심각한 이상 반응이 발생할 수 있다. 독성작용이 없는 기대작용을 발휘하기 위한 약물의 경우 혈중 약물 농도는 '항정상태 약물'로 알려진 상태로, 약물의 배설과 약물의 흡수가 균형을 가지고 최소유효농도에서 유지되어야 한다(그림 15-4).

비록 평균 최소유효농도는 모든 승인된 약물에 대해 계산되었더라도 약물흡수 약물 대사, 약물배설의 유전적 변이는 '평균 최소유효농도(MEC)'로부터 매우 다른 한 사람의 특정 약물에 대한 최소유효농도를 만들 수 있다(유전적 차이와 더불어 최소유효농도에 영향을 미치는 요인으로는 나이, 일반적인 건강상태, 장기건강, 추가 약물의 복용, 음식, 알코올, 허브 물질의 섭취 등이 있다).

약물흡수

약물흡수는 투여 경로에서 혈류로 약물이 진입하는 것을 말한다. 투여방법과 관계없이 혈류에 정확하게 도달한 약물의 투여량이 생체이용률이다. 투여된 약물의 전체 용량이 혈류에 도달한 경우 생체이용률은 100%이다. 약물 투여량의 일부만이 혈류에 도달한 경우, 약물의 생체 이용률은 100% 이하이다. 약물은 경피적 경로(피부 또는 점막을 통해), 장내경로(위장 경로를 통해) 및 비경구 경로(혈류주입, 피하조직, 또는 근육을 통해)에 의해 투여될 수 있다.

약물이 정맥 또는 동맥 내 투여되는 경우에는 즉각적인 생체이용률이 항상 100%이다. 그러나 대부분의 다른 방법은 투여량보다 생체이용률이 낮은 상태로 혈류에 흡수된다. 최소

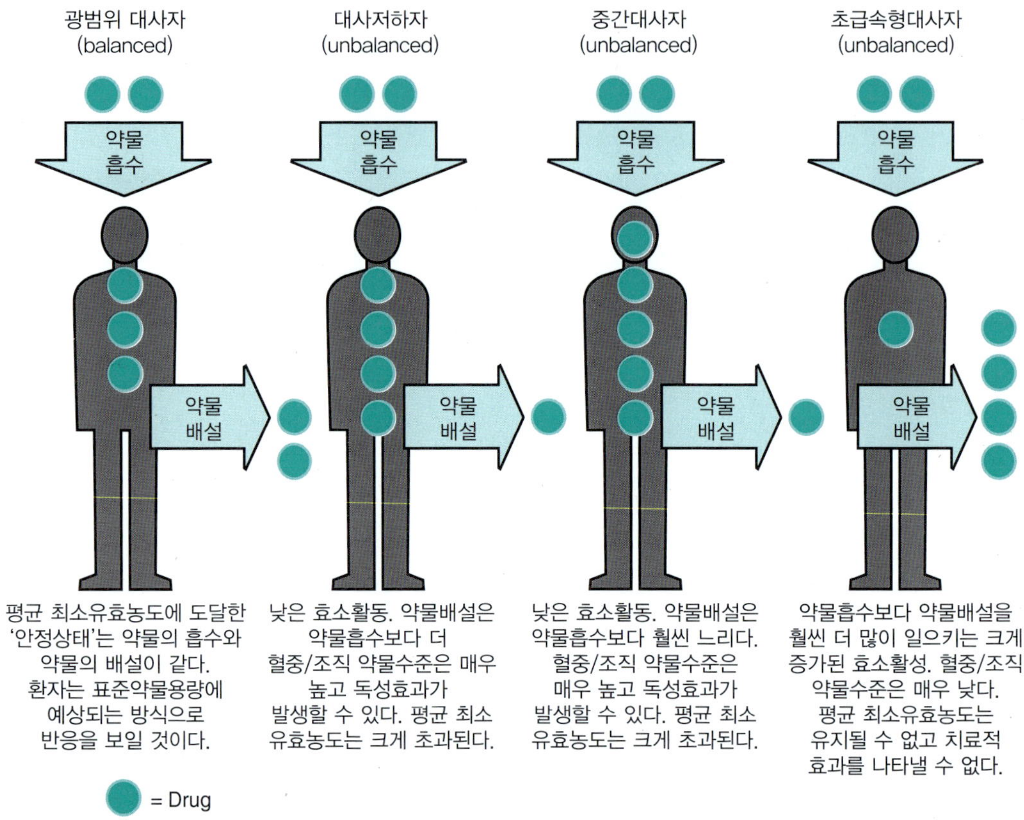

그림 15-4 혈액/조직 약물수준에 대한 비교는 약물대사 및 배설을 책임지는 담당 효소의 활성에 의해 영향을 받는다.

한의 예측 가능한 생체이용률과 유전적 변이에 의해 가장 높은 영향을 미치는 약물투여방법은 약물 진입에 대한 가장 일반적인 경로인 장내경로이다.

장내약물은 액체, 정제 또는 캡슐로 삼키고 혈류를 통해 위장관의 어느 곳에나 흡수된다(장내경로에는 구강점막을 통해 직접적으로 혈류에 흡수되는 약물이 포함되지 않는다). 약물을 삼킨 후 약물은 위산, 효소 및 다른 분비물에 의해 작용한다. 단지 몇 가지 약물만 위장에서 직접 혈류로 흡수된다. 개개인의 위장분비물은 사람마다 약물의 위처리 과정이 독특한 것을 의미하며, 이것은 위장분비물의 양도 개인마다 독특하다는 것이다. 위를 떠난 후 대부분의 장내약물은 혈류로 흡수되기 전에 특히 용해 같은 추가 처리과정을 거쳐 작은창자에 들어간다. 이 처리는 기계적 혼합 및 약물에 대한 각종 효소 작용의 결과이다. 또한 개개인의 장내 효소 농도는 개인마다 다르다. 작은창자의 안쪽 조직은 약물 흡수의 주요 부위이다. 장에 있는 약이 부실하게 흡수되면, 약물은 대변에 남아 약물의 기대작용을 발휘하지 않고 배설된다.

정맥혈로 작은창자를 통해 흡수된 약물은 하대정맥을 통해 심장으로 들어오기 전에 빠르게 간으로 노출되며, 그 약물은 순환계를 통해 분산된다. 장간순환으로 알려진 순환우회는 전신순환에 들어가기 전 간순환과 간문맥으로 구강의 후반부, 식도, 위, 장, 직장의 위쪽 부분에서 흡수된 정맥혈이 간으로 되돌아간 것이다. 결과적으로 간은 표적 조직 또는 기관에 도달하기 전에 위장관에서 흡수 약물을 대사할 수 있는 기회를 갖는다. 이러한 순환우회는 음식물이 위장관계에 들어간 후 영양소에 남아있는 미생물을 제거하는 것을 간이 도와준다. 약물의 장내흡수를 변화시키는 비유전적 요소로는 장 병리학과 추가적인 약물, 음식 그리고 약물에 동시에 존재하는 경로에서의 허브 물질 등이 있다.

약물대사

약물은 대사를 통해 약을 처리하는 정상적인 반응을 일으키는 신체에 외부 화학물질로 간주된다. 대사는 약물의 화학적 형태, 크기, 함량 및 작용을 변화시키는 체내 화학적 반응이다. 간 효소 시스템, 특히 효소 시스템 시토크롬 P450('sip'으로 발음되는 CYP)은 신진대사에 가장 많은 영향을 미친다. 이 효소는 순환하는 다양한 신체조직에 결합된 백혈구에 존재한다. 또한 콩팥위샘(부신), 폐, 신장, 장 점막, 피부 등의 몇 가지 다른 장기도 약물 대사에 참여할 수 있는 효소를 가지고 있다.

효소 시토크롬 P450 시스템은 현재 51개의 주된 유전자와 아과 유전자 수백 개로 구성되어 있는 것으로 알려진 유전자군에 의해 코딩된다. 각 시토크롬 P450 유전자 이름은 시토크롬 P450 유전자 군의 일부임을 나타내는 CYP로 시작된다. 유전자 이름은 주요 유전자 가족과 유전자 특정 아과를 대표하는 문자 내 특정 그룹으로의 할당을 나타내는 번호가 있다. 이름의 마지막 숫자는 아과 내에서 특정 유전자에 대한 유전자의 할당을 나타낸다. 예를 들어 그룹 2, 아과의 D, 유전자 6에 있는 시토크롬 P450 유전자는 CYP2D6(NIH, 2011)으로 기록된다. 이 유전자는 크고, 그들의 정확한 서열에 많은 변이가 있다. 이러한 변이는 약간의 유전자와 유전물질을 더 활동적으로 만들고 다른 것은 '평균'보다 덜 활동적이게 만든다. 효소의 이 그룹은 약물대사에 매우 중요하다. 이 효소는 여러 가지 신체 부위에 존재하지만 간은 그중 가장 높은 농도를 가지고 있으며, 약물 대사가 가장 활성화되어 있는 조직이다.

약물을 대사하는 것은 일반적으로 불활성화와 배설을 위해 준비하는 것으로 간주된다. 이것은 대개 사실이지만 그 대사는 다단계 작업이고, 일부 단계가 실제로 약물을 활성화할 뿐만 아니라 불활성화할 수도 있다는 것이 중요하다.

약물대사의 첫 번째 단계는 효소가 원래 약물에 특정 그룹을 추가하는 일이며(모 화합물, 이것이 신체 내로 들어왔을 때 약물의 실제적인 화학적 조성), 이는 일반적으로 약물이 음전하를 나타내게 한다. 이러한 그룹으로는 하이드록실기 그룹(OH), 아민 또는 아미드기(NH) 및 술프하이드릴기 그룹(SH)이 있다. 반응은 약물에 존재하는 산소 또는 수소의 양을 변화시킬 수 있다. 이러한 변화는 신체의 단백질과 DNA에 더 쉽게 결합할 수 있는 약물 대사산물을 형성한다. 대사산물은 활성 또는 불활성화될 수 있고, 대사산물이 몸에서 더 쉽게 배설되도록 더 많은 신진대사를 거칠 수 있다.

약물이 활성모화합물로서 신체 내에 들어가면 이는 본 형태의 기대작용을 발휘하도록 구성할 수 있고, 첫 번째 단계의 대사 형태는 비활성 대사를 한다. 예를 들어 지질농도를 낮추는 약물인 flurastatin(Lescol)을 삼켰을 때 약물은 이미 활성화한다. 약물은 빠르게 위장에서 흡수되어 그 시점에서 혈류로 들어간다. 약물이 CYP 효소 중 하나에 의해 대사될 때, 약물은 불활성화되고 배설을 위해 준비를 한다. 한편, 지질저하 약물인 atorvastatin(Lipitor)은 전구약물(prodrug)인데, 그것은 비활성모화합물로 섭취되고, 이러한 형태에서 기대작용을 발휘할 수 없는 전구약물이다. atorvastatin이 CYP 효소 중 하나에 의해 대사되는 경우, 5개의 분리 활성 약물 대사산물은 각각 혈중지질농도를 낮춘다. 따라서 이 경우, 첫 번째 단계 대사는 배설을 준비하기보다는 약물을 활성화한다. 이러한 활성 대사산물이 제거될 때 그들은 두 번째 대사단계에 들어가며 신장을 통해 소변으로 또는 장관계를 통해 그들의 배설을 위해 현재-활성 약물대사에 물질을 추가하는 화학적 구조를 변경하는 제2단계 대사를 거쳐야 한다(이러한 물질에는 글루쿠론산, 황산, 아세트산, 아미드 그룹 및 메틸 그룹을 포함한다).

CYP 효소의 다양성 및 활동은 그들의 유전자 서열에 의해 영향을 받기 때문에 사람 마다 약이 얼마나 잘 작용하는지에는 차이가 있다. 예를 들어 opioid 약물 codeine은 종종 통증 완화를 위해 제공된다. codeine은 전구약물이며, 통증의 인지를 변화시키기 위해 특정 효소 CYP2D6에 의해 첫 번째 대사 단계를 거쳐야 한다. 이 단계를 거침으로써 codeine은 opioid 수용체와 결합할 수 있고 통증의 인식을 줄일 수 있는 morphine으로 변환된다. CYP2D6의 결핍 또는 활성화를 줄이는 유전자 변이가 있는 사람의 경우, codeine이 morphine으로 변환되지 않으므로 약물로 인한 통증완화를 경험할 수 없다(그러나 morphine을 투약받는 경우 통증이 완화된다). 다른 효소(CYP2D6가 아닌)는 배설을 위한 두 번째 단계 morphine 대사에 대한 책임이 있다(그림 15-5).

다른 대사 효소의 활성화에서 변이는 약물에 대한 환자의 반응과 약물의 기대작용에 영향을 미친다. 만약 배설을 위해 준비한 morphine의 효소가 정상 수준보다 더 높은 수준의 환자라면 그 환자는 통증완화의 적정 수준을 유지하기 위해 morphine의 용량이 더 많이, 더 자주 필요할 것이다. 반면, 사람이 배설을 위해 준비한 morphine의 효소가 정상 수준보다 더 적은 수준이라면 morphine을 투여했을 때 더 오랜 시간 활성화 상태를 유지할 것이다. 이는 morphine의 통증완화 효과를 높이지만, 약물의 부작용을 증가시킬 수 있다.

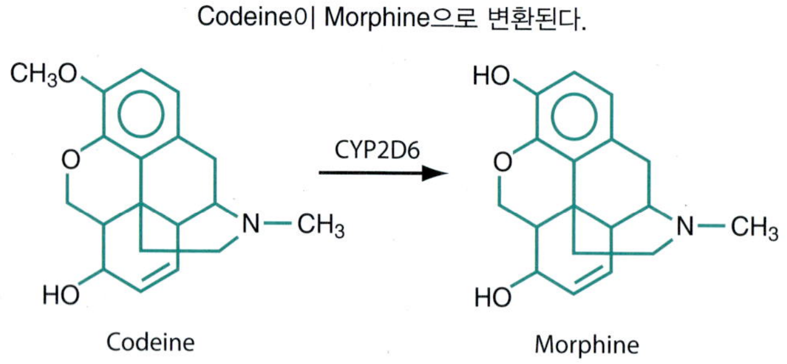

그림 15-5 codeine에서 morphine으로의 효소전환(생물전환)

배설

배설은 몸에서 약물이 불활성화되거나 몸에서부터 최종 제거되는 것을 말한다. 약물이 대사에 의해 배설이 준비된 후 많은 조직과 장기에서 어느 정도 약물을 배설하지만, 가장 활동적인 제거 경로는 위장관, 신장, 폐이다. 약물은 대변, 소변, 호흡, 땀, 눈물, 침, 모유, 정액으로 배출될 수 있다.

배설을 위해 간에서 대사된 약물은 위장관이나 혈액으로 보내지고 배설을 위해 신장으로 보내진다. 결과적으로 심지어는 비경구 약물도 위장관을 통해 제거될 수 있다. 약물을 경구로 투여하면 약물의 일부는 간에서 매우 빠르게 대사되고 신속히 신체로부터 제거된다. 이렇게 빠른 불활성화 및 장내 약물의 제거를 일차통과손실(first-pass loss)이라고 부른다.

일부 약물에서 일차통과손실(first-pass loss)이 너무 지나치면 약물의 경장형태는 실질적으로 기대작용이 거의 없을 수 있다. 예를 들어 니트로글리세린은 일차통과손실(first-pass loss)이 약 95%이다. 이것은 약물이 경구로 투여된 경우, 단지 5%만 생물학적 및 기대작용(관상동맥의 확장)을 발휘할 수 있다는 것을 의미한다. 이 약의 일차통과손실(first-pass loss)을 방지하기 위해 니트로글리세린은 설하(혀 아래), 스프레이, 정제로 투여한다. 니트로글리세린을 설하로 투여하는 이유는 혀의 앞쪽 아래 혈관이 장간순환의 일부가 아니어서 정맥혈은 전신순환에 들어가기 전에 간을 통하지 않고 여기로부터 배액되기 때문이다.

혈액에 용해된 작은 약물은 소변을 통해 배설될 수 있다. 약물은 소변의 색이나 냄새를 바꿀 수 있다(소변 검사는 몇몇 불법 약물 존재를 확인하는 정확한 방법이다).

작고 쉽게 기화되는(가스가 되는) 약물은 호기와 폐에 의해 대사 및 제거된다(음주 검사는 혈중알코올농도를 확인하는 정확한 방법이다).

유전자/유전체(게놈) 변이

사람은 대사 효소 활성의 변화에 따라 그룹화할 수 있다. 어떤 사람은 '대사저하 환자(poor metabolizers)'로 간주된다. 그들은 특정 효소 활동을 적게 가지고 있고 특정 효소에 의한 처리과정에서 요구되는 활성화 약물을 처리하는 데 어려움이 있다. 그들은 표준 복용량을 투여 받아도 높은 혈중약물농도, 약물의 부작용이나 독성이 발생할 가능성이 높다. 어떤 사람은 '중간 대사자(intermediate metabolizers)'로 간주된다. 그들은 낮은 효소활성을 가지고 있어 약물을 제거하는 데 더 어려움을 겪는다. 대부분의 사람은 '광범위한 대사자(extensive metabolizers)'이고 그들은 표준 복용량을 복용했을 때 기대한 방법으로 반응하는 경향이 있다.

'매우 빠른 대사자(ultrarapid metabolizers)'는 대개 보통의 사람보다 과다 활성되는 유전자코딩(변이) 복제를 가지고 있다. 그들은 효소의 활성을 크게 증가시켜 활성약물을 매우 빠르게 제거한다. 이로 인하여 표준용량이 제공될 때 치료효과가 없거나 적게 나타나는 결과를 보일 수 있다(그림 15-4). 예를 들어 삼환계 항우울제(활성약물)는 CYP2D6 효소에 의해 대사된다. 대사저하자로 만드는 CYP2D6 효소의 유전자 코딩에 변이를 가진 사람은 독성혈장농도를 보일 것이고, 구강건조, 저혈압, 진정상태, 진전, 심지어 심장독성과 같은 부작용을 보일 것이다. 매우 빠른 대사자의 경우에는 예상되는 치료 효과나 부작용 중 어떤 것도 발생하지 않을 것이다.

약물을 사용하기 전에 생체 내 변화가 필요한 전구약물(prodrug)을 투여하는 경우(예를 들어 치료 효과를 나타내기 위하여 morphine으로 전환되어야 하는 codeine을 투여한 경우), 상황은 매우 다르다.

morphine의 약물을 효과적으로 전환할 수 없어 codeine을 투여받는 CYP2D6 대사저하 환자(poor metabolizers)는 morphine의 혈장농도가 없거나 매우 낮을 것이고 무통각도 없고 변비도 없을 것이다. 매우 빠른 대사자는 morphine에서 codeine으로의 변환이 매우 신속하고 효율적으로 되어 심한 복통, 변비, 호흡저하가 발생할 수 있다.

많은 효소가 투여된 약물의 대사에 관여하고 약물은 거의 한 가지만 사용되지 않는다는 것이 중요하다. CYP2D6 효소에 의해 대사되는 약물의 목록이 있다(quinidine, fluoxetine, propanolol 등). 효소에 의해 대사되는 두 가지의 약물을 투여할 때 효소의 양을 정하는 것은 그 활동성이 양쪽 약물 대사율을 감소시키는 두 약물에 영향을 미치는 것을 의미한다. 효소의 정상적인 양은 어느 약물 하나도 완전히 대사하기에 불충분하다. 따라서 이러한 약물을 함께 투여하는 것은 약물이 완전히 대사되는 것이 아니기 때문에 시스템 내에서 활성상태로 더 오래 고농도로 남아있을 것이다.

약물이 함께 투여되는 경우 억제제로서 일하는 CYP2D6에 의해 대사되지 않는다. CYP2D6에 의해 대사되는 다른 약물과 함께 억제제를 복용하는 경우 유전적으로 다양한 대사자의 이상 반응이 발생할 수 있다(표 15-2). 많은 약물이 CYP2D6의 활성을 억제하는 동안, 그것의 활동을 유도 또는 증가하는 약물은 없다. CYP450 효소기질, 억제제 및 유도제에 대한 정보 업데이트는 임상약리학의 인디애나 대학 부서에서 이용할 수 있다(htty://medicine. iupui.edu/clinpharm/ddis/ClinicalTable.asp; 표 15-3 및 15-4 참조).

CYP450 효소는 많은 약물대사와 관련이 있다. *CYP2*군에는 최근 빈번하게 처방되는 약물 약 50%의 대사에 필요한 효소를 코드하는 16 유전자가 포함되어 있다. *CYP3*군은 단지 4 유전자만 포함되어 있지만, CYP3 효소는 빈번하게 처방되는 120가지 약물을 대사한다(표 15-2).

CYP2D6 효소는 단독으로 많은 β-차단제, 항부정맥제, 항우울제, 항정신병 약물, 아편 등을 포함한 처방 의약품의 대사 25~30%를 책임지고 있다. 대사저하자, 광범위한 대사자와 매우 빠른 대사자의 비율은 그들 개인 조상의 지리적 근원과 개인적인 유전자 변화에 따라 다양하다. 예를 들어 적은 CYP2D6 효소 대사는 유럽계 미국인의 10~5%에서 볼 수 있지만, 아프리카계 미국인의 경우에는 단 2~4%뿐이다. 다른 민족을 보면 차이가 크다. 중국인의 경우 약 0.7%만이 대사저하자이지만 남아프리카의 경우 19%에 달한다. 매우 빠른 대사자 비율도 역시 폭넓은 변화가 있다. 아프리카계 미국인과 유럽계 미국인의 경우 약 2%가 매우 빠른 대사자이지만, 사우디아라비아의 경우 20%와 지리적으로 에티오피아에 가까운

표 15-2 임상적으로 관련되 선택된 CYP450 기질

CYP2C9	CYP2C19	CYP2D6	CYP3A4,5,7
비스테로이드성 항염제	**위산 억제제**	**β-차단제**	**마크로라이드계 항생제**
Diclofenac	Lansoprazole	S-metoprolol	Clarithromycin
Ibuprofen	Omeprazole2	Propafenone	Erythromycin2(not 3A5)
Piroxicam	Pantoprazole	Timolol	NOT azithromycin
경구용 혈당 강하제	Rabeprazole	**항우울제**	Telithromycin
Glipizide	**항경련제**	Amitriptyline	**항부정맥제**
Tolbutamide	Diazepam	Clomipramine	Quinidine→3-OH(not 3A5)
안지오텐신 II 차단제	Phenobarbitone	Desipramine	**Benzodiazepines**
Losartan	Phenytoin	Imipramine	Alprazolam
Irbesartan	**기타**	Paroxetine	Diazepam→3OH
기타	Amitriptyline	**항정신병제**	Midazolam1
Celecoxib	Clomipramine	Haloperidol	Triazolam2
Fluvastatin	Clopidogrel	Risperidone	**면역조절제**
Naproxen	Cyclophosphamide	Thioridazine	Cyclosporine
Phenytoin	Progesterone	**기타**	Tacrolimus (FK506)
Rosiglitazone		Aripiprazole	**HIV 항바이러스제**
Sulfamethoxazole		Codeine	Indinavir
Tamoxifen		Dextromethorphan1	Ritonavir
Tolbutamide		Duloxetine	Saquinavir
Torsemide		Flecainide	**위장운동촉진제**
Warfarin		Mexiletine	Cisapride
		Ondansetron	**항히스타민제**
		Tamoxifen	Astemizole
		Tramadol	Chlorpheniramine
			칼슘채널차단제
			Amlodipine
			Diltiazem
			Felodipine
			Nifedipine2
			Nisoldipine
			Nitrendipine
			Verapamil
			하이드로옥시메틸글루타릴 CoA 환원효소억제제
			Atorvastatin
			Lovastatin
			NOT pravastatin
			NOT rosuvastatin
			Simvastatin
			기타
			Aripiprazole
			Buspirone
			Gleevec
			Haloperidol
			Methadone
			Pimozide
			Quinine
			Sildenafil
			Tamoxifen
			Trazodone
			Vincristine

From http://medicine.iupui.edu/clinpharm/ddis/ClinicalTable.asp.

표 15-3 CYP450 효소 억제제의 일부

CYP2C9	CYP2C19	CYP2D6	CYP3A4,5,7
Fluconazole	Ketoconazole	Bupropion	Indinavir
Amiodarone	Omeprazole Fluoxetine	Fluoxetine	Nelfinavir
		Paroxetine	Ritonavir
		Quinidine	Clarithromycin
		Duloxetine Amiodarone	Itraconazole
		Cimetidine	Ketoconazole
			Nefazodone
			Erythromycin
			Grapefruit juice Verapamil
			Diltiazem

Adapted from http://medicine.iupui.edu/clinpharm/ddis/ClinicalTable.asp.

표 15-4 CYP450 효소 중 일부 유도제

CYP2C9	CYP2C19	CYP2D6	CYP3A4,5,7
Rifampin	–	–	Carbamazepine
Secobarbital			Phenobarbital2
			Phenytoin2
			Pioglitazone
			Rifabutin
			Rifampin1
			St. John's wort
			Troglitazone1

Adapted from http://medicine.iupui.edu/clinpharm/ddis/ClinicalTable.asp.

표 15-5 CYP2D6 표현형의 예상되는 인종별 분포

표현형	CYP2D6	예상되는 인종별 분포
느린 대사자	없음	Caucasians, 6~10% Mexican Americans, 3~6% African Americans, 2~5% Asians, 1%
중간 대사자	부족	Not established
빠른 대사자	정상	Most people
매우 빠른 대사자	과다	Finns and Danes, 1% European Americans, 4% Greeks, 10% Portuguese, 10% Saudis, 20% Ethiopians, 30%

Adapted from: www.pharmacytimes.com/issue/pharmacy/2008/2008-7/2008-0.

사람의 경우 매우 빠른 대사자의 비율은 30%이다.

미국은 인종과 민족이 상당히 혼합되어 인종적으로 다양한 나라이다. 주어진 수는 한 지리적 지역으로부터 오는 조상에게 적용할 수 있지만, 그들은 특정 환자에 대한 적절한 용량 선택을 신뢰할 수 없다('약물 반응에 대한 유전자검사' 부분 참조).

약물 유전체학의 임상 적용

유전체학(PGx)은 환자에게 가장 적절한 약물용량을 예측하는 데 도움을 주며, 다양한 방법으로 임상에서 사용된다. 화학요법제의 6-mercaptopurine(6MP)의 약물교대변화를 유전검사결과에 기초하여 만들 수 있다. 그러나 그것은 검사할 수 있는 환자의 유전체에 불과하다. 예를 들어 PGx 검사의 경우 몇 가지 임상 응용 프로그램은 종양이나 바이러스의 유전체 변화를 기준으로 한다. 종양세포의 유전자검사는 질병의 하위 집합을 치료하도록 설계된 표적치료의 개발을 유도하였다. 예를 들면 만성골수성백혈병을 위한 imatinib(Gleevec), 폐암 치료를 위한 erlotinib(Tarceva) 및 *Her2-neu*가 양성인 유방암에 대한 trastuzumab(Herceptin) 등이 있다. 바이러스 유전체의 테스트는 바이러스의 약제 내성에 기초하여 HIV 감염에 대한 최선의 치료법을 선택하는 데 도움이 되었다.

약물용량이 지극히 개인적이고 생명을 위협하는 반응을 나타낼 때 그것에 대단한 영향을 미치는 유전체학은 우리의 공통 관심사이다. 항응고제 약물인 warfarin(Coumadin)은 이러한 약물이다. 효소 CYP2C9의 유전자 코딩에 다형성을 가진 사람은 안정적인 용량을 투여받아도 INR 위험이 증가되고, 과거의 출혈보다 생명을 위협하는 더 심각한 출혈에 빠질 수 있으나 와파린을 사용하는 사람의 어떤 부분에 작용하는 다른 단백질이 있다.

비타민 K 에폭사이드 리덕타아제 복합체 1(*VKORC1*)은 warfarin 표적 유전자이며, 이 유전자 산물을 코딩하는 유전자 서열의 변이는 warfarin에 대한 내성을 초래했다. VKORC1 효소는 비타민 K에 의존하는 응고인자 합성과 함께 보조하는 내인성 비타민 K를 재활용한다. VKORC1 효소의 유전자 코딩에서 *VKORC1*의 일반적인 다형성은 warfarin 같은 비타민 K 길항제에 반응하는 용량에 영향을 미치는 것으로 밝혀졌다. warfarin 복용량 유전자검사는 주요 의료센터 또는 유전자검사를 제공하는 인터넷 회사에서 50~500달러에 받을 수 있다.

2007년 미국식품의약국(FDA)은 warfarin 라벨에 주의를 표시하였고 유전적 변이를 가진 사람은 낮은 용량으로 약물투여를 시작하도록 의사에게 다시 한 번 알려주었다. 그러나 미국의료제도(Medicare)는 warfarin 반응 유전자검사에 대한 비용지불을 거절하였는데, 이는 최근에 처방된 warfarin과 비교하여 환자에게 유전자검사에 대한 더 나은 결과에 대한 근거자료가 부족하기 때문이다. 그래서 환자의 연령, 체중, 장기의 기능 등에 기초하고 INR 검사 결과 등에 기반을 두어 약물을 조정하는 표준 절차가 비용면에서 더 효과적인 것으로 여겨진다.

*CYP3A*군은 대부분의 칼슘채널차단제, benzodiazepine, statin과 acetaminophen

을 포함하는 약물의 약 50%의 대사에 관여한다. *CYP3A* 효소의 억제제는 자몽주스, ketoconazole, cimetidine, erythromycin에 포함되어 있다. *CYP3A* 효소에 의해 대사속도를 가속시키는 약물은 St. John's wort, rifampin 및 ritonavir이 있다. 유전체학의 적용에 있어서 도전 중 하나는 일관성 있는 유전자형 · 표현형 일치도를 보여주지 못한 몇몇 효소군(*CYP3A* 등) 연구이다. 즉, 우리는 유전자검사에 따라 임상 반응을 예측할 수 없었다.

간 효소 N-아세틸트랜스퍼라제(NAT) II 단계가 일부 약물의 대사에 필요하다. NAT는 아세틸화 과정에서 약물로 아세틸 그룹을 추가한다. sulfamethoxazol, hydralazine, procainamide, isoniazid, caffeine은 모두 배설을 촉진하기 위해 아세틸화가 필요하다. 사람은 아세틸화를 수행할 수 있는 능력에 따라 두 가지로 분류할 수 있다. 빠른 아세틸레이터(acetylators)는 CYP450효소 시스템의 대사가 매우 빨리되는 대사자와 비슷하다. 그들은 아세틸화가 필요한 약물의 더 고용량과 빈번한 투여가 필요한 경향이 있지만, 효율적으로 담배연기의 발암성 화합물을 해독할 수 있다. 느린 아세틸레이더는 복용량을 10~15% 감소시켜야 하고, 간 독성을 포함한 부작용의 위험이 증가한다.

어린이백혈병, 류마티스관절염, 염증성 장 질환을 치료하는 데 사용되는 azathioprine (Imuran), mercaptopurine, thioguanine과 같은 약물은 효소 티오퓨린 메틸전이효소(thiopurine methyltransferase, TPMT)에 의한 대사가 필요하다. TPMT의 이러한 활동성은 트리모달(trimodal)하다. 트리모달은 사람 그룹에서 효소 활동성의 3가지 다양한 수준을 의미한다. 사람의 약 90%가 높은 TPMT 활동을 가진다. 그들은 활동성 티오퓨린에 백혈병세포의 노출이 낮아지는 결과로 더 빠른 약물대사를 보인다. 사람의 약 10%는 중간 활성을 가지고 있고, 매우 작은 부분(약 0.3%)이 낮은 활성을 가진다. TPMT 활동이 낮은 사람은 TPMT를 암호화하는 유전자 변이에 대한 동형접합이고 그들은 작동하지 않는 단백질을 생산하고 있다. TPMT 활동성이 낮은 사람은 그들이 TPMT에 의한 대사가 요구되는 화학치료제를 투여받았을 때 골수억압, 이차성암, 치명적인 독성이 발생할 위험이 있다. 그들은 화학요법제를 8~10배 감소한 용량을 사용할 필요가 있다. 다행히 TPMT 수준에 대한 검사를 사용할 수 있다.

포도당-6-인산 탈수소효소(G6PD) 결핍은 발견된 첫 번째 약물유전체 변이 중 하나이다. 이 X-링크 열성질환은 중동, 아프리카, 동남아시아에서 일반적이며, 미국흑인 남성의 약 10%에서 발견되었다. G6PD 결핍은 그들이 누에콩(favism)을 먹거나 항말라리아제, 아스피린, 프로베네시드, 비타민 K와 같은 약물을 투여받았을 때 용혈성빈혈에 걸릴 위험이 높은 사람에게 나타난다. G6PD는 적혈구가 산화 스트레스의 존재하에 세포 골격의 온전함을 유지하기 위해서 필요하다. 불행하게도 유전자형과 표현형 사이에 완벽한 상관관계가 없어 유전자검사가 항상 임상 반응을 예측하지는 않는다.

약물 수송체의 유전변이에 대해서는 거의 알려진 것이 없다. 유전자 *ABCBI*에 의해 암호화되는 P-glycoprotein-MDRI는 paclitaxel(Taxol)과 digoxin(Lanoxin) 같은 약물이 장에서 혈액으로 이동하도록 하는 막유출 전달자의 한 예이다. 십이지장에서 *ABCBI*의 발현에 의해 P-glycoprotein-MDRI의 수준이 낮아지면 약물의 생체막 사이 이동이 줄어들 수 있다.

약물 반응에 대한 유전자검사

주요 의료센터의 연구소에서는 약물 반응에 대한 유전자검사를 제공하고, PGX 테스트가 무엇을 의미하는지, 그 결과를 가지고 어떻게 환자간호를 향상시키는 데 사용할 것인지에 대한 많은 우수한 환자교육자료를 제공한다. 그러나 약물반응에 대한 유전자검사는 인터넷을 통한 시장인 DTC 회사에서 구매할 수 있다(14장에서 DTC 유전자검사에 대한 자세한 정보를 제공한다). 침상 옆에서의 샘플 수집과 대략 8시간 정도의 빠른 검사결과를 얻기 위한 작은 기구를 현재 판매하고 있으며, 다형성을 빠르게 확인하기 위해 사용할 수 있다.

정신건강장애를 가진 사람을 치료하는 의료전문가는 각각의 환자를 위한 정확한 약물과 용량을 정하기가 어렵기 때문에 PGX에 많은 관심을 가지고 있다. 단지 35~45%의 환자만이 원하는 기능 수준으로 돌아갈 정도로 처방된 향정신성 약물에 적절히 반응하였다. 향정신성 약물을 포함한 연구의 기반이 확장되는 반면, 연구에서의 유전체 적용과 예방의 평가(EGAPP) 패널은 CYP450 다형성검사와 개선된 임상적 결과 사이에 연계를 지원하기에 증거가 불충분하다고 결정하였다.

요약

약물 반응은 많은 유전자와 환경에 의해 영향을 받는 복잡한 특성을 가지고 있다. 이제까지 CYP450s, 아세틸화 및 TPMT 효소 시스템에 의해 증가 또는 감소된 약물대사의 예를 살펴보았다. 우리는 또한 G6PD 결핍증이 있는 사람이 항말라리아 약물을 복용했을 때 용혈성 빈혈과 같은 예기치 않은 유전적 변이를 일으키는 것을 보았다. 몇몇 매우 유망한 연구에서조차도 약물투여를 위해 PGx 검사를 사용하여 임상결과가 개선된 보고는 적다. 즉, 우리가 사용하는 약물에서 유전자 변이의 영향에 대한 우리의 이해가 불완전함을 의미한다. Warfarin이나 세로토닌 재흡수 억제제와 같은 약물을 환자가 처리하는 과정에서 발견되지 않고 영향을 확인할 수 없는 주요 유전자 또는 조절유전자의 다형성이 있을 것이다. 우리는 약물유전체학에 대해 많은 부분을 배워야 하지만 약물유전체학이 모든 측면에서 사용될 날이 곧 올 것이다.

핵심정리

- 약물유전학과 약물유전체학은 비슷한 개념이지만, 약물유전체학이 보다 깊이 있는 범위를 가지고 있다.
- 우리는 인체의 약물 대사 방법에서의 유전자/유전체 차이에 대해 알고 있다.
- 약물은 종종 체내 호르몬, 효소 및 다른 단백질이 작용하는 것과 같은 방법으로 작용한다.
- 대부분의 약물은 세포 수용체에 결합해 효과를 발휘한다.
- 약물은 신체의 활성을 변화시키는 동시에 신체는 배설을 위해 약제를 변환시킨다.
- 약물이 효과를 발휘하기 위해서는 혈액에 충분히 높은 수준으로 도달해야 한다.
- 동시에 하나 이상의 약물을 복용하는 것은 각 약물의 효과를 변화시킬 수 있다.
- 약물대사는 생체이용률을 감소시킨다.
- 약물대사 및 배설을 위한 가장 중요한 장기는 간, 신장, 백혈구이다.
- CYP450 효소계는 대부분의 처방 약물의 대사 작용에 책임이 있다.
- 사람은 CYP350 효소활성에 따라 느린, 중간, 광범위하거나 매우 빠른 대사자로 분류될 수 있다.
- N-acetyltransferase(NET)는 많은 약물의 2단계 대사를 위해 필요하다.
- 사람을 느리거나 빠른 아세틸레이터로 분류할 수 있다.
- 유전자검사는 사람이 약물에 반응하는 방법에 약간의 변화를 줄 수 있다.
- 약물 반응 유전자검사의 임상적 효능에 대한 논쟁이 있지만 현재 PGx 검사는 임상적으로 사용되고 있다.

자가평가 문제

1. 약물의 작용제와 길항제에 대한 진술이 옳은 것은?
   a. 약물유형의 표적조직은 박테리아와 바이러스를 침입한다.
   b. 약물의 작용제와 길항제 모두 그들의 기대반응을 발휘하기 위해 수용체와 상호작용해야 한다.
   c. 길항제 약물은 단지 기대반응만을 나타내고 작용제 약물은 기대반응과 부작용을 모두 나타낸다.
   d. 약물의 유형은 작용제도 길항제도 아닌 약물보다 알러지반응을 일으킬 가능성이 적다.

2. 약물유전학의 목표는?
   a. 누구든 동일하게 잘 사용할 수 있는 블록버스터 약물(blockbuster drugs)을 만드는 것
   b. 약물제조의 비용을 절감시키는 것
   c. 희귀질환을 치료할 수 있는 약물을 개발하는 것
   d. 부작용을 감소시키는 것

3. 환자가 아드레날린 길항제 약물을 복용했을 때 기대되는 심박동수의 변화는?
   a. 심박동수에 변화가 없다.
   b. 심박동수가 감소한다.
   c. 심박동수가 증가한다.
   d. 심박동수가 더 크게 들린다.

4. 당신의 환자가 처방된 약물에 '느린 대사자'로 확인되었고 그 약물은 활동성 화합물로 만들어졌다. 만약 당신이 표준용량으로 이 활동성 약물을 주었을 때 나타날 수 있는 결과로 예상되는 것은?
   a. 치료적 반응이 나타나지 않는다.
   b. 부작용과 독성작용이 나타날 것이다.
   c. 일반인에게 나타날 것으로 기대되는 치료적 반응을 보일 것이다.
   d. 약물불활성화는 빠르게 나타날 것이고 치료적 반응은 제한적으로 나타날 것이다.

5. 당신의 환자가 그의 가족의 에티오피아 레스토랑에서 식사를 대접하고 있다. 그는 삼환계 항우울제의 처방된 용량을 복용하였는데 매우 가라앉는 느낌을 느꼈으며 친구들과 같이 어울릴 수 없었다. 그 이유로 적절한 것은?
   a. 그는 약물을 복용하지 않았을 것이다.
   b. 약물이 너무 빠르게 대사되어 효과를 발휘하지 못했다.
   c. 그는 원하지 않는 부작용 때문에 약을 걸렀다.
   d. 그는 에티오피아 민족과 삼환계약물 사이에 상호작용 때문에 그러한 증상을 경험하는 것이다.

6. 당신은 독일계 환자를 간호하고 있다. 그녀는 처방에 따라 codeine을 복용하였지만 통증감소의 효과가 전혀 없다고 호소하였고 통증이 더 강해진다고 하였다. 이때 알맞은 견해는?
   a. 이것은 분명하게 약제탐색 행동을 보이는 것이기 때문에 응급실에서 체크해야 한다.
   b. 그녀가 진통제를 복용한 후 심상요법을 사용하도록 제안한다.
   c. 그녀가 codeine에서 morphine으로 전환되는 것을 막는 CYP2D6 다형성을 가진 경우일 수 있으므로 다른 진통제로 변경할 것을 그녀의 전문간호사에게 요청한다.
   d. 그녀가 codeine에 매우 빠른 대사자일 수 있기 때문에 다른 약물로 변경한다.

7. '유전형(genotyping)은 환자가 약물에 치료적 반응을 나타낼지 아닐지를 일관성 있고 정확하게 예측할 수 있다.'라는 말은 진실인가 거짓인가?
   a. 진실
   b. 거짓

8. 당신은 급성림프구성백혈병을 앓는 아동을 간호하고 있다. 그녀는 유전자형을 가진 상태이며, 이것은 약물 대사에 필요한 효소를 매우 적게 생산하는 TPMT 다형성의 동형접합적이다. 6-mercaptopurine 약물을 투여하는 방법으로 옳은 것은?
   a. 이 아동은 단지 표준용량보다 적은 용량을 투여해야 한다.
   b. 이 아동은 경구용보다 정맥주입으로 약물을 투여해야 한다.
   c. 이 아동은 표준용량보다 더 많은 용량을 투여해야 한다.
   d. 이 아동은 표준용량을 투여해야 한다.

토의문제

1. 만약 CYP2D6에 의해 대사된 활성약물이 중국에서 개발되어 아주 적은 부작용이 있다는 것이 발견된 상태로 남아프리카에 상품으로 내놓았다면 어떤 일이 발생할 것인가?
2. 유전체학(PGx)이 당신의 하루하루의 환자간호에 어떠한 영향을 줄 것으로 생각되는가?
3. 만약 당신의 환자가 당신에게 인터넷상에서 주문한 PGx 검사 결과를 보여주고 그녀의 약물용량을 변경해달라고 요청한다면 당신은 어떻게 할 것인가?

참고문헌

Eckman, M. H., Rosand, J., Greenberg, S. M., and Gage, B. F. (2009). Cost-effectiveness of using pharmacogenetic information in warfarin dosing for patients with nonvalvular atrial fibrillation. *Annals of Internal Medicine, 150*(2), 73–83.

FDA. (2008). Pharmacogenomics and its role in drug safety. Retrieved October 6, 2009, from www.fda.gov/Drugs/DrugSafety/DrugSafetyNewsletter/ucm119991.htm.

Indiana University Division of Clinical Pharmacology. (2010). CYP450 enzyme substrates, inhibitors, and inducers. Retrieved May, 2010 from http://medicine.iupui.edu/clinpharm/ddis/ClinicalTable.asp.

Kudzma, E., and Carey, E. (2009). Pharmacogenomics: Personalizing drug therapy. *Asian Journal of Nursing, 109*(10), 50–57.

Monsen, R. *Genetics and ethics in health care.* Silver Springs, MD: American Nurses Association, 2009.

National Institutes of Health. (2011). Home genetic reference: CYP gene family. Retrieved March 2011 from: http://ghr.nlm.nih.gov/geneFamily/cyp.

Prows, C. A., and Prows, D. R. (2004). Medication selection by genotype: How genetics is changing drug prescribing and efficacy. *American Journal of Nursing, 104*(5), 60–70.

Schwarz, U. I., Ritchie, M. D., Bradford, Y., et al. (2008). Genetic determinants of response to warfarin during initial anticoagulation. *New England Journal of Medicine, 358*(10), 999–1008.

Weinshilboum, R., and Wang, L. (2004). Pharmacogenomics: Bench to bedside. Nature Reviews. *Drug Discovery, 3*(9), 739–748.

자가평가 정답

1. b 2. d 3. b 4. b 5. b 6. c 7. b 8. a

CHAPTER 16

의료전문직과 유전체 돌봄

Health Professionals and Genomic Care

학습목표

1. 유전상담과 관련된 용어를 사용할 수 있다.
2. 다양한 유전전문직의 교육적 준비와 전반적인 역할에 대해 설명할 수 있다.
3. 유전체 돌봄 제공에서 간호사의 역할을 설명할 수 있다.

핵심 용어

전문유전상담사 Certified genetic counselor(GCG)

임상유전학자 Clinical geneticist

임상검사 유전학자 Clinical laboratory geneticist

유전상담 Genetic counseling

유전체 돌봄 Genomic care

의학 유전학 전문가 Medical geneticist

비지시적 Nondirective

유전학 연구자 Research geneticist

서론

유전체 돌봄은 건강과 질병에 있어 개인 유전력(유전적 역사, genetic history)의 영향을 모든 환자와 가족에 대한 전반적인 사정 정보의 한 부분으로 반드시 고려한다. 이 정보는 반드시 질병 발생에 대한 개인 환경의 고려와 같이 건강상태와 치료에 대한 반응의 관점으로 표현되어야 한다. 그러나 이것이 모든 환자가 유전적 검사를 받아야 한다는 것을 의미하지는 않는다. 이는 모든 보건의료전문가(health care professional)가 한 개인의 건강 또는 건강문제의 위험에 영향을 미칠 수 있는 유전적인 이슈를 간과하지 말아야 할 의무를 가진다는 것을 의미한다.

지금부터 당신은 유전학 과정을 이수하거나 당신의 임상과정 중 하나에서 유전적 이슈에 대해 토론하게 될 것이다. 이미 대학의 생물학 과정에서도 유전학에 신경을 썼을 것이다. 이것이 당신을 유전전문가(genetic professional)로 만들어 줄 것인가? 당신의 주치의 또는 전문간호사는 유전전문가인가? 건강문제와 관련된 유전적 위험이 높은 개인 또는 가족을 위해 일할 책임은 누구에게 있는가? 유전체 의학의 시대에 직접의료제공자(direct care provider)로서 당신의 역할은 무엇인가? 이 장에서는 이러한 이슈들에 대해 다룰 것이다.

유전전문가

유전전문가(genetic professional)라는 직함은 넓은 유전학 분야의 어떤 측면에 대해 집중적인 교육을 받고, 때로는 특수한 자격증을 가진 개인을 의미한다. 이러한 전문가는 하나 또는 그 이상의 유전학 영역의 전문가이다. 이러한 기준에서 간호사, 영양사, 물리치료사, 약사, 의사와 같은 보건의료전문가 중 입문하는 단계에 있는 사람은 유전전문가라고 할 수 없다. 그들의 전문직 교육은 유전학에 초점이 맞춰져 있지 않았기 때문이다. 그러나 The National Coalition for Health Professional Education in Genetics(NCHPEG)에 따르면 모든 보건의료전문가는 적어도 유전의 일반적인 패턴과 유전학 용어에 대한 기본적인 이해를 갖추고, 나아가 사정 정보(assessment information)로부터 정확한 3세대 가계도를 구성할 수 있어야 한다. 이것은 낭성섬유증이나 페닐케톤뇨증과 같은 유전문제를 다루는 특수한 분야에서 일하는 영양사 또는 간호사와 같은 보건의료전문가가 그 장애와 관련된 유전문제에 대해 자세히 알고 있지 않다는 의미가 아니다. 다만 근무 중에(on-the-job) 얻은 지식은 범위가 제한되어 있다. 그 사람은 여전히 유전학 전문가는 아니다.

유전상담은 '사람들이 질병의 발생 또는 재발에 유전적 원인의 의학적, 정신적, 가족적 영향을 받아들이고 이해하도록 돕는 과정'으로 정의된다(National Society of Genetic Counselors, 2006). 다양한 유전전문가는 다양한 수준의 유전상담을 할 수 있도록 자격을 부여받는다.

교육 수준과 자격 수준과 상관없이 모든 수준에서의 유전상담은 비지시적인 방식으로 수행되어야 한다. 비지시적이라는 말은 유전정보와 상담을 제공하는 사람이 모든 사실과 가능한 선택을 제시할 때 어떤 결정이나 행동을 촉진하거나 배재하지 않는 방식으로 보여주는 것을 의미한다(법적인 범위 안에서). 환자와 가족은 어쩔 줄 몰라 하며 타인이 선택해주기를 원할 수 있기 때문에 비지시적으로 한다는 것은 때때로 매우 어려울 수 있다. 그들은 가장 옳은 것을 택하고자 하지만 이는 누구에게나 같은 기준일 수는 없다. 그들이 유전전문가에게 "당신은 어떻게 할 것인가?"라고 물을 수도 있다. 특수한 유전문제와 현재의 상태와 상관없이 결국 직접적으로 연관되어 있는 환자와 가족이 그들이 옳다고 느끼는 결정을 내려야 한다.

전문유전상담사 Certified genetic counselor, CGC

유전상담을 하는 가장 잘 알려진 유전전문가는 전문유전상담사이다. 전문유전상담사는 American Board of Genetic Counselors(ABGC)의 인가를 받은 대학원 과정의 유전상담 석사학위를 취득한 유전학 전문가이다. 이 전문직은 1969년에 처음 인정되었다. 최근 미국에는 18개의 인가된 유전상담 프로그램이 운영 중이며, 캐나다와 전 세계의 다른 나라에서도 추가적인 과정이 있다.

유전상담사가 되기 위한 준비는 승인된 대학기관의 학사학위에서 시작한다. 이 학위는 모든 학부 전공에서 취득할 수 있으나 대부분의 유전상담 대학원 과정은 특정한 생명과학, 고급수학, 기초 유전학, 행동과학 등을 입학 전제조건으로 하고 있다. 대학원 과정은 보통 유전학에 대한 모든 측면(인구와 양(量) 유전학, 분자유전학, 세포유전학, 생화학적 유전학), 발생학과 인간 발달, 사회심리적 발달, 상담, 윤리, 사정, 위기 상담, 사회적, 법적 이슈, 사례관리 기술 등을 포함한다. 또한 대부분의 프로그램에는 광범위한 실험실 방법 과정이 포함되는데, 이는 전문유전상담사가 역할의 일부로 이러한 실험을 수행하기 때문이 아니라 전문유전상담사가 대상자가 실험의 과정과 결과를 이해하는 것을 돕는 데 적절한 배경 지식을 지니도록 하기 위함이다. 학생들은 대학원 과정을 통해 상담과정을 집중 지도받는다.

직업적 · 법적 자격을 갖춘 전문유전상담사가 되기 위해서는 반드시 ABGC에서 인가된 유전상담 과정의 석사학위를 성공적으로 마치고 난 후, 자격시험을 통과해야 한다. 유전상담사는 첫 자격증 취득과 함께 5년마다 자격 시험에 응시하거나 적절한 보수교육활동에 참여함으로써 자격을 갱신해야 한다.

전문유전상담사(CGC)의 활동 범위는 유전학적 전문지식 제공, 유전문제의 잠재적 위험을 가진 환자, 가족과 직접 의사소통 및 상담하는 것, 상담 서비스가 전문적 윤리 및 가치와 일치하는 방법으로 전달되는지에 대한 보장과 같이 크게 세 가지 영역에 초점을 맞춘다. 실험을 지시하고 신체사정을 수행하는 것에 대한 관심과 함께 전문유전상담사의 업무 범위에 대한 언급은 다양하다. 언제나 전문유전상담사는 대상자를 옹호하고 비지시적인 태도로 직업적 의무를 수행해야 한다.

유전상담사는 확인된 유전문제를 가졌거나 다양한 유전적 장애의 위험이 높은 개인과 가족에게 함께 정보를 제공하고 지지하는 보건의료팀의 구성원이다. 어떤 유전상담사는 일부 직종에 특화되어 있다. 예를 들어 한 유전상담사는 산전 상담 분야에서 독점적으로 일을 하지만 다른 유전상담사는 종양학과 발암력(cancer risk)을 전문적으로 다룰 수 있다. 전문 영역과 상관없이 유전상담사는 특정 장애, 검사, 유전 패턴, 재발 위험성, 관리 조건, 적절한 의뢰에 대한 정보를 제공해야 한다.

임상유전학자 Clinical geneticist

오직 인가된 학교나 의과대학을 졸업하여 전문의 시험을 성공적으로 마치고 면허를 가질 수 있는 의사만이 임상유전학자가 될 수 있다. 개인은 반드시 소아과, 내과, 산부인과 또는 다른 관련 전공분야에서 임상 수련기간을 마쳐야 하지만, 해당 전공의 전문의 면허는 필수가 아니다. 임상유전학자가 되기 위해서 요구되는 최소한의 유전학 교육은 American Board of Medical Genetics(ABMG)에서 인가한 프로그램의 임상유전학 펠로우 과정(fellowship)이다. 대부분의 프로그램은 3년 과정이며, 정규 유전학 과정과 세미나, 직접 임상 관리, 연구를 포함하는 다방면에 걸친 경험을 제공한다.

임상유전학자의 책임에는 진단, 임상적 관리, 유전적 질환의 넓은 다양성을 가진 환자 상담이 포함된다. 그들은 특화된 환경에서 근무하거나 또는 유전적 질환 의뢰센터의 한 부분에서 일할 것이다. 또한 많은 임상유전학자는 추가적인 연수를 선택하고, 세포유전학, 분자유전학, 생화학적 유전학과 같은 유전학의 다른 분야에서 자격을 부여받는다. 예를 들어 리소좀축적병 환자나 가족과 일하는 것에 특화된 임상유전학자는 생화학적 유전학에서도 자격을 가지고 있을 수 있다.

임상유전학자에게 부여된 최초 자격은 10년간 유효하다. 임상유전학자는 8~10번째 되는 해에 시험을 보고 자격을 갱신할 수 있다. 그리고 반드시 최소 250시간의 ABMG가 승인한 전문보수교육을 완료하여 해당 분야의 전문성을 유지하고 있는 것을 증명해야 한다. 대부분의 전문가는 2~3년마다 ABMG가 개발한 온라인 복습 모듈을 이용한다.

임상검사 유전학자 Clinical laboratory geneticist

임상검사 유전학자는 의학학위를 가진 의사(예: MD 또는 DO)이거나 유전학 또는 생명공학 박사학위를 가진 과학자이다. 어떤 임상검사 유전학자는 의학학위와 박사학위를 모두 가지고 있기도 한다. 자격을 위한 전문 훈련은 ABMG의 승인된 프로그램에서 추가적인 24개월의 펠로우 과정이다. 이후 이들은 ABMG의 시험을 통해 세포유전학, 분자유전학, 생화학적 유전학 중 최소 1개의 하위전문분야 자격을 갖출 수 있다. 임상유전학자와 같이, 임상검사 유전학자에게 부여된 최초 자격은 10년간 유효하다. 임상검사 유전학자는 8~10년째 되는 해에 시험을 통해 자격을 갱신할 수 있고, 최소 250시간의 ABMG가 승인한 전문보수교육을 완료하여 해당 분야의 전문성을 유지하고 있는 것을 반드시 증명해야 한다. 대부분의 전문가는 2~3년마다 ABMG가 개발한 온라인 복습 모듈을 이용한다.

임상검사 유전학자의 주된 역할은 진단적 유전검사를 수행하는 실험실에서 일하고 감독하는 것이다. 그들은 새로운 검사를 개발하고 시행하며, 정기적 검사의 품질을 보증하고 검사 결과를 해석하며, 이 결과를 다른 유전학 전문가와 보건의료전문가에게 알린다. 일반적으로 임상검사 유전학자는 환자와 가족의 직접 돌보거나 상담하지 않고, 다른 전문가가 정확한 정보와 설명을 제공하는 것을 돕는다.

의학 유전학 전문가 Medical geneticist

의학 유전학 전문가의 직함에 '의학'이라는 용어가 있음에도 불구하고 이들은 의사가 아니다. 의학 유전학 전문가는 박사학위 소지자이며, 대부분 유전학 또는 역학 전공자이다. 몇몇 의학 유전학 전문가가 여전히 유효한 자격을 가지고 있음에도 불구하고 2008년부터 이 유전전문가는 더 이상 ABMG의 규제를 받지 않는다. 이들은 보통 전문유전상담사와 함께 영향을 받은 가족(affected families)에게 정확한 재발 위험 정보를 제공하는 일을 한다. 또한 의학 유전학 전문가는 학술기관에서 교육을 하기도 한다.

유전학 연구자 Research geneticist

유전학 연구자는 유전학 또는 관련된 생명공학의 박사학위를 가진 사람으로, 전문화된 유전학 실험실에서의 박사 후 과정을 최소 2~4년 완료해야 한다. 이 경력의 초점은 다양한 유전적 질환의 결과에 대한 정확한 병리적 기전을 규명하고, 유전자 치료를 포함한 가능한 치료적 접근법을 개발하며, 병리적 기전의 영향을 줄이기 위한 실험실 또는 '벤치(bench)' 연구를 하는 데 있다.

일반적으로 유전학 연구자는 유전상담 과정에서 아주 작은 역할을 한다. 그들은 임상유전학자 또는 전문유전상담사에게 특정 질환과 관련된 과학적 세부사항을 제공하거나 새롭고 실험적인 치료들이 질환에 어떻게 영향을 끼치는지 설명하는 일을 한다.

간호유전전문가 Nurse genetic professional

면허소지 간호사는 유전전문 특화훈련과 자격 면에서 두 분류인 유전전문간호사(Advanced Practice Nurse in Genetics, APNG)와 유전임상간호사(Genetics Clinical Nurse, GCN)가 될 수 있다. 자격은 현재 시험보다는 Genetic Nursing Credentialing Committee (GNCC)를 통한 전문직 포트폴리오(professional portfolio) 검토 과정을 통해 제공된다. 이 자격은 5년 동안 유효하다.

유전전문간호사(APNG)

유전전문간호사의 최소 자격요건은 학술과정 또는 보수교육을 통한 50시간의 유전학적 내용(지난 5년간)과 50% 이상의 유전학 실습으로 구성된 300시간의 유전임상간호사로서의 유전학 실습 경험이 포함된 인가 프로그램에서의 간호학 석사학위이다. 반드시 현재 1개 주 이상에서 업무수행을 위한 자격이 있어야 하고, 최근 2년간 함께 일한 고용주, 관리자 또는 전문직 동료로부터 업무 검증을 받아야 한다. 다른 최소 자격요건으로는 지원 5년 이내 50건 이상의 업무일지와 International Society of Nurses in Genetics(ISONG)에서 개발한 임상유전간호 실무기준을 반영하는 4개의 사례연구(case study)가 있다. 효과적인 환자와 가족 교육의 증거를 입증해야 하며, 간호사, 다른 전문가, 소비자, 지역사회 조직의 교육에 참여해야 한다. 전문직 포트폴리오 검토에서 고려되는 추가적인 유전학적 성취 증거로는 초록, 요약 보고서, 출판 기록과 관련된 자료 등이 있다.

유전전문간호사는 다른 유전전문가와 함께 일하거나 지역에 따라 독립적인 업무와 유전상담 업무량을 유지하며 일한다. 다른 구체적인 업무에는 유전자검사를 가능하게 하고, 유전자검사 결과와 실험실 보고서를 해석하는 일이 있다(ISONG, 2010). 대부분의 유전전문간호사는 종양학, 특정한 선천적 대사장애, 낭성섬유증과 같은 유전학 분야를 전문적으로 다룬다. 또한 상담을 위해 유전전문간호사는 신체사정을 수행하며, 의학적 관리를 돕는다. 지역에 따라서는 유전전문간호사가 검사를 처방하고, 약물적 치료 또는 의료식품(medical food)을 처방한다.

유전임상간호사(GCN)

유전임상간호사 자격 역시 시험보다는 GNCC의 전문직 포트폴리오 검토 과정을 통해 주어진다. 최소 자격요건은 인가된 프로그램의 간호 학사학위 소지자로서 현재 면허를 가진 간호사이다. 지원자는 반드시 5년 이상의 임상간호사 경력이 있어야 하며, 50% 이상이 유전적 업무로 구성되어야 한다. 다른 최소 자격요건은 지원 5년 이내 50건 이상의 업무일지와 ISONG가 개발한 임상유전간호 실무기준을 반영하는 4개의 사례연구(case study)가 있다. 지원자는 반드시 최근 3년 이내에 학술과정 또는 보수교육을 통해 최소 45시간의 유전적 내용을 완료해야 한다. 최근 2년간 함께 일한 고용주, 관리자 또는 전문직 동료로부터의 업무 검증을 받아야 하며 환자와 가족 교육의 근거, 유전학 관련 현장교육 제공 참여가 요구된다. 추가적으로 초록, 요약된 보고서, 출판 목록, 관련된 자료들이 업무의 근거와 유전학적 실무의 근거가 될 수 있을 것이다.

유전임상간호사는 환자와 가족과 직접적으로 일하며, 몇몇 수준의 유전상담을 제공한다. 보건의료팀과 유전질환관리팀의 한 부분으로서 유전임상간호사의 역할 기능에는 자세한 가족력을 얻고, 가계도를 구성하며, 유전적 · 비유전적 질환 위험요인을 사정하고 분석하는 것, 잠재적 유전적 상태 또는 질환과 관련된 유전적 소인을 확인하는 것, 유전적 요소를 가진 질병에 걸리거나 위험이 있는 환자와 가족을 간호하는 것이 포함된다(ISONG, 2010). 유전임상간호사는 독립적인 전문간호사가 아니며, 의사 또는 전문간호사 자격증을 가지고 일하지 않는다면 약물이나 검사를 처방할 수 없다.

유전체 돌봄에서 일반 간호사의 역할

추가적인 교육과 유전학적 자격증을 취득하지 않은 간호사는 유전전문가는 아니지만 유전체 돌봄에서 중요한 역할을 한다. 대개 그들은 환자와 가장 많이 상호작용하는 보건의료전문가이다. 게다가 많은 환자가 간호사를 편하게 느끼며, 다른 보건의료전문가보다 간호사에게 더 많은 정보를 기꺼이 공유하거나 더 많은 질문을 한다. 따라서 간호사는 건강문제와 관련된 유전적 위험요소가 높은 환자 또는 가족을 발견하는 위치에 있다. 간호사가 환자 사정을 수행할 때는 언제든지 6장에 언급된 유전학적 '위험의 적신호'와 유전적 의뢰의 잠재적 필요성이 있다는 것을 기억해야 한다.

간호사는 유전문제를 드러내는 정보를 가장 먼저 확인하는 보건의료전문가가 될 수 있다. 예를 들어 평가하는 동안 48세인 환자가 55세인 그의 형이 흡연 경험이 없음에도 불구하고 심한 폐기종을 가지고 있다는 것을 밝혔다. 간호사는 폐기종이 비흡연자에게 흔하지 않다는 사실을 알아야 할 뿐만 아니라 환자의 걱정 표현이 구체적인 평가 정보를 얻을 수 있는 완벽한 기회라는 것을 인식해야 한다. 간호사는 "당신의 부모님, 부모님의 형제, 자매, 또는 조부모님도 폐기종이나 다른 호흡기계 관련 문제를 가지고 있었나요?"라고 물을 것이다. 환자가 어떤 건강문제와 관련된 높은 유전적 위험이 있는지에 대해 관심이 있거나 걱정하고 있다는 것을 의미할 수 있는 다른 단서를 알아야 한다. 그러한 단서는 다음과 유사한 진술이나 질문이 될 수 있다.

- 당신은 내가 이 문제를 내 자녀에게 전달할 가능성이 있다고 생각하십니까?
- 우리 가족 중에 이 질병을 가진 다른 사람이 있기 때문에 나의 유전자에 어떤 문제가 있습니까?
- 모든 질병은 유전적이라고 들었습니다. 그것이 사실입니까?
- 나의 유전자를 검사해볼 수 있습니까?

그의 가족과 폐기종에 대한 유전적 가능성을 걱정하는 환자를 위해 그의 가족력에 대하여 더 질문하는 것 이외에 당신은 어떤 책임을 가지고 있는가? 이것은 '유전상담'으로 여겨지는가? 간호사로서 유전체 돌봄에서 주요한 책임은 정확한 정보를 제공하고, 적절한 수준의 유전전문가에게 의뢰하며, 환자의 옹호자로서 일하고, 비밀을 유지하는 것이다. 각각의 책임이 분리되어 언급되지만 간호사는 이것을 동시에 수행해야 할 것이다.

정확한 정보제공

주어진 상황에서 가능한 한 정확한 정보를 제공해야 한다. 당신은 유전전문가가 아니고, 걱정하는 주제에 대해 환자가 정보를 얻을 수 있는 마지막 또는 최종적인 정보원이 아니다. 최소 3대를 포함하는 가계도를 구성하기 위해 환자의 가족력을 얻는 데 노력을 기울여야 한다. 환자는 단지 묘사하도록 하고, 당신은 "네, 폐기종은 유전적 영향이 있을 수 있고, 이것이 당신에게 가능성이 있는지 없는지를 판단하기 위해서는 당신 가족에 대한 추가적인 정보가 필요합니다."라고 반응해야 한다. 물을 수 있는 다른 질문은 "주치의에게 형의 건강에 대해 이야기한 적이 있습니까?"와 같은 것이다. 비록 대부분의 의사 역시 유전전문가가 아니지만, 주치의에게 환자의 걱정과 그 걱정을 뒷받침하는 어떤 정보를 제공하는 것은 언제나 도움이 된다. 당신이 유전전문가는 아니지만 환자에게 도움이 되는 특정한 주제에 대한 정확한 문서자료와 적절한 웹사이트에서 정보를 찾을 수 있도록 도울 수 있다는 사실을 상기시켜야 한다.

적절한 의뢰

유전체 돌봄을 제공하는 것은 팀 전체의 노력이다. 의사를 전체 그림에 포함시킴으로써 당신은 이미 의뢰 과정을 시작한 것이다. 그러나 당신의 책임은 여기서 끝나지 않는다. 많은 의사가 유전전문가가 아님에도 불구하고, 그들의 전공 안에서 일반적 질환의 유전적 위험에 대한 임상적 지식을 가지고 있을 것이다. 형의 폐기종에 대해 걱정하던 환자와 같은 경우, 그의 주치의는 형의 건강상태에 대해 알지 못하는 상태였을 것이고, 이 정보에 대한 당신과의 소통 후 그 문제에 대해 보다 깊게 조사하고, 유전자검사나 의뢰 가능성을 염두에 둘 것이다.

그러나 주치의가 당신의 정보를 무시하거나 그것이 중요하지 않다고 한다면 어떻게 할 것인가? 예를 들어 난임으로 방문한 31세의 여성이 그녀의 어머니, 여동생, 오빠가 모두 그들이 40세가 되었을 때 유방암을 진단을 받았다고 말했다. 그리고 그녀는 "당신은 내가 유전검사를 받아야만 한다고 생각하나요?"라고 물었다. 당신이 이 정보를 그녀의 주치의에게 보고했을 때 "그녀는 모든 것에 대해 걱정합니다. 그녀에게 어떤 정보도 제공하지 마세요."라는 응답을 받았다. 여기서 간호사의 책임은 무엇인가?

우선, 주치의에게 그녀가 다른 근거 없는 걱정을 가지고 있기는 하지만, 이 문제는 충분한 증거가 있는 건강과 임상적(그리고 법적) 영향력을 가진 유전적 '적신호'임을 전달해야 한다. 만약 그 주치의가 의뢰하는 것에 관심이 없다면, 그 환자의 우려를 의료기록으로 문서화해야 한다. 만약 당신이 그 환자와 함께 가계도를 작성했다면, 그것을 의료기록에 포함시키고, 환자에게 복사본을 제공한다. 환자에게 당신은 유전전문가가 아니지만, 그녀가 이 특별한 문제에 대한 추가적인 정보를 제공하는 사람을 찾는 것은 도울 수 있다고 말해주어야 한다. 이때 가능한 자원에는 병원의 유방센터(유전상담사가 있을 수 있음), 유방전문간호사 또는 부인과전문간호사, American Cancer Society의 지부(local unit) 등이 있다. 이러한 종류의 정보를 제공하는 것은 간호사로서의 업무 범위 내에 있다.

환자 옹호자로서의 역할

'적절한 의뢰' 부분에서 묘사된 상황은 환자를 위한 옹호의 측면을 보여준다. 유전체 돌봄의 한 부분으로써 환자를 옹호하는 다른 방법은 환자가 제공된 모든 유전적 정보를 분명히 이해하도록 돕는 것이다. 환자와 유전적 정보를 제공하는 모든 사람과의 의사소통은 명확해야 한다. 환자의 인지기능과 교육 수준을 알아야 하며, 환자가 이해력을 저하시키는 어떤 약물의 영향을 받고 있지는 않은지 확인해야 한다. 또한 환자의 이해 측면에서 정보를 제공하기 위해 유전전문가와 함께 일해야 하며 환자가 정확하게 보고 들을 수 있는지, 사용되는 언어를 이해할 수 있는지 확인해야 한다.

만약 가능하다면, 그리고 환자가 원한다면, 유전전문가가 어떤 논의를 하는 동안 환자와 함께 있도록 한다. 환자의 이해를 나타내는 단서를 관찰하고, 환자에게 이야기된 것을 자신의 언어로 표현하도록 한다.

환자가 친척이나 다른 보건의료전문가로부터 유전자검사를 받도록 강요받았는지에 대한 고려는 중요한 문제이다. 환자에게 유전자검사를 거부할 수 있으며, 검사가 이롭거나 해롭다는 것에 대한 자신의 신념에 따라 결정을 내려야 한다는 것을 상기시켜야 한다.

비밀의 유지

모든 다른 환자의 정보와 마찬가지로, 유전적 정보는 특정한 유전자검사를 받는 여부에 대한 것까지도 반드시 비밀로 유지되어야 한다. 유전정보가 공개되는 것은 환자뿐만 아니라 그 가족구성원에게까지 영향을 미치는 문제이므로 이는 한층 더 중요하다. 당신이 환자와 그의 건강문제와 가족력에 대해 나누는 모든 대화는 환자가 따로 요청하지 않는 한 개인적으로(privately) 이루어져야 한다. 환자는 논의에 참여할 사람을 결정할 권리가 있고, 정보를 주치의, 가족, 다른 사람에게 비밀로 할 것을 결정할 수 있다. 만약 당신이 논의 중에 환자와 유전전문가 사이에 있다면, 환자의 동의 없이는 정보를 공식적 또는 비공식적으로 노출시키지 않아야 한다.

만약 유전자검사를 시행하였다면, 결과는 보통 환자의 사례관리에 포함된 유전전문가에 의해 받게 된다. 이때도 환자는 검사 결과를 말하지 않는 것을 선택할 권리가 있으며, 그 정보를 공유하지 않겠다고 결정할 수 있다. 14장과 17장에서 유전자검사를 둘러싼 법적 · 사회적 · 윤리적 문제에 대한 더 많은 정보를 기술하고 있다.

요약

유전상담은 보통 많은 팀 구성원이 참여하며, 여러 단계로 진행된다. 대부분의 보건의료전문가는 유전학에 대한 정식 교육경험이 매우 적거나 없으며, 유전전문가가 아니다. 따라서 그들은 유전전문가가 아니며, 건강문제에 대한 높은 유전적 위험을 가진 환자나 가족에게 마지막 최종적인 정보를 제공할 자격이 없다. 모든 보건의료전문가는 그들이 관리하는 범위 내에서 모든 환자의 건강상태에 영향을 미치는 유전 요소를 사정할 의무가 있다.

핵심정리

- 모든 보건의료전문가는 유전학에 대한 기본적 역량을 갖출 것으로 기대되지만, 추가적인 교육과 자격취득 없이는 그들을 유전전문가로 여기지 않는다.
- 모든 보건의료전문가는 그들이 관리하는 범위 내의 모든 환자의 건강상태에 영향을 미치는 유전 요소를 사정할 의무가 있다.
- 유전전문가가 되기 위해서는 반드시 ABMG 또는 ABGC의 인가를 받은 과정에서 유전학 분야의 상위 학위를 취득하거나, ASMG의 인가를 받은 수련 과정을 수료해야 한다. 또한 반드시 이 두 인가기관 중 하나의 통용되는 자격을 가지고 있어야 한다.
- 정보를 제공하거나 유전상담을 하는 것은 유전 또는 보건의료전문가의 수준이나 직함과 상관없이 항상 비지시적으로 이루어져야 한다.
- 전문간호사는 GNCC로부터 유전전문가로서의 자격을 부여받을 수 있으며, 독립적인 간호와 상담업무를 수행할 수 있다.
- 유효한 자격증을 가진 간호사는 GNCC에 의해 유전전문가로 자격을 부여받을 수 있다. 또한 상세한 가족력 수집, 가계도 작성, 유전적 · 비유전적 질환 위험요소의 사정과 분석, 유전적 정보제공, 개인과 가족의 사회심리적 지지, 유전적 요소를 가진 질환의 영향을 받은 환자와 가족을 위한 간호제공 등의 활동을 수행할 수 있다.
- 환자 사정 중 얻은 모든 정보는 유전적 위험을 가진 '적신호'가 될 수 있는지 아닌지 결정한다.
- 환자의 건강력 사정을 통해 얻어진 자료는 3세대 가계도로 구조화한다.
- 당신이 환자 또는 가족에게 제공하는 모든 유전적 정보는 정확성을 확인해야 한다.
- 모든 환자의 자료, 검사, 결정은 비밀로 유지되어야 한다.
- 건강문제와 관련된 높은 유전적 위험을 가졌다고 생각되는 특정한 환자 또는 가족에게 어떤 종류의 유전전문가 또는 어떤 수준의 유전상담이 가장 적절한지를 결정하기 위해서 보건의료팀의 다른 구성원과 함께 일한다.
- 환자는 유전자검사의 실시 또는 거부를 선택할 권리가 있으며, 어떤 정보를 다른 사람과 공유할 것인지를 결정할 수 있다는 것을 명심해야 한다.
- 환자가 제공된 유전적 정보를 이해했는지 확인해야 한다.

자가평가 문제

1. 본인의 세포유전자검사 결과(13, 21번 염색체의 균형전좌가 있다고 나타남)를 알고 싶지 않아 하는 남성에게 유전전문가가 진술한 내용이다. 비지시적 접근을 가장 잘 나타낸 진술은?
   a. "미래에 당신의 생각이 바뀌면 결과를 확인할 수 있습니다."
   b. "자녀를 가지는 것을 결정하기 전에 당신이 이 결과를 아는 것은 중요합니다."
   c. "이 결과를 확인하지 않겠다고 하면, 당신은 이 검사를 통해 얻을 수 있는 이익이 없습니다."
   d. "당신은 결정할 권리를 가지고 있지만, 그것은 당신의 가족에게 공평하지 않습니다."

2. 생후 1개월 된 신생아가 고셰병(Gaucher's disease)의 유전성 리소좀축적병을 진단받았다. 소아과 전문의와 함께 이 환아에게 직접적인 돌봄을 제공하기 가장 좋은 유전전문가는?
   a. 의학 유전학 전문가
   b. 전문유전상담사
   c. 임상유전학자
   d. 유전학 연구자

3. 유전체 돌봄의 한 부분으로 간호사가 수행할 것으로 기대되는 활동은?
   a. 비분리 다운증후군 자녀를 가진 부모를 위한 재발 위험도 계산
   b. 검사결과 유전질환에 양성으로 나온 환자에게 정보제공
   c. 정확한 가족력과 신체사정 자료 수집
   d. 임상유전학자의 방문 상담 요청

참고문헌

American College of Medical Genetics. (2011). Retrieved February 2011 from www.acmg.net//AM/Template.cfm?Section=Home3.

International Society of Nurses in Genetics (ISONG). (2010). Retrieved February 2011 from www.isong.org/ISONG_professional_practice.php.

National Society of Genetic Counselors. (2006). New definition of genetic counseling. Retrieved February 2011 from www.nsgc.org.

자가평가 정답

1. a 2. c 3. c

UNIT 6

글로벌 유전체학 이슈

Global Genomic Issues

CHAPTER 17

경제적, 윤리적, 법적, 사회적 고려사항

Genetic Influences on Cell Division, Cell Differentiation, and Gametogenesis

학습목표

1. 경제적, 윤리적, 법적, 사회적 이슈와 관련된 용어를 활용한다.
2. 유전적 차별의 역사를 기술한다.
3. 유전정보 차별 금지법이 고용과 보험의 유전적 차별로부터 소비자들을 어떻게 보호하는지 설명한다.
4. 전문가의 "고지의 의무"와 소비자의 "사생활의 권리"를 비교한다.
5. 유전자 특허가 추후 연구와 유전자검사에 미칠 영향을 논의한다.
6. 경제적, 윤리적, 법적, 사회적 이슈가 환자들의 유전적 건강에 미치는 영향을 세 가지 기술한다.

핵심 용어

자율성 Autonomy

고지 의무 Duty to warn

윤리적, 법적, 사회적 이슈 Ethical, legal, and social issues(ELSI)

우생학 Eugenics

유전정보 Genetic information

유전정보 차별 금지법 Genetic Information and Nondiscrimination Act (GINA)

지적 재산 Intellectual property

특허 Patents

사생활의 권리 Right to privacy

서론

유전정보는 다른 종류의 건강 정보와는 다르다. 물론, 모든 건강 정보가 보호되고 비밀로 유지되어야 한다. 그렇지만, 유전정보는 좀 더 민감하다. 유전정보는 전형적으로 가족 내에서 공유되고, 유전정보는 검사를 받는 사람에 관한 정보는 물론 가족구성원의 정보도 제공한다. 예를 들어, 당신이 Jim이라는 이름의 환자를 담당하고 있고 Jim의 친할아버지가 헌팅턴병(Huntington disease, HD)을 가지고 있다고 하자. Jim의 아버지는 검사를 원치 않는다; 자기에게 나중에 HD가 생길지를 알고 싶어하지 않는다. Jim은 자신이 HD의 대립유전자(allele)를 보유하고 있는지 알기 위해 유전자검사를 받았고, 검사결과 양성으로 나왔다. 이제 우리는 Jim에 대해서만 알게 된 것이 아니라 Jim의 아버지에 대해서도 알게 되었다.

Jim의 아버지는 HD를 유발하는 대립유전자를 가지고 있음이 거의 틀림없다. 이 무서운 질환이 Jim의 아버지의 미래에 있는 것이다(물론 발병 전에 사망하지 않는 경우이다). Jim이 자신의 아버지에게 유전자검사 결과를 말하지 않을 계획이라 하더라도, 자신의 아버지도 양성임을 알게 되었으니 둘 사이의 관계에 상당한 긴장이 초래될 것이다. 유전자검사가 자신의 아버지가 알고 싶어하지 않는 것을 밝혀낼 수도 있는 상태에서 Jim이 검사를 받은 것은 윤리적일까? Jim의 "알 권리"와 아버지의 "알지 않을 권리"가 상충될 때 무슨 일이 벌어질까? 이미 알겠지만, 유전 관련 윤리적 딜레마는 매우 어려운 일이다. 이러한 이슈를 좀 더 논의하고 이번 장의 마지막에 위의 사례를 다시 다루겠다.

임상 유전의 윤리적 목적

유전 전문가들은 비지시적이고 지지적인 방법으로 유전정보를 제공하도록 훈련 받아 환자와 환자 가족이 자신들의 필요와 가치에 가장 적합한 결정을 내릴 수 있도록 한다. 환자의 자율성(autonomy)을 존중하는 것이 가장 중요한 지도 원칙이다. 상담사들은 환자와 환자 가족이 어떤 문제를 자신들의 입장에서 파악하는 것을 돕기 위해 정보를 제공한다. 예를 들어, 어떤 상담사가 장애아동 출산에 대해 강한 개인적인 감정을 가질 수는 있다. 그러나 그 상담사가 대하는 어떤 부부가 자신들의 아이가 심한 장애를 가지게 될 거라는 산전검사 결과를 방금 받았다면, 상담사는 이제 자신의 개인적인 감정은 한쪽으로 밀어놓고 그 부부에게 모든 정보를 제공하고 부부가 스스로 결정을 내리는 데 필요한 지지를 해야 한다(Wilson, 2000). 유전 전문가의 역할에 관한 더 자세한 정보는 16장에 있다.

유전적 차별

유전자검사와 유전 건강 관리의 발전은 여러 질환에 대한 치료법을 찾고 있는 많은 사람들에게 보다 나은 것들을 약속한다. 그러나 많은 미국인들이 유전자검사를 받는 것이 두렵다고 얘기하는데, 유전적 차별의 피해자가 되고 싶지 않기 때문이라고 한다(NHGRI, 2010b).

건강 보험을 잃을까 두렵고, 자신들이 주요 건강문제에 유전적 위험이 높다는 것을 보험회사가 알아내서 더 높은 보험료를 내야 할까 두렵다고 한다. 또한 직장을 잃을까 두렵고 자신들의 건강기록부에 유전적 정보가 기록되어 있어서 다시는 고용이 되지 않을까 두렵다고 한다. 다행히 사람들이 유전정보에 의해 고용 그리고/또는 보험료에 차별을 받는 것을 보호할 수 있도록 한 법률이 비교적 최근에 만들어졌다. 뒷부분에서 유전정보 차별 금지법(Genetic Information and Nondiscrimination Act, GINA)을 논의하겠다. 이 법률은 실제로 발생하는 유전적 차별과 유전적 차별의 피해자가 될지도 모른다는 일반인들의 두려움을 감소시키기 위해 중요하다.

유전 지식의 발전은 그와 동시에 새로운 윤리적 염려와 문제를 가져왔다. 다행히도 인간 유전체 프로젝트(Human Genome Project)를 시작할 때 미국의 에너지부(Department of Energy, DOE)와 국립보건원(National Institutes of Health, NIH)은 새로이 발견되는 유전 지식으로 인해 발생할 윤리적, 법적, 사회적 이슈(Ethical, Legal, Social Issues: ELSI) 연구에 예산의 3~5%를 쓰기로 계획했다. 이 예산은 세계에서 가장 큰 규모의 생윤리 프로그램이었다. 줄임말 ELSI는 그 프로그램의 이름으로 사용되었다. 최근에 사람들은 ELSI 목록에 경제적 이슈를 추가하였는데 관련된 사회적 이슈를 좀 더 잘 반영하기 위해서였다. 그래서 줄임말 FELSI는 이제 환자가 직면하는 경제적, 윤리적, 법적, 사회적 이슈와 관련된 염려를 반영한다.

우생학과 착상 전 유전 진단

유전 발전이 불러온 공포는 “맞춤형 아기(designer babies)”를 만들 수 있는 기술 때문이다. 아마도 이러한 공포의 주요 출처는, 인류 역사상 소름끼치는 일이었던, 나치 독일이 인류의 혈통을 순수하게 하겠다고 노력한 기억에서 오는 것 같다. 그러나 인류를 우월하게 만들어보겠다는 노력이 나치 독일의 행위만은 아니었다. 1910년부터 1940년 사이에 우생학(eugenics)을 지지하는 강력한 움직임이 미국과 영국에 있었다. 우생학은 사회가 “선”이라고 하는 유전자를 가진 사람만 선택적으로 출산하게 하고 사회가 “악”이라고 하는 유전자를 지닌 사람의 출산을 막아서 인류를 향상시키기 위한 활동으로 정의될 수 있다. 그 당시 안락사(euthanasia)를 지지하는 사람도 있었고 집단학살(genocide)을 주장하는 사람도 있었지만, 사람들을 불임처리(sterilization)하는 것이 “사회적으로 부적절”하다는 생각은 1920년대 초반에서야 서서히 시작되었다. 1924년에는 3,000명 이상의 사람들이 타의에 의해서 불임(sterilized)이 되었다(Dolan, n.d.). 미국의 우생학 활동(eugenics movement)에 대해서는 www.eugenicsarchive.org/eugenics/에서 더 읽을 수 있다. 충격적인 사진과 마음이 편치 않을 정보가 많이 들어 있다. 그러한 운동 같은 것이 다시 일어날 수도 있다는 공포로 인해 선택된 배아는 남기고 기준에 맞지 않는 배아는 버리도록 선택할 수 있는 새로운 기술이 외면 받게 한다. 중요한 것은, 역사를 기억하고 우리 문화의 도덕적 구조에 영향을 주는 선택에 반하는 결정을 하지 않도록 지키는 것이다.

착상 전 유전 진단(preimplantation genetic diagnosis, PGD)은 14장에서 논의했었다. 이 검사는 한참 되었다. PGD의 첫 번째 성공적인 활용은 1988년이었다. 이 검사는 시험관에서 수정된 배아에게 유전자검사를 시행한다. 수정란이 6~10개의 세포(blastomere)로 분열하도록 기다린 다음, 세포 한두 개를 세포에 손상을 주지 않고 떼어낸다. 떼어낸 세포를 검사하여 부모가 염려하는 유전적 비정상이 있는지 본다. 이제 부모는 유전적 비정상이 없는 배아를 자궁에 옮겨서 배아가 착상하여 건강한 아이로 성숙하기를 바랠 것인지 결정할 수 있다(Basille et al., 2009). 선천적인 유전적 질환을 줄일 수 있는 건 아주 굉장한 기술이다. 그러나 매우 비싸고, 그런 기술을 윤리적으로 사용하는 것에 관한 큰 우려를 불러일으킨다. 예를 들어 X-연관 열성질환(X-linked recessive disease)의 보유자인 엄마가 자신의 배아가 여자인지 남자인지 알고자 하는 것은 이해가 된다. 이 엄마가 임신한 남자아이는 항상 그 질환에 걸릴 위험이 50%이기 때문이다. 이러한 부모는 여자 아이를 선호할 것이다. 그 질환의 보유자가 될 가능성만 50%이고, 그 질환에 걸릴 위험은 거의 없기 때문이다. 배아의 성별 판단 검사는 질환을 일으키는 특정 유전적 변이를 검사하는 것보다는 비용이 덜 들것이다. 그렇지만 이미 여자 아이를 넷 가지고 있는 어떤 부부가 단지 남자 아이를 하나 가지고 싶어서 배아의 성별을 판단하기 위해 검사하는 것이 윤리적일까?

여기에는 다른 많은 우려가 더 포함된다. 무엇보다도, '적합하지 않은(unsuitable)' 배아에게는 어떤 일이 벌어질까? '결함이 있다(defective)'라고 생각되면 그냥 버려버릴 수도 있다. 그러한 행동이 장애를 지니고 사는 사람들에게 보낼 메시지에 대해 걱정하는 사람들이 많다. 비슷한 문제를 지닌 배아를 내다버리는 판국에 사회에서 그들의 가치는 무엇일까? 상상할 수 있겠지만, 이러한 문제가 있는 사회에서 사람들은 이러한 과정을 크게 염려하고 있고, 장애에 대한 사회적 편견을 강화할 수 있는 점에 대해서도 크게 염려한다. 최근의 조사에 의하면 다운증후군 진단을 받은 태아의 60~80%는 유산되는 것으로 추산된다(Stainton, 2007). 일부에서는 장애인을 없애거나 수를 줄이기 위해 기술을 활용하는 것은 편견의 극단적인 표현이며, 장애를 지닌 사람들의 다수가 사회에서 생산적인 구성원이라고 지적한다(Stainton, 2007). 생식 기술의 발전에 따라 이러한 논쟁은 끊임없이 지속될 것임이 틀림없다. PGD는 매우 초기 형태의 유전적 차별로 여겨야 할 지도 모르겠다.

유전적 차별의 역사

많은 사람들이 자신들의 유전적 정보에 근거하여 차별을 받을 것에 대한 공포를 지니고 있다고 얘기했었다. 유전적 차별 문제가 환자들의 의사결정에 영향을 주고 그러한 결정이 어떻게 예방될 수 있는지에 대해 이해하기 위해서는 유전적 차별의 역사를 간단하게라도 들여다보는 것이 중요하다.

몇 개의 랜드마크 사례(landmark cases)가 유전적 차별 관련 입법화가 발달하게 하는 발판이 되었다. 그 중 하나는 Burlington Northern Santa Fe(BNSF) 철도회사와 관련이 있다. 2001년 미국의 평등 고용 기회 위원회(Equal Employment Opportunity Commission, EEOC)가 BNSF를 상대로 제기한 소송은, BNSF가 직원들을 대상으로 직원들의 동의 없이 압박마비유전신경병(hereditary neuropathy with liability to pressure palsies, HNLPP)에 관한 유전적 소인을 검사한 것에 대해서이다. HNLPP는 수근관증후군(carpal tunnel syndrome)과 같은 몇 가지 증상을 일으키는 희귀한 상태이다. 철도회사는 반복적인 스트레스성 손상으로 인한 장애를 호소하는 직원에게 수근관증후군에 대한 유전적 소인이 있었는지 알고자 했었다. 작업으로 인한 수근관증후군이라고 주장하는 사람들 중에는 전혀 직업으로 인한 장애가 아니라 기저에 유전문제가 있었던 결과임을 증명하고자 한 것이다. BNSF는 고용된 의사들에게 직원들에게 당뇨병과 알코올중독과 같은 내과적 상태가 있는지도, 물론 직원들의 동의 없이, 선별해내라고 지시했다. 유전적 검사에 대해서는 일절 언급하지 않았고 검사를 거부한 직원에게는 해고될 수도 있다고 얘기했다. EEOC가 낸 소송은 미국의 장애인법(Americans with Disabilities Act)에 근거했었는데, 그 당시에는 사람들을 유전적 차별로부터 직접적으로 보호할 수 있는 연방법이 없었기 때문이다. EEOC는 BNSF가 시행한 내과검사와 유전검사가 직원의 근무 능력과는 상관없는 것이라고 주장했다. 이런 검사에 기초해서 고용 결정을 내리는 것은 근거 없는 장애를 바탕으로 불법 차별을 하는 근거라고 했다. EEOC는 어려움 없이 승소했다(NHGRI, 2010a).

유전적 차별에 관한 더 많은 예를, 책임 있는 유전학을 위한 위원회[Council for Responsible Genetics(CRG), 2010]가 제시하였다. 유전적 혈색소증(hereditary hemochromatosis)을 진단받은 한 여성은 그 질환의 임상 증상을 전혀 보이지 않음에도 불구하고 건강보험을 박탈당했다. 다른 경우는 한 가족이 건강보험을 잃은 것인데, 그 가족의 아들에게 취약X증후군(fragile X syndrome)이 있었기 때문이다. 보험 회사는 취약X가 기존질병이라고 주장했다. 한 남성은 정부 기관으로부터 고용을 거절당했는데, 유전검사 결과에 고셰병(Gaucher disease)를 일으키는 유전자변형을 한 개 보유했기 때문이었다. 그 남성은 그 질환의 임상 증상이 없었다. 그 남성은 그 열성형질의 영향을 받지 않는 보유자였다. 아직 알려지지 않은 사례가 수백 가지도 더 있을 것이다. 그러나 그 사례를 밝혀내기는 쉽지 않다. 대부분의 경우 가족 내 유전적 위험 요인이 있음을 타인에게 알리고 싶어하지 않기 때문이다. 실제 사례의 수를 파악하게 되면 매우 유용할 것이다. 불행히도 지금 우리가 알고 있는 것들의 대부분은 비공식적이고 상당히 주관적인 것들이다(NHGRI, 2010a).

유전적 차별 예방을 위한 입법

2008년 5월 21일, 조지 W. 부시 대통령은 유전정보 차별 금지법(Genetic Information and Nondiscrimination Act, GINA) 법안에 사인했다. 이는 유전정보를 보호하기 위한 연방법을 만들기 위해 13년에 걸쳐서 유전 분야가 노력한 결과였다. 그 법은 상원에 의해, 414대 1의 투표로, 거의 만장일치로 통과되었다. 이 법안이 통과하기 전에는 차별에 대한 부분적인 보호를 주법(일부 주에서는 다른 주에서보다 더 많은 보호를 보장하는 법률을 가지고 있었다)과 건강보험 양도 및 책임에 관한 법(Health Insurance Portability and Accountability Act, HIPAA)이 제공하고 있었다. GINA가 통과함으로써 고용과 보험에 있어서 거의 모든 미국인이 유전적 차별로부터 연방법의 보호를 받게 되었다. 예외는 군에

소속된 사람, Veteran's Administration을 통해 의료 서비스를 받는 재향군인들, Indian Health Service로부터 의료 서비스를 받는 사람들이다. 이들은 조금 다른 방식으로 보호를 받는다(Coalition, n.d.).

GINA는 두 부분으로 구성되어 있다. GINA의 Title I은 2009년 5월 21일부터 발효되었다. 이로써 보험회사가 고객의 보험 가입 기준, 보험료 액수, 보장 범위를 판단할 때 고객의 유전정보를 사용하여 결정을 내리는 것이 불법이 되었다. 건강 보험사는 또한 유전정보를 기존 질병의 근거로 사용할 수 없고, 고객에게 유전자검사를 받도록 요구할 수도 없다. Title II의 마지막 법령은 2011년 1월부터 발효되었다. Title II에 의하면 고용인이 유전정보를 이용하여 직원의 고용, 승진, 해고 결정을 내리는 것은 불법이다(Coalition, n.d.).

GINA는 유전정보(genetic information)가 무엇을 의미하는지 명확하게 설명한다. 유전정보는 개인의 유전자검사 결과와 4대에 걸친 가족(예, 고조부모, 조카의 아들딸) 구성원의 유전자검사 결과도 포함한다. 가족구성원에게 있는 질환의 임상 증상도 마찬가지로 보호된다. 즉, 내 고용주가 내 부모나 조부모에게 헌팅턴병이 있어도 법적으로 알 권리는 없는 것이다. 당신이나 당신 가족구성원이 유전서비스(예, 유전자검사를 포함한 연구에 참여하기, 유전상담 받기, 또는 유전 교육 프로그램에 참석하기 등)를 요구했는지에 대한 정보도 마찬가지로 보호된다(Coalition, n.d.; NHGRI, 2010b).

GINA에 관한 훌륭한 정보가 www.genome.gov/27535101과 같은 믿을 만한 웹사이트에 들어있다. 모든 의료전문인들이 이 법안에 대해 익숙해지는 것이 중요하다. 환자들은 자신들의 유전정보가 노출되어야 하는 경우 보험이나 고용에의 위험을 걱정하기 때문이다. 이미 언급했듯이, 많은 사람들이 유전자검사가 자신들이나 가족에게 유익한 경우에도 유전적 차별에의 공포 때문에 검사를 받지 않기로 결정한다. 그런 사람들에게 차별을 받지는 않을 거라고 장담은 못하지만, 이제는 연방법이 있어서 자신들의 유전정보가 건강보험과 고용 결정에 사용되는 것을 보호한다고는 할 수 있다.

고지 의무 대 사생활의 권리

우리는 의료전문인으로서 환자나 가족에게 유익할 수도 해를 줄 수도 있는 유전정보에 접근하곤 한다. 어떤 때는 그러한 정보를 우연히 발견하기도 한다. 예를 들어, 한 여성 환자가 심혈관계 위험을 파악하기 위한 검사를 받았다고 하자. 담당의사가 그녀에게 *APOE*유전형이 있음을 알게 되었는데, *APOE*유전형은 그 여성 환자에게 심혈관계 질환뿐만 아니라 알츠하이머 질환의 위험도 높음을 의미한다. 그 여성에게 알츠하이머 질환에 걸릴 위험이 높다는 것을 알려주어야 할까? 그렇게 하면 그 여성에게 심리적인 해를 주게 되지 않을까? 그 여성은 알 권리가 있을까? 당신은 그녀에게 위험에 대해 고지할 의무가 있을까? 다시 말해서, 환자의 가족구성원들에게 그들이 지닌 유전적 위험에 대해 알리는 것이 의료인의 책임일까?

환자의 검사 결과에서 유전성 비용종성 대장암(hereditary nonpolyposis colon cancer,

HNPCC)의 위험을 상당히 높이는 유전자변이가 나왔다면 당신은 어떻게 하겠는가? 환자가 그 사실을 주치의에게 들었고, 자신의 아이들도 위험할 수 있으니 검사를 받아야 한다고 들었다. 만약 그 환자가 딸도 위험할 수 있음을 딸에게 알릴 마음이 전혀 없다면서 "신경 끄라"고 한다면 어떻게 할 것인가? 그 환자의 사생활의 권리가 더 중요한가, 아니면 그 환자의 딸에게 위험에 대해 알릴 고지의 의무가 더 중요한가? 딸은 자신의 위험을 알게 되었을 때, 권고 받은 선별검사도 받고 유전적 검사도 더 받겠다고 할 수도 있다. 만약 딸에게 대장암이 발생했고, 아버지의 주치의를 상대로 주의를 주지 않았음에 대해 법적 조처를 취한다면 어떻게 될까? 딸이 승소할까?

환자의 유전정보의 비밀을 지켜주어야 하는 의무가 환자의 가족구성원에게 위험에 대해 알려야 하는 것보다 더 강하게 받아들여지고 있다. 의료정보의 비밀을 유지해야 하는 중요성은 잘 알 것이다. 이는 1996년 건강보험의 양도 및 책임에 관한 법(Health Insurance Portability and Accountability Act, HIPAA)라는 사생활 규정의 보호를 받는다(P.L. 104-191; DHHS, no date). 그러나 의료전문인은 선행(beneficence)이라는 윤리 원칙을 따를 의무도 있다. 의료인은 타인에게 선을 행하고 싶어한다. 의료인은 환자와 가족에게 이로운 것이 무엇이냐에 따라 결정을 내리고 싶어한다. 그러면서도 의료인은 환자의 자율성이라는 윤리 원칙을 따라야 한다. 의료인은 환자의 권리를 존중하고 환자가 원하는 것을 존중한다. 이렇게 두 개의 중요한 윤리 원칙이 서로 충돌할 때 윤리 문제가 발생한다. 환자의 딸에게는 자신에게 유전적 위험이 있음을 아는 것이 최상이다. 그러나 환자의 자율성을 존중하기 위해서는 딸에게 얘기를 해서는 안 된다.

일부 전문가들은, 의료인은 환자하고만 전문적인 관계를 가지고 있고 환자의 가족과는 그렇지 않기 때문에 가족구성원에게 유전적 위험을 알릴 의무는 없다고 한다. 그러나 법원은 그러한 생각에 동의하지 않는다. 앞으로 제시되는 여러 사례에는 다른 의료인보다도 의사들의 행동(또는 비행동)을 다루고 있다. 그러나 판결 내용을 검토하면서 당신도 문제의 복잡성을 배울 수 있다.

Pate 대 Threlkel의 사례에서는 의사가 소송을 당했다. 의사가 환자의 딸에게 갑상선암의 유전적 위험에 대해 경고하지 않았기 때문이었다. 딸은 엄마가 진단 받은 지 3년 후 진행성 갑상선암에 걸렸다. 딸은 자신에게 위험이 있음을 경고받았더라면 더 일찍 암을 발견했을 것이라고 주장했다. 플로리다 대법원은 딸이 경고를 받았어야 했고, 의사는 가족들에게 경고하라고 엄마에게 알렸어야 했다고 판단했다. 법원의 판결은 의사가 가족구성원들에게 직접 경고하는 것에 어려웠을 것이라는 점을 인지했고 그러므로 의사가 환자에게 얘기해서 가족구성원들에게 경고하도록 했다면 고지의 의무를 수행한 것으로 보았을 것이라고 했다(Offit et al., 2004).

다른 사례(Safer 대 Estate of Pack)에서 뉴저지 법원은 다른 판결을 내렸다. 아버지 사망 30년 후, 한 여성이 아버지의 주치의를 상대로 자신에게 아버지가 앓았던 질환의 유전적 위험이 있음을 의사가 경고하지 않았다고 소송을 제기했다. 그 여자의 아버지는 가족성 샘종폴립증(familial adnomatous polyposis, FAP)로 사망했는데, FAP는 수백 수천의 폴립이 대장에 유아기 때 형성되는 것이다. 암은 보통 40세에 발생한다. 치료법은 10대에 대장을 제거(예방적 대장절제술)하는 것인데, 최근에는 관리법에 항염증제 치료를 포함하기도 한다. 그 여성은 폴립증과 전이성 대장암을 진단받았는데, 만약 자신의 유전적 위험을 알았더라면 열심히 모니터링해서 조기에 진단받았을 거라고 주장했다. 법원의 판단은 가족에게도 위험이 있음을 단순히 환자에게 말하는 것만으로는 고지 의무를 다했다고 보기 어려우며 위험을 모든 친인척에게 알리기 위해 "적절한 수단"을 취했어야 한다고 했다(Offit et al., 2004).

다른 사례는 추후 임신 시 유전 위험이 있음을 가족에게 알려야 할 필요성에 초점이 있다. 미네소타 대법원은 Molly 대 Meier의 사례에서 의사가 인지장애가 있는 아동에게 진단적 유전자검사를 시행해 아동이 유전적 상태를 확인했어야 한다고 판단했다. 이 가족의 첫째 아이는 취약X증후군(fragile X syndrome)이 있었고 바로 후에 때어난 둘째도 취약X를 가지고 태어난 것이 분명하다고 드러났다. 부모는 자신들의 첫째 아이가 취약X였음을 알았고 둘째도 동일한 상태로 태어날 위험이 있음을 알았다면 둘째를 가지지 않았을 거라고 주장했다. 부모는 의사가 첫째 아이를 대상으로 검사를 시행해서 그러한 사실을 알았어야 했다고 주장했다(Offit et al., 2004).

영국의 국가의료평의회(General Medical Council)는 가족구성원에게 유익하다고 판단되면 의사들이 환자의 동의 없이도 유전정보를 노출시키라고 권고했다. 물론 정보의 노출은, 가족구성원에게 알려야 하는 중요성에 대해 환자에게 말했지만 환자가 거절했을 때에만 할 수 있다. 평의회의 판단은 가족을 보호해야 할 필요성과 가족구성원에게 치료 가능한 유전적 위험(예: 유방암이나 대장암)이 있는 경우에 의사가 어떻게 해야 할지에 대한 지침을 주어야 할 필요성에 근거한다. 그러나 여전히 논란이 있다(Dyer, 2009).

전문기관과 정부기관의 권고 대부분은 최대의 선의 원칙과 최소의 해의 원칙, 해가 정신적인 것일 뿐이라도, 사이의 균형을 맞추려 한다. 어떤 기관은 환자가 동의한 경우에만 의사가 보호되는 유전정보를 직접적으로 가족구성원에게 알리라고 권고한다. 그렇지만 대부분의 권고는 의사와 가족구성원이 직접적으로 만나는 것은 지지하지 않는다. 환자가 자신의 가족에게 알리는 사람이어야 어떠한 사적인 정보도 의료제공자가 누설하지 않으므로 항상 좋다고 한다. 환자가 자신이 가족구성원에게 얘기하겠다고 할 때의 유일한 문제점은 환자가 절대로 실행하지 않는다는 것이다(Godard et al., 2006). 이는 가족구성원에게는 문제일지 모르지만, 의료제공자의 책임이라고는 여겨지지 않는다. 우리가 희망하는 것은 새로운 연방법이 만들어져서 소비자들을 유전적 차별로부터 보호하고, 가족구성원들이 위험이 있는 가족구성원에게 관련 유전정보를 공유하게 하는 것이다.

90년대 후반, 미국 의학협회(Institute of Medicine)와 자문위원회(Presidential Commission)는 미국 내 의료제공자들에게 사적인 건강관련 정보를 노출시켜도 수용 가능한 시기에 관한 지침을 제공했다. 여기에서 수용 가능한 시기는 정보를 노출시키지 않았을 때 해가 있을 것 같은 경우, 그리고 노출시키지 않았을 때의 해가 노출시켰을 때의 해보다 더 클 때를 포함한다(Offit et al., 2004). 대부분의 기관은 각 사례를 개별적으로 검토하고 유전정보를 알릴지 말지에 대한 판단을 내릴 때 각 사례의 독특성을 감안하라고 권고한다(ASHG, 1998).

지적 재산권과 유전자 특허

유전자검사의 상품화는 누가 인간의 유전정보를 소유할 지에 대한 논란을 불러일으켰다. 과학자들에게는 자신들의 지적 재산, 즉 자신들의 지능을 활용하여 개발한 창조적 제품을 보호하는 것이 무엇보다 중요하다. 정부는 사람들로 하여금 자신들의 창조적 작업의 성과가 새롭고, 유용하고, 동일한 분야에서 일하는 다른 이들에게도 생소하다면 특허를 내도록 허용했다. 중력이나 기후의 변화와 같은 물리적 현상은 특허를 낼 수 없다. 과학적 발전을 들여다보면 좀 더 복잡해진다. 예를 들어, 자연에 존재하는 특정 미생물은 특허를 낼 수 없다. 그러나 과학자가 그 미생물에 유전적 조작을 해서 질환에 강한 것으로 만들었다면 새로이 개발된 미생물은 특허를 낼 수 있다(Chuang and Lau, 2010).

이제 더욱 많이 복잡해진다. 미국 특허청(Patent and Trademark Office)은 인간 유전체의 부분 배열에 특허를 내도록 했다. 그렇게 한 이유는, 유전체에서 DNA의 일부를 밝혀내는 것이 상당한 인간의 작업을 필요로 하고 그러므로 특허 가능하다고 하였다. 그렇지만 그게 정말로 새로운 것일까? 현재까지는 인간 유전체의 약 20% 정도에 특허가 있지만, 현재까지 약 4만 개의 DNA 관련 특허 신청이 있었다(Chuang and Lau, 2010). 환자를 돌보는 이들에게 그러한 현상은 무엇을 의미할까? 사실 굉장히 많은 것을 의미한다. 유전자에 특허가 있으면 특정 유전자 변형에 대한 유전자검사가 독점화될 수 있다. 검사가 특허를 소유한 회사나 과학자의 지적 소유로 되는 것이다. 그렇게 되면 다른 사람들이 그 유전자를 사용하거나 시장에 내놓는 것을 허락 없이는 할 수 없게 되고, 다른 사람들에게 사용하라고 허락했던 것도 언제든지 바꿀 권리가 있게 된다.

이러한 이슈를 표면으로 불러일으킨 사례는 Myriad 유전자 회사와 관련 있다. 생명공학 회사인 Myriad는 가족성 유방암의 소인이 되는 유전자 변이에 대한 특허를 가지고 있다. 구체적으로는 유전자 *BRCA1*과 *BRCA2*에 대한 특허를 가지고 있다. 우리는 모두 *BRCA1*과 *BRCA2*의 복사본을 지니고 있다. 이들 유전자에 질환을 일으키는 변이가 있으면 유방암이나 난소암에 걸릴 유전적 소인이 있는 것이다. Myriad가 이들 두 유전자에 대한 특허를 가지고 있기 때문에 이들 유전자가 언제 어떻게 연구에 쓰이는지 통제권이 있고, 유전자 변이에 대한 유전자검사 비용을 통제할 수 있다. 이는 굉장한 논란거리이다.

미국자유인권협회(American Civil Liberties Union)와 특허공익재단(Public Patent Foundation)은 Myriad가 지닌 유전자에 대한 특허는 타당하지 않다며 소송을 제기했다. 2010년 3월, 미국 연방대법원은 인간 유전 배열의 일부에는 특허를 허용할 수 없다고 결정했다. 대법원은 기술하기를, DNA 배열의 일부는 특허를 내는 것이 가능하지 않은데, 이들이 인간 유전체가 자연적으로 존재하는 유전자 서열과 크게 다르지 않기 때문이라고 하였다. 그러나 2011년 7월, 미국 연방항소법원(Court of Appeals for the Federal Circuit)은 이들 두 인간 유전자에 대한 특허권이 실제적으로 Myriad에게 있다고 판결했다. 물론 이것도 여전히 논란거리이고 법적 대응이 지속될 것이다. 이 판결은 생명공학회사와 미래의 유전 연구와 유전자검사에 큰 영향을 주었다. 미국 대법원은 이 사례에 최종 판결을 내려야 할 것이다(Chuang and Lau, 2010).

미국유전학회(American Society of Human Genetics)는 2010년 4월, 지적 재산권과 과학적 진보에 대한 중요성을 이해한다는 입장을 표명했다. 그러나, 미국유전학회는 환자가 고통을 받지 않아야 하는 것도 필수적이라고 믿었다. 따라서 한 회사가 DNA의 일부 조각에 대한 전적인 권리를 가지고 있다는 이유로 환자들이 유전자검사에의 접근을 제한받거나 유전자검사에 터무니없이 높은 비용을 내야 하는 것을 용인할 수 밖에 없었다(ASHG, 2010). 이 이슈는 앞으로 좀 더 복잡해질 것인데 유전자검사 기술의 빠른 발전과 전체 유전체 검사가 미래에는 좀 더 흔해질 것이라는 점 때문이다. 이제는 이러한 유형의 검사를 할 수 있는 검사실이 많아졌으므로, 한 회사가 유전체 일부분의 특허를 가지고 있으면 검사실들이 전체 유전체 검사를 판매할 수 없다는 것을 의미한다. 현 상태로 유전자 특허가 지속될 것 같지는 않다. 그리고 중간 지점이 찾아진다면 과학자와 회사가 자신들의 창조적 작업으로 인해 혜택을 받으면서도 그 과정에서 환자들이 고통을 받지 않게 될 것이다.

요약

많은 법적, 윤리적 이슈가 유전학과 유전체학 관련 지식의 발전과 함께 떠올랐다. 즉 아무도 예상할 수 없었던 갈등과 논란을 대하게 되었다. 미래에는 현재로서는 예측할 수도 없는 더 많은 논란이 생길 것 같다. 착상 전 유전 진단과 같은 생식 기술 발전의 도래로 생식과 관련된 의사 결정이 변화하였다. 미국에서 고용과 보험에서 유전적 차별을 예방하기 위한 법안이 만들어졌고 앞으로 그 법안이 환자와 가족을 얼마나 잘 보호하는지 보게 될 것이다. 생명공학의 발전으로 유전자의 특허와 같은 논란이 많은 선택을 하게 되었다. 이러한 모든 이슈가 우리가 간호하는 대상자들에게 중요한 영향을 끼치고 있다. 유전적 발전으로 인한 경제적, 법적, 윤리적, 그리고 사회적 영향에 대한 연구가 계속되고 있으므로 그러한 문제들을 다룰 최상의 방법을 이해하는 데 도움을 줄 수 있을 것을 아는 것이 중요하다.

Jim에게 헌팅턴병의 유전자 변이에 양성으로 결과가 나왔으므로, 자신의 변이 상태를 알고 싶지 않다고 한 Jim의 아버지도 역시 유전자 변이 양성임을 의미할까? 이러한 상황은 유전 전문가들에게 커다란 문제이고, 유전자검사를 시행하기 전에 가족이 좋은 유전상담을 받아야 함의 중요성을 간과한 것이다. 최상의 시나리오는 Jim과 Jim의 아버지가 유전상담사와 함께 앉아서 Jim이 유전자검사를 받기 전에 Jim의 유전자검사로 인해 발생할 수 있는 모든 상황을 논의하는 것이다. 그러고 나서 가족에게 최상이 무엇인지를 결정하고 Jim이 결과를 받은 후 취해야 할 행동에 대해서도 결정하는 것이다. 유전상담사는 유전정보 공유와 같은 딜레마를 가족이 함께 헤쳐나가도록 돕는 기술을 가지고 있다. 여러 가지 이슈가 있으므로 미리 계획하고 솔직하게 의사소통해야 모든 가족구성원에 대한 문제의 위험을 감소시킬 수 있다.

보석같은 유전학 지식

- 유전정보는 다른 종류의 건강 정보와 다르다. 유전정보는 환자는 물론 환자의 가족구성원까지도 관련되기 때문이다.
- 자율성 존중은 환자나 환자 가족의 유전적 건강 관리 시 중요한 지침이 되는 원칙이다.
- 많은 미국인이 유전자검사를 받기가 두렵다고 보고하는데 유전적 차별의 피해자가 되고 싶지 않기 때문이라고 한다.
- 인간 유전체 프로젝트의 일년 예산 중 3~5% 정도를 유전 지식의 윤리적, 법적, 사회적 영향에 대한 연구에 쓰기로 계획하였다.
- 미국 우생학 운동(American Eugenics Movement)은 출생인구에서 "결함 있는" 사람을 제거하고자 하였다.
- 우생학이 광범위하게 부활된다는 공포 때문에 사람들 중에는 발전된 생식 기술의 사용을 경계한다.
- 착상 전 유전 진단으로 부모는 시험관에서 수정된 배아를 대상에게 특정 유전적 형질(또는 성별)을 선별검사하고 질병을 가질 가능성이 적은 배아를 착상할 수 있다.
- 2008년 5월 21일, 조지 W. 부시 대통령이 유전정보 차별 금지법(GINA)에 사인했다.
- GINA는 고용과 건강 보험을 유전적 차별로부터 보호한다.
- 때로는 의료전문인이 가족구성원에게 유전적 위험에 대해 알려야 하는 의무가 환자의 건강 정보라는 사생활 유지의 의무와 상충한다.
- 제시한 법적 사례들이 의사들에게만 관련되지만, 그러한 사례로부터 만들어진 정부와 전문기관의 권고 사항은 모든 의료전문인에게 중요하다.
- 일부 회사는 인간 유전체 일부에 특허를 냈고, 자신들의 지적 재산이라고 주장하고 있다.
- 유전자에 특허가 붙으면, 그 특허를 가진 회사는 특허가 붙은 유전자에 대한 연구를 제한할 수도 있고 유전자검사에 과하게 높은 비용을 청구할 수도 있다.
- 2010년 3월, 미국 연방법원은 인간 유전자 배열의 일부에 대한 특허를 허락해서는 안된다고 결정했다. 하지만 앞으로 또다른 소송이 줄지어 제기될 것이다.

자가평가 문제

1. 가족 내 *BRCA1* 돌연변이 검사 때문에 검사에 참여해 달라는 요청을 받은 한 여교수를 담당하였다. 그 여성은 유전자검사 거절 이유로 유전적 차별이 두려워서라고 하였다. 당신이 할 말은?
   a. "유전적 차별을 걱정할 필요는 하나도 없습니다."
   b. "당신의 걱정을 이해합니다. 그렇지만 당신의 보험회사나 고용주가 당신의 유전자검사 결과를 알아낼 수 있는 방법은 없습니다."
   c. "이제는 유전적 차별을 금지하는 연방법이 있습니다. 그리고 우리는 당신의 결과에 대한 비밀을 유지하기 위해 최선을 다 할 겁니다."
   d. "보험이나 고용에서 유전적 차별이 있었다고 기록된 경우는 없습니다. 그 걱정은 너무 과합니다."

2. 2008년에 발효된 "유전정보 차별 금지법"이라는 이름의 연방법으로 인한 결과를 기술한 것은?
   a. 의료제공자는 유전정보의 비밀 유지를 시작해야 한다.
   b. 영리목적으로 소비자와 직거래하는 DNA 검사 회사는 유전검사를 할 수 없다.
   c. 개인이 유전자검사와 유전상담을 받는 것을 막는다.
   d. 건강보험 적용과 고용에 있어서 개인의 유전정보에 근거하여 차별하는 것을 막는다.

3. 유전질환이 진단되었을 때 환자의 가족구성원에게 알려야 하는 의료제공자의 의무에 대한 내용이 옳은 것은?
   a. 과거의 법적 판단은 의료제공자는 환자의 가족구성원에게 유전적 위험에 대해 알려야 한다고 명시하고 있다.
   b. 과거의 법적 판단은 의료제공자는 환자의 가족구성원에게 유전적 위험에 대해 알려서는 안 된다고 명시하고 있다.
   c. 의료제공자가 가족구성원에게 유전적 위험을 알려야 하는 의무와 의료제공자가 환자의 유전정보를 지켜주어야 하는 책임이 상충할 때가 있다.
   d. 가족구성원에게 유전정보를 노출하는 것에 대한 지침은 유전정보 차별 금지법(GINA)에서 다루고 있다.

4. 착상 전 유전 진단은 부모에게 어떤 선택권을 제공하는가?
   a. 정상적으로 수정된 배아를 대상으로 첫 3개월 지난 후에 유전 형질을 선별할 능력
   b. 가족성 질환의 변이 검사가 음성인 배아를 선택하여 착상시킬 능력
   c. 몇 명의 아이를 임신할 지 결정할 수 있는 기회
   d. 건강한 아이를 가질 수 있음을 보장할 능력

5. 유전자 특허와 관련된 주요 건강문제는?
   a. 특허 유전자는 "맞춤형 아기"를 만드는 데 사용될 수 있다.
   b. 한 회사가 특정 유전자에 대한 특허를 지니고 있으면, 유전자검사가 매우 비싸질 수 있다.
   c. 특허 유전자를 이용한 연구 결과가 출판될 수 없다.
   d. 특허 유전자는 소비자에게 직접 판촉되는 검사에서 제거되어야 한다.

사례 연구

당신은 간호사로서 말기 대장암을 진단받은 환자를 간호하고 있다. 그 환자의 딸 Elizabeth가 당신이 근무할 때 다가와서 말하기를 대장암이 유전성이 있다는 것을 알기에 자신에게도 대장암의 유전적 위험이 있을지 몰라 두렵다고 한다. Elizabeth는 유전검사를 원하는데, 아버지에게 특정 변이가 있는지를 알면 검사비용이 훨씬 저렴해진다고 인터넷에서 봤다고 한다. 문제는 환자가 대장암이 유전될 수 있다는 것과 자녀들에게 위험이 있을 수도 있음을 모른다는 것이다. Elizabeth는 유전검사에 대해 아버지에게 말하거나 아버지의 허락을 구하고 싶지 않다고 한다. 말하면 아버지가 죄책감을 느낄 것이므로 그러한 고통은 받지 않게 하고 싶다고 한다. Elizabeth는 당신이 자신의 아버지의 안쪽 볼에서 면봉으로 샘플을 구해줄 수 있으면 좋겠다고 하면서 자신이 검사를 받게 보낼 거라고 한다. 만약 자신이 하면 잘 못할 것이고, 매우 중요한 일이기 때문이라고 한다.

1. 이 사례에 관련된 윤리적 딜레마는?
2. Elizabeth가 만든 가정은? Elizabeth가 알고 있는 정보의 출처에 대해 염려되는가?
3. 최상의 행동을 결정하는 데 중요한 윤리적 원칙은?
4. 이 상황을 특이하게 만드는 요인은?
5. 이러한 상황에서 지원을 받기 위해 누구에게 상담하겠는가?

참고문헌

ASHG. (1998). ASHG statement. Professional disclosure of familial genetic information. The American Society of Human Genetics Social Issues Subcommittee on Familial Disclosure. *American Journal of Human Genetics, 62*(2), 474–483.

ASHG. (2010). Guiding principles on protection of intellectual property patenting and licensing in the genetic testing arena. Retrieved January 8, 2011.

Basille, C., Frydman, R., El Aly, A., et al. (2009). Preimplantation genetic diagnosis: State of the art. European *Journal of Obstetrics, Gynecology, and Reproductive Biology, 145*(1), 9–13.

Chuang, C. S., and Lau, D. T. (2010). Patenting human genes: The Myriad controversy. *Clinical Therapeutics, 32*(12), 2054–2056.

Coalition, F. G. F. (n.d.). What does GINA mean? A guide to the Genetic Information Nondiscrimination Act. Retrieved December 20, 2010, from www. Genetic fairness.org/act.html.

CRG, D. f. R. G. (2010). Genetic testing, privacy and discrimination. Retrieved December 20, 2010, from www.councilforresponsiblegenetics.org/.

DHHS. (No date). The Health Insurance Portability and Accountability Act of 1996 (HIPAA) Privacy and Security Rules. Retrieved January 5, 2011, from 222.hhs.gov/ocr/privacy/.

Dolan, D. L. C. (n.d.). Image Archive on the American Eugenics Movement. Retrieved December 20, 2010, from www.eugenicsarchive.org/eugenics/.

Dyer, C. (2009). Doctors may share genetic information to help patients' relatives. *British Medical Journal, 339*, b4031.

Godard, B., Hurlimann, T., Latendre, M., and Egalite, N. (2006). Guidelines for disclosing genetic information to family members: From development to use. *Familial Cancer, 5*(1), 103–116.

NHGRI. (2010a). Cases of genetic discrimination. Retrieved December 20, 2010, from www.genome.gov/pfv.cfm?pageID=12513976.

NHGRI. (2010b). Genetic discrimination. Retrieved December 16, 2010, from www.genome.gov/10002077.

Offit, K., Groeger, E., Turner, S., Wadsworth, E. A., and Weiser, M. A. (2004). The "duty to warn" a patient's family members about hereditary disease risks. *Journal of the American Medical Association, 292*(12), 1469–1473.

Stainton, T. (2007). Missing the forest for the trees? A disability rights take on genetics. *Journal on Developmental Disabilities, 13*(2), 89–92.

Wilson, G. N. Clinical genetics. New York: Wiley & Sons, 2000.

자가평가 정답

1. c 2. d 3. c 4. b 5. b

CHAPTER 18

유전학과 유전체학의 변이

Genetic and Genomic Variation

학습목표

1. 유전체학 변이와 관련한 용어를 이용한다.
2. 유전자 이동과 개척자 효과 간의 차이를 구분한다.
3. 인구병목현상에서 발생한 것을 기술한다.
4. 인간의 유전자 변이를 설명하기 위해 집단유전학 측면을 적용한다.
5. 지리학이 유전적 특질을 전달하는 데 어떤 영향을 미치는지 설명한다.
6. '인종'과 '민족'의 생물학적인 도태에 대한 현대적인 사고를 기술한다.

핵심 용어

선별적 결합 Assortative mating
민족성 Ethnicity
진화 Evolution
개척자 효과 Founder effect
유전자풀 Gene pool
유전자 인류학 Genetic anthropology
유전자 이동 Genetic drift
일배체형 Haplotypes
하디-바인베르그 원칙 Hardy-Weinberg Principle
이형접합성 Heterozygosity
인간 유전적 변이 Human genetic variation
자연도태 Natural selection
인구병목현상 Population bottleneck
집단유전학 Population genetics
인종 Race

서론

인간은 유전학적으로 99.9%가 동일한 매우 동질적인 집단이다. 만약 인간의 전체 유전체에 30억 가량의 염기쌍이 있다고 생각해보면 인간이 거의 유사하다는 것은 매우 놀라운 일이다. 그러나 여기에서 0.1%의 차이는 매우 중요하며 이 차이가 건강과 사회 · 문화적 결과와 연관성이 있다. 인간은 복제 순서, 다형성증, 화학적 물질의 발현 및 부재에 의한 개별적 DNA 변이가 매우 다양하며, 그 결과 다양한 유전자 표현 수준을 나타낸다. 인간 집단에는 1%보다 더 잦은 빈도를 나타내는 약 천만 개의 단일염기다형성(single nucleotide polymorphism, SNPs)이 존재한다(NHGRI, 2010). 이 변이가 인간 유전자의 0.1% 차이를 설명한다.

과학자는 모든 인류가 140,000여 년 전에 여성 아프리카 선조의 유전자를 물려받았기 때문에 인간 유전자의 다양성이 매우 적다고 믿고 있다. 모든 남성은 6만 년 전에 아프리카에서 살았던 동일한 남성 유전자를 물려받았다(DOE, 2010; Tishkoff and Verrelli, 2003). 대략 6만 5천여 년 전 인류는 아프리카에서 남부 아시아, 중국, 유럽으로 이동하였다(DOE, 2010).

우리가 다음 세대로 DNA를 전달할 때 거기에는 많은 유전정보가 혼합되어 있다. 우리는 3장에서 유전적 다양성을 증가시키는 몇 가지 요소를 살펴보았으며, 여기에는 Mendel의 감수분열과 감수분열 시 나타나는 동일한 염색체 부분의 교차 현상, 대립형질의 독립 법칙도 포함되어 있다. 그러나 이전 세대에서 다음 세대로 넘어갈 때 변이가 매우 미미한 유전물질도 있다. 이것은 어머니로부터 아이에게 전달되는 미토콘드리아 DNA이며, Y 염색체의 경우 아버지로부터 아들에게 전달된다. 유전물질에서의 이러한 조그만 변화가 유전됨으로써 같은 지역에 거주하는 사람은 조상의 지리학적 기원을 알 수 있는 공통적인 표시(marker)를 지니고 있는 것이다(DOE, 2010).

많은 사람들이 자신의 먼 조상에 대해 배우는 것에 흥미를 가지고 있다. 유전자 인류학은 유전정보와 화석에서의 기록과 같은 물질적 증거를 조합한 학문 분야로, 인류 종족의 역사를 더 배울 수 있다. 2006년에 미국지리학협회(National Geographic Society)는 genographic 프로젝트를 실시하였는데, 십만여 명의 사람들로부터 DNA를 모으는 것을 목표로 하여 세계에서 가장 큰 DNA 데이터베이스를 형성하였다. 그들은 지구 상에 존재하는 모든 주류 인종으로부터 샘플을 얻어 유전적 유사성과 차이점을 분류하고자 하였다. 인간 유전자 변이(human genetic variation)는 이들 집단 간에서 발견되는 유전적 차이를 기술하기 위한 용어라 할 수 있다. 이 데이터베이스는 공개된 자료로서 어디든지 원한다면 접근할 수 있다(DOE, 2010). 과학자가 인간 유전자 변이를 기술하기 위한 다른 방법으로는 인간의 일배체형 지도를 모으는 것이다.

일배체형

우리는 함께 유전되는 경향이 있는 몇 가지 유전자 집합(혹은 SNP나 marker)을 가지고 있다. 이것을 일배체형(haplotypes)이라 부르며, 이들을 유전적 이웃으로 고려하는 것이 한 가지 방법이다. 유전자는 단독으로 존재하지 않는다. 일배체형은 항상 다른 유전자 근처나 유전자 간에 위치해 있는 염색체 상에 존재한다. 국제 HapMap 프로젝트는 2005년에 완성되었으며 인간 유전자 변이의 일반적 패턴, 지도, 카탈로그를 제공하였다. 이 프로젝트는 과학자에게 질병의 위험성 차이와 다른 인구집단에서 발견되는 약물 반응을 연구하는 데 용이하였다(NHGRI, 2010). HapMap 프로젝트는 미국, 일본, 영국, 중국, 캐나다, 나이지리아 과학자의 국제적 협력 연구이다.

집단유전학

우리는 지금까지 유전의 영향이 개인과 가족의 건강에 미치는 영향을 논의했다. 그러나 개인과 가족이 더 큰 집단이나 인구집단의 부분으로 존재한다는 것을 기억하는 것이 중요하다. 이러한 집단은 문화, 관습, 유산과 같은 공통적인 특성을 공유하며, 종종 특정 질병에 대한 더 큰 위험을 가지고 있다.

집단유전학(population genetics)은 시간이 흐르면서 대립유전자 빈도가 인구집단에서 어떻게 변화하는지에 대한 방식을 탐구하며, 이러한 빈도를 동일하게 유지시키는 사건이나 변화시키는 사건을 연구한다. 여러 다른 대립유전자를 갖고 있는 개체는 상대적으로 적은 수의 대립유전자를 갖고 있는 개체에 비해 유전적 다양성이 더욱 크게 나타날 것이다.

질병 발생 위험성과 조상의 지리학적 기원

우리는 조상의 지리학적 기원에 의해 다양하게 나타나는 질병 발생 위험률을 살펴보았다. 예를 들면 아프리카계 사람 가운데 A형 혈우병의 발현율은 드문 데 반해 겸상적혈구병의 빈도는 왜 흔한가? 남아프리카로 이주한 네덜란드계 이주자의 후손인 아프리카계 사람 가운데 왜 헌팅턴병의 비율이 상대적으로 높은가? 이러한 명백한 미스터리에는 단순한 유전적 설명이 필요하며, 이들 개인이나 가족보다 더 큰 규모의 집단을 살펴보아야 이에 대한 대답을 할 수 있다. 즉, 더 큰 인구집단, 이주 유형, 자연도태와 같은 기초적 생각으로 주변 환경에 더 적합한 생물체가 생존할 수 있고 자신의 유전자를 후대에 넘길 수 있다는 이론의 결과를 광범위하게 살펴야 한다. 과학자는 다양한 특성의 빈도가 어떻게, 왜 인구를 변화시키는가에 매우 흥미를 가지고 있다.

우리가 질병 위험을 고려할 때 유전자의 몇 가지 다양한 버전은 도움이 되는 반면 위험을 초래할 수도 있다. 예를 들면 9장에서 아동 질병으로 겸상적혈구병을 논의하였다. 겸상적혈구병을 유발하는 돌연변이의 동형접합체를 가지고 있는 것은 앞으로 겸상적혈구병을 갖게 될 것이라는 것을 의미한다. 반면, 이형접합체를 가지고 있는 것은 겸상적혈구병의 발현 없이 말라리아에 대한 저항성을 가지게 한다. 만약 이러한 특성을 인구 수준에서 본다면 돌연변이는 도움이 될 것이다. 물론 겸상적혈구 증상이 있는 개별 환자를 살펴본다면 별로 도움이 되지 않을 것이다. 이와 같이 광범위한 집단의 관점으로부터 위험과 혜택을 보는 것은 개인적 수준의 위험과 혜택을 살펴보는 것과는 다르다.

겸상적혈구병의 유전인자를 갖고 있는 상황과는 달리 아프리카계 혈통을 갖고 있는 사람은 A형 혈우병을 유발하는 돌연변이의 동형접합체의 형질로부터 어떠한 혜택을 얻지 못한다. 따라서 이들 집단 가운데 A형 혈우병에 대한 돌연변이는 겸상적혈구병에 대한 돌연변이에 비해 훨씬 드물다. 추후 아프리카계 미국인 세대에서 겸상적혈구병의 발현이 어떻게 발생할 것인가를 보는 것은 매우 흥미로울 것이다. 그들은 거의 말라리아에 걸리지 않는다. 또한 이들과 북부 아시아나 유럽과 같은 다른 지역 출신의 인구집단 간의 혼인은 겸상적혈구병의 발현에 영향을 미친다. 겸상적혈구 유전자는 말라리아가 흔하지 않은 지역에 사는 인구에서 더 낮게 나타난다.

대립유전자 빈도

우리는 어떻게 다른가? DNA 수준에서 200~500개의 핵산마다 1개의 염기서열(sequence) 변이가 있다. 단백질을 암호화하지 않는 DNA 스트레치(stretch)는 단백질을 암호화하는 부위에 비해 더 많은 변이가 발생한다. 이러한 변이는 극한의 환경에 적응하기 위한 능력에 바탕을 이루고, 개체로서 진화 과정을 거치는 데 핵심적으로 작용하였다(Wilson, 2000). 인간의 유전변이는 바람직한 것이며 환자를 위한 적절한 건강관리를 계획하는 것과도 매우 밀접한 관련이 있다. 예를 들면 아슈케나지 유대인 후손은 이 집단에서 특정 열성유전자의 형질이 상대적으로 높게 나타나기 때문에 아이를 갖기 전에 유전자 보인자 테스트를 해야 한다(8장, 14장 참조).

많은 실험실은 아슈케나지 유대인 패널을 제안하였는데, 이 제안은 아슈케나지 유대인 혈통을 갖고 있는 사람 가운데 특정 질환에 대한 유전적 형질을 가지고 있는지를 결정하기 위한 유전자검사를 제공하는 것이다. 만약 양친 모두 테이-삭스병(Tay-Sachs disease)과 같은 특정 질병에 대한 열성유전자 형질의 보인자를 가지고 있다면 이에 대한 배아를 사전에 감별하기 위한 착상 전 유전진단을 선택하도록 한다. 또한 양친이 이형접합체를 갖고 있는 경우 해당 질병을 가질 위험이 매 임신 시 25% 이상일 경우, 부모는 아이를 갖지 않도록 선택할 수 있거나 아니면 잠재적으로 유전적 장애를 가진 아이를 가지기 위한 준비를 하도록 선택할 수 있다. 예상 지침을 제공함으로써 이러한 상황에 놓인 일부 부부에게 앞으로 나타날 결과에 대비하도록 돕는다.

유전자풀에서의 변이

진화(evolution)를 정의하는 한 가지 방법은 시간이 흐르면서 유전적으로 물려받은 대립형질의 빈도에서의 변화이다. 이것은 유전자풀의 변화(changes in gene pool) 혹은 어떤 인구집단 유전자에서 모든 대립형질의 총합에서의 변화를 반영한다. 매우 간단한 사례를 통해

보면 우리는 한 세대에서 다음 세대로의 진화를 볼 수 있다. 만약 전 인구의 86%가 적어도 특정 유전자에 대한 A 대립형질의 복제를 갖고 있다면 나머지 14%의 인구는 적어도 그 유전자의 다른 대립형질인 a의 복제를 갖고 있음을 의미한다. 이제 우리는 몇 세대 앞으로 가서 인구의 유전형을 다시 살펴볼 것이다. 새로운 시점에서 인구의 90%는 A 대립형질을 가질 것이고 10% 만이 a 유전형질을 가질 것이다. 우리는 이러한 수치를 통해 a보다는 A 유전형질을 더 많이 갖는 것을 더 선호하는 방향으로 진화되었음을 알 수 있다.

아마도 많은 A 대립형질을 갖는다는 것은 제2형 당뇨병에 대한 저항성이 더 높아진다는 것을 의미한다. 이것은 인류 진화에 있어 매우 긍정적인 변화일 것이다. 우리가 알고 있는 한 가지 사실은 인구의 95%가 모두 A 대립형질을 갖는다면 이들은 거의 AA 동형접합형을 가질 것이고 Aa를 가진 이형접합형은 거의 드물 것이다. a 대립형질을 접할 기회는 매우 적을 것이고, aa 유전형질을 가진 사람은 더욱 줄어들 것이다. 그렇다면 인구에서의 대립형질의 발현 빈도는 어떻게 계산할 것인가?

하디–바인베르크 평형 상태

1900년대 초기에 영국의 수학자인 Godfrey Hardy와 독일의 의사였던 Wilhelm Weinberg는 인구에서의 대립형질 발현 빈도가 어떻게 변화하는지에 대한 이론을 각자 독립적으로 발전시켰다. 그들의 이론에 의하면 대립형질의 빈도는 어떤 특정 조건이 구비된다면 거의 동일한 것으로 나타났다. 물론 이러한 조건이 인간 집단에 전혀 충족되지 않는다면 우리는 계속 진화할 것이다. 만약 대립형질의 빈도가 안정된 상태를 유지한다면 인구는 하디–바인베르크(Hardy–Weinberg) 평형 상태에 도달하였다고 할 수 있다. 표 18–1은 이 상태에 도달하기 위한 기준을 제시하고 있다.

하디–바인베르크 평형 상태에 도달하기 위한 첫 번째 기준으로는 모든 인구와 그들의 자손은 항상 같은 지역에서만 거주하고 있어야 한다. 어떠한 이주나 이동도 허용되지 않는다. 사람은 이주할 때 그들의 고유 유전형질을 역시 가지고 이동한다. 만약 우리 중 극소수가 자신의 지역을 떠날 때 새로운 지역에 거주하는 추후 세대는 원래 지역의 인구집단보다 이주한 소규모 집단과 더 유사할 것이다. 이것을 개척자 효과(founder effect)라 한다.

표 18–1 하디–바인베르크 평형 상태에 도달하기 위한 조건

1. 아무도 이주하지 않음
2. 인구는 무작위로 교배함
3. 인구집단은 매우 큼
4. 모든 사람은 자녀가 있어야 함
5. 돌연변이가 없음

Source: Pierce, B. Transmission and population genetics, 2nd ed, New York: W. H. Freeman, 2009.

개척자 효과는 극히 적은 집단이 큰 집단을 떠나 새로운 장소에 정착할 때 발생한다. 예를 들면 1652년에 한 척의 배에 탔던 네덜란드 이주민이 남아프리카 공화국으로 이주하였다. 이들 이주민 중 1명은 헌팅턴병을 일으키는 유전형을 가지고 있었고 헌팅턴병은 나이와 관련된 상염색체 우성 질환이다. 헌팅턴병의 증상은 35~50세에 도달하기 전까지는 나타나지 않는다. 이 나이가 되면 많은 사람은 이미 자녀가 있다. 만약 부모 중 한 사람이 이형접합형 유전자를 가지고 있다면 그 자손은 헌팅턴 유전자를 가질 확률이 50%가 되며 질병으로 발전하게 된다. 헌팅턴병이 한 인구집단에 있는 한 그것은 계속해서 다음 자손으로 퍼져간다. 오늘날 헌팅턴병을 가진 남아프리카계 인구는 네덜란드 이주민의 자손이라 할 수 있다(Ridley, 2003).

하디-바인베르그 평형 상태를 유지하기 위해서는 인구집단의 모든 사람을 무작위로 교배해야 하고 유사하거나 다른 특성에 기초한 배우자를 선정하지 않는다. 이것은 어떠한 특정 형질에 근거하여 배우자를 선택하지 않는다는 것이다. 일반적으로 우리는 선호하는 동일한 형질을 가진 사람과 선별적으로 결합할 수 없다. 마찬가지로 공상 과학 영화를 즐기는 사람 역시 동일한 영화를 즐기는 사람과 결합할 수 없다. 또한 당신은 당신과 다른 사람과도 선택적으로 결합할 수 없다. 당신이 요리를 좋아하지 않는다고 해서 요리를 좋아하는 사람을 일부러 선택할 수 없다. 당신이 동일하거나 다른 유전형질에 근거해서 배우자를 의도적으로 선정하는 것을 선별적 결합(assortative mating)이라 하며, 이는 하디-바인베르그 평형 상태에 도달할 수 없게 만든다.

만약 하디-바인베르그 평형 상태에 요구하는 조건으로써 당신이 무작위로 배우자를 선정한다면 당신이 선호하는, 즉 매력적이거나 지적인 능력을 가진 상대를 선택할 수 없다. 그것은 무작위 교배가 아니며, 특정 형질에 근거하여 배우자를 선택하는 것은 이러한 특성이 추후 세대에 나타날 확률을 더욱 증가시킬 것이다. 물론 '무작위'나 '선별적 교배'는 보통 사람이 아닌 식물이나 실험실 동물에게 적용되는 용어이다.

아마도 하디-바인베르그 평형 상태를 유지하기 위해 가장 어려운 기준은 집단 내 사람의 DNA가 돌연변이를 일으켜서는 안 된다는 것이다. 유전적 다양성은 주기적으로 발생하는 유전형의 변화에 달려있다. 이것은 우리가 환경적 변화에 적응할 수 있도록 돕는다. 이것은 또한 특정 인구집단의 대립형질의 빈도에 변화를 초래한다. 당신이 대립형질의 빈도를 변화시킬 때 그것은 하디-바인베르그 평형 상태를 손상시키는 것이다. 물론 하디-바인베르그 평형 상태를 유지하는 것은 인구집단을 위해 바람직한 것이라고 누구도 언급하지는 않았다.

하디-바인베르그는 또한 특정 인구집단에서의 유전형의 빈도를 추적하고 시간이 흐름에 따른 변화를 관찰하기 위한 방정식을 개발하였다. 하디-바인베르그 방정식은 표 18-2에 제시되어 있다. 이 방정식을 아는 것은 당신이 아픈 환자를 돌보는 데 도움은 되지 않지만 과학자에게 인구가 어떻게 변화하였는지를 추적하고 의료진으로 하여금 같은 지역 출신의 조상을 가진 사람이 왜 특정 형질을 공유하는지를 이해하는 데 도움을 준다.

표 18-2 하디-바인베르그 방정식의 개발

p = 우성 대립형질의 빈도

이 대립형질을 B라고 하자. 얼마나 많은 B 대립형질이 특정 인구집단 내에 있겠는가? 많은 사람이 동형접합인 BB와 이형접합인 Bb를 가지고 있을 것이다. 여기서 p는 이러한 모든 상황을 나타낸 것이다.

p = BB + 1/2Bb

q = 열성 대립형질의 빈도

이 대립형질을 b라고 하자. 얼마나 많은 b 대립형질이 특정 인구집단 내에 있겠는가? 많은 사람이 동형접합인 bb와 이형접합인 Bb를 가지고 있을 것이다. 여기서 p는 이러한 모든 상황을 나타낸 것이다.

p = bb + 1/2Bb

$p + q = 1$

모든 대립형질 빈도의 총합은 100%이어야 한다. 따라서 인구집단에서 단지 두 가지의 대립형질만 있다면 우리는 다음을 알 수 있다.

$p = 1 - q$

여기서, 주어진 인구집단에서 모든 가능한 대립형질의 조합 확률은

$(p + q)^2 = 1$ 또는 $p^2 + 2pq + q^2 = 1$

위 방정식에서 알 수 있는 세 가지 가능한 유전자형의 빈도는 이항식 확장(binomial expansion)이라 불린다.

p^2 = 동형 우성유전자 접합(BB)의 예측 가능한 빈도

$2pq$ = 이형유전자형(Bb)의 예측 가능한 빈도

q^2 = 동형 열성유전자 접합(bb)의 예측 가능한 빈도

출처: Pierce, B. Transmission and population genetics, 2nd ed, New York: W. H. Freeman, 2009.

유전자 이동과 인구병목현상

인류는 지속적으로 변화하고 유전적 이동이라 불리는 과정에 의해 다양성이 점차 소실된다. 유전적 이동(genetic drift)은 집단유전학이 표본오차라 부르는 현상에 의해 대립형질의 빈도가 점차 감소되는 과정을 의미한다. 모든 세대에서 어떤 사람은 자손을 퍼뜨리지만 그렇지 못한 사람도 있다. 어떤 부모는 많은 자녀를 낳지만 하나 또는 두 명의 자녀를 둔 부모도 있다. 추후 세대는 더욱 많은 자녀를 가진 사람의 형질을 따르는 과정을 겪게 된다. 이러한 현상은 그 형질이 어떠한 생존 조건에 유리한지 그렇지 않은지에 관계없이 나타날 것이다. 그림 18-1은 사람 대신 구슬을 이용하여 유전자 이동의 예를 제시하였다.

이 그림을 보면 A와 B라는 두 가지의 다른 색깔을 가진 10개의 구슬을 가방에서 무작위로 꺼낸다. 앞으로의 구슬 가방은 이전 가방에서 꺼낸 구슬의 비율에 비례하여 다시 채워질 것이다. 왼편의 가방에는 A색을 가진 구슬 60개와 B색을 가진 구슬 40개로 구성되어 총 100개의 구슬이 있다. 어떤 사람이 무작위로 8개의 A색 구슬과 2개의 B색 구슬을 뽑았다고 하면 그 다음 가방에는 8대 2의 비율로 구슬이 채워지게 된다. 여기서 다시 10개의 구슬이 무작위로 선정된다. 이번에는 A색을 가진 구슬 10개와 0개의 B색을 가진 구슬을 뽑았다. 다음 가방에는 100개의 A구슬이 채워진다. 앞으로의 구슬 세대는 A구슬로만 채워지게 될 것

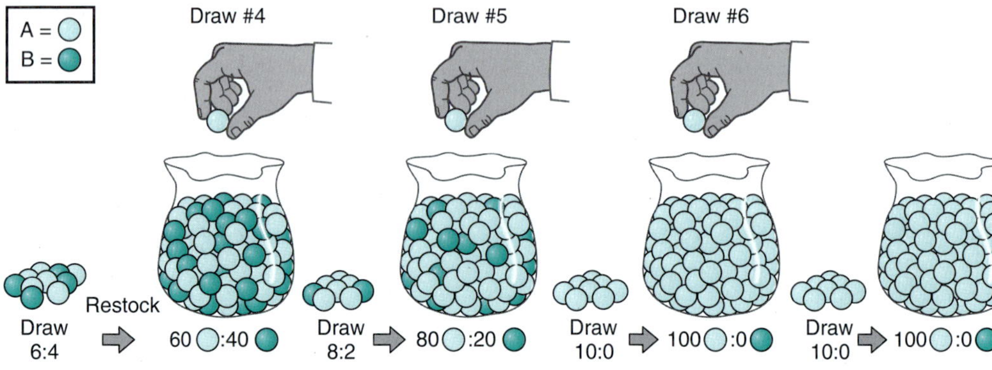

그림 18-1 ■ 유전적 변이(이 이미지는 캘리포니아 대학교 고생물학 박물관의 허락을 받아서 이용하였으며, 'Understanding Evolution' 웹주소는 다음과 같다. www.evolution.berkeley.edu)

이다. 여기서, 이러한 현상을 사람에게 적용해보자. 만약 B형질을 가진 유전자가 인구집단에서 빠져나가면 여기서 유전적 다양성은 줄어들게 된다. 만약 A형질이 특정 질병으로부터 보호하는 유전자라면 우리는 이로부터 덜 취약해질 것이다. 이러한 유전적 변화는 자연도태에 의해 영향을 받지 않으며, 집단 형질의 빈도에 있어서 무작위 변화로 인한 단순한 결과인 것이다.

인류 변화는 인구병목현상(population bottlenecks)을 겪음으로써 더욱 역동적인 방식이 된다(그림 18-2). 인구병목현상에서 몇 가지 사건이 발생하고 그에 따라 집단에서의 개체수가 급격하게 감소한다. 이러한 사건에서 살아남은 사람만이 번식할 수 있을 것이고, 그들의 유전자가 후대에 이어질 것이다. 인구병목현상은 인류 생존에 있어 유전적 다양성을 상

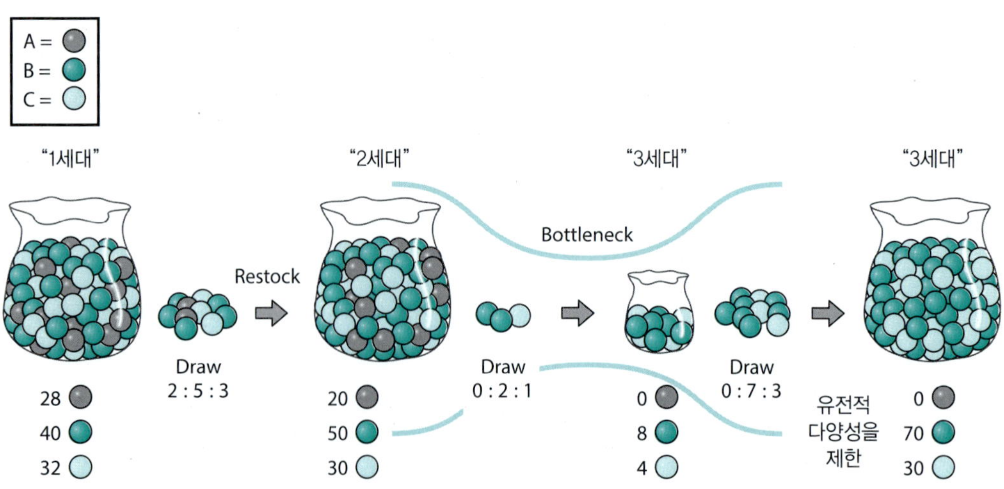

그림 18-2 ■ 병목현상과 개척자 효과(이 이미지는 캘리포니아 대학교 고생물학 박물관의 허락을 받아서 이용하였으며, 'Understanding Evolution' 웹주소는 다음과 같다. www.evolution.berkeley.edu)

당히 제한시킨다.

그림 18-2에서 왼편의 가방에는 세 가지의 구슬이 들어있다. A구슬은 28개, B구슬은 40개 C구슬은 32개이다. 여기서 누군가 10개의 구슬을 무작위로 선정했다고 하자. 그 결과 A구슬이 2개, B구슬이 5개, C구슬이 3개이다. 이러한 비율은 대략 총체적인 구슬 수의 비율과도 유사하다. 선정된 구슬은 새로운 가방에 같은 비율로 채워진다. 즉, 20개의 A구슬, 50개의 B구슬, 30개의 C구슬로 채워지게 된다. 구슬 대신 사람에 대해 논한다면 이보다 적은 인구가 번식할 것이라 말할 수 있다.

극도로 적은 수의 구슬(3개)을 2번째 세대 가방에서 선택한다. 이 그림에서 0개의 A구슬, 2개의 B구슬, 3개의 C구슬을 선택했다고 하자. 여기서 인구병목현상을 겪게 되는 것이다. 지금 전체 집단에서는 A구슬이 포함되어 있지 않다. 이것은 인구로부터 제외되었다. 작은 집단에서 생산된 구슬의 어떠한 세대는 A구슬의 색깔을 갖고 있지 않을 것이다. 즉, A 유전적 특성은 인구로부터 제외된 것이다. 4번째 세대에서는 A구슬이 전혀 없다.

인구병목현상의 한 가지 예로 북부코끼리 바다표범의 역사를 살펴보자. 1890년대에 이들은 사냥으로 거의 멸종에 이르렀다. 추측컨대 20여 마리의 바다표범만이 생존해 있었다. 이 시기 이후로 표범이 번식하여 전체 개체 수는 현재 3만 마리를 넘지 않는 것으로 추정된다. 이러한 인구병목현상의 결과에 대해 당신은 무엇을 예상할 수 있는가? 만약 우리가 북부코끼리 바다표범의 유전자를 인구병목현상을 경험하지 않은 남부코끼리 바다표범의 유전자와 그 다양성을 비교한다면 차이점은 극명하게 드러난다. 남부코끼리 바다표범은 북부코끼리 바다표범에 비해 유전적 다양성이 더욱 풍부할 것이다. 왜냐하면 현존하고 있는 북부코끼리 바다표범은 그 당시 극소수의 개체로부터 번식된 자손이기 때문이다.

여기서 인류 역사를 살펴본다면 우리는 비슷한 패턴을 확인할 수 있다. 앞장에서 우리는 아슈케나지 유대인의 혈통을 이어받은 사람 가운데 특정한 질병의 유병률을 논의한 적이 있다. 이러한 질병에는 *BRCA1*과 *BRCA2* 유전자의 돌연변이로 인해 유발된 유방암과 리소좀 저장 질병인 고셰병(Gaucher)과 테이-삭스병이 있다. 비록 이러한 생각이 논의의 여지가 있지만 이러한 집단 가운데 이들 질병의 높은 발병률은 개척자 효과(founder effect)와 인구병목현상으로 인한 결과일 수 있다(Tashkoff and Verrelli, 2003). 미토콘드리아 DNA로부터 얻은 결과를 살펴보면 대략 100세대 이전에 아슈케나지 유대인 인구층의 병목현상이 있었음을 알 수 있다(Behar et al., 2004). 이것은 이들 인구층에서의 질병 발병률을 설명할 수 있을 것이다.

우리는 후손과 많은 특징을 공유하고, 지리학적으로 가까운 인구층이 개척자 효과, 유전적 이동, 인구병목현상의 영향을 더욱 공유하고자 하는 특성 때문에 인류 조상의 지리학적 기원을 파악하는 것은 도움이 될 수 있다. 인간이 공유하고 있는 신체적 특징을 토대로 인종이나 민족과 같은 명확하게 구별된 범주 내에서 인간을 구별하는 것은 점차 더 어려워지고 있다.

인종, 민족, 인간 유전자 변형

인종(race)과 민족(ethnicity)은 어떤 면에서 맥락에 따른 다양한 정의로 논란의 소지가 있는 용어이다. 여기서는 건강 관련 분야에서 일하는 사람이 주로 흥미를 갖는 인종, 민족, 유전학에 대한 의견을 제시할 것이다. 우리는 복잡한 주제에 대한 광범위한 논의를 제시하지 않을 것이다. 그러나 유전학의 이해를 발전시키는 데 있어 인간 유전자 변이가 인구집단의 유사성과 차이점에 대한 사회 · 문화적 사고에 어떻게 적합한지를 알아보는 것은 중요하다.

인종이라는 용어는 공통적인 지리학적 배경과 조상, 신체적 특징을 공유하는 인구를 범주화할 때 사용된다. 그러나 인종적 범주는 다른 분야와 겹쳐지고 유전적 변형의 분포를 지속적으로 반영하지 않는다. 인구집단이 일반적으로 일부 특징을 공유하지만 인구집단 간의 명확한 경계선은 없다(Royal and Dunston, 2004). 명백하게 드러난 인종은 종종 그 조상의 지리학적 기원과 관련이 있다. 그러므로 자신이 특정 인종에 속한다고 생각하는 사람들은 몇 가지 특징을 공유한다. 그러나 우리는 인종이 무엇인가에 대한 우리의 생각에 많은 비유전적 요인이 기여한다는 것과 많은 사람이 그들의 조상을 여러 다른 지역에서 발견하고 있다는 것을 기억해야 한다(Collins, 2004).

확실한 것은 피부색, 머릿결 등과 같은 여러 가지 신체적 특징과 연관된 유전자가 있다는 것이다. 그러나 이러한 특징과 관련된 유전자를 통해 사람을 특정 인종 집단에서 분리시키고자 하는 것은 신뢰할 만한 방법이 아니다. 같은 지역 출신의 조상을 가진 사람은 일반적으로 몇 가지 대립형질 유전자를 공유한다. 그러나 특정 인구집단에서 모두 나타나는 특정 대립유전자는 없으며, 다른 인구집단에서도 발견되지 않는다. 만약 인류의 유전적 다양성을 보고자 한다면 인종이라고 불리는 사회 · 문화적 집단에서의 개개인의 유전적 다양성은 각각의 인종 내의 유전적 차이점보다도 훨씬 더 작을 것이다(DOE, 2010).

민족은 집단 내의 인구구성원끼리 서로 동일시하는 인구집단이 갖는 특성이라고 할 수 있으며, 이들은 일반적인 문화적 유산을 공유하고 있다고 믿는다. 최근의 역사를 살펴보면 우리는 인간의 이주 패턴, 돌연변이의 영향, 고립된 지역에서의 작은 하위집단에서 비롯된 민족의 다양성을 볼 수 있다. 우리가 이전에 논의한 내용에는 집단 유전자의 개척자 효과와 유전자 이동의 몇 가지 요인이 있다. 더욱 오랜 기간 동안의 역사를 살펴볼 때 기후나 식량 접근성에서의 변이에 대한 적응과 자연도태를 반영하는 변화를 볼 수 있다(Wilson, 2000).

일부 전문가는 인간 유전자의 변이에 대해 새로운 사고방식을 가져야 할 때라고 지적한다. 인간 유전체 프로젝트의 결과를 살펴보면 인종이나 민족에 대한 우리의 오랜 생각은 생물학적으로 기반된 것이 아니라 지역적 · 사회문화적 구별을 나타내는 것이라는 것을 명확하게 드러낸다(Royal and Dunston, 2004). 그러나 어떤 사람의 인종이나 민족을 아는 것은 어떤 특정 유전적 질병에 취약할 것이라는 것을 규명하는 데 도움이 될 수 있다. 예를 들면 켈트족의 배경을 가진 인구집단(아일랜드나 스코틀랜드 지역 출신의 조상을 가진 사람)은 상염색체 열성 유전질환인 혈색소침착증을 유발하는 유전자 돌연변이를 가질 확률이 높다.

인종과 민족이라는 용어는 사람을 정부의 데이터베이스에 범주화시키는 것을 포함하여 다양한 환경에서 다방면으로 사용된다. 그러나 우리는 같은 지역에서 유래한 조상을 가진 사람들을 기술하는 데 더 정확한 방법이 없기 때문에 이러한 범주가 도움이 되기도 한다. 연구 결과는 종종 한 인종에서의 특정 약물의 효과와 다른 인종에서의 특정 약물의 효과를 비교한다. 예를 들면 미국심장협회(American Heart Association)에서는 최근의 연구와 전문가의 상식에 기반하여 미국 흑인의 고혈압 관리를 위한 일련의 제안서를 발표하였다. 비록 이들 인구집단의 경계선을 결정하는 생물학적인 방법이 없지만 이 진술문에서는 이들 인구집단의 중재를 위해 의료진을 위한 유용한 정보를 포함하고 있다(Flack et al., 2010; Keita et al., 2004).

또한 다른 인종집단에 속하는 사람에게 이용할 수 있는 건강관리를 살펴봄으로써 우리는 중요한 차이점이 있다는 것을 안다. 이것은 대개 사회적 · 문화적 · 정치적 쟁점에 의한 것이다. 그러나 이러한 격차를 더 많이 경험하는 사람을 규명할 수 있는 것과 유전자가 특정 질병 발병의 위험과 치료의 반응에 연관된다는 것을 규명하는 것은 유용하다. 우리는 유전학이 건강 격차에 대한 우리의 이해에 얼마나 많이 기여할지에 대해 모르고 있는 것이 사실이다(Collins, 2004).

인종과 민족에 대한 기존의 사고를 가지고 있어야 하는지 혹은 비록 명백한 인종과 민족을 확인하는 것이 건강에 대한 위험을 논의할 때 유용한지 등에 대한 논쟁은 여전히 있다(Collins, 2004). 명백한 것은 과학자가 이러한 문제를 해결할 수 있도록 더욱 많은 연구가 필요하다는 것이다. 만약 우리가 인종과 민족이라는 용어를 계속 사용하기를 원한다면 이들 용어가 인간 유전자 변이에 대해 우리가 알고 있는 것을 엄격하게 적용하고자 할 때 상당한 제한점이 있다는 사실을 기억해야 한다.

미국의 국립보건원(National institutes of health)의 의장을 맡고 있으면서 인간 유전체 프로젝트의 이전 이사를 맡았던 Francis Collins는 민족과 인종이라는 용어가 매우 미약하게 정의되었다고 주장하였다. 또한 이러한 용어에는 유전적 변이가 반영되지 않은 문화, 역사, 사회경제적 상태에 대한 생각이 포함되어 있다. 어떤 사람의 유전형을 통해 어느 정도의 정확성을 가지고 결정될 수 있는가 하는 것은 그들 조상의 지리학적 기원에 대한 것으로, 그들의 조상이 세계의 동일 지역으로부터 유래되었는가 하는 것이다. 같은 지역에서 유래한 조상의 후손은 공통적인 유전적 서열을 공유하고 있고 종종 같은 인종에 속한다고 규정하고 있다. 이러한 점에서 생물학과 인종 간에 연관이 있다고 할 수 있지만 기껏해야 약간 연관되어 있는 정도이다(Collins, 2004).

요약

인간 유전자 변이에 대한 연구는 복잡하다. 같은 인류로서 우리는 매우 유사하지만 질병에 대한 위험성이나 약물에 대한 반응 등 여러 중요한 측면에서 서로 다르다. 인간 유전자의 다양성을 범주화하는 노력은 많은 유용한 정보를 양산했다. 사람은 인류의 여러 다른 집단을 인종, 민족 등으로 범주화하고자 하였으며 이러한 집단의 차이점이 생물학적인 것에 기원한다고 가정하였다. 인간 게놈 프로젝트의 완성과 함께 우리는 이러한 인종과 민족 집단이 명백한 생물학적 경계선을 가지고 있지 않다는 것을 확인하였다. 인종과 민족 집단 간에는 많은 부분이 중첩되어 있다.

인종과 민족에 대한 범주는 사회, 문화, 정치적 쟁점을 살펴볼 때 여전히 유용할 것이다. 그러나 우리는 이러한 용어를 사용할 때 같은 집단에 속한 모든 구성원이 생물학적으로 더 이상 같지 않다는 사실에 주의해야 한다. 이들 집단 간보다 집단 내의 유전적 다양성이 더 광범위하다. 인간 유전자 변이가 시간이 지나면서 어떻게 진행되고 있는지를 이해하고 특정 인구집단에서의 대립유전자 빈도를 변화시키는 요소를 이해하는 것은 유용하다. 또한 같은 종으로서 우리가 어떠한 면에서 유사하고 다른지에 대해 알아야 할 것이 훨씬 많다.

핵심정리

- 인간은 유전적으로 동질하다. DNA 수준에서 인류는 99.9% 같다.
- 인간 사이에 0.1%의 유전적 차이점이 건강과 관련된 요소 및 사회문화적인 결과를 초래한다.
- 미국지리학협회(National geographic society)는 세계에서 가장 큰 규모의 DNA 데이터베이스를 조합한다는 목적하에 지역적 프로젝트를 실시하였는데, 여기에는 100,000명 이상의 인간 DNA를 포함한다.
- 인간은 같은 아프리카 조상으로부터 유래되었다.
- 국제적 HapMap 프로젝트는 인간 유전자 변이의 지도를 제공한다.
- 사람은 질병에 대한 다양한 위험을 가지고 있으며 약물에 대해서도 다르게 반응하는 경향이 있는데, 이는 조상의 지리학적 기원에 달려있다.
- 집단유전학은 다양한 인구집단에서의 시간에 따른 대립형질 유전자 빈도에서의 변화를 연구하는 학문이다.
- 개척자 효과란 고립된 집단의 유전적 다양성 부족을 초래한다.
- 유전자 이동은 자연도태에 비롯된 것이 아닌 대립유전형질에서의 무작위 변화를 나타낸다.
- 인구병목현상은 인구집단의 규모를 감소시키며 추후 인구집단의 대립유전자의 다양성을 제한한다.
- 많은 요소가 상당한 기후 변화, 기근, 사회정치적 사건을 포함하는 인구병목현상을 유발한다.
- 하디-바인베르그 균형 방정식을 이용하여 시간이 흐르면서 대립유전자의 변화를 계산할 수 있다.
- 인구가 하디-바인베르그 균형 상태를 유지하기 위해서는 여러 가지의 기준이 충족되어야 한다. 이는 무작위의 교배, 이주 없음, 돌연변이 없음, 모든 인구가 생식을 해야 하는 조건 등을 포함한다.
- 아슈케나지 유대인 조상을 가진 사람은 *BRCA1*이나 *BRCA2*의 유전자 변이로 인해 발생하는 유방암과 고셰병, 테이-삭스병과 같은 리소좀 저장 질병의 위험률이 더욱 높게 나타난다.
- 유전학이 건강 격차를 설명하는 데 도움이 될 수 있을지는 불분명하다.
- 인종이나 민족이라는 용어는 문맥에 따라 다르게 사용된다.
- 같은 지역 출신의 조상을 가진 사람은 유전적인 공통점이 있다.

자가평가 문제

1. 특정 인구집단에서의 유전적 다양성을 증가시키는 요인은?
   a. 일배체형의 증가
   b. 유전자 이동
   c. 집단 효과
   d. 병목현상

2. 아슈케나지 유대인 조상을 가진 사람에게 고셰병이나 테이-삭스병과 같은 유전적 돌연변이 인자를 가질 확률이 더 높은 이유는?
   a. 동부 유럽의 환경이 돌연변이를 발전시킬 위험을 증가시켰다.
   b. 이러한 사람이 공유하는 일반적인 식이요법이 유전적 다양성을 감소시켰다.
   c. 개척자 효과 혹은 병목현상이 이들 인구집단의 유전적 다양성을 감소시켰다.
   d. 이러한 질병의 이형접합 상태는 콜레라에 대한 면역을 가지는 유전자를 가질 수 있게 하였다.

3. 하디-바인베르그 균형 상태를 유지하기 위해서 충족시켜야 하는 기준은?
   a. 무작위 교배, 인구이동 없음, 돌연변이 없음
   b. 동일한 성질을 공유하고 어떠한 일배체형의 차이점이 없음
   c. 선택적 교배, 인구 이주, 빈번한 돌연변이
   d. 자연도태 현상

4. 어떤 작은 인구집단이 자신의 고향을 떠나 열대 섬에 정착하였다. 그들은 그곳에서 여러 세대를 거쳐 거주하였는데 불행히도 이 인구집단에서 상염색체 우성 질환의 발생률이 높은 비율로 연관되어 있음을 알았다. 이것이 설명하는 것은?
   a. 그들은 단순히 운이 좋지 않았다.
   b. 열대 섬에 규명되지 않은 환경적 방사선이 노출되었다.
   c. 이들 인구의 초기 정착민 중 하나가 유전적 돌연변이 요소를 가지고 있었다.
   d. 유전적 다양성의 부족이 이들 인구집단을 새로운 돌연변이에 더욱 취약하게 만들었다.

5. 햄스터라고 불리는 동물은 흰색 털을 가지고 있다. 역사적 자료에 따르면 예전에 흰색뿐만 아니라 갈색과 검은색 털을 가진 햄스터가 있었다. 흰색을 제외한 갈색과 검은색 털을 가진 햄스터가 사라진 이유는?
   a. 인간이 모피를 얻기 위해 갈색과 검은색 털을 가진 햄스터를 과도하게 포획하였다.
   b. 식량 부족으로 인해 갈색 털과 검은색 털을 가진 햄스터가 죽었다.
   c. 지속적으로 눈이 내리는 기후 변화로 인해 사냥꾼들이 흰색 털을 가진 햄스터를 발견하지 못하였다.
   d. 위의 보기를 모두 포함한다. 각 요소는 인구병목현상을 유발할 수 있다.

사례 연구

Jane은 24살의 소아과 간호사로 아프리카계 미국인이다. 그녀의 남동생은 겸상적혈구병을 가지고 있으며 그녀는 자신이 보인자라는 것을 알고 있다. 그녀는 겸상적혈구병에 대한 유전학을 알고 있으며, 그녀가 만약 보인자의 배우자를 만난다면 그녀의 자녀 역시 위험성이 높다는 것을 알고 있다. 그녀는 인권보호단체에서 매우 활발히 활동하고 있으며, 인종이란 어떠한 생물학적 기반을 두지 않은 사회 · 문화적 요소에 근거한다고 믿고 있다. 그녀의 동료 중 한 사람은 그 그룹의 구성원이지만 인종에 대해 다르게 생각하고 있다. 그는 Jane에게 많은 아프리카계 미국인이 공유하는 신체적인 특징을 지목하며 인종에 생물학적으로 결정하는 요소가 있다고 설명하였다.

1. 조상의 지리학적 기원에 대한 생각은 어떻게 Jane과 그녀의 동료로 하여금 인종에 대한 다른 의견을 내릴 수 있게 하였는가?
2. 집단유전학의 어떠한 개념이 특정 인종을 특징짓는 신체적 차이점을 설명하는 데 도움을 주기 위해 사용될 수 있는가?
3. 인종과 민족과 같은 범주를 유지하는 것은 가치가 있는가?
4. 겸상적혈구병에 대한 Jane의 생각은 그녀와 동료에게 인간 유전자 다양성을 어떻게 이해하도록 돕는가?

참고문헌

Behar, D. M., Hammer, M. F., et al. (2004). MtDNA evidence for a genetic bottleneck in the early history of the Ashkenazi Jewish population. *European Journal of Human Genetics, 12*(5), 355–364.

Collins, F. S. (2004). What we do and don't know about "race," "ethnicity," genetics and health at the dawn of the genome era. *Nature Genetics, 36*(11 Suppl): S13–15.

DOE. (2010). Genetic anthropology, ancestry, and ancient human migration. Retrieved January 25, 2011, from www.ornl.gov/sci/techresources/Human_Genome/elsi/humanmigration.shtml.

Flack, J. M., Sica D. A., et al. (2010). Management of high blood pressure in blacks: An update of the International Society on Hypertension in Blacks consensus statement. *Hypertension, 56*(5), 780–800.

Keita, S. O., Kittles, R. A., et al. (2004). Conceptualizing human variation. *Nature Genetics, 36*(11 Suppl), S17–20.

Museum. (No date). Evolution 101. Retrieved January 21, 2011, from http://evolution.berkeley.edu/evosite/evo101/index.shtml.

NHGRI. (2010). About the International HapMap Project. Retrieved January 22, 2011, from www.genome.gov/11511175.

Pierce, B. Transmission and population genetics, 2nd ed. New York: W. H. Freeman, 2009.

Ridley, M. Evolution. Hoboken, NJ: Wiley-Blackwell, 2003.

Royal, C. D., and Dunston, G. M. (2004). Changing the paradigm from "race" to human genome variation. *Nature Genetics, 36*(11 Suppl), S5–7.

Tishkoff, S. A., and Verrelli B. C. (2003). Patterns of human genetic diversity: Implications for human evolutionary history and disease. *Annual Review of Genomics and Human Genetics, 4,* 293–340.

Wilson, G. N. Clinical genetics. New York: Wiley & Sons, 2000.

자가평가 정답

1. a 2. c 3. a 4. c 5. d

미국 간호대학 협의회(AACN)에 의해 규명된 유전적 역량

Genetic Competencies Identified by the American Association of Colleges of Nursing

AACN은 간호대학에 학사 학위를 취득하기 위한 프로그램을 인준하며, 학사 수준의 간호교육을 위한 프로그램 내용과 결과에 대한 기대로 전문적 간호실무를 위한 핵심내용을 발표하였다. 이 내용의 가장 최근 개정판이 2008년에 발간되었으며, 9가지의 핵심적인 내용을 포함하고 있다. 각 핵심적인 내용에는 특정적인 학습 성과가 예시와 함께 제시되어 있다.

개정된 내용에는 '간호사의 역할에 영향을 주는 강력한 요소'와 '유전학과 유전체학 영역에서의 과학적인 진보'를 기반으로 한다. 유전학/유전체학의 역량은 현재 전문직 간호사에게 기대되고 있는 역량이다. AACN에 규명된 9가지 내용 중 3가지는 유전학/유전체학과 연관되어 있다.

핵심 내용 I : 유전적 간호학사를 위한 교양 교육 간호실습

교양교육을 위한 내용에는 과학과 예술을 모두 포함한다. 4가지의 과학 범주로 자연과학(물리, 화학), 생명과학(생물학, 유전학), 수학, 사회과학(심리학, 사회학)이 있다.

핵심 내용 VII : 임상적 예방과 집단 건강

이 핵심 내용에는 13가지의 결과가 제시되어 있다. 여기서 처음 두 가지는 유전학/유전체학과 관련되어 있다.

1. 유전학과 마찬가지로 개인, 가족, 집단, 지역사회, 인구의 건강에 영향을 주는 보호적이고 예측적인 요소를 사정한다.
2. 환경적 노출과 유전적 위험을 인지하고 현재와 미래의 건강문제를 규명하는 가족력을 사정한다.

유전학/유전체학과 관련한 특정 내용은 다음의 핵심내용에 포함되어 있다.

- 유전학, 유전체학
- 검사
- 표준화된 상징이나 용어를 이용하여 3세대에 걸친 가족력을 그린 가계도

핵심 내용 IX : 간호학사의 일반적 간호 실습

이 핵심 내용에는 22가지의 결과가 제시되어 있다. 이 중 두 번째가 유전학/유전체학에 특정 연관되어 있다. 수집된 가족력의 정보와 표준화된 상징이나 용어를 사용한 구조화된 가계도를 통해 유전체학/유전학과 건강, 예방, 진단, 검사, 치료법 선택, 치료법 효과성의 모니터링과의 관계성을 인식한다. 다음의 특정 유전학/유전체학 내용에는 이러한 핵심 내용이 포함된다.

- 유전학/유전체학
- 약물학/약물유전학

American Association of Colleges of Nursing. The essentials of baccalaureate education for nursing practice. Washington, DC: Author, 2008.

유전학의 전문적 교육을 위한 국제 연맹 (NCHPEG)에서의 핵심적 역량

Core Competencies From the National Coalition for Health Professional Education in Genetics(NCHPEG)

모든 건강관리전문가를 위한 핵심 역량(2007)

기본 역량

건강관리전문가는 다음의 기본 역량이 있어야 한다.

a. 정규적 기초에서 임상 실무의 역량을 파악하고 강점 분야와 유전학/유전체학과 관련있는 전문적 발달에 유익한 영역을 규명한다.

b. 개인과 가족에게 건강과 관련한 유전적 정보를 제공하여 사회 · 심리적 의의를 가질 수 있다는 것을 이해한다.

c. 유전적 전문가를 어떻게, 언제 의뢰하는가를 안다.

1. 지식

모든 건강전문가는 다음의 지식을 이해해야 한다.

1.1 기본적 인간 유전학 용어

1.2 가족과 인구층에서의 생물학적 유전과 변이의 기본적 패턴

1.3 질병과 관련된 유전적 변이를 확인하는 것이 질병 예방, 진단, 치료법 선택을 어떻게 용이하게 하는가?

1.4 특정 질병에 대한 소인을 사정하는 데 있어 가족력의 중요성

1.5 질병에 대한 소인, 질병의 발병, 치료에 대한 반응, 건강 유지에 있어 유전, 환경, 행동적 요인 간의 상호교류

1.6 질병의 임상적 진단과 질병에 대한 유전적 소인을 규명하는 것의 차이점(유전적 변이는 질병의 발현과 엄격하게 연관되어 있지 않다)

1.7 유전적 정보와 서비스를 사용하는 고객의 능력에 영향을 미치는 다양한 요소로 민족, 문화, 건강 신념, 지불 능력, 건강에 대한 문해력

1.8 잠재적인 신체적 혹은 심리사회적 유익성, 제한점과 개인, 가족구성원, 지역사회를 위한 유전적 정보의 위험

1.9 고객이 유전적 정보와 서비스를 찾도록 도움을 주는 자원으로 가능한 유전학 전문가와 그들의 다양한 책임을 포함한 자원

1.10 유전자검사와 유전정보 기록과 관련한 윤리적 · 법적 · 사회적 문제(사생활 침해, 유전적 정보에 따른 건강보험기관 및 직장에서의 잠재적 차별대우 등)

1.11 전문적 의료인의 책임으로서 유전적 서비스를 제공하고 의뢰하는 역할과 이러한 서비스를 위한 추후 서비스 제공

2. 기술

모든 건강전문가는 다음의 기술을 가지고 있어야 한다.

2.1 최소 3세대에 걸친 유전적 가족력 정보를 수집한다.

2.2 유전적 진단과 관련한 쟁점을 관리하기 위한 유전적 서비스 혹은 다른 전문인과의 의뢰를 통해 혜택을 받을 수 있는 고객을 규명하고 의뢰한다.

2.3 유전적 서비스의 혜택과 이용 사유를 효과적으로 설명한다.

2.4 믿을 수 있고 유전학에 대한 최신 정보가 포함된 정보 기술을 사용한다.

2.5 유전자검사를 위한 사전 동의 과정은 잠재적 위험, 이득, 검사의 제한점에 대해 적절한 정보를 포함한다는 것을 확신한다.

3. 태도

모든 건강전문가는 다음과 같은 태도를 가져야 한다.

3.1 유전정보의 민감성, 사생활이나 개인정보 보호의 필요성을 인식해야 한다.

3.2 기타 건강전문가와 다제학적 팀을 구성하여 협력하고 조정해야 한다.

유전상담 과정에 필요한 역량이 모든 건강관리전문가에게 요구되는 것은 아니다. 그러나 건강전문가는 유전상담 과정을 용이하게 할 수 있어야 하고 환자나 그 가족으로 하여금 무엇을 예상하고 유전학 전문팀과 관련한 정보를 위해 무엇을 의사소통해야 하는지 준비시킬 수 있어야 한다. 또한 환자를 위해 제공한 유전 서비스의 추후 관리를 준비시킬 수 있어야 한다. 자신의 대상자에게 유전상담서비스를 제공하기로 결정한 건강전문가는 http://abgc.iamonline.com/english/View.asp?x=1529에서 진술한 바와 같이 이러한 과정의 모든 요소를 수행할 수 있어야 한다.

National Coalition for Health Professional Education in Genetics (NCHPEG). (2007). Core competencies for all health care professionals, 3rd ed.

www.nchpeg.org/index.php?option=com_content&view=article&id=94&Itemid=84. Accessed on February 23, 2011.

유전학/유전체학 간호를 위한 핵심내용: 역량, 교과과정, 성과 지표, 2판

Essentials for Genetic and Genomic Nursing: Competencies, Curricula Guidelines, and Outcome Indicators, Second Edition

역량의 배경과 맥락

유전학과 유전체학은 인간 건강과 질병의 연속선상에 대한 이해를 재정의하고 있다. 따라서 건강전문지식으로서의 핵심 학문으로 유전체학에 대한 인식은 핵심적인 것이다. 모든 질병과 상태가 유전적 혹은 유전체적 요소를 가지고 있기 때문에 모든 사람을 위한 간호의 선택에는 예방, 진단, 검사, 예후, 치료의 선택, 치료 효과성에 대한 모니터링의 경로에 따라 유전적 · 유전체적 정보가 포함된다. 유전적 · 유전체적 지식의 임상적 적용은 간호사의 학문적 준비, 역할, 임상 환경과 관계없이 모든 간호전문직에 주요 의의를 나타낸다.

앞으로 대중은 간호사가 환자를 간호할 때 점차 유전학과 유전체학의 정보와 기술을 사용할 것이라고 예상하고 있다. 이러한 예상은 간호학의 교과과정과 290만 명의 현직 실무 간호사에게 직접적인 의의를 제시한다. 간호의 연속성을 통해 유전체학 접근을 적용하기 위한 진행률은 기술적 진보뿐만 아니라 간호사의 숙련성에 달려있다. 2000년도에 유전학과 간호학에서 발표한 내용을 보면 건강자원과 서비스 행정(Health Resource and Service Administration, HRSA) 전문가 패널은 미래에 잘 준비된 간호사를 양성하기 위해 유전학 내용을 간호학 교과과정으로 통합하여 가르칠 필요성을 강조하였다. 간호사는 개인, 가족, 지역사회, 생애주기에 속한 사람을 간호하기 위해 실무에서 유전학과 유전체학 정보를 포함한 숙련성을 증명할 필요가 있다. 예를 들면 다음과 같다.

- 케어가 필요한 사람을 위한 건강과 질병의 유전학/유전체학의 기초와 그의 반응에 영향을 미치는 변인을 이해한다.
- 신생아의 유전적 대사 장애로 인한 질병의 이환율과 사망률을 인지한다.
- 유전적 대장암의 위험성은 높지만 증상이 없는 사람을 확인한다.
- 유전적 질환이 있는 아이를 가질 위험이 있는 부부를 규명한다.
- 젊은 성인을 대상으로 심혈관계 질환 예방을 위한 중재를 제시한다.
- 분자적 지표에 기반을 둔 암환자의 치료법에 있어서 약물 선정이나 용량 결정을 용이하게 한다.
- 유전 연구에 참여함으로써 얻는 위험과 혜택, 제한점을 모두 포함하는 사전동의서를 권장한다.

- 유전학과 유전체학에 대한 정보나 서비스에 대한 질문을 할 수 있도록 돕는다.
- 북부 유럽의 백인 중 관절 질환, 심각하고 지속되는 피로, 심장질환, 간 효소 상승, 성기능부전, 당뇨가 있는 사람은 혈색소침착증의 위험이 있는 인구집단이므로 혈색소침착증의 HFE 유전자검사를 위한 후보자로 규명한다.

목적

이 책의 목적은 모든 간호사를 위한 핵심적인 유전학/유전체학의 역량을 정의하기 위함이다. 이 책은 간호학생, 학습자, 실무간호사가 유전학과 유전체학의 역량을 성취하도록 돕는 학습 경험에 대한 수행과 설계에서 간호교육자를 지도하기 위한 의도를 가지고 있다. 이러한 역량은 기존의 실무 표준을 대체하거나 재창조하려는 것이 아니라 유전학과 유전체학의 견해를 간호교육과 실무에 통합시키고자 하는 데 있다. 목적은 간호인력이 역량 있는 유전학/유전체학 중심의 간호 중재를 제공하도록 준비시키는 데 있다.

적용 가능성

유전학과 유전체학의 역량은 모든 간호사의 학문적 준비상태, 실무환경, 역할, 전문성에 관계없이 모든 간호실무를 통합한다.

정의

두 가지 핵심적인 정의와 어떤 면에서 서로 겹치는 용어는 이 책을 쓰면서 계속될 것이다. 왜냐하면 게놈 연구를 통해 얻은 새로운 지식은 건강에 대한 유전학과 유전체학 요소의 영향력에 대한 이해를 사정하고 교정하는 데 지속적인 요구를 생성할 것이기 때문이다. 이 책의 목적을 위해 유전학과 유전체학 정보는 필요한 역량을 정의하기 위한 맥락으로 사용될 것이다.

- 유전학(genetics): 개별적인 유전자와 상대적으로 드문 단일유전질환의 영향에 대한 연구
- 유전체학(genomics): 인간의 게놈에 있는 모든 유전자에 대한 연구로 유전자 간, 환경, 사회심리, 문화적 요소의 영향에 대한 상호작용을 포함한다.

다음의 핵심 정의는 이미 의미가 확립되어 있지만 용어 사용을 더욱 명확하게 정의하기 위해 제공되었다.

- 고객(clients): 건강관리의 수혜자로서 인종, 민족, 가계, 문화, 종교적 배경에 따른 개인, 가족, 지역사회, 인구집단이 포함된다. 고객이라는 용어는 간호에 초점을 반영하기 위해 이 문서를 통해 사용될 것이다.
- 가계도(pedigree): 표준화된 상징기호를 사용한 가족건강력에 대한 시각적 자료
- 자원(resources): 간호중재 전달을 위해 건강관리 의뢰기관을 위한 유전학과 유전체학 도구나 장소의 집단

- 서비스(services): 유전학과 유전체학 건강관리 전달
- 기술(technology): 과업을 수행하기 위한 도구나 기계의 사용으로, 예를 들어 특정 종양의 유전적 특성을 사정하기 위한 마이크로어레이(microarray) 기술이다. 즉, 유전학과 유전체학 정보의 규명과 사정을 가리킨다.

성과지표 예시 페이지

영역: 전문적 임상 실무
핵심 역량: 간호사정: 유전학/유전체학 지식을 적용하고 통합하기

유전학/유전체학과 건강, 예방, 진단, 검사 예후, 치료법 선택, 치료법의 효과성에 대한 모니터링의 관계에 대한 이해를 제시한다.

1. 지식의 특정 영역

- 유전학/유전체학과 건강, 예방, 진단, 검사 예후, 치료법 선택, 치료법의 효과성에 대한 모니터링과의 관계
- 유전학/유전체학과 정상적인 생리학과 병태생리학과의 관계
- 개인과 인구집단에서의 유전자 기능과 유전자 돌연변이의 기초
  - 생식세포 돌연변이, 체세포 돌연변이, 다형성
  - 단일유전자질환, 만성질환과 연관된 선택된 유전자 돌연변이
  - 유전자형과 표현형의 개념
  - 질병 예후와 치료를 위해 선택한 유전형 예측변수

2. 약물유전학과 약물유전체학의 기본적 원칙

  - 다형성과 약물 대사
  - 선택한 예시(warfarin과 CYP 다형성)
- 단일유전과 다인자유전과 관련한 질병 패턴

3. 임상적 실무 지표

- 고객의 건강에 영향을 미치는 유전체학 영향을 사정하기 위해 3대에 걸친 가족력을 수집한다.
- 가족력으로부터 잠재적으로 중요한 정보를 규명한다.
- 유전학 전문가나 정보 자원으로 의뢰를 할 때 혜택을 받을 수 있는 고객을 규명한다.
- 가족력, 임상적 자료에 대한 정확한 문서와 의사소통을 통해 유전학 전문가와의 의뢰를 용이하게 한다.
- 유전적 상담 과정에서 경험할 수 있는 전형적 고객 여정을 기술한다.
- 약물 반응의 변동성을 야기하는 유전학/유전체학 요소를 기술한다.
- 문화적으로 민감한 접근법을 이용하여 유전학과 유전체학 건강사정 자료를 고객의 건강, 질병 지표 사정을 위해 일반적으로 수집되는 생물심리학적, 환경적 사정 자료와 통합한다.
- 고객이 이용가능한 서비스 형태를 포함하여 유전학과 유전체학 정보 혹은 서비스를 찾도록 도움이 되는 자원을 규명한다.

Glossary

용어정리

가계도(pedigree) 혈족 내의 가족구성원의 위치 및 그들의 유전적 특성 및 건강문제를 그림이나 그래픽을 이용하여 표시하는 것

가락붙음증/합지증(syndactyly) 2개 이상의 손가락 또는 발가락이 연조직이나 뼈의 수준에서 합쳐진 상태

가족성 고콜레스테롤증(familial hypercholesterolemia, FH) 상염색체 우성 유전 패턴을 보이는 단일 유전질환으로서, 혈중 콜레스테롤 수준을 상승시켜서 심근경색 위험이 크게 증가함

가족성 암(familial cancer) 가족 내에서 암 발생률이 일반 군에 비하여 높지만, 유전양상이 관찰되지는 않음

가족성 확장 심장근육병(familial dilated cardiomyopathy, DCM) 심장근육을 확장시키고 약화시켜서 비효율적 심박출을 초래하는 유전질환

감수분열(meiosis) 생식세포 형성과정(gametogenesis)에서 나타나는 세포분열 시 염색체수가 감소하는 과정. 이로 인하여 생식세포는 반수체(haploid)가 됨

감수분열 세포분할(meiotic cell division) 세포당 염색체 수가 반으로 감소하는 세포분열의 특수한 형태

개별 돌연변이(private mutations) 흔하지 않은 돌연변이로 흔히 한 가족에게서만 발견됨

개체군 병목현상(population bottleneck) 어떤 사건들에 의하여 집단 내에서 개체 수가 심각하게 감소할 때 나타나는 현상. 이러한 사건으로부터 살아남은 개체의 유전형질만이 다음 세대로 전달됨

게슈탈트/형태(gestalt) 개인의 외모에 대한 전반적인 인상

겸상적혈구(낫적혈구) 위기(sickle cell crisis) 저산소의 급성 시기로, 광범위의 조직 저산소증/무산소증, 세포의 낫적혈구화, 그리고 혈류 폐색이 발생하여 심한 통증을 일으킴

겸상적혈구(낫적혈구) 형질(sickle cell trait) HBB 유전자의 단일 대립유전자가 단일 뉴클레오티드 다형태로 적혈구가 50% 또는 그 이하의 비정상적인 혈색소 분자를 가지게 되는 단일유전자 질환

겸상적혈구병(낫적혈구병)(sickle cell disease, SCD) HBB 유전자의 양 대립유전자가 단일 뉴클레오티드 다형성으로, 혈색소의 β-사슬(beta globin)이 비정상적으로 형성되어 발생하는 단일유전자질환

경미한 기형(minor anomaly) 진단에는 도움을 주지만 대상자의 안녕(well-being)에는 크게 위협을 주지 않는 신체 일부분의 변형(예: 처진 귀)

고셰병(Gaucher disease) 상염색체 열성 유전성 리소좀축적병(lysosomal storage disease). β-글루코시데이스(beta-glucosidase) 효소 결핍으로 인하여 대식세포와 일부 다른 단핵백혈구 내에 글루코실세라마이드(glucosylceramide, glucocerebroside로도 불림)가 축적됨

고지 의무(duty to warn) 환자 혹은 환자의 가족에게 그들이 어떤 질병에 처할 위험이 있음을 알려줄 건강전문가의 윤리적 의무

고혈당증(hyperglycemia) 혈당치 상승

공(동)우성 표현(codominant expression) 2개의 서로 다른 우성 유전자의 대립유전자가 둘 다 동일하게 표현되는 것

공(동)우성 형질(codominant trait) 2개의 서로 다른 우성 유전자의 대립유전자가 둘 다 동일하게 표현되는 단일유전형질

과아미노산혈증(hyperaminoacidemia) 한 가지 특정 아미노산이 독성 수준에 이를 정도로 혈액에 축적되는 대사장애 질환 중 하나

구순소와/구순혈공(lip pits) 아랫입술 함몰로 일반적으로 외측에서 중앙선 방향으로 발생

균형전위(균형자리옮김)(balanced translocation) (더도 아니고 덜도 아닌) 적정량의 DNA가 평상시와는 다른 곳에 위치하는 염색체의 전위(자리옮김)

기대 작용(intended action) 약물치료 결과 기대되는 하나 이상의 조직 또는 기관의 기능 변화, 치료적 효과와 동일함

기형(malformation) 비정상적인 발달과정으로 인해 생긴 신체 일부분의 모양이나 기능의 결함

기형유발물질(teratogen) 배아나 태아의 발달을 변경시켜 선천적 결함을 일으킬 수 있는 약물, 화학물 또는 상태

기형학(dysmorphology) 개인의 해부학적 형태나 신체 일부의 선천적 기형, 혹은 비정상적 유형의 발달에 대한 연구

긴QT증후군(long QT syndrome, LQTS) 선천성 또는 후천성으로 생기는 심장질환으로 심장주기의 불응기(refractory period)가 길어지고 잠재적으로 치명적인 심실 부정맥이 생길 가능성이 있는 질환

긴 손가락/발가락증(long fingers/toes) 손바닥이나 발바닥의 크기와 비교하였을 때 손가락이나 발가락이 긴 것

긴팔(q arm) 장완, 동원체 아래에 해당하는 염색체 부분

길항제/대항제(antagonist) 세포의 수용체에 부정확하게(비기능적으로) 결합하여 천연 작용제와는 반대로 작용하고, 수용체와 작용제 물질의 교류를 방해하여 세포 원래의 기능을 억제하는 약물

난자형성(oogenesis) 생식세포의 전구체(precursor germ cell)로부터 난모세포(oocyte)가 형성되는 과정

낭성섬유증(cystic fibrosis, CF) 클로라이드의 막 통과 이동 시 문제로 인해 *CTFR* 유전자에 한두 개의 돌연변이가 생겨서 상염색체 열성 표현이 된 단일유전자 장애

낮은 위치의 귀/처진 귀(low-set ears) 귀의 상단 부위가 안쪽 눈구석(inner canthi of eye)을 통하여 그려진 가상의 수평선 아래에 위치하는 귀

노인성난청(presbycusis) 연령과 관련된 청력 상실

눈구석/안각(canthus) 위눈꺼풀과 아래눈꺼풀이 만나서 형성한 각. 안쪽눈구석은 코에 가깝고 아래쪽눈구석은 귀에 가까움

눈꺼풀처짐(ptosis) 눈꺼풀이 늘어짐

눈꺼풀틈새(palpebral fissure) 위아래 눈꺼풀 사이 공간

뉴클레오시드(nucleoside) 아데닌, 구아닌, 사이토신 또는 티아민의 질소염기와 5탄당이 결합되어 있는 핵산의 기본 단위체

뉴클레오티드(neucleotide) 5탄당에 붙어 있는 질소염기로 인산기와 결합되어 있다. 핵산 및 RNA의 구성 분자 중 하나

다발성경화증(multiple sclerosis, MS) 중주신경계의 신경세포 수초(myelin)의 손상을 초래하는 진행성 자가면역질환

다유전자형질(polygenic) 하나의 유전자 이상이 관여되어 나타나는 유전형질, 특성 또는 구조

다지증(polydactyly) 손가락 또는 발가락이 정상보다 추가적으로 더 있는 것

다형질발현(pleiotropy) 단일유전자의 결함이 많은 조직과 기능의 문제로 나타나는 현상

단가유전자 접합성(hemizygosity) 모두 우성이라면, 남성의 X 염색체 위에 위치한 열성 단일 대립유전자의 표현

단백질체(proteome) 사람이 만들 수 있는 모든 단백질의 완전한 세트에 대한 DNA 부호

단백질체학(proteomics) 어떻게 단백질 유전자가 선택적으로 표현되고, 어떻게 유전자 발현 후 바뀌며, 어떻게 각각이 상호작용하는지에 대한 학문

단백질 합성(protein synthesis) 유전자의 선택적 활성화로 적절한 단백질 생산이 가능하도록 전사와 유전자 부호를 해독함

단일염기다형성(single nucleotide polymorphism, SNP) 일반적으로 유전자에 의해 유전되는 일종의 점 돌연변이로, 일정량의 유전자 활동을 변화시킴

단일유전자형질(single-gene trait) 단일유전자의 2개의 대립유전자의 입력으로 결정되어 표현되는 형질. 단일유전(monogenic) 형질이라고도 함

단일유전형질(monogenic trait) 형질 발현이 한 유전자의 2개의 대립유전자(allele)에 의하여 결정되는 특성, 단일유전자형질(single-gene trait)과 동일

대두증(macrocephaly) 몸통에 비하여 머리가 비정상적으로 큰 것

대립유전자(allele) 염색체의 특정 부위에 위치한 나머지 또는 다른 형태의 유전자

대사(metabolism) 약물의 화학적 구조, 크기, 구성, 활성을 변화시키는 신체 내의 화학적 작용

대응 코돈, 대응유전자코돈(anticodon) 아미노산 코돈에 해당하는 rRNA의 보완코드

돌연변이(mutation) DNA 또는 RNA 기본 염기서열에 생기는 변화

돌연변이원(mutagen) 정상 DNA 염기서열에 일시적 또는 영구적인 변화를 초래할 수 있는 어떠한 물질이나 사건

동류(同類)교배(assortative mating) 비슷하거나 다른 특성을 지녔는지에 따라 짝을 선정하는 것

동원체(centromere) 2개의 염색분체(chromatids)가 연결되어 잘록한 염색체 부위

동형접합성(homozygous) 특정 단일유전형질(trait)에 대한 2가지 동일한 대립유전자

두개골 (조기)유합증(craniosynostosis) 두개골 봉합선이 너무 일찍 융합되면서 발생한 두개골 모양의 뒤틀림

두개안면 기형(craniofacial anomalies) 두개골과 얼굴의 흔한 형태가 아닌 변형

두눈가까움증/양안과소격리증(hypotelorism) 양쪽 눈 사이의 공간이 근접해 있음

두눈먼거리증/양안격리증(hypertelorism) 양쪽 눈 사이의 공간이 넓음

듀센형 근디스트로피증(duchenne muscular dystrophy, DMD) 디스트로핀(dystrophin)이라는 단백질 코드를 지닌 DMD 대립유전자가 다양한 돌연변이에 의해 점진적 근육 허약을 초래하는 단일유전자 질환

디스트로핀(dystrophin) 골격근, 심장근 및 평활근의 통합성을 유지해주는 구조적 단백질

디옥시리보핵산(deoxyribonucleic acid, DNA) 유전자 암호 부위와 비암호 부위를 포함하고 염색체로 응축될 수 있는 유전의 기본적인 화학구조물

로마노-워드증후군(romano-Ward syndrome) 긴QT증후군의 표현형으로, 상염색체 우성으로 유전되며 난청은 동반되지 않음

로버트슨 전위(robertsonian translocation) 두 끝결매듭염색체의 전체 긴팔이 결합되어 특수한 형태의 균형 전위를 일으킴(염색체 13, 14, 15, 21과 22번 포함)

류마티스관절염(rheumatoid arthritis) 관절과 관절 주변의 조직에 염증을 일으키는 자가면역질환

리보솜(리보소체)(ribosome) 복잡한 단백질과 RNA를 포함한 세포질 접속 분자로, 적절한 개별 아미노산을 펩티드 사슬에 위치하도록 mRNA를 해독하여 단백질을 합성함

리보핵산(ribonucleic acid, RNA) 전사 동안 특정 단백질에 대한 유전자를 함유한 DNA 부분으로부터 구성되는 질소 함유 염기(아데닌, 구아닌, 시토신과 우라실)의 단일 가닥

리소좀(lysosomes) 세포소낭(intracellular vesicles)의 일종으로, 대사의 부산물로 생기는 단백질과 지질을 분해하는 많은 효소를 가지고 있음

리소좀축적병(lysosomal storage disease) 리소좀(lysosomes) 내의 효소의 결함 또는 부족으로 나타나는 질환으로 세포에 독성이 되는 전구물질의 축적을 초래함

마르팡증후군(marfan syndrome, MFS) 유전성 결합조직장애로 당단백의 일종인 피브릴린(fibrillin) 유전자의 변이에 의하여 발생

마이크로 RNA(microRNA) 작은 RNA 조각으로 특정 세포질 mRNA의 번역(translation)을 억제하거나 분해를 촉진함으로써 mRNA의 수준에서 유전자 발현을 조절함

만능성세포(pluripotent cell) 미분화 초기 배아세포로 알맞은 조건하에서 어떠한 인간세포로도 분화가 가능

멘델 유전(mendelian inheritance) 19세기 Gregor Mendel에 의해 처음으로 알려진 단일유전형질이 유전되는 패턴

모자이크 현상(섞임증)(mosaicism) 한 개체에서 2개 이상의 다른 핵형이 지속적으로 나타나는 것

모체세대(p1 generation) 가족이나 그룹에서 특별한 유전형질이 관찰되어지기 시작한 모체세대

문턱값(threshold) 장애가 나타날 만큼 충분한 유전적 책임(위험 대립유전자의 수)에 해당하는 이론적인 포인트

미토콘드리아(mitochondria) 세포질 내 세포소기관(organelle)의 일종으로, 고에너지 ATP 생성의 대부분을 담당함

민족성(ethnicity) 한 인간 집단이 지닌 특성과 공통적인 문화적 유산

발단자(proband) 가족 내에서 잠재성 유전문제를 가지고 있어 건강관리전문가의 관심을 받는 사람

발암물질(carcinogen) 정상 세포의 DNA에 손상을 입혀서 암이 생기게 할 수 있는 물질이나 사건

발암유전자(oncogenes) 세포주기(cell cycle)의 진입이나 완료와 관련된 단백질을 발현하는 유전자 그룹으로, 친유사분열 유전자(promitotic gene)라고도 알려져 있음

배선 돌연변이(germline mutation) 생식세포(정자 혹은 난자) 내에서 발생한 돌연변이로서 수태(conception) 시 자녀에게 전달될 수 있음

배설(elimination) 마지막 단계의 약물이 신체에서 불활성화되거나 제거됨

배수성(ploidy) 단일세포의 핵 안에 존재하는 염색체 세트의 실제 수

번역(translation) 단백질을 합성할 때 아미노산이 제 위치에 놓이도록 성숙한 mRNA을 사용하는 과정

번역 후 변형(post-translational modification) 새로 번역(translation)된 1차 단백질 구조를 2차, 3차 단백질 구조로 추가 가공하는 과정으로, 단백질이 완벽하게 기능하는 데 필요함

변형(deformation) 물리적 힘에 의한 압력으로 신체 어느 부위의 형태나 모양이 변형된 것

보인자(carrier) 상염색체 열성 유전자의 대립유전자가 이형접합성이고, 그 형질이나 장애를 충분히 표현하지는 않지만 그 대립유전자를 자녀에게 전달할 수 있는 사람

보인자검사(carrier test) 질환이 자녀에게 전해질 수 있는 유전적 위험이 있다고 의심되지만 아직 이환되지는 않은 사람에게 시행하는 유전자검사

복제 분리(replication segregation) 새롭게 합성된 미토콘드리아가 무작위로 분류되어 새로운 딸세포가 되는 것

복제 수 변이(copy number variants, CNVs) 게놈 전체에서 발견되는 DNA의 부분의 변이로, 보통은 결손이거나 중복임

복합형질(complex traits) 여러 개의 유전자가 함께 작용하거나 유전자와 환경의 조합으로 작용하여 발현된 형질(다원적 형질과 질환으로도 알려짐)

부작용(side effects) 의도한 작용의 주 목적이 아닌 약물 영향

부정맥 유발성 우심실 이형성증/심근증(arrhythmogenic right ventricular dysplasia/cardiomyopathy, ARVD/C) 심장에 심실빈맥이 발생할 가능성이 매우 높은 심장근육의 구조적 변경

부채모형(liability model) 친족 내의 위험한 대립 유전자의 수에 기초하여 복합질병(complex disease)이 발생할 위험을 추정하는 것

분화(differentiation) 세포가 다능성 시기를 벗어나 성숙의 특성을 획득하고 특정 세포 유형으로서 기능하게 되는 과정

불안정한 전위(unbalanced translocation) 한쪽 부모로부터 한 염색체 복사보다 많거나 적거나 또는 염색체의 일부가 유전되는 것

불완전 골형성(osteogenesis imperfecta, OI) 콜라겐 형성의 부족으로 뼈가 약해져 골절이 쉽게 발생하는 유전질환

비대(hypertrophy) 새로운 세포가 생성되어 조직 내 세포 수가 증가하기보다는 각 세포의 크기가 증가하여 조직의 크기가 증가함

비분리(nondisjunction) 감수분열 중 쌍을 이룬 하나의 염색체가 분리되는 것이 실패하는 것. 이로 인하여 새로운 세포 둘 중 하나는 이 염색체를 가지지 않게 되고, 다른 하나의 새로운 세포는 모세포와 동일한 한 쌍의 염색체를 가지게 됨

비지시적(nondirective) 법적인 범위 안에서 어떠한 결정이나 행동을 권장하거나 배제시키지 않는 방법으로 유전정보 및 상담을 제공하고, 모든 사실 설명 및 가능한 선택을 설명하는 것

사생활의 권리(right to privacy) 환자의 사적인 건강관리 정보를 폭로해서는 안되는 건강관리 전문가들이 지켜야 할 윤리적 의무

사이클린(cyclins) 작동 시 세포로 하여금 세포주기를 거쳐 세포분열을 하도록 자극하는 단백질군

산발암(sporadic cancer) 일반적으로 환경적 노출로 발생하는 암이며, 일가친척에게서 어떤 관찰 가능한 유전 형태는 나타나지 않음

산화적 인산화(oxidative phosphorylation) 미토콘드리아 내의 대사경로의 일종으로, 산소와 수소이온이 충분한 조건에서 효율적인 ATP 발생을 담당함

삼배체(triploidy) 복제된 염색체가 더 추가되는 것으로, 세포가 46개 대신 69개의 염색체를 가지게 됨

상염색체(autosomes) 개인의 성별을 구분하는 염색체 외 나머지 22쌍의 염색체

상위(epistasis) 유전자와 유전자 사이의 상호작용 과정(둘 다 우성이지만 대립이 아닌 두 유전자 중 한쪽의 힘이 강해서 다른 쪽의 표현을 억누르는 것)

상호보충쌍(complementary pairs) 수소 결합에 의해 정상적으로 쌍을 이루는 질소 염기. 아데닌과 티민이 상호보충쌍이고 시토신과 구아닌이 다른 상호보충 쌍임

상호 전위(reciprocal translocation) 특정한 종류의 균형 전위로, 두 비상동염색체의 일부가 깨져서 상호교환됨

생물학적 타당성(biologically plausible) 특정 장애와 관련 있는 유전자가 그 유전자가 만들어내는 단백질의 기능을 고려할 때, 연관되어 있을 가능성이 매우 높은 상황

생식세포(gametes) 접합체(zygote)로 수정 가능한 성숙된, 홑배수체의 생식세포(난자와 정자)

생식자발생(gametogenesis) 이배수체 생식세포(diploid germ cell)에서 수태(conception) 시 결합 가능한 홑배수체 생식세포(haploid gametes)로 전환되어 새로운 인간이 시작됨

생체이용률(bioavailability) 투약방법과는 상관없이 실제 혈류에 들어가는 약물의 투여용량

선천성 이상(congenital anomalies) 출생 시 지니고 있던 결함

선행(beneficience) '선'이라고 생각되는 것 또는 타인에게 가장 좋다고 생각되는 것에 근거해서 결정을 내리는 윤리 원칙

성염색체(sex chromosomes) 사람의 성 차이를 부호화하는 염색체쌍

성전환(sex reversal) 성 유전형과 표현형이 맞지 않는 상태로, 표현형으로는 여성이면서 46,XY 핵형을 가진 경우와 표현형으로는 남성이면서 46,XX 핵형을 가진 경우

세염색체증(trisomy) 한쪽 부모로부터 한 염색체의 가외 복사가 유전되어 세포가 2개 대신 3개의 염색체 복사를 가지게 되는 것

세포부착분자(cell adhesion molecules) 세포 표면에 있는 단백질 그룹으로서 정상 세포가 서로 단단히 붙어 있게 하여 특정 조직이나 기관에서 떨어져 나가지 않게 함

세포유전학 진단검사(cytogenetic test) 세포의 핵에서 나온 염색체의 수와 구조의 변화를 찾는 염색체 검사

세포자멸사(apoptosis) 예정된 세포의 죽음(세포 자살)

세포질분열(cytokinesis) 세포주기의 M 시기에 한 세포가 2개의 딸세포로 분리하는 것으로, 각각의 딸세포는 완전한 세트의 염색체를 지님

소두증(microcephaly) 몸통에 비하여 머리가 비정상적으로 작은 것

소인검사(predispositional test) 예측적 검사의 일종으로, 양성인 사람은 일반인보다 미래에 그 질환에 걸릴 가능성이 더 높다는 것을 의미함

소하악증(micrognathia) 일반적인 아래턱의 길이와 넓이보다 작은 턱

수용체(receptors) 물질이 결합되고 세포기능을 조절하는 세포 표면이나 내부의 위치

수정(fertilization) 성숙한 홑배수체(haploid) 정자와 성숙한 홑배수체 난자가 결합하여 이배수체 접합체(diploid zygote)가 형성됨

수정자 유전자(modifier genes) 질환의 1차적인 원인이 되는 유전자는 아니지만 이 유전자의 변이(variants)에 의해 질환의 표현형을 변화시키는 유전자

시퀀스(sequence) 단일 원인에 의해 순차적으로 나타나는 것으로 생각되는 기형군

신생돌연변이(de novo mutation) 발단자의 가족구성원에게서 발견된 적이 없는 새로운 돌연변이

신생아 선별(newborn screening) 출생직후의 신생아에서 즉각적인 치료나 중재가 가능한 질병을 찾아내기 위한 검사

신형성/신생물형성(neoplasia) 정상 발달 과정 또는 죽은 세포나 조직을 대체하기 위한 목적이 아닌 새로운 세포의 증식, 양성이거나 악성일 수 있음

신호전달(signal transduction) 의사소통 체계사슬의 세트로, 세포의 바깥쪽에 사건, 상태, 그리고 물질에 대한 정보를 전달하여 핵에 도달하도록 하며 세포가 분열하거나, 사멸하거나, 분화 기능을 수행하는 데 영향을 미침

실행기능(executive functions) 전전두엽 활동과 연관된 행동 기능, 즉 문제 해결, 충동 조절, 계획 및 목표지향적 활동 등이 포함됨

심근병(증), 심장근육병(증)(cardiomyopathy) 심장근육의 원발성 질환

쌍둥이 일치(twin concordance) 쌍둥이가 영향을 받았다면 각자의 영향을 받은 백분율. 일치는 일란성 쌍둥이나 이란성 쌍둥이일 경우 보고될 수 있음

쌍전위 생식샘(bipotential gonad) 관련 호르몬과 요인에 따라 고환으로 발달하거나 난소로 발달할 가능성이 있는 초기 배아조직

쏠린머리증/두상비대칭(plagiocephaly) 두개골이 비대칭적으로 변형된 것

아데노신 삼인산(adenosine triphosphate, ATP) 세포의 작용과 반작용에 사용되는 에너지의 대부분을 제공하는 고에너지 화학물질

아래턱후퇴증(retrognathia) 아래턱이 뒤쪽에 위치함

악성세포전환/악성형질변환(malignant transformation) 정상 세포가 암세포로 바뀌는 여러 단계의 과정, 암화(carcinogenesis or oncogenesis)라고도 알려져 있음

안쪽눈구석 췌피의 주름/눈두덩이주름(epicanthic folds) 안쪽눈구석을 부분적으로 혹은 완전히 덮는 피부 주름

알츠하이머병(Alzheimer disease, AD) 노인에게 발생하는 치매의 가장 흔한 원인

암(cancer) 조절되지 않는 세포 성장으로서 유용한 목적도 없고, 침투하는 성질이 있으며, 중재를 하지 않으면 사망에 이르게 함. 악성(malignant)이라고도 함

암 개시(cancer initiation) 악성 변형(malignant transformation)의 첫 번째 단계로, 비가역적인 세포 내 DNA에 손상과 관련있으며, 주로 암억제유전자(cancer suppressor gene)의 발현을 감소시키거나 종양유전자(oncogene)의 발현을 증가시킴

암 잠재기(latency period) 암 개시(initiation)로부터 식별 가능한 종양으로 발전하는 사이의 기간

약동학(pharmacokinetics) 약물의 물리적 · 화학적 특징을 변화시키는 체내의 여러 작용

약력학(pharmacodynamics) 약물에 의해 유발되는 신체반응으로, 작용기전과 기대되는 효과, 부작용을 포함함

약물유전체학(pharmacogenomics) 약물 개발 및 약물 치료의 연구에서 전장 유전체(genome-wide) 정보를 사용하는 것

약물유전학(pharmacogenetics) 약물 개발 및 약물 치료의 연구에서 단일유전자의 정보를 사용하는 것

양성 종양(benign tumor) 신생 세포 성장의 일종으로 보통은 해가 없음

양수과소증(oligohydramnios) 양수가 충분하지 못한 것

억제 유전자(supressor genes) 유전자를 통제하는 세트로, 세포가 세포주기로 들어가는 것을 제한하는 단백질을 생산하고, 세포주기에서 세포가 한 주기에서 다음 단계로 진행하지 못하도록 억제함. 이 유전자의 일부 산물은 세포사멸을 촉진함

엑손(exons) 특정 단백질의 유전자 암호 서열을 결정해주는 유전자 암호(gene-coding) 영역이 포함된 DNA 분절

엘러스-단로스증후군(ehlers-Danlos syndrome) 결합조직이 이상을 일으키는 유전성 결합조직 질환

역형성(의)(anaplastic) 세포의 외형이나 형태에 특정 형태나 분화가 없는 상태(보통은 작고 둥글며, 핵 대 세포질의 비율이 큼)

연골무형성증(achondroplasia) *FGFR3* 코드에 해당하는 유전자의 변이로 인하여 인간에게 왜소증(난쟁이증)이 발생하는 단일유전질환

연관(associations) 여러 가지 이상이 흔히 함께 발생하지만 증후군이나 속발증으로 알려지지는 않은 것

열성 형질(recessive trait) 특정 형질에 대한 두 유전자의 대립유전자가 동일(동형접합성)할 때만 단일유전자형질이 표현됨

염기(bases) DNA에서 필수 질소 포함 부분을 구성하는 4개의 핵단백질(아데닌, 시토신, 구아닌, 티민)

염기쌍(base pairs) 두 줄의 DNA가 느슨하게 서로 짝을 지어 연결되게 하는 핵산염(1개의 퓨린과 1개의 파리미딘)

염색분체(chromatid) 세포분열 중기 염색체의 반쪽으로 짧은팔(p arm)과 긴팔(q arm)을 포함함

염색체(chromosome) 세포분열을 목적으로 형성된, DNA 구조가 일시적이면서도 일정하게 압축된 상태

예측검사(predictive test) 현재 증상이 없으나 자신이 미래에 유전질환을 가질 위험성을 알기 원하는 사람을 위하여 구성된 유전자검사

외현적 정신병리학(externalizing psychopathology) 반사회적 성격장애와 중독 행동과 같은 질환에 대해 공통적 원인과 특수 원인을 모두 포함시킨 연구

우라실(uracil) RNA 합성 시 티민 대신 사용되는 티민과 동일한 피리미딘 염기

우생학(eugenics) '양질의 유전자(good genes)'를 지닌 사람끼리 선택적으로 결혼함으로써 인류를 '개선(improve)'시키려는 프로그램

우성형질(dominant trait) 두 대립유전자가 동일하거나(동형접합) 다르거나(이형접합)에 상관없이 표현되는 단일유전자의 형질

원발 종양(primary tumor) 정상세포가 암으로 변형된 원래의 조직 위치

위험 대립유전자(risk alleles) 특별한 형질이나 질환에 대한 위험이 높아지는 유전자 변형

위험 층화(risk stratification) 개인에게 유전질환이 발생할 위험이 고, 중, 하 중 어디에 해당하는지 확인하는 단계

유사분열(mitosis) 세포분열로 2개의 세포가 만들어지는 과정으로, 이로 인하여 모세포와 동일한 2개의 새로운 세포가 형성됨

유사분열의 접촉성 억제(contact inhibition of mitosis) 세포막이 다른 세포막과 완전히 접촉했을 때는 정상 세포의 유사분열을 억제하는 것

유전 변이(genetic drift) 인구집단 안에서 대립유전자의 빈도가 우연히 변화되는 것

유전 상담(genetic counseling) 질병 발생 혹은 재발과 관련하여 개인이 유전학의 의학적 · 심리학적 문제, 가족문제를 이해하고 적응하도록 도와주는 과정

유전성 암(inherited cancer) 친척 중 한 개인에게 기대된 것보다 훨씬 젊은 연령에서 상염색체 우성 유전 패턴에 의해 발생하는 암

유전성 혈색소증(hereditary hemochromatosis, HFW-HHC) 상염색체 열성 질환으로, 섭취한 철분이 위 점막에서 과도하게 흡수됨

유전 인류학(genetic anthropology) DNA와 신체적 증거를 조합하여 인류의 조상 및 이동 패턴을 연구함

유전자(gene) 세포가 특수 단백질을 생성할 수 있게 하는 특수 지시

유전자 감수성(genetic susceptibility) 질병으로 표현될 위험이 증가한 1개 이상의 유전변이를 지님

유전자검사(genetic test) 유전성 유전형(genotype), 변이, 표현형(phenotype), 핵형(karyotype)을 확인하기 위하여 DNA, RNA, 염색체, 단백질, 단백질 대사를 분석함

유전자 발현(gene expression) 유전자가 활성화되어 전사와 번역이 이루어지고 단백질이 합성됨

유전자 자리(gene locus) 개별 유전자 안에서 특수 염색체 위치

유전자 제거 쥐(knockout mice) 유전자 조작기술을 이용하여 하나 또는 그 이상의 유전자가 발현되지 않도록 만들어진 쥐

유전자 풀(gene pool) 해당 인구집단 내 모든 사람의 모든 유전자의 모든 대립유전자의 조합

유전 저항(genetic resistance) 질병 발생이나 표현 위험이 보호되고 감소된 하나 이상의 유전변이

유전적 이질성(genetic heterogeneity) 몇 가지 다른 유전자가 독립적으로 질병을 일으킬 수 있는 상황

유전정보(genetic information) GINA(유전정보 및 차별금지 법)에 의해 보호받는 정보. 여기에는 개인의 유전검사 결과와 가족구성원의 유전검사 결과가 포함됨

유전정보 및 차별금지법(genetic Information and NonDiscrimination Act, GINA) 2008년 5월 21일 미국에서 제정된 유전정보 및 차별금지법

유전체(genome) 종의 모든 유전자 세트

유전체 각인(genomic imprinting) 후성유전학(epigenetic) 사건으로서 하나의 유전자(혹은 유전자 대립인자)가 돌연변이 이외의 다른 방법에 의해 비활성화되어서 유전자의 DNA서열은 정상적임. 그러나 표현은 억제됨

유전체 돌봄(genomic care) 모든 환자와 가족의 일반적인 사정 자료에서, 개인의 건강과 질병과 관련된 유전적 과거력을 일부분 포함시킴

유전체학(genomics) 종의 전체 유전체 안에 존재하는 모든 뉴클레오티드 서열의 기능을 연구하는 것으로 DNA의 유전자 영역과 비유전자 영역을 모두 포함함

유전학(gentics) 유전의 일반적 기전과 유전된 형질(trait)의 변이를 연구함

유전학 연구자(research geneticist) 유전학 검사실에서 박사 후 훈련을 받은 박사(PhD) 수준의 사람으로, 다양한 유전질환을 초래하는 병리적 기전을 확인하기 위한 검사를 수행하고, 병리적 기전의 영향을 감소시킬 수 있는 치료적 접근을 개발하는 역할을 함

유전형/유전자형(genotype) 주어진 단일유전자형질에 대해 존재하는 대립유전자쌍의 조성

윤리, 법, 사회적 영향(ELSI) 인간 유전체 프로젝트의 일부로서, 유전학의 발전에 따른 윤리, 법, 사회적 영향에 초점을 맞춤

의학유전학전문가(medical geneticist) 유전학 분야의 박사, 거의 대부분 집단 유전학 또는 역학 분야를 전공함

이마뼈 돌출/전두부 돌출(frontal bossing) 대칭적으로 이마뼈가 비정상 돌출됨

이배수체 염색체 수(diploid chromosome number) 모든 개인의 체세포에서 발견되는 완전한 세트의 염색체 쌍(인간의 염색체는 23쌍, 2N, 총 46개)

이수배수체/이수체(aneuploid) 세포의 핵에 정상 이배수체보다 많거나 적은 염색체가 포함되어 있는 것

이형성(dysplasia) 세포의 크기, 모양 및 조직에 변화가 나타남

이형접합(heterozygous) 특정 단일유전형질(trait)에 대하여 2가지 다른 유전자 대립인자를 지님

이형접합성(heterozygosity) 특정 유전자 자리(locus)에 이형접합성을 지닌 사람의 비율. 예를 들어 한 인구 집단 중 모든 대립유전자의 98%가 A라면, 이형접합성은 낮음

인간 유전학적 변이(human genetic variation) 인간 집단 내 그리고 집단 간 유전적 다양성

인산화(phosphorylation) 티로신키나아제(tyrosine kinase) 효소에 의해 인산기(phosphate group)가 다른 화학물에 추가되는 화학반응. 일반적으로 화학물이 인산화되면 그 화합물의 활성화가 일어남

인종(race) 논란이 많은 용어로서, 일반적으로 지리적 배경, 혈통, 신체적 특징으로 사람의 무리를 분류하는 용어

인중(philtrum) 윗입술과 코 사이 중앙에 있는 홈 또는 함몰부위

인트론(introns) 유전자 코딩 구역(gene coding sequence) 내 DNA 중에서 단백질로 발현되는 유전자 염기서열에 속하지 않는 부분

임상검사 유전학자(clinical laboratory geneticist) 세포유전학, 분자유전학, 또는 생화학유전학 분야에서 24개월의 훈련을 마치고 ABMG로부터 해당 분야의 인증을 받고 박사학위를 받은 자

임상유전학자(clinical geneticist) 먼저 임상수련을 완수한 소아과학, 산과학, 내과학, 또는 다른 관련 의학 분야의 전문의가 ABMG의 인가를 받은 임상유전 프로그램에서 3년간의 수련을 거친 후 ABMG의 인증을 받은 의사

임신성 당뇨(gestational diabetes mellitus, GDM) 임신 중에 당뇨로 진단된 질환으로서 혈당이 상승함

입술갈림증(구순열)/입천장갈립증(구개열)(cleft lip/palate) 발달 도중 입술(구순) 조직이나 입천장(구개) 조직의 결합 실패로 인한 기형

자가관용(self-tolerance) 자신의 세포와 조직을 알아보고 공격하지 않는 면역체계의 능력

자가면역질환(autoimmune disease) 한 개인의 면역체계 일부가 자신의 세포, 조직, 기관을 '자기 것'으로 인지하지 않고, 침입해 들어온 유기체인 것처럼 공격하는 과도한 면역 상태

자연선택(natural selection) 유전적 특징이 생존의 이점에 의하여 점차적으로 좀 더 흔하게 나타나거나 드물게 나타나게 되는 과정

자율성(automomy) 인간이 스스로 선택할 권리를 존중하는 윤리 기준

자폐 스펙트럼 장애(autism spectrum disorders, ASD) 자폐증 같기는 하지만 전반적 발달장애로 진단할 정도는 아닌 발달상의 문제

자폐증(autism) 사회관계 발달, 언어 발달에 어려움이 있는 사람의 행동 유형. 흔히 좁은 범위의 반복적인 행동이나 관심을 동반함

작용제/작용물질(agonist) 세포수용체에 단단하게 기능적으로 결합하여 그 세포(조직 또는 기관)의 원래 기능을 증가시키는 약물

장간순환/창자간순환(enterohepatic circulation) 전체 위장관을 거친 정맥혈이 전신순환계(하대 정맥)로 들어가기 전에 간장을 통과하는 혈액 순환

재발 위험(recurrence risk) 가족 내 한 아이가 이미 발병하였을 때 다른 아이가 발병할 위험

전구약물(prodrug) 비활성 모체 화합물 형태로 섭취하여 필히 1단계 대사를 거쳐 활성화되는 약물

전달(transmission) 인간의 한 세대에서 다음 세대로 어떻게 형질이 유전되는지 설명하는 데 사용하는 용어

전문유전상담사(certified genetic counselor, CGC) 미국유전상담위원회(ABGC)의 인증을 받은 대학원 프로그램에서 유전상담으로 석사학위를 받은 유전전문가

전사인자(transcription factors) 특정한 유전자 전사 또는 유사분열 시 필요한 물질로서, 세포 핵에 들어가고 세포에 신호를 보내는 다양한 전유사분열 물질

전사(transcription) 단백질 합성을 위해 DNA에 상보적인 RNA의 가닥을 만드는 과정

전사 후 변형(post-transcriptional modification) mRNA가 번역(translation)되기 전에 인트론(intron)을 제거하는 과정으로, 특정 유전자에 의하여 코딩된 단백질의 정확한 합성을 지시하는 데 사용됨

전신홍반루푸스(systemic lupus erythematosus, SLE) 피부, 관절, 신장을 포함한 다양한 체계에 영향을 미치는 자가면역질환

전위/자리옮김(translocation) 염색체 전부 또는 일부가 다른 비상동염색체로 이동하는 염색체 이상

전이 RNA(transfer RNA, tRNA) 단백질 합성 동안 아미노산을 펩티드 사슬 내에 위치하도록 하는 특정한 운반자이며 전달 분자

전장유전체 연관분석(genome-wide association study, GWAS) 이환된 군과 이환되지 않은 군의 유전체를 비교하여 특정 질병과 연관된 유전체 영역을 찾는 검사

전형적 혈우병/고전적 혈우병(classic hemophilia) 혈액응고인자 8번이 생산되지 않거나 정상보다 매우 낮은 단일유전자질환으로 혈우병 A라고도 하며 전체 혈우병의 80%를 차지한다.

젊은 사람에서 발생하는 성인기 발병 당뇨병(maturity-onset diabetes of the young, MODY) 주로 25세 이전에 고혈당증을 유발하는 단일유전자질환의 일종

점 돌연변이(point mutations) 한 개의 염기서열이 다른 염기로 바뀐 것. DNA 또는 RNA에서 발생할 수 있음

접합자(zygote) 다세포 배아로 발달할 수 있도록 수정으로 형성되는 단일 이배수체 세포

정배수체(euploid) 종의 세포핵이 정상적 염색체쌍과 염색체 수를 지님

정자 발생(spermatogenesis) 이배수체 정조세포가 성숙한 홀배수 정자로 전환하는 과정

제1형 당뇨(type 1 diabetes mellitus) 자가면역성, 대사성, 내분비 질환으로, 췌장 내에 있는 인슐린 생산 세포가 손상되어 인슐린을 합성하지 못하게 됨

제벨랑쥐-닐슨증후군(Jervell and Lange Nielsen syndrome) 상염색체 열성 형질로 유전되는 긴QT 증후군(LQTS) 중 하나로 감각신경난청(sensorineural deafness)의 증상을 동반함

조직 적합성 항원(human leukocyte antigens, HLA) 대부분의 신체 세포 표면 위에 위치한 독특한 표시

주요한 기형(major anomaly) 신체적 기능 또는 외모의 장애를 치료하기 위해 종종 수술이 권장되는 심한 기형

중앙 안면 저형성증(midface hypoplasia) 얼굴의 다른 부분과 비교하여 위턱, 뺨, 눈 주변 등의 중앙안면 부위가 불균형적으로 작은 기형

중합효소 연쇄반응(polymerase chain reaction, PCR) 적은 양의 DNA를 증폭하기 위하여 사용되는 방법(DNA의 양이 크게 증가됨)

증상 전 예측 검사(presymptomatic test) 예측 검사이며, 양성인 경우 대상자가 사는 동안 해당 질환이 발생함

증식(hyperplasia) 조직이나 장기의 세포수가 증가하여 조직이나 장기의 크기가 증가할 때 볼 수 있는 유사분열 세포 증식

증후군(syndrome) 알려진 원인과 연관된 이상 증상의 무리

지적 재산(intellectual property) 개발자나 발명가에게 소유되는 혁신적인 발상 또는 발명

진단적 검사(diagnostic test) 증상이 있는 사람에게서 특정 진단을 확인하거나 부인하기 위하여 시행하는 검사

진행(progression) 암세포 내에서 발생한 영구적인 유전적 변화로, 암세포는 신체적, 생화학적, 대사 과정을 변화시킨다.

진화 창시자 효과(evolution founder effect) 한 인구 집단 안에서 대립인자 빈도의 시간에 걸친 변화. 인구 집단의 하부 집단이 분리됨으로 인해 유전적 변이가 감소하고, 다양성이 적은 하부 집단이 생성됨

집단유전학(population genetics) 집단 내에서의 대립형질의 변화 및 그 변화의 기전을 연구하는 학문

짧은가락증(brachydactyly) 발바닥이나 손바닥에 비해 상당히 짧은 손가락이나 발가락

짧은 팔(p arm) 단완, 동원체(centromere)보다 위에 있는 염색체의 짧은 부분

착상 전 유전진단(preimplantation genetic diagnosis, PGD) 체외수정 단계에 시행하는 과정으로, 6~8세포 배아를 가지고 특정 유전변형을 검사함. 검사에서 음성인 배아는 체외수정에 사용함

채널병, 이온통로병증(channelopathy) 이온통로에 해당하는 유전자 코드의 변화로 인한 장애

처음 통과 소실(first-pass loss) 경구 섭취하여 창자-간 순환에 도달한 약물이 전신순환으로 들어가기 전에 신속한 간 대사를 거쳐 신체에서 제거됨.

천식(asthma) 간헐적이고 가역적인 공기흐름의 폐쇄가 특징인 기도의 만성 질환

체세포 돌연변이(somatic mutation) 수태 후 일반적인 체세포에서 발생하는 돌연변이로, 자식에게 전달되지는 않음

촉진(promotion) 암 발생 단계이며, 이는 발단 세포의 성장잠재력을 향상시킴

최소유효농도(minimum effective concentration, MEC) 약물이 기대작용(intended action)을 보이기 위해 요구되는 혈액이나 조직 내의 최소 약물 농도

출생 전 검사(prenatal test) 태아에게 유전자 변형이 있는지 판단하기 위해 임신 중 시행하는 검사

췌도염/이자섬염(insulitis) 바이러스 감염 후에 백혈구가 이자섬세포(islet cells)에 침윤하여 초래되는 염증 및 파괴

측만지증, 손가락옆굽음증(clinodactyly) 안으로 굽은 손가락

치료효과(therapeutic effect) 약물 치료 결과로 조직이나 기관의 기능을 기대하는 상태로 변화시킴. 의도한 작용과 같음

침투도(penetrance) 집단 내에서 특정 유전자가 존재하는 경우 얼마나 자주 이 유전자가 발현이 되는지를 나타내는 것

코돈(codon) 각 아미노산의 DNA 염기 3개의 보완코드를 담고 있는 특정 RNA 염기서열

콜라겐(교원질)(collagen) 거의 모든 신체 조직에서 발견되는 결합조직의 주요 구성요소인 당단백질 섬유군

테이-삭스병(Tay-Sachs disease) 상염색체 열성 유전의 리소좀 축적병으로, β-헥소사미니다아제 A 효소 결핍이 있으며 이로 인해 뇌에 GM2-강글리오사이드가 축적됨

특허권(patents) 정부가 개인을 보호하기 위하여 제공하는 독점권으로 다른 사람이 만들거나 사용하는 것을 방지하기 위한 것

티로신 인산화효소(tyrosine kinases, TKs) 인산화 과정에서 다른 물질을 활성화시켜 기능하게 하는 효소

파브리병(Fabry disease) α-갈락토시데이스 A 효소(ceramide trihexosidas로 알려짐) 결핍을 초래하는 X-연관 열성 유전성 리소좀축적병(lysosomal storage disease)으로서 혈액응고 제5인자의 돌연변이(Factor V Leiden)으로 인하여 여러 조직과 장기의 리소좀(lysosomes) 안에 globocriaosyl-ceramide(GL-3)가 축적됨

파열(disruption) 정상 발달 과정의 장애로 인해 신체 부분의 모양이나 형태에 일어난 결점

페닐케톤뇨증(phenylketonuria, PKU) 상염색체성 열성 유전질환의 일종으로, 페닐알라닌 수산화효소(PAH)의 부족으로 인하여 아미노산 페닐알라닌(phenylalanine)이 티로신(tyrosine)으로 전환되지 못하게 되어 페닐알라닌의 과다와 티로신의 부족이 나타남

평균으로의 회귀(regression to the mean) 세대를 걸쳐 내려오면서 점점 평균에 가까워지는 경향

폰빌레브란드병(von Willebrand disease, VWD) 발병한 사람에서 정상량보다 부족한 폰빌레브란드 인자(vWf)가 생산되는 단일유전자질환

표적(targets) 특정 약물과 결합하고 약물과 결합하여 기능적 활동이 변화하는 수용체 부위의 세포

표현도(expressivity) 우성 유전자가 존재할 때 한 개인에게 형질(trait)이 표현되는 정도

표현형(phenotype) 단일 유전자의 특성에 의하여 표현되는 모든 성질

퓨넷 바둑판법(Punnett squares) 유전질환의 전달 방식과 부모가 보인자임을 알게 되었을 때 자식에게 영향을 미칠 위험을 판단하기 위해 사용하는 도표

피브릴린(fibrillin) 당 단백질로서, 기다란 가닥의 미세원섬유(microfibrils)로 조합되고, 특수 결체 조직의 필수 성분으로서 특히 힘이 가해졌을 때 조직이 늘어날 수 있게 해줌

하디-바인 베르그 평형(Hardy-Weinberg equilibrium) 한 인구 집단의 준거가 충족되면, 동일한 그 집단 내 대립유전자의 빈도(그리고 유전형)가 그대로 유지된다는 개념. 이는 다음 공식으로 나타낼 수 있음. p2+2pq+q2=1

한부모이염색체성(uniparental disomy, UPD) 한쪽 부모로부터 아이에게 나타나는 한 쌍의 염색체 상태

핵분열(nucleokinesis) 세포분열의 M기에 염색체가 서로 떨어지는 과정으로 두 쌍의 염색체가 분리되어 존재하게 됨

핵형(karyotype) 유사분열(mitosis)의 중기(metaphase)에 한 세포에서 관찰되는 모든 염색체의 조직적인 구성, 주로 수와 형태

행동 유전학(behavioral genetics) 유전체(게놈)가 행동에 영향을 주는 방식에 관한 학문

행동적 표현형(behavioral phenotype) 특정 장애와 주로 연관 있는 행동을 보이는 것

헌터증후군(Hunter syndrome) X-연관 열성 유전성 리소좀축적병(lysosomal storage disease)으로서 α-L-아이두로니데이스(alpha-L-iduronidase) 결핍, α-L-아이두로니데이스(alpha-L-iduronidase) 효소 결핍으로 인하여 여러 조직과 장기의 리소좀(lysosomes) 내에 뮤코다당류(mucopolysaccharides, MPSs)가 축적됨[뮤코 다당류증II(mucopolysaccharidosis II)로도 알려짐]

헐러증후군(hurler syndrome) 상염색체 열성 유전성 리소좀축적병(lysosomal storage disease)으로서 α-L-아이두로니데이스(alpha-L-iduronidase) 효소 결핍으로 인하여 대부분의 세포의 리소좀 내에 뮤코다당류(mucopolysaccharides, MPSs)가 축적됨[뮤코다당류증 I(mucopolysaccharidosis I)으로도 알려짐]

헤테로플라스미(heteroplasmy) 정상 mtDNA와 돌연변이된 mtDNA가 혼합된 미토콘드리아를 유전시키는 딸세포를 새로이 생성하는 상태

혈액응고 제5인자의 돌연변이(factor V Leiden) 유전적 장애로 혈액응고 위험이 증가됨

혈연(kindred) 여러 세대에 걸친 확장된 가족관계. 친족(kinship)과 동일함

혈전 성향(thrombophilia) 혈액 응고의 위험이 증가하는 질환

형광 제자리 부합법(fluorescent in situ hybridization, FISH) DNA 혹은 mRNA의 보체(complementary) 영역에 결합하는 핵산의 분절에 형광 염색하는 검사

호모플라스미(homoplasmy) 모든 정상적 mtDNA 혹은 모든 돌연변이된 mtDNA를 지닌 미토콘드리아를 유전시키는 딸세포를 새로이 생성하는 상태

홀배수 염색체 수(haploid chromosome number) 생식세포 핵에 존재하는 염색체 세트로서, 23쌍의 염색체 중 한 세트, 23 염색체(1N)

홑염색체/일염색체(monosomy) 한 쌍의 염색체에서 2개 중 하나의 염색체만 유전되는 것

효소(enzyme) 세포, 신체 조직, 혹은 장기 안에서 생화학적 반응을 일으키거나 이를 증가시키는 생물학적 촉매제

효소 보충요법(enzyme replacement therapy, ERT) 상실되었거나 기능장애가 있는 효소를 인공적으로 생성한 효소로 대체함

후성유전학(epigenome) DNA서열의 변화를 일으키지는 않지만, 유전자 표현에 영향을 미치는 생화학적 인자

후천적 질환(acquired disease) 출생 시에는 나타나지 않았던 질환. 일부 후천적 질환은 가족 내 다른 구성원에게 나타나지 않음

흡수(absorption) 약물이 투약된 경로로부터 혈류로 들어감

히스톤(histones) 염기쌍의 순서에 손상을 주지 않거나 혼란을 초래하지 않고 DNA를 단단하게 꼬이거나, 치밀한 염색체 구조로 압축될 수 있게 해주는 작은 공 모양의 글로불린 단백질

DNA 복제(DNA replication) 세포분열 동안 DNA가 2개의 동일한 DNA로 복제 또는 재생산됨.

DNA 비암호 부분(DNA noncoding region) 유전자도 아니고 특정 단백질의 암호도 아니지만 여러 번의 반복 서열을 보이는 DNA의 부분

DNA 삼중염기(DNA triplet) 특정 아미노산의 코드가 되는 세 개 뉴클레오티드 염기의 서열

DNA 센스 가닥(DNA sense strand) 합성할 단백질의 실제 유전자 코드를 포함하고 있는 DNA의 이중나선 중 한쪽 가닥. 센스 DNA라고도 함

DNA 안티센스 가닥(DNA antisense strand) 실제 유전자가 아니고 유전자에서 보완적 염기서열을 이루고 있는 센스 가닥의 정반대 쪽에 있는 한 가닥의 DNA. 안티센스 DNA라고도 함.

DNA 암호 부분(DNA coding region) 보통 사람마다 염기서열이 동일한 유전자를 많이 포함한 DNA의 부분

DNA 염기서열법(DNA sequencing) DNA 일부에 포함된 염기의 순서를 분석하고 보고하는 검사. 염기배열 변형을 알아보는 가장 자세하고 정확한 검사

DTC 유전자검사(Direct-to-consumer(DTC) genetic testing) 개인에게 직접 권해지는 유전자검사. 유전 전문가의 조언, 권고, 추후검사 등이 없는 것이 특징임

F 세대(F generation) 후손 세대 혹은 부모 세대로부터 생성된 가계도. 각 세대는 아래첨자의 숫자로 표시됨(F_1, F_2, F_3 등)

INDEX

찾아보기

ㅊ

ㅋ

ㅌ

ㅍ

ㅎ

기타

E

F

G

H